中国医师协会专科医师培养继续教育用书
《中国临床新难诊疗技术规范教程》系列丛书

儿科疾病临床诊疗规范教程

主编：朱宗涵　申昆玲　任晓旭

北京大学医学出版社

图书在版编目（CIP）数据

儿科疾病临床诊疗规范教程/朱宗涵，申昆玲，任晓旭主编.—北京：北京大学医学出版社，2008
中国医师协会专科医师培养继续教育用书
《中国临床新难诊疗技术规范教程》系列丛书
ISBN 978-7-81116-085-7

Ⅰ.儿… Ⅱ.①朱…②申…③任… Ⅲ.小儿疾病—诊疗—规范—终生教育—教材 Ⅳ.R72-65

中国版本图书馆CIP数据核字（2007）第090150号

儿科疾病临床诊疗规范教程

主　　编：朱宗涵　申昆玲　任晓旭
出版发行：北京大学医学出版社（电话：010-82802230）
地　　址：（100191）北京市海淀区学院路38号　北京大学医学部院内
网　　址：http://www.pumpress.com.cn
E-mail：booksale@bjmu.edu.cn
印　　刷：北京东方圣雅印刷有限公司
经　　销：新华书店
责任编辑：江宁　　责任校对：金彤文　　责任印制：张京生
开　　本：880mm×1230mm　1/32　印张：22　字数：606千字
版　　次：2008年10月第1版　2008年10月第1次印刷　印数：1-3000册
书　　号：ISBN 978-7-81116-085-7
定　　价：58.80元

版权所有，违者必究
（凡属质量问题请与本社发行部联系退换）

丛书专家委员会

总　　　　编：殷大奎　杨　镜
副　主　编：谢启麟
编辑部主任：梅春林
专家委员会主席：王忠诚院士　郭应禄院士　高润林院士
专家委员会委员：（按姓氏汉语拼音排序）

党耕町	丁宗一	顾　江	郭启勇
韩德明	胡大一	黄晓军	纪立农
贾赤宇	贾建平	康熙雄	郎景和
冷希圣	李世荣	李学旺	梁万年
刘景汉	刘　进	刘新光	栾文民
石远凯	唐　杰	万　峰	王　辰
王茂斌	王天佑	王　岩	于　欣
于学忠	张奉春	张澍田	张阳德
张玉琪	赵家良	郑志忠	支修益
朱学骏	朱宗涵		

本书作者名录

(以章节先后为序)

薛辛东	中国医科大学附属盛京医院
申昆玲	首都医科大学附属北京儿童医院
沈叙庄	首都医科大学附属北京儿童医院
陈贤楠	首都医科大学附属北京儿童医院
许志飞	首都医科大学附属北京儿童医院
王　维	首都医科大学附属北京儿童医院
赵顺英	首都医科大学附属北京儿童医院
徐保平	首都医科大学附属北京儿童医院
向　莉	首都医科大学附属北京儿童医院
秦　炯	北京大学第一医院
易著文	中南大学湘雅二医院
焦玉清	中南大学湘雅二医院
何晓琥	首都医科大学附属北京儿童医院
李彩凤	首都医科大学附属北京儿童医院
韩彤昕	首都医科大学附属北京儿童医院
孙　锟	上海交通大学附属新华医院
陈国珍	上海交通大学附属新华医院
袁　越	首都医科大学附属北京儿童医院
杜军保	北京大学第一医院
王天有	首都儿科研究所附属儿童医院
金润铭	华中科技大学附属协和医院
张志泉	华中科技大学附属协和医院
唐锁勤	中国人民解放军总医院
高晓宁	中国人民解放军总医院
石慧文	首都医科大学附属北京儿童医院
吴润辉	首都医科大学附属北京儿童医院

张永红　首都医科大学附属北京儿童医院
盛光耀　郑州大学第一附属医院
吴敏媛　首都医科大学附属北京儿童医院
张伟令　首都医科大学附属同仁医院
黄东生　首都医科大学附属同仁医院
王一卓　首都医科大学附属同仁医院
经承学　广西医科大学第一附属医院
任晓旭　首都儿科研究所附属儿童医院
曲　东　首都儿科研究所附属儿童医院
胡凤华　首都儿科研究所附属儿童医院
郭琳瑛　首都儿科研究所附属儿童医院
王　菲　首都儿科研究所附属儿童医院
李红日　首都儿科研究所附属儿童医院
李　杰　首都儿科研究所附属儿童医院
张　琪　首都儿科研究所附属儿童医院
刘明月　首都儿科研究所附属儿童医院
张艳玲　首都儿科研究所附属儿童医院
王树山　首都儿科研究所附属儿童医院
李　莉　首都儿科研究所附属儿童医院
秦雨春　首都儿科研究所附属儿童医院
王立文　首都儿科研究所附属儿童医院
邓　莉　首都儿科研究所附属儿童医院
孙红妹　首都儿科研究所附属儿童医院
陈　洁　浙江大学医学院附属儿童医院

序

为了配合专科医师培养和准入制度的建立，中国医师协会新难诊疗规范项目办公室，以专科医师培养标准为基础，组织编辑出版《中国专科医师临床新难诊疗规范教程》系列丛书。历时一年多的筹备和实施，终于陆续和广大临床医学工作者见面了。

在卫生事业深化改革、实现跨越式发展之年，中国专科医师培养从课题研究到全国试点工作的逐步开展，标志着我国的临床医学教育进入了一个新的发展阶段。本系列丛书作为专科医师培养继续教育用书，是专科医师培养教材的补充教材。针对临床疾病的新点、难点，推广规范的诊疗方案。指导专科医师在临床诊疗过程中使用规范的、科学的方法。因而集实用性、学术性、规范性于一身。考虑到携带的方便，特制成"口袋书"的版式，希望成为广大的专科医师临床诊疗工作中不可缺少的工具书。

诚然，本系列丛书由于编撰时间有限，和理想的水平还有一定的差距，需要一个实践、探索、总结、完善的过程，希望广大的医学工作者能提出宝贵的意见，使我们的工作有更大的改进。

本系列丛书在编辑出版的过程中得到了多位院士和专家的大力支持，并在百忙当中挤出时间完成了编写工作，在此向他们的辛勤劳动表示深深的谢意，感谢他们为中国专科医师培养事业做出的杰出贡献。

希望所有致力于医学教育的发展和人民健康的同道们，为专科医师培养事业继续做出不懈的努力！

《中国临床新难诊疗规范教程》
系列丛书　编辑部

前　言

随着医学科学技术的巨大发展，在长期的临床实践过程中，形成了各种医学专科和相应的专科医师，从而为广大群众提供了更专业化的医疗服务。由于各种专业的知识积累和技术创新，对专科医生的培养提出了越来越高的要求，成为毕业后继续教育的重要内容和特殊形式。专科医师培养和准入制度已经成为大多数国家培养专科医生的重要方式，是培养和造就一支能提供医疗专业服务的高素质医生队伍的途径。然而，我国专科医师规范化培训还没有形成完善的制度体系，临床各专科岗位的医师素质和水平在不同地区、不同医院之间存在很大差异。在卫生部领导下，全国专科医师培训工作试点已经于2003年启动，这对建立我国专科医师培训制度，提高专科医师执业水平有着深远的意义。儿科是专科医师系列中的重要领域。中国医师协会儿科医师分会在卫生部科教司和总会领导下，根据"专科医师培训标准"，组织专家制定了"儿科医师培训细则"和"儿科医师培训基地细则"。全国已有一批儿科医疗机构通过了卫生部评审，成为首批"儿科专科医师培训基地"，并对进入基地的儿科医师进行规范化的培训。

为配合儿科专科医师培训工作的开展，中国医师协会儿科医师分会根据卫生部有关编写《全国专科医师培训规划教材》的宗旨和要求，邀请儿科专科医师培训基地的知名专家，组成编委会，编写这本《儿科疾病临床诊疗规范教程》。本书包含了"专科医师培训标准"和"儿科医师培训细则"所要求的儿科临床知识和技能，同时还体现了编委会专家丰富的临床实践经验和对学科发展前沿的把握，可以帮助读者全面掌握必须的儿科知识和技能，也有助于读者学会在临床实践中不断总结经验，跟踪相关学科的最新进展。因此，本书不仅是儿科专科医师的必读教材，也是广大医生，特别是社区医生在临床实践过程中重要的专业参考书。

　　本书的编写得到了各编委单位的大力支持,在初稿形成以后曾请资深儿科专家审阅,提出修改意见,对他们的支持表示衷心的感谢。本书在教材编写方面作了很多新的探索,不足之处在所难免,希望广大读者提出意见,供再版时改进。

朱宗涵

中国医师协会儿科医师分会

2008 年 10 月

目 录

第一章 新生儿与新生儿疾病 ……………………… 1
第一节 新生儿基本概念及分类 ……………………… 1
第二节 正常足月儿和早产儿的特点与护理 …………… 2
第三节 新生儿窒息 …………………………………… 8
第四节 新生儿缺氧缺血性脑病 ……………………… 11
第五节 新生儿颅内出血 ……………………………… 15
第六节 胎粪吸入综合征 ……………………………… 18
第七节 呼吸窘迫综合征 ……………………………… 21
第八节 新生儿感染性疾病 …………………………… 25
　一、新生儿败血症 …………………………………… 25
　二、新生儿细菌性脑膜炎 …………………………… 28
　三、新生儿感染性肺炎 ……………………………… 29
第九节 新生儿黄疸 …………………………………… 30
第十节 新生儿溶血病 ………………………………… 33

第二章 呼吸系统疾病 ………………………………… 40
第一节 儿童社区获得性肺炎 ………………………… 40
第二节 儿童肺动脉高压 ……………………………… 50
第三节 小儿无创通气治疗 …………………………… 57
　一、儿童无创通气治疗的基本原理、适应证及禁忌证 … 57
　二、CPAP/BiPAP压力的滴定、模式选择 …………… 59
　三、无创通气治疗的具体实施 ……………………… 60
　四、儿童无创通气治疗的并发症及其对策 ………… 62
第四节 儿童闭塞性毛细支气管炎 …………………… 63
第五节 肺含铁血黄素沉着症 ………………………… 68
第六节 真菌性肺炎 …………………………………… 73

    一、念珠菌肺炎 ………………………………………… 73
    二、肺隐球菌病 ………………………………………… 75
    三、肺曲霉菌病 ………………………………………… 76
  第七节 儿童阻塞性睡眠呼吸暂停/低通气综合征……… 79
  第八节 原发性纤毛运动障碍 ……………………………… 84
  第九节 儿童慢性咳嗽病因诊断与治疗原则 …………… 90
  第十节 儿童支气管哮喘 ………………………………… 100

第三章 中枢神经系统疾病 ………………………………… 112
  第一节 化脓性脑膜炎 …………………………………… 112
  第二节 中枢神经系统病毒感染 ………………………… 120
    一、病毒性脑膜炎 ……………………………………… 122
    二、病毒性脑炎与脑膜脑炎 …………………………… 124
    三、亚急性硬化性全脑炎 ……………………………… 125
  第三节 癫痫 ………………………………………………… 129
  第四节 脑性瘫痪 ………………………………………… 141
  第五节 急性感染性多发性神经根神经炎 …………… 147
  第六节 注意缺陷多动障碍 ……………………………… 151
  第七节 智力低下 ………………………………………… 157

第四章 泌尿系统疾病 ……………………………………… 164
  第一节 非典型急性链球菌感染后肾小球肾炎 ……… 164
    一、肾外症状性肾炎 …………………………………… 164
    二、无症状性急性肾炎 ………………………………… 166
    三、以肾病综合征表现的急性肾炎 …………………… 166
  第二节 急进性肾小球肾炎 ……………………………… 167
  第三节 难治性肾病综合征 ……………………………… 171
  第四节 先天性肾病综合征 ……………………………… 177
  第五节 IgA肾病 …………………………………………… 179
  第六节 慢性肾脏病 ……………………………………… 183
  第七节 泌尿道感染 ……………………………………… 187
  第八节 过敏性紫癜性肾炎 ……………………………… 192

第九节　乙型肝炎病毒相关性肾炎……………………… 196
第十节　肾小管酸中毒………………………………………… 199
 一、远端肾小管酸中毒（Ⅰ型）…………………………… 199
 二、近端肾小管酸中毒（Ⅱ型）…………………………… 202
 三、混合型（Ⅲ型）肾小管酸中毒………………………… 204
 四、Ⅳ型肾小管酸中毒（Ⅳ型）…………………………… 204
第十一节　Alport综合征 …………………………………… 204
第十二节　溶血尿毒综合征………………………………… 207
第十三节　血尿……………………………………………… 212
第十四节　急性肾衰竭……………………………………… 217
第十五节　小儿肾穿刺活组织检查………………………… 223

第五章　自身免疫性疾病 230
第一节　过敏性紫癜………………………………………… 230
第二节　幼年特发性关节炎………………………………… 236
第三节　儿童系统性红斑狼疮……………………………… 246
 附：新生儿狼疮综合征……………………………………… 256
第四节　幼年皮肌炎………………………………………… 258
第五节　皮肤黏膜淋巴结综合征…………………………… 264
第六节　风湿热……………………………………………… 272

第六章　心血管系统疾病 281
第一节　总论………………………………………………… 281
 一、小儿心血管系统解剖生理特点……………………… 281
 二、心血管系统疾病的诊断步骤………………………… 283
第二节　先天性心脏病……………………………………… 285
 一、先天性心脏病总论…………………………………… 285
 二、先天性心脏病各论…………………………………… 290
第三节　病毒性心肌炎……………………………………… 299
第四节　充血性心力衰竭…………………………………… 307
第五节　心律失常…………………………………………… 315
 一、窦性心动过速………………………………………… 315

二、窦性心动过缓……………………………………… 316
　　三、早搏…………………………………………………… 317
　　四、房室传导阻滞（AVB）…………………………… 318
　　五、房性心动过速……………………………………… 319
　　六、阵发性室上性心动过速…………………………… 321
　　七、室性心动过速……………………………………… 321
　　八、小儿射频消融……………………………………… 322
　第六节　血管迷走性晕厥……………………………………… 324
第七章　血液系统疾病及常见肿瘤………………………………… 331
　第一节　小儿贫血………………………………………………… 331
　　一、缺铁性贫血………………………………………… 331
　　二、巨幼红细胞性贫血………………………………… 339
　　三、铁粒幼细胞性贫血………………………………… 346
　　四、遗传性球形红细胞增多症………………………… 351
　　五、葡萄糖-6-磷酸脱氢酶缺乏症…………………… 356
　　六、再生障碍性贫血…………………………………… 361
　　七、骨髓增生异常综合征……………………………… 369
　　八、地中海贫血………………………………………… 371
　　九、自身免疫性溶血性贫血…………………………… 379
　第二节　出血性疾病…………………………………………… 384
　　一、特发性血小板减少性紫癜………………………… 384
　　二、血友病……………………………………………… 388
　　三、弥散性血管内凝血………………………………… 393
　第三节　白血病………………………………………………… 399
　　一、总论………………………………………………… 399
　　二、急性淋巴细胞白血病诊疗常规…………………… 402
　　三、急性粒细胞白血病诊疗常规……………………… 406
　第四节　淋巴瘤………………………………………………… 415
　　一、非霍奇金淋巴瘤（NHL）………………………… 415
　　二、霍奇金淋巴瘤……………………………………… 422

第五节　组织细胞增生症 …………………………… 426
　　　　一、郎格罕细胞组织细胞增生症 ………………… 426
　　　　二、噬血细胞综合征 ……………………………… 431
　　第六节　肾母细胞瘤 ………………………………… 438
　　第七节　神经母细胞瘤 ……………………………… 442
　　第八节　视网膜母细胞瘤 …………………………… 448
　　第九节　肝母细胞瘤 ………………………………… 456
　　第十节　输血 ………………………………………… 461
　　第十一节　造血干细胞移植 ………………………… 468
第八章　小儿内分泌及遗传代谢性疾病 ……………………… 476
　　　　一、生长激素缺乏症（growth hormone deficiency,
　　　　　　GHD） ………………………………………… 476
　　　　二、中枢性尿崩症 ………………………………… 478
　　　　三、性早熟 ………………………………………… 480
　　　　四、先天性甲状腺功能减低症 …………………… 483
　　　　五、先天性肾上腺皮质增生症（congenital adrenal
　　　　　　hyperplasia, CAH） …………………………… 485
　　　　六、1型糖尿病（type Ⅰ diabetes mellitus, ⅠDM）
　　　　　　……………………………………………………… 489
　　　　七、21-三体综合征（先天愚型、Down 综合征） …… 493
　　　　八、18 三体综合征（Edward Syndrome） ……… 494
　　　　九、13 三体综合征（Patau Syndrome） ………… 496
　　　　十、5p-综合征（Cat Cry Syndrome） …………… 496
　　　　十一、先天性卵巢发育不全综合征（Turner 综合征）
　　　　　　……………………………………………………… 497
　　　　十二、先天性睾丸发育不全综合征（Klinefelter
　　　　　　syndrome） ……………………………………… 499
　　　　十三、脆性 X 综合征（fragile X syndrome, Fra（X））
　　　　　　……………………………………………………… 500
　　　　十四、苯丙酮尿症（phenylketonuria, PKU） ……… 501

十五、肝豆状核变性（Wilson病） …………… 503
十六、糖原累积病 ………………………………… 505
十七、马方综合征 ………………………………… 511

第九章　小儿急救 ……………………………………… 515

第一节　小儿危重病例评估——小儿死亡危险评分Ⅲ（PRISM Ⅲ）和小儿危重病例评分（PCIS） … 515

一、第三代小儿死亡危险评分（Pediatric Risk of Mortality Score，PRISM Ⅲ） ………………… 516

二、小儿危重病例评分（Pediatric Critical Illness Score，PCIS) ……………………………… 519

三、PRISM Ⅲ 与 PCIS ………………………… 521

第二节　危重患儿转运 ……………………………… 523

一、概述 …………………………………………… 523
二、转运网络的建设 ……………………………… 523
三、转运的实施 …………………………………… 525
四、审核和培训 …………………………………… 526

第三节　小儿心跳呼吸骤停及心肺复苏的特点 …… 527

一、概述 …………………………………………… 527
二、病因 …………………………………………… 527
三、病理生理 ……………………………………… 527
四、诊断及治疗 …………………………………… 528

第四节　小儿急性摄入中毒预防与诊断、处理原则 … 531

一、儿童易发生意外中毒的原因 ………………… 532
二、儿童意外中毒的预防 ………………………… 532
三、急性中毒的诊断 ……………………………… 533
四、急性中毒处理原则 …………………………… 534

第五节　急性肺损伤和急性呼吸窘迫综合征 ……… 537

一、概述 …………………………………………… 537
二、诊断 …………………………………………… 537
三、治疗 …………………………………………… 538

第六节　儿科常规机械通气应用及特点 …………… 542
一、呼吸机的工作原理和分类 ………………… 542
二、机械通气模式 ……………………………… 543
三、呼吸机相关肺损伤（VALI）和肺保护性通气策略
　………………………………………………… 546

第七节　SIRS、SEPSIS、MODS 概念及临床应用 …… 547
一、脓毒症患儿年龄组划分 …………………… 547
二、儿科 SIRS、感染、脓毒症、严重脓毒症、脓毒性休克的定义 ………………………………… 548
三、脓毒症新定义与我国儿科界传统概念的差别 … 551

第八节　早产儿呼吸机应用的特点及注意问题 …… 552
一、早产儿的生理特点与呼吸衰竭的易发因素 … 553
二、早产儿的生理特点与机械通气并发症 …… 554
三、早产儿机械通气的临床应用 ……………… 555

第九节　肺表面活性物质在新生儿呼吸窘迫综合征的应用 …………………………………………… 558
一、PS 成分及主要功能 ………………………… 558
二、PS 制剂 ……………………………………… 559
三、给药途径、方法、剂量 …………………… 560
四、用药注意事项及检测指标 ………………… 561
五、PS 治疗的副作用 …………………………… 561
六、PS 替代疗法在新生儿的应用 ……………… 561
七、PS 应用对儿童发育的远期影响 …………… 562

第十节　新生儿持续气道正压的临床应用 ………… 563
一、基本原理和作用 …………………………… 564
二、应用 CPAP 的适应证 ……………………… 565
三、仪器装置和用法 …………………………… 566
四、不良影响与合并症 ………………………… 566
五、应用 CPAP 注意事项 ……………………… 567

第十章　感染性疾病 ………………………………… 569

第一节 伤寒与副伤寒·················· 569
第二节 非伤寒沙门菌感染············· 578
第三节 霍乱························· 583
第四节 细菌性痢疾··················· 587
第五节 巨细胞病毒感染··············· 591
第六节 先天性梅毒··················· 596
第七节 流行性脑脊髓膜炎············· 600
第八节 流行性腮腺炎················· 604
第九节 麻疹························· 607
第十节 传染性单核细胞增多症········· 611
第十一节 慢性活动性 EB 病毒感染······ 613
第十二节 水痘······················· 615
第十三节 手足口病··················· 618
第十四节 肺炎支原体感染的实验室诊断·· 622

第十一章 消化系统疾病·············· 627
第一节 胃食管反流··················· 627
第二节 消化性溃疡··················· 634
第三节 迁延性迁慢性腹泻············· 642
第四节 炎症性肠病··················· 652
第五节 肠套叠······················· 666
第六节 婴儿肝炎综合征··············· 670
第七节 急性腹泻病··················· 675

第一章　新生儿与新生儿疾病

第一节　新生儿基本概念及分类

新生儿学是研究新生儿生理、病理、疾病防治及保健等方面的科学。新生儿系指从脐带结扎到生后28天内（<28天）的婴儿。

【新生儿分类】

（一）根据胎龄分类　①足月儿：指胎龄等于或大于37周并小于42周（即259～293天之间）的新生儿；②早产儿：指胎龄小于37周（<259天）的新生儿；③过期产儿：指胎龄等于或大于42周（≥294天）的新生儿。

（二）根据出生体重分类　指出生1小时内的体重。①超低出生体重儿：指出生体重小于1000g的新生儿；②极低出生体重儿：指出生体重小于1500g大于1000g的新生儿；③低出生体重儿：指出生体重小于2500g大于1500g的新生儿；④正常出生体重儿：指出生体重等于或大于2500g并等于或小于4000g的新生儿；⑤巨大儿：指出生体重大于4000g的新生儿。

（三）根据出生体重和胎龄分类　①小于胎龄儿：出生体重在同胎龄儿平均体重的第10百分位数以下的新生儿；②适于胎龄儿：出生体重在同胎龄儿平均体重的第10至第90百分位数之间的新生儿；③大于胎龄儿：出生体重在同胎龄儿平均体重的第90百分位数以上的新生儿。

（四）根据出生后周龄分类　①早期新生儿：生后1周以内的新生儿，也称围生儿；②晚期新生儿：出生后第2周开始至第4周末的新生儿。

（五）高危儿　指已经发生或可能发生某种危重疾病而需要监

护的新生儿。常见于如下情况：①母亲患有糖尿病，孕期有阴道流血、感染、吸烟、吸毒或酗酒史，母亲为 Rh 阴性血型，过去有死胎、死产或性传播疾病史等；②母亲患妊娠高血压综合征、先兆子痫、子痫、羊膜早破、羊水胎粪污染、胎盘早剥、前置胎盘、各种难产、手术产（高位产钳、胎头吸引、臀位产）、分娩过程中使用镇静和止痛药物史等；③出生时异常，如新生儿窒息、多胎儿、早产儿、小于胎龄儿、巨大儿、宫内感染、先天畸形等。

（六）新生儿病房分级　根据医护水平及设备条件将新生儿病房分为三级：①Ⅰ级新生儿病房：即普通婴儿室，适于健康新生儿护理；②Ⅱ级新生儿病房：即普通新生儿病房，适于胎龄>32 周和出生体重≥1500g（发达国家为胎龄>30 周和出生体重≥1200g）者；有各种疾病如产伤、呼吸窘迫及产科麻醉并发症等而无需循环或呼吸支持及外科手术治疗的新生儿；③Ⅲ级新生儿病房：即新生儿急救中心（NICU）。适于危重新生儿的抢救及治疗，并负责接收Ⅰ、Ⅱ级新生儿病房转来的患儿。

第二节　正常足月儿和早产儿的特点与护理

正常足月儿是指出生时胎龄≥37 周和<42 周，出生体重≥2500g 和≤4000g，无疾病的活产婴儿。早产儿系指胎龄<37 周的未成熟儿，母孕期疾病、外伤、生殖器畸形、过度劳累、胎盘异常、多胎及胎儿畸形等可导致早产。

（一）正常足月儿和早产儿外观特点

正常足月儿与早产儿在外观上各具特点。（见表 1-1）

（二）正常足月儿和早产儿生理特点

1. 呼吸系统　胎儿肺内充满液体，足月儿约 30~35ml/kg，出生时经产道挤压，约 1/3 经口鼻排出，其余在呼吸建立后由肺间质内毛细血管和淋巴管吸收。新生儿呼吸频率较快，约为 40~60 次/分，因主要靠膈肌运动，故呈腹式呼吸。

表 1-1 足月儿与早产儿外观特点

	早产儿	足月儿
皮肤	鲜红发亮、水肿、毳毛多	红润、皮下脂肪多、毳毛少
头发	细、乱而软	分条清楚
耳壳	软、缺乏软骨和耳舟不清楚	软骨发育好、耳舟成形和直挺
指、趾甲	未达到指、趾端	达到或超过指、趾端
跖纹	足底纹理少	足纹遍及整个足底
乳腺	无结节或结节<4mm	结节>4mm
外生殖器	男婴睾丸未降至阴囊,阴囊皱纹少	男婴睾丸已降至阴囊,阴囊皱纹多
	女婴大阴唇不能遮盖小阴唇	女婴大阴唇遮盖小阴唇

早产儿呼吸中枢尚不成熟,呼吸浅表且节律不规整,常出现周期性呼吸及呼吸暂停。所谓周期性呼吸,即呼吸停止<20秒,不伴有心率减慢及发绀。而呼吸暂停则为呼吸停止>20秒,伴心率<100次/分及发绀。早产儿因肺泡表面活性物质少,易发生呼吸窘迫综合征。

2. 循环系统　出生后血液循环变化为:①脐带结扎后,胎盘-脐血循环终止;②随着呼吸建立和肺膨胀,肺循环阻力下降,肺血流增加;③左心房的压力增加,使卵圆孔发生功能性关闭;④PaO_2增高,使动脉导管收缩,继而关闭,完成胎儿循环向成人循环的转变。新生儿心率波动范围较大,通常为90~160次/分。足月儿血压平均为70/50mmHg(9.3/6.7kPa)。

早产儿心率偏快,血压较低,部分可伴有动脉导管开放。

3. 消化系统　足月儿吞咽功能虽已完善,但由于食管下部括约肌松弛,胃呈水平位,幽门括约肌较发达,故易溢乳。肠管壁较薄、通透性高,使肠腔内毒素和消化不全产物容易进入血循环,引起中毒症状。消化道已能充分分泌大部分消化酶,但淀粉酶于生后

4个月方达成人水平，因此不宜过早喂淀粉类食物。生后10～12小时排胎便，约2～3天排完，若生后24小时仍不排胎便，应检查是否有肛门闭锁或其他消化道畸形。因肝内尿苷二磷酸葡萄糖醛酸基转移酶的量及活力不足，多数生后出现生理性黄疸。

早产儿吸吮力差，吞咽反射弱，贲门括约肌松弛，胃容量小，可发生哺乳困难、进奶量少，更易发生溢乳。消化酶含量接近足月儿，但胆酸分泌少，脂肪的消化吸收较差。缺氧或喂养不当等可引起坏死性小肠结肠炎。肝内酶的量及活力比足月儿更低，生理性黄疸较重，持续时间较长。肝脏合成蛋白能力差，常导致低蛋白血症。糖原储备少，易发生低血糖。

4. 泌尿系统　足月儿出生时肾小球滤过功能低下，肾稀释功能虽与成人相似，但其浓缩功能很差，故对浓缩乳或牛乳喂养的新生儿应补足水分。新生儿肾排磷功能较差，故牛乳喂养儿易发生血磷偏高和低钙血症。生后24小时内开始排尿，少数在48小时内排尿，如48小时仍不排尿应进一步检查。

早产儿由于碳酸氢根阈值低和肾小管排酸能力差，加之牛乳中蛋白质含量和酪蛋白比例高使内源性氢离子增加，故牛乳喂养儿易患晚期代谢性酸中毒，表现为面色苍白、反应差、体重不增和代谢性酸中毒。由于早产儿配方奶粉的广泛应用，现已很少发生。

5. 血液系统　足月儿血容量平均为85ml/kg。出生时红细胞、网织红细胞和血红蛋白含量较高，血红蛋白中胎儿血红蛋白占70%～80%（成人＜2%），5周后降到55%，随后逐渐被成人型血红蛋白取代。白细胞数生后第1天为$15～20×10^9$/L，3天后明显下降，5天后接近婴儿值；分类中以中性粒细胞为主，4～6天与淋巴细胞相近，以后淋巴细胞占优势。血小板出生时已达成人水平。由于胎儿肝脏维生素K储存量少，凝血因子Ⅱ、Ⅶ、Ⅸ、Ⅹ活性低，故生后应常规肌注维生素K_1。

早产儿血容量为89～105ml/kg，末梢血有核红细胞较多，白细胞和血小板稍低于足月儿。维生素K、铁及维生素D储存较足月儿低，因而更易发生出血、贫血及佝偻病。维生素E缺乏亦是生后数周发生早产儿贫血的原因之一。

6. 神经系统　足月儿大脑皮层兴奋性低，睡眠时间长，觉醒时间一昼夜仅为2～3小时。大脑对下级中枢抑制较弱，且锥体束、纹状体发育不全，常出现不自主和不协调动作。出生时已具备多种暂时性的原始反射。常见的原始反射如觅食反射、吸吮反射、握持反射及拥抱反射。上述反射生后数月自然消失，如新生儿期这些反射减弱或消失常提示有神经系统疾病。此外，正常足月儿也可出现年长儿的病理性反射如克氏征、巴宾斯基征和佛斯特征等。新生儿脑相对大，脊髓相对长，其末端约在3、4腰椎下缘，故腰穿时应在第4、5腰椎间隙进针。

早产儿觉醒时间更短，胎龄愈小，原始反射愈难引出或反射不完全，肌张力低。此外，早产儿尤其极低出生体重儿脑室管膜下存在着发达的胚胎生发层组织，易发生脑室管膜下出血及脑室周围白质软化。

7. 体温　足月儿体温调节中枢功能尚不完善，皮下脂肪薄，体表面积相对较大，容易散热。寒冷时主要靠棕色脂肪代偿产热。生后环境温度显著低于宫内温度，散热增加，如不及时保温，可发生低体温、低氧、低血糖和代谢性酸中毒等；如环境温度高、进水少及散热不足，可使体温增高，发生脱水热。适宜的环境温度（即中性温度）对新生儿至关重要，足月儿包被时应为24℃，生后2天内裸体为33℃，以后逐渐降低。适宜的环境湿度为50%～60%。

早产儿体温调节中枢功能更不完善，皮下脂肪更薄，体表面积相对较大，更易散热，且胎龄越小，棕色脂肪越少，代偿产热的能力越差，则更易发生低体温。出生体重1500～2500g的早产儿，生后1个月内其裸体中性温度为32～34℃。出生体重愈低或日龄愈小，则中性温度愈高。

8. 免疫系统　足月儿非特异性和特异性免疫功能均不成熟。皮肤黏膜薄嫩易擦破；脐部开放，细菌易进入血液。由于血中补体水平低，缺乏趋化因子，IgA和IgM不能通过胎盘，因此易患细菌感染，尤其是革兰阴性杆菌；同时分泌型IgA也缺乏，故易发生呼吸道和消化道感染。

早产儿非特异性和特异性免疫功能更差，免疫球蛋白IgG虽可通过胎盘，但胎龄愈小，通过胎盘到达体内的IgG含量愈低，故更易患感染性疾病。

9. 能量及体液代谢　足月儿基础热量消耗为50kcal/kg（1kcal=4.1868kJ），加之活动、食物特殊动力作用、大便丢失和生长需要等，每日共需热量约为100～120kcal/kg。体内含水量占体重的70%～80%，随日龄增加逐渐减少。由于每日经呼吸和皮肤丢失水分20～30ml/kg，尿量25～65ml/kg，粪便中失水量2～5ml/kg，故生后头几天生理需水量为每日50～100ml/kg。生后由于体内水分丢失较多，导致体重逐渐下降，约第5～6天降到最低点（小于体重的9%），一般7～10天后恢复到出生体重，称为生理性体重下降。

早产儿所需热卡基本同足月儿，但由于吸吮力弱，消化功能差，常需肠道外营养。体液总量约为体重的80%，按公斤体重计算所需液量高于足月儿，摄入100kcal热量一般需100～150ml水。

10. 常见的几种特殊生理状态　如生理性黄疸、"马牙"和"螳螂嘴"、乳腺肿大、假月经及新生儿红斑及粟粒疹。上述现象通常不需处理，但有时尚需与如病理性黄疸、药物疹等相鉴别。

（三）足月儿及早产儿护理

1. 保温　生后应将足月儿置于预热的自控式开放式抢救台上，或自控式温箱中，设定腹壁温度为36.5℃，抢救台或温箱可自动调节内部环境温度，保持新生儿皮温36.5℃。4～6小时后，移至普通婴儿床中（室温24～26℃、空气湿度50%～60%）。

对早产儿尤其要注意保温。体重低于2000g或体重较大伴低体温者，应置于自控式开放式抢救台上或温箱中，使腹壁温度维持在36.5℃左右。

2. 喂养　足月儿生后半小时即可哺母乳，以促进乳汁分泌，并防止低血糖。提倡母乳喂养和按需哺乳。喂奶前应清洗乳头，奶后将婴儿竖立抱起、轻拍背部，以排出咽下的空气，防止溢奶。奶量以奶后安静、不吐、无腹胀、胃内无残留（经胃管喂养）和理想的体重增长（15～30g/d，生理性体重下降期除外）为标准。否则应注意查找原因。（配方乳可每3小时1次，每日7～8次。）

早产儿也应以母乳或母乳库奶喂养为宜，必要时可用早产儿配方奶。开始先试喂5%糖水，以后根据胎龄及出生体重，选择自行哺乳、经胃或十二指肠管等喂养方法。自行哺乳量应根据上述标准而定，早产儿理想的体重增长每天为10～15g/kg。喂养不耐受或哺乳量不能满足所需热量需求者应辅以静脉营养。

足月儿生后应肌注1次维生素 K_1 1mg，早产儿应连续应用3次，剂量同前。生后4天加维生素C 50～100mg/d，10天后加维生素A 500～1000IU/d，维生素D 400～1000IU/d，4周后添加铁剂，足月儿每日给元素铁 2mg/kg，极低出生体重儿每日给3～4mg/kg。并同时加用维生素E 25U和叶酸 2.5mg，每周2次。

3. 呼吸管理 保持呼吸道通畅，避免颈部弯曲而导致的呼吸道梗阻。若出现发绀时应查找原因，同时予以吸氧，以维持动脉血氧分压6.7～9.3kPa（50～70 mmHg）或经皮血氧饱和度90%～95%为宜。切忌给早产儿常规吸氧。如出现呼吸暂停，轻者经弹、拍打足底或刺激皮肤等可恢复呼吸；重者需经面罩或气管插管抱球复苏，同时应寻找原因并转入NICU进行监护和治疗。反复发作者可给予氨茶碱静脉注入，负荷量为4～6mg/kg，8～12小时后给予维持量 1.5～3mg/kg，以后每8～12小时1次。

4. 预防感染 新生儿护理和处置均应注意无菌操作。婴儿室工作人员如患上呼吸道或皮肤感染，应暂时隔离。接触新生儿前应洗手。为预防感染还应做到以下几方面：①保持呼吸道通畅；②保持脐带残端清洁和干燥；③保持皮肤清洁等。

5. 其他 生后3天内接种卡介苗；生后1天、1个月、6个月时应各注射乙肝疫苗1次。此外，应开展先天性甲状腺功能减低症及苯丙酮尿症等先天性代谢缺陷病的筛查。

第三节 新生儿窒息

新生儿窒息是指生后1分钟内无自主呼吸或未能建立规律呼吸而导致低氧血症和混合性酸中毒。其发病率国内约为5%～10%，是目前新生儿死亡及小儿致残的主要疾病之一。

【病因】

凡能造成胎儿或新生儿缺氧的因素均可引起窒息。

（一）孕妇疾病　①缺氧：呼吸功能不全、严重贫血及CO中毒等；②胎盘功能障碍：心力衰竭、血管收缩（如妊娠高血压综合征）、低血压等。此外年龄≥35岁或＜16岁及多胎妊娠等窒息发生率较高。

（二）胎盘异常　前置胎盘、胎盘早剥和胎盘老化等。

（三）脐带异常　脐带受压、脱垂、绕颈、打结、过短和牵拉等。

（四）胎儿因素　①早产儿、小于胎龄儿、巨大儿等；②某些畸形，如后鼻孔闭锁、肺膨胀不全、先天性心脏病及宫内感染所致神经系统受损等；③胎粪吸入致使呼吸道阻塞等。

（五）分娩因素　难产，高位产钳、胎头吸引、臀位；产程中麻醉药、镇痛药及催产药使用不当等。

【病理生理】

正常新生儿应于生后2秒开始呼吸，5秒后啼哭，10秒到1分钟出现规律呼吸。新生儿窒息多为胎儿窒息（宫内窘迫）的延续，其本质为缺氧。

（一）缺氧后的细胞损伤

1. 可逆性细胞损伤　缺氧首先是线粒体内氧化磷酸化发生障碍，ATP产生减少甚至停止，从而使葡萄糖无氧酵解增强、细胞毒性水肿及细胞内钙超载发生。若此阶段能恢复血流灌注和供氧，上述变化可完全恢复，一般不留后遗症。

2. 不可逆性细胞损伤　长时间或严重缺氧导致线粒体形态和

功能异常、细胞膜损伤及溶酶体破裂。此阶段即使恢复血流灌注和供氧，上述变化亦不可完全恢复，存活者多遗留后遗症。

3. 血流再灌注损伤　复苏后，由于血流再灌注可导致细胞内钙超载和氧自由基增加，从而引起细胞的进一步损伤。

（二）窒息的发展过程

1. 原发性呼吸暂停　缺氧初期的呼吸停止，即原发性呼吸暂停。此时肌张力存在，心率先增快后减慢，血压升高，伴有发绀。若病因解除，经清理呼吸道和物理刺激即可恢复自主呼吸。

2. 继发性呼吸暂停　若低氧血症持续存在，在原发性呼吸暂停后出现几次喘息样呼吸，继而出现呼吸停止，即继发性呼吸暂停。此时肌张力消失，苍白，心率和血压持续下降，此阶段已对清理呼吸道和物理刺激无反应，需正压通气方可恢复自主呼吸。

临床上有时难以区分原发性和继发性呼吸暂停，为不延误抢救，均可按继发性呼吸暂停处理。

【临床表现】

（一）胎儿缺氧表现　早期有胎动增加，胎心率≥160次/分；晚期则胎动减少甚至消失，胎心率<100次/分；羊水混有胎粪。

（二）窒息程度判定　Apgar评分是临床评价出生窒息程度的经典而简易方法。①时间：分别于生后1分钟、5分钟和10分钟进行常规评分。②内容：包括皮肤颜色、心率、对刺激的反应、肌张力和呼吸。见表1-2。③评估标准：每项0～2分，总共10分。1分钟Apgar评分8～10为正常，4～7分为轻度窒息，0～3分为重度窒息。④评估的意义：1分钟评分反映窒息严重程度，5分钟及10分钟评分除反映窒息严重程度外，还可反映抢救效果及帮助判断预后。⑤注意事项：应客观、快速及准确进行评估；胎龄小的早产儿成熟度低，虽无窒息，但评分较低。

（三）并发症　由于窒息程度不同，发生器官损害的种类及严重程度各异。常见的并发症有：①中枢神经系统：缺氧缺血性脑病和颅内出血；②呼吸系统：胎粪吸入综合征、呼吸窘迫综合征及肺出血等；③心血管系统：缺氧缺血性心肌损害等；④泌尿系统：肾功能不全及肾静脉血栓形成等；⑤代谢方面：低血糖、低钙及低钠血症等；⑥消化系统：应激性溃疡和坏死性小肠结肠炎等。

表1-2 新生儿Apgar评分标准

体征	0分	1分	2分
皮肤颜色	青紫或苍白	躯干红四肢紫	全身红
心率（次/分）	无	<100	>100
弹足底或插鼻管后反应	无反应	有皱眉动作	哭，喷嚏
肌张力	松弛	四肢略屈曲	四肢活动
呼吸	无	慢，不规则	正常，哭声响

【辅助检查】

对宫内缺氧胎儿，可通过羊膜镜了解羊水混胎便程度或胎头露出宫口时取头皮血进行血气分析，以估计宫内缺氧程度；生后应检测动脉血气、血糖、电解质、血尿素氮和肌酐等生化指标。

【治疗与预防】

复苏必须分秒必争，由产、儿科医生合作进行。

（一）复苏方案 采用国际公认的ABCDE复苏方案。①A（airway）清理呼吸道；②B（breathing）建立呼吸；③C（circulation）恢复循环；④D（drugs）药物治疗；⑤E（evaluation and environment）评估和环境（保温）。其中评估和保温（E）贯穿于整个复苏过程中。

执行ABCD每一步骤的前后，应对评价指标，即呼吸、心率（计数6秒钟心率然后乘10）和皮肤颜色进行评估。根据评估结果做出决定，执行下一步复苏措施。即应遵循：评估→决定→操作→再评估→再决定→再操作，如此循环往复，直到完成复苏。

严格按照A→B→C→D步骤进行复苏，其顺序不能颠倒。大多数经过A和B步骤即可复苏，少数则需要A、B及C步骤，仅极少数需要A、B、C及D步骤才可复苏。复苏过程中应用纯氧

(二) 复苏步骤

1. 清理呼吸道（A） 如羊水清或稍浑浊，应先吸口腔后吸鼻腔；如羊水混有胎粪，吸净口腔和鼻腔分泌物后心率<100次/分，无自主呼吸，肌张力低，应立即气管插管吸净气道内的胎粪。

2. 建立呼吸（B） ①触觉刺激：清理呼吸道后拍打或弹足底1~2次或沿长轴快速摩擦腰背皮肤1~2次，如出现正常呼吸，心率>100次/分，肤色红润可继续观察。②正压通气：触觉刺激后无规律呼吸建立或心率<100次/分，应用面罩和复苏气囊进行面罩正压通气。若通气30秒后，如无规律性呼吸或心率<100次/分，需进行气管插管正压通气。

3. 恢复循环（C） 即胸外心脏按压。如气管插管正压通气30秒后，心率<60次/分或心率在60~80次/分，应在继续正压通气的条件下，同时进行胸外心脏按压。

4. 药物治疗（D） ①肾上腺素：经过胸外心脏按压30秒后，心率仍然<80次/分或为0，应立即给予1:10 000肾上腺素0.1~0.3ml/kg，静推或气管内注入，5分钟后可重复一次。②扩容剂：如有急性失血或伴有低有效血容量表现时，应给予扩容剂如全血、血浆、5%白蛋白和生理盐水等。剂量为每次10ml/kg，于5~10分钟内静脉输注。③碳酸氢钠：如疑似或血气分析证实代谢性酸中毒存在时，在保证通气的条件下，给予5%碳酸氢钠3~5ml/kg，加等量5%葡萄糖液后缓慢静脉推注。④多巴胺：应用上述药物后，仍有循环不良者可加用多巴胺，开始剂量为2~5μg/(kg·min)静脉点滴，以后根据病情可增加剂量。⑤纳洛酮：如窒息儿的母亲产前4小时内用过吗啡类麻醉或镇痛药，应给予纳洛酮，每次0.1mg/kg，静脉或肌肉注射，也可气管内注入。

第四节 新生儿缺氧缺血性脑病

新生儿缺氧缺血性脑病（HIE）是指因围产期窒息而导致脑的缺氧缺血性损害，临床表现为一系列脑病的症状，仍是我国目前导致新生儿死亡和遗留神经系统后遗症的重要原因之一。

【病因与病理】

1. 围生期窒息是引起 HIE 的最主要原因，但出生后因严重心肺病变而导致的低氧血症也可引发 HIE。

2. 病理学改变　HIE 的脑损伤与缺氧缺血程度、时间和胎龄密切相关。海马、脑干、丘脑、基底核和小脑的神经元特别易损。在缺氧缺血的早期可发生弥漫性脑水肿，常于 36～72 小时达高峰。足月儿易发生大脑皮质局灶性或多灶性神经元坏死和矢状旁区损伤。

【发病机制】

（一）脑血流改变　严重缺氧时，由于脑内血流的自身调节作用，使有限的血液首先保证代谢最旺盛的部位，如海马、脑干、丘脑、基底核和小脑这些部位的血供。当严重缺氧持续存在，脑损伤易发生在上述的代谢最旺盛的部位。此外，缺氧缺血导致的酸中毒和低灌注压可使脑血管的自主调节功能障碍，即使轻微的血压波动也会直接影响到脑组织的末梢血管的灌注，容易导致血管破裂而发生颅内出血。

（二）脑组织代谢改变　葡萄糖是脑组织能量的主要来源。缺氧时脑组织的无氧酵解增加，组织中乳酸堆积、ATP 产生减少，细胞膜上钠-钾泵、钙泵功能不足，使 Na^+、Ca^{2+} 与水进入到细胞内，使细胞发生水肿。此外，目前认为氧自由基、兴奋性氨基酸、一氧化氮和炎症因子等与 HIE 发生有关。

【临床表现】

主要表现为意识障碍、肌张力及原始反射改变、惊厥和颅内高压等神经系统症状。惊厥常发生在出生 24 小时内，脑水肿则在 24～72 小时内最明显。根据临床表现可分为轻、中、重度（见表 1-3）。

【辅助检查】

1. 实验室检查　血清肌酸激酶同功酶（CK-BB）主要存在于脑和神经组织中，神经元特异性烯醇化酶（NSE）主要存在于神经元和神经内分泌细胞中，故 HIE 时血浆中 CK-BB 及 NSE 活性升高。

表 1-3 HIE 临床分度

分度	轻度	中度	重度
意识	兴奋抑制交替	嗜睡	昏迷
肌张力	正常或稍增加	减低	松软或间歇性伸肌张力增高
拥抱反射	活跃	减弱	消失
吸吮反射	正常	减弱	消失
惊厥	可有肌阵挛	常有	有或持续状态
中枢性呼衰	无	有	明显
瞳孔改变	正常或扩大	常缩小,对光反射迟钝	不对称或扩大
EEG	正常	低电压,痫样放电	爆发抑制,等电压
病程及预后	症状在72小时内消失,预后好	症状在14天内消失,可能有后遗症	症状可持续数周,病死率高,存活者多有后遗症

2. 颅脑影像学检查 B超可显示因缺血性脑水肿所引起的改变。头颅 CT 可见脑室变窄、双侧大脑半球呈局灶性或弥漫性低密度影及双侧基底节和丘脑呈对称性密度增高等影像变化。磁共振成像（MRI）则是目前评价 HIE 病变程度及判定预后的重要手段,其影像学改变与 HIE 的病理变化密切相关,如脑水肿、选择性神经元坏死、脑出血、脑室周围白质软化及脑梗死等。此外,近年来,弥散 MRI 成像（DWI）对重度 HIE 在生后初期（早在 24 小时内）即可提供重要影像学信息。

【诊断与鉴别诊断】

主要根据病史和临床表现进行诊断。若同时具备如下 4 条者可确诊,第 4 条暂时不能确定者可作为拟诊病例。本诊断标准仅适用于足月儿。

1. 有明确的可导致胎儿宫内窒息的异常产科病史,以及严重的胎儿宫内窘迫表现(胎心<100次,持续5分钟以上;和/或羊水Ⅲ度污染)。

2. 出生时有重度窒息,指 Apgar 评分1分钟≤3分,并延续至5分钟时仍≤5分;或者出生时脐动脉血气 pH≤7.00。

3. 出生后24小时内出现神经系统表现,如意识改变(过度兴奋、嗜睡、昏迷),肌张力改变(增高或减弱),原始反射异常(吸吮、拥抱反射减弱或消失),惊厥,脑干症状、体征(呼吸节律改变、瞳孔改变、对光反应迟钝或消失)和前囟张力增高。

4. 排除低钙血症、低血糖、感染、产伤和颅内出血等为主要原因引起的抽搐,以及遗传代谢性疾病和其他先天性疾病所引起的神经系统疾患。

【治疗】

(一)支持疗法　①维持良好通气换气功能;②保证良好循环功能;③维持血糖在正常高值(5 mmol/L),但也不可过高,因为缺氧脑组织血糖过高所造成的组织酸中毒的危害甚至比低血糖更为严重;④控制输液量,每日液体总量不超过60～80 ml/kg。

(二)控制惊厥　首选苯巴比妥,负荷量15～20 mg/kg,缓慢静注,若不能控制惊厥,1小时后再加用 10 mg/kg。12～24小时后改为维持量,每日 3～5 mg/kg。顽固性抽搐者加用安定及水合氯醛等。

(三)降低颅内压　首选呋塞米(速尿)和白蛋白脱水。呋塞米每次 1 mg/kg,静注,2～6次/日;20%白蛋白静滴,每次0.5～1 g/kg,1～2次/日;严重者可用20%甘露醇,每次0.25～0.5 g/kg,静注,每4～6小时1次,用3～5次。糖皮质激素一般不主张使用。

(四)新生儿期后的干预　对 HIE 的新生儿及早进行智能与体能的康复训练有利于促进脑功能的恢复和减少后遗症。

第五节　新生儿颅内出血

颅内出血是新生儿脑损伤的常见形式，早产儿多见，胎龄越小，其发生率越高。足月儿多为硬膜下出血和蛛网膜下腔出血，而早产儿则多为脑室周围-脑室内出血。

【病因与发病机制】

（一）早产　胎龄32周以下的早产儿，在脑室周围的室管膜下及小脑软脑膜下的颗粒层均存在胚胎生发基质（GM）。GM源自大脑前动脉、中动脉和颈内动脉，其血管壁薄、口径大，管壁只有一层不规则的内皮细胞，缺少胶原和弹力纤维支撑，管壁外与脑室周围组织也无直接支撑结构。这些血管壁的内皮细胞富含线粒体，耗氧量大，对缺氧十分敏感。小静脉系统呈"U"字形回路汇于大脑Galen静脉，由于这种走向使得血流明显变慢，容易发生梗死。因此，GM层的血管易受到缺氧、血压波动等因素的损伤而破裂出血。32周以后GM逐渐退化，成熟的神经细胞向大脑皮质移行，血管网则发育成为毛细血管和深部静脉系统，血管外的支撑组织增强。故足月儿脑室内出血少见。

（二）血流动力学异常　缺氧、高碳酸血症及休克等均可损害脑血流的自主调节功能，使其变为"压力被动循环"模式，此时压力的波动可直接作用于末端毛细血管，使其破裂而出血。低氧和高碳酸症可引起脑血管扩张，静脉淤滞，压力增高而引起栓塞和出血。另外，当新生儿存在动脉导管未闭、先心病、气胸、严重酸中毒、抽搐等情况时，或者在治疗过程中快速扩容、吸痰、机械通气时PIP或PEEP过高、出现人机对抗等各种原因均可引起血压大幅度波动均可造成毛细血管破裂而导致出血。

（三）外伤　主要为产伤所致。如胎位不正、胎儿过大、产程过短或过长、以及不适当的助产（使用高位产钳，胎头吸引器等）等机械性损伤可使天幕、大脑镰撕裂和脑表浅静脉破裂而导致硬膜下出血。其他如使用面罩加压给氧、头皮静脉穿刺、气管插管等操作时头部过分受压也可致颅内出血。

（四）其他　新生儿患有维生素 K 缺乏或其他出血性疾病；母亲患原发性血小板减少性紫癜或孕期使用苯妥英钠、苯巴比妥、利福平等药物的新生儿；脑血管畸形；不适当地输入高渗溶液（如碳酸氢钠、葡萄糖酸钙、甘露醇等）均可导致血管破裂。

【临床表现】

新生儿颅内出血的临床表现主要与出血部位和出血量有关，轻者可无症状，大量出血者可在短期内死亡。神经系统主要表现：①颅高压：前囟隆起，血压增高，抽搐，角弓反张，脑性尖叫；②呼吸不规则；③神志改变：早期可激惹与抑制交替出现，严重者昏迷；④眼征：凝视、斜视、眼球震颤等；⑤瞳孔不等大和对光反应消失；⑥原始反射减弱和消失。此外，不明原因低体温、贫血、黄疸、频繁呼吸暂停及休克等应注意颅内出血的发生。出血主要分为以下五种临床类型。

1. 脑室周围-脑室内出血　多见于胎龄小于 32 周、体重低于 1 500g 的早产儿。常表现为呼吸暂停、嗜睡、肌张力低下和拥抱反射消失。根据头颅 B 超或 CT 检查可分为 4 级：Ⅰ级：室管膜下出血；Ⅱ级：脑室内出血但无脑室扩大；Ⅲ级：脑室内出血伴脑室扩大；Ⅳ级：脑室内出血伴脑实质出血。其中Ⅲ、Ⅳ级常留有神经系统后遗症。

2. 原发性蛛网膜下腔出血　多与缺氧、酸中毒和产伤有关。出血多来自蛛网膜下的小静脉或桥静脉等小血管。少量 SAH 可无临床症状，故不借助影像学往往不能被发现。出血严重者表现为反复惊厥、昏迷、肌张力减低和中枢性呼吸衰竭，少数可于短期内死亡。

3. 脑实质出血　多见于足月儿。为小静脉栓塞后使毛细血管压力增高而导致破裂而出血。常留有不同程度的神经系统后遗症如脑瘫、癫痫和精神发育迟缓等。

4. 硬膜下出血　多见于巨大儿、胎位异常、难产或产钳助产者。因机械性损伤使上矢状窦附近的大脑镰或小脑幕撕裂，静脉窦和大脑表浅静脉破裂引起的出血。出血轻者可无症状，一般在出生24小时后出现惊厥、偏瘫和斜视等神经系统症状。严重者可在出生后数小时内死亡。

5. 小脑出血　多见于32周以下的早产儿。主要表现为脑干症状，如频繁呼吸暂停和呼吸不规则、心动过缓、眼球偏斜、面瘫、间歇性肢体张力增高、角弓反张等。早产儿病情进展迅速者多在36小时内死亡。

【诊断】

（一）了解妊娠史、胎儿成熟状况、分娩史、缺氧及复苏经过等诱因。

（二）了解临床症状和体征，尤其是详细检查神经系统体征。

（三）注意患儿有无出、凝血机制的异常。

（四）头颅B超、CT或MRI等影像学检查，了解出血部位与程度。B超对IVH-PVH诊断十分灵敏，CT和MRI对蛛网膜下腔、小脑和脑干部位的出血较敏感。

（五）腰穿有助于颅内出血的诊断和及时排除颅内感染。颅内出血表现为脑脊液压力升高，呈浅黄色、镜下可见皱缩红细胞。

【治疗】

（一）支持疗法　维持血压，保证热量供给，注意液体平衡，纠正酸中毒。

（二）止血　可选择使用新鲜冰冻血浆，维生素K_1、止血敏和立止血等。

（三）对症治疗　有惊厥时可用苯巴比妥钠和地西泮等抗惊厥药。有脑水肿和颅内压增高症状者可选用呋塞米、白蛋白与地塞米松等抗脑水肿药。贫血及休克时输洗涤红细胞和新鲜冰冻血浆。

（四）外科处理　足月儿有症状的硬膜下出血可用腰穿针从前囟边缘进针吸出积血。脑积水早期有症状者可作侧脑室置管引流，进行性加重者可行脑室—腹腔分流。

第六节 胎粪吸入综合征

胎粪吸入综合征（MAS）是胎儿在宫内或产时吸入混有胎粪的羊水，而导致的以呼吸道机械性阻塞和肺部化学性炎症为病理变化，以生后出现呼吸窘迫为主要表现的临床综合征。多见于足月或过期产儿。

【病因和病理生理】

（一）胎粪吸入 胎儿在宫内或分娩过程中缺氧，肠道与皮肤血流量减少，迷走神经兴奋，致使肠壁缺血痉挛，肠蠕动增加，肛门括约肌松弛而排出胎粪。同时缺氧使胎儿产生呼吸运动（喘息），将胎粪吸入气管内或肺内，或在胎儿娩出建立有效呼吸后，使其吸入肺内。

（二）不均匀气道阻塞和化学性炎症 其主要病理改变是由于胎粪的机械性阻塞所致。①肺不张：部分肺泡因其小气道被较大胎粪颗粒完全阻塞所致；②肺气肿：黏稠胎粪颗粒不完全阻塞部分肺泡的小气道，形成"活瓣"，吸气时小气道扩张，使气体能进入肺泡，呼气时因小气道阻塞，气体不能完全呼出，导致肺气肿；③正常肺泡：部分小气道内无胎粪，其肺泡的通换气功能代偿性增强。由此可见，MAS的肺部改变为不均匀气道阻塞，即肺不张、肺气肿和正常肺泡同时存在，其各自所占的比例决定临床表现的轻重。

胎粪（主要是其中的胆盐）可刺激局部引起化学性炎症，加重通换气功能障碍。体外实验表明胎粪利于细菌生长，因此肺部也可继发细菌感染。

（三）肺动脉高压 严重缺氧和混合性酸中毒使肺小动脉痉挛或其肌层增生（长期低氧血症），使肺动脉压力增高，导致动脉导管和/或卵圆孔水平的右向左分流即新生儿持续肺动脉高压（PPHN）。

【临床表现】

（一）羊水混胎粪 诊断MAS的前提：①分娩时可见羊水混

胎粪；②患儿皮肤、脐带和指、趾甲床留有胎粪痕迹；③口、鼻腔吸引物中含有胎粪；④气管插管时声门处或气管内吸引物可见胎粪（即可确诊）。

（二）呼吸系统 症状的轻重与吸入的羊水性质和量的多少有关。吸入少量和混合均匀的羊水者，可无症状或症状较轻；吸入大量黏稠胎粪者，可致死胎或生后不久死亡。一般常于生后开始出现呼吸急促（>60次/分）、发绀、鼻翼扇动和吸气性三凹征等呼吸窘迫表现，少数患儿也可出现呼气性呻吟。胸廓前后径增加，早期两肺有鼾音或粗湿啰音，以后出现中、细湿啰音。如呼吸窘迫突然加重和呼吸音明显减弱，应怀疑发生气胸。

（三）PPHN PPHN多发生于足月儿，有人报道PPHN患儿中，75%伴有MAS。重症MAS患儿多伴有PPHN，其主要表现持续严重发绀，其发绀特点为：吸入高于60%的氧，发绀不能缓解；哭闹、哺乳或躁动时发绀加重；发绀程度与肺部体征不平行（发绀重，体征轻）。胸骨左缘第二肋间可闻及收缩期杂音。严重者可出现休克和心力衰竭表现。

为鉴别发绀原因，应作以下试验。①高氧试验：吸入纯氧15分钟，如动脉氧分压（PaO_2）或经皮血氧饱和度（$TcSO_2$）较前明显增加，提示为肺实质病变；②动脉导管前、后血氧差异试验：比较动脉导管前（右桡或颞动脉）和动脉导管后（左桡、脐或下肢动脉）的PaO_2或$TcSO_2$，若动脉导管前、后PaO_2差值>2 kPa（15mmHg）或$TcSO_2$差值>4%，表明动脉导管水平有右至左分流。无差值也不能除外PPHN，因为也可有卵圆孔水平的右至左分流；③高氧-高通气试验：应用气管插管纯氧抱球通气，频率60~80次/分，通气10~15分钟，使动脉二氧化碳分压（$PaCO_2$）下降和血pH上升，若PaO_2较通气前>4 kPa（30mmHg）或$TcSO_2$>8%，提示PPHN存在。

严重MAS可并发红细胞增多症、低血糖、低钙血症、HIE、多器官功能障碍及肺出血等。

【辅助检查】

（一）实验室检查　血气分析：pH、PaO_2降低和$PaCO_2$增高；血常规、血糖、血钙和相应血生化检查；气管内吸引物、血培养。

（二）X线检查　两肺透过度增强伴有节段性或小叶肺不张，也可仅有弥漫性浸润影或并发纵隔气肿、气胸等。临床统计发现：胸片严重异常者则症状反而很轻，胸片轻度异常甚或正常者，而症状却很重。

（三）超声波检查　彩色Doppler超声可确定PPHN诊断。

【治疗】

（一）促进气管内胎粪排出　为促进气管内胎粪排出，可采用体位引流、拍叩和震动胸部等方法；对病情较重且生后不久的MAS患儿，可气管插管进行吸引，胎粪黏稠者也可注入0.5ml生理盐水后再行吸引，以减轻MAS的严重程度和预防PPHN。

（二）对症治疗　①氧疗：应根据缺氧程度选用鼻导管、面罩或氧气涵等吸氧方式，维持PaO_2 8.0～10.6kPa（60～80mmHg）或$TcSO_2$ 92%～97%为宜。②纠正酸中毒：保持气道通畅，必要时进行正压通气，以纠正呼吸性酸中毒；及时纠正缺氧，改善循环，以预防和纠正代谢性酸中毒，当血气结果中碱剩余为-6～-10时，在保证通气的条件下应用碱性药。③维持正常循环：出现低体温、苍白和低血压等休克表现者，应用血浆、全血、5%白蛋白或生理盐水等进行扩容，同时静脉点滴多巴胺和/或多巴酚丁胺等。④正压通气：严重病例需机械通气时，吸气峰压和呼气末正压不宜过高，以免引起肺气漏。⑤限制液体入量：严重者常伴有脑水肿、肺水肿或心力衰竭，故应根据病情，适当限制液体入量。⑥抗生素：对有继发细菌感染者，根据血、气管内吸引物细菌培养及药敏结果应用抗生素，不主张预防性应用抗生素。⑦肺表面活性物质：目前有应用其治疗MAS的临床报道，但病例数较少，确切疗效尚有待证实。⑧气胸治疗：应紧急胸腔穿刺抽气，可立即改善症状。然后根据胸腔内气体的多少，可反复胸腔穿刺抽气或行胸腔闭式引流。⑨其他：注意保温、镇静、满足热卡需要、维持血糖和血钙正常等。

（三）PPHN治疗　去除病因至关重要。①碱化血液：是临床经典而有效的治疗方法。常频机械通气时，应用快频率（＞60次/分），维持 pH 7.45～7.55，$PaCO_2$ 3.3～4.7kPa（25～35 mmHg），PaO_2 10.6～13.3kPa（80～100 mmHg）或 $TcSO_2$ 97%～99%。也可静脉应用碱性药物如碳酸氢钠，对降低肺动脉压也有一定疗效。②血管扩张剂：静脉注射妥拉苏林虽能降低肺动脉压，但也引起体循环压降低及胃肠道出血，故目前临床已很少应用。③一氧化氮吸入（iNO）：NO是血管舒张因子，由于iNO的局部作用，使肺动脉压力下降，而动脉血压不受影响。④其他：肺表面活性物质及磷酸二酯酶抑制剂等也有一定作用，高频震荡通气及体外膜肺对严重MAS（并发PPHN）疗效较好。

第七节　呼吸窘迫综合征

呼吸窘迫综合征（RDS）又称肺透明膜病，是因肺表面活性物质（PS）缺乏，以生后不久出现呼吸窘迫并呈进行性加重的临床综合征。多见于早产儿，糖尿病母亲婴儿也易发生此病。

【PS成分与产生】

PS是由肺泡Ⅱ型上皮细胞合成并分泌的一种磷脂蛋白复合物，磷脂约占80%，其中磷脂酰胆碱即卵磷脂，是起表面活性作用的重要物质。孕18～20周开始产生，35～36周达肺成熟水平。此外尚有其他磷脂，如鞘磷脂，其含量较恒定，故羊水或气管吸引物中L/S（卵磷脂/鞘磷脂）值可作为判断胎儿或新生儿肺成熟度的指标。PS中蛋白质约占13%，其中能与PS结合的蛋白质称为表面活性物质蛋白，包括SP-A、SP-B、SP-C和SP-D等。PS覆盖在肺泡表面，可降低其表面张力，防止呼气末肺泡萎陷，保持功能残气量。

【病因与发病机制】

早产儿胎龄愈小，PS量也愈少，肺泡表面张力增加，呼气末肺泡趋于萎陷。因此，肺功能方面表现为肺顺应性差及肺泡通气/血流失调，从而导致低氧血症及其所致的代谢性酸中毒和 CO_2 潴留；由于严重缺氧及混合性酸中毒使肺毛细血管通透性增高，液体漏出，肺间质水肿和纤维蛋白沉着于肺泡表面形成嗜伊红透明膜，导致气体弥散障碍，加重缺氧和酸中毒。此外，严重缺氧及混合性酸中毒也可导致 PPHN 的发生。

由于高浓度胰岛素能拮抗肾上腺皮质激素对 PS 合成的促进作用，故糖尿病母亲婴儿的 RDS 发生率比正常婴儿增加 5～6 倍。此外，围生期窒息，低体温，前置胎盘、胎盘早剥和母亲低血压所致的胎儿血容量减少等，均可诱发 RDS。剖宫产儿、双胎的第二婴和男婴，RDS 的发生率也较高。

【临床表现】

生后 6 小时内出现呼吸窘迫：为代偿潮气量减少而表现呼吸急促（>60/min）；鼻扇是为增加气道横截面积，减少气流阻力；呼气呻吟是由于呼气时声门不完全开放，使肺内气体潴留产生正压，防止肺泡萎陷；吸气性三凹征是呼吸辅助肌参与的结果，以满足增加的肺扩张压；发绀反映氧合不足，提示还原血红蛋白高于 50 克/升。呼吸窘迫呈进行性加重是本病特点。严重时呼吸浅表，呼吸节律不整、呼吸暂停及四肢松弛。由于呼气时肺泡萎陷，体格检查可见胸廓扁平；听诊呼吸音减低，肺泡有渗出时可闻及细湿啰音。

恢复期由于肺顺应性的改善，肺动脉压力下降，有的患儿可出现动脉导管开放，表现为喂养困难，呼吸暂停，水冲脉，心率增快或减慢，心前区搏动增强，胸骨左缘第二肋间可听到收缩期或连续性杂音，严重者可出现心力衰竭。

生后第 2、3 天病情严重，72 小时后明显好转。并发颅内出血及肺炎者病程较长。如出生 12 小时后出现呼吸窘迫，一般不考虑本病。

【辅助检查】

（一）实验室检查　①泡沫试验：取患儿胃液 1ml 加 95％乙醇 1ml，振荡 15 秒，静置 15 分钟后沿管壁有多层泡沫可除外 RDS，无泡沫可考虑为 RDS，两者之间为可疑。其原理为 PS 利于泡沫的形成和稳定，而乙醇则起抑制作用。②PS 测定：羊水或患儿气管吸引物中 L/S，≥2 提示"肺成熟"，1.5～2 可疑、<1.5"肺未成熟"；PS 中其他磷脂成分的测定也有助于诊断。③血气分析：pH 值和 PaO_2 降低，$PaCO_2$ 增高，碳酸氢根减低等。

（二）X 线检查　胸片表现较特异，对 RDS 诊断非常重要。①毛玻璃样改变：两肺呈普遍性透过度降低，可见弥漫性均匀一致的细颗粒网状影；②支气管充气征：在弥漫性不张肺泡（白色）的背景下，可见清晰充气的树枝状支气管（黑色）影。③白肺：严重时整个肺野呈白色，肺肝界及肺心界均消失。

此外，动态拍摄 X 线胸片有助于鉴别诊断、病情观察、呼吸机参数调整及治疗效果（如应用固尔苏）的评价。

（三）超声波检查　彩色 Doppler 超声可确定动脉导管开放和 PPHN 诊断。

【鉴别诊断】

（一）湿肺　多见于足月儿。系由肺淋巴或/和静脉吸收肺液功能暂时低下而致，为自限性疾病。生后数小时内出现呼吸增快（>60～80 次/分），但吃奶佳、哭声响亮及反应好，重者也可有发绀和呻吟等。听诊呼吸音减低，可有湿啰音。X 线胸片显示肺气肿、肺门纹理增粗和斑点状云雾影，常见毛发线（叶间积液）。对症治疗即可。一般 2～3 天症状缓解消失。

（二）B 组链球菌肺炎　是由 B 组链球菌败血症所致的宫内感染性肺炎，临床表现及 X 线改变与本病难以区别。通常母妊晚期有感染、羊膜早破或羊水有臭味史；母血或宫颈拭子培养有 B 组链球菌生长；机械通气时所需参数较低；病程与 RDS 不同。

（三）膈疝　表现为阵发性呼吸急促及发绀。腹部凹陷，患侧胸部呼吸音减弱甚至消失，可闻及肠鸣音；X 线胸片可见患侧胸部有充气的肠曲或胃泡影及肺不张，纵隔向对侧移位。

【治疗】

目的是保证通换气功能正常，待自身 PS 产生增加，RDS 得以恢复。机械通气和应用 PS 是治疗的重要手段。

（一）一般治疗　①保温；②监测体温、呼吸、心率、血压和血气；③保证液体和营养供应；④纠正酸中毒；⑤抗生素：原则不主张用，但若合并感染，应依据继发感染的病原菌（细菌培养和药敏）使用相应抗生素。

（二）氧疗和辅助通气

1. 吸氧　轻症可选用鼻导管、面罩、氧气涵或鼻塞吸氧，维持 PaO_2 6.7～9.3kPa（50～70mmHg）和 $TcSO_2$ 90%～95%为宜。

2. 持续呼气道正压（CPAP）　当 $FiO_2>0.4$，$PaO_2<50mmHg$ 或 $TcSO_2$ 90%时，应早期使用 CPAP。多适用于轻、中度 RDS 患儿，若其 $TcSO_2$ 或 PaO_2 已符合上呼吸机指征者，还应尽早给予气管插管机械通气治疗。

3. 常频机械通气　如具备下列指征之一者，均应给予机械通气：① 当 $FiO_2=0.6$，$PaO_2<50mmHg$ 或 $TcSO_2<85\%$；② $PaCO_2>60$～70mmHg 伴 pH<7.25。此外，近年来大样本、多中心的研究表明，当常频机械通气治疗难以奏效时，改用高频震荡或高频喷射呼吸机，已取得较好疗效。

（三）PS 替代疗法　可明显降低 RDS 病死率及气胸发生率，同时可改善肺顺应性和通换气功能，降低呼吸机参数。天然提取或人工合成的 PS 目前已常规用于预防或治疗 RDS。

（1）临床常用的 PS：①Survanta：从牛肺中提取，脱脂后加入棕榈酸、PC、甘油三脂而制成，内含 SP－B 和 SP－C。②Exosurf：是人工合成的 PS，含有二软脂酰磷脂酰胆碱（DPPC）、十六烷醇和四丁酚醛，前者起表面活性作用，后两者可改善 PS 在肺泡表面的分布。此外，目前临床应用的 PS 还有从猪肺提取的 Curosurf、来自牛肺的 Infasurf 以及人造肺扩张剂等。

（2）使用方法：一旦确诊，力争生后 24 小时内经气管插管注入肺内。根据所用 PS 的不同，其剂量及重复给药的间隔（6 或 12 小时）亦不相同。视病情轻重，可给予 2～4 次。

(四)关闭动脉导管

1. 限制入液量　尽可能减少液体的摄入(特别是静脉输入),以减少血液从降主动脉分流到肺动脉,从而减少肺内液体的积聚。此外,利尿有利于减轻心脏的前负荷。

2. 吲哚美辛(消炎痛)　为前列腺素合成酶抑制剂。剂量为每次 0.2mg/kg,静脉用药,首次用药后 12、36 小时可再重复 1 次,共 3 次。

3. 布洛芬　为非选择性环氧化酶抑制剂。首次剂量 10mg/kg 口服,24 小时和 48 小时后再重复 1 次,剂量 5mg/kg。但对胎龄<27 周的早产儿用药应慎重。

若对应用上述药物无效,且有明显的血流动力学变化者,可考虑手术结扎。

第八节　新生儿感染性疾病

尽管感染性疾病已有逐年减少的趋势,但目前我国新生儿感染性疾病的发病率和病死率仍占新生儿疾病的首位。病原体包括细菌、病毒、真菌、寄生虫、支原体、衣原体和螺旋体等,其中细菌和病毒是最常见的病原体。TORCH 是弓形虫(toxoplasma)、其他(other)、风疹病毒(rubella virus, RV)、巨细胞病毒(cytomegalovirus, CMV)和单纯疱疹病毒(herpes simplex virus, HSV)英文字头组成的缩写,TORCH 是宫内感染的常见病原体,是引起流产、早产、胎儿宫内发育迟缓、畸形及死亡的重要原因。近年来,乙型肝炎病毒、细小病毒 B_{19}、解脲脲原体、梅毒螺旋体和人类免疫缺陷病毒等引起的宫内感染逐渐增多。此外,因消毒不严的各种管道及仪器所造成医源性感染也不容忽视。

一、新生儿败血症

新生儿败血症是指病原体侵入血液并生长、繁殖、产生毒素而造成的全身性炎症反应。常见病原体为细菌,但也可为真菌、病毒或原虫等，本节主要阐述细菌性败血症。

【病因】

我国一直以金黄色葡萄球菌和大肠杆菌感染为多见。近年来随着静脉留置针、呼吸机和广谱抗生素的普遍应用，以及极低出生体重儿存活率的提高等原因，使机会致病菌（表皮葡萄球菌、绿脓杆菌、克雷伯杆菌、肠杆菌、变形杆菌、不动杆菌、沙雷菌、微球菌等），厌氧菌（脆弱类杆菌、产气荚膜梭菌）以及耐药菌株所致的感染有增加趋势。B族溶血性链球菌和李斯特菌为美国和欧洲新生儿感染常见的致病菌，但国内极为少见。

【临床表现】

新生儿败血症的早期症状多不典型，尤其是早产儿。多表现为拒乳、嗜睡或烦躁不安、哭声低、发热或体温不升、反应低下、面色苍白或灰暗、嗜睡、体重不增等。若出现以下表现时应高度怀疑败血症：①黄疸：有时甚为败血症的唯一表现。表现为生理性黄疸消退延迟、黄疸迅速加深、或黄疸退而复现，无法用其他原因解释。②肝脾肿大：多出现较晚，一般为轻至中度肿大。③出血倾向：皮肤黏膜瘀点、瘀斑、紫癜、针眼处流血不止、呕血、便血、肺出血、严重时发生DIC。④休克：面色苍灰，皮肤花纹，血压下降，尿少或无尿。⑤其他：呼吸窘迫、呼吸暂停、呕吐、腹胀、中毒性肠麻痹。⑥合并脑膜炎、坏死性小肠结肠炎、化脓性关节炎和骨髓炎等。

【辅助检查】

1. 周围血象　白细胞总数 $< 5.0 \times 10^9/L$ 或 $> 20 \times 10^9/L$，中性粒细胞中杆状核细胞所占比例$\geqslant 0.2$、出现中毒颗粒或空泡、或血小板计数$< 100 \times 10^9/L$有诊断价值。

2. 细菌培养　①血：应在使用抗生素之前做，同时做L型细菌和厌氧菌培养可提高阳性率。②脑脊液：约有1/3的败血症病例合并化脓性脑膜炎，故做腰穿者均应做脑脊液培养。③尿培养：最好从耻骨上膀胱穿刺取标本，以免污染。④其他：胃液及脐残端分泌物等均可做细菌培养。因新生儿抵抗力低下，故即使血培养发现机会致病菌也应予以重视,阴性结果不能排除败血症。

3. 急相蛋白　C 反应蛋白(CRP)、触珠蛋白、α_1 酸性糖蛋白、α_1-抗胰蛋白酶等在急性感染早期即可增加。CRP 通常于细菌感染后 6～8 小时即上升,最高可达正常值(＜8 mg/L)的数百倍以上,当感染被控制后短期内即可下降,故有助于诊断和疗效判定。

4. 其他　此外尚有鲎试验、病原菌抗原检测及基因诊断等也有利于寻找病原体。

【诊断】

病史中有高危因素、临床表现、周围血象改变、CRP 增高等可考虑本病诊断,但确诊有赖于病原菌或病原菌抗原的检出。

【治疗】

1. 抗生素治疗　①尽早用药:对临床高度疑似败血症的患儿,不需等血培养结果应及早使用抗生素。②联合用药:病原菌未明确前可结合当地菌种流行病学特点和耐药菌珠情况选择两种抗生素联合使用;明确病原菌后改用药敏试验敏感的抗菌药;对临床有效、药敏不敏感者也可暂不换药。③静脉给药。④足疗程:血培养阴性者经抗生素治疗病情好转时应继续治疗 5～7 天;血培养阳性者至少需 10～14 天;有并发症者应治疗 3 周以上。⑤注意药物毒副作用:1 周以内的新生儿尤其是早产儿,因肝肾功能不成熟,给药次数宜减少,每 12～24 小时给药 1 次,1 周后每 8～12 小时给药 1 次。

2. 处理并发症　①及时纠正休克。②纠正缺氧及酸中毒。③积极处理脑水肿和 DIC。

3. 清除感染灶　局部有脐炎、皮肤感染灶、黏膜溃烂或其他部位化脓病灶时,应及时予以相应处理。

4. 支持疗法　注意保温,供给足够热卡和液体。

5. 免疫疗法　静脉免疫球蛋白每日 300～500 mg/kg,3～5 日;对重症患儿可行交换输血;中性粒细胞明显减少者可应用粒细胞集落因子。

二、新生儿细菌性脑膜炎

新生儿细菌性脑膜炎是由细菌感染而引起的一种颅内感染性疾病。该病早期缺乏特异临床表现，故部分患儿因被漏诊或延误治疗而留有不同程度的神经系统后遗症。

【临床表现】

临床表现不典型，早期诊断困难。早期症状与败血症相似，表现为嗜睡、喂养困难、体温不稳定、呼吸暂停、呕吐、腹胀和腹泻等。神经系统异常表现最常见为激惹、抑制交替出现，重者惊厥、前囟饱满、颅缝增宽、四肢强直、昏迷、角弓反张等。当患儿出现多尿、低血钠、低渗透压时要考虑存在抗利尿激素分泌不当。主要并发症有脑室管膜炎、硬膜下积液和脑积水等。

【诊断】

母亲围产期感染史、绒毛膜羊膜炎、早产、胎膜早破为高危因素。任何疑有败血症的新生儿，即使无神经系统症状及体征，均应做脑脊液检查。新生儿脑脊液的细胞数、蛋白和糖含量均高于其他年龄组，且变异大。化脓性脑膜炎时脑脊液压力增高，白细胞数超过 30×10^6/L，糖降低，蛋白增高。脑脊液培养和涂片染色可发现细菌。头部影像学检查 CT、MRI 和 B 超检查可表现为脑实质水肿和脑膜增厚，对诊断脑室管膜炎、脑脓肿、硬膜下积液和脑积水等并发症有重要意义。

【治疗】

早期诊断和及时有效的治疗对于减少病死率和后遗症的发生有重要的意义。

1. 抗生素治疗　药物选用原则同新生儿败血症，由于血脑屏障的存在，还应注意选择通过血脑屏障较好的抗生素，剂量一般需加倍。

2. 对症处理　止痉使用苯巴比妥钠；颅内压增高时用甘露醇、呋塞米等脱水；出现 IADHS 时限制低渗液体的摄入和补充适当的电解质。

3. 支持疗法　保证水和电解质平衡和能量的供给，因患儿多伴有不同程度的脑水肿，每日补液量宜在 60～80 ml/kg。

4. 糖皮质激素　年长儿细菌性脑膜炎可早期使用以减少炎症渗出，减轻脑水肿和后遗症发生。新生儿可酌情使用。

三、新生儿感染性肺炎

感染性肺炎是新生儿期的常见疾病，可发生在产前、产时或产后，可由细菌、病毒或原虫等病原体引起。

【病因】

产前感染病原体经血行通过胎盘、羊膜侵袭胎儿，常见病原体为巨细胞病毒、弓形体、大肠杆菌、金黄色葡萄球菌、克雷伯菌、李斯特菌和支原体等。产时感染发生在分娩过程中，胎儿吸入了污染的羊水或母亲产道的分泌物所致。常见病原体为大肠杆菌、肺炎双球菌、克雷伯菌、李斯特菌和B族链球菌等。产后感染病原体主要通过婴儿呼吸道、血行或医源性途径传播。常见病原体为金黄色葡萄球菌、大肠杆菌、克雷伯菌、假单胞菌、表皮葡萄球菌、沙眼衣原体、真菌、呼吸道合胞病毒、腺病毒、解脲脲支原体等。

【临床诊断】

1. 产前感染性肺炎　常有窒息史，多在生后24小时内发病。可见呼吸快、呻吟、体温不稳定，肺部听诊可发现呼吸音粗糙、减低或啰音。合并心力衰竭者心脏扩大、心率快、心音低钝、肝大。血行感染者常缺乏肺部体征，而表现为黄疸、肝脾大和脑膜炎等多系统受累。严重病例可发生呼吸衰竭、抽搐、昏迷、DIC、休克和持续肺动脉高压等。周围血象白细胞大多正常，也可减少或增加。脐血 IgM > 200 mg/L 或特异性 IgM 增高者对产前感染有诊断意义。X线胸片病毒性肺炎显示为间质性肺炎改变，细菌性肺炎则为支气管肺炎表现。

2. 产时感染性肺炎　一般在出生数日至数周后发病，细菌性感染在生后3～5天发病，单纯疱疹病毒感染多在生后5～10天，而衣原体则长达3～12周。生后立即进行胃液涂片找白细胞和病原体，或取血标本、气管分泌物等进行涂片、培养和对流免疫电泳等检测有助于病原学诊断。

3. 产后感染性肺炎　表现为发热或体温不升、气促、鼻扇、发绀、吐沫、三凹征等。肺部体征早期常不明显，病程中可出现双肺细湿啰音。呼吸道合胞病毒肺炎可表现为喘息，肺部听诊可闻哮鸣音。鼻咽部分泌物细菌培养、病毒分离和荧光抗体，血清特异性抗体检查有助于病原学诊断。金黄色葡萄球菌肺炎易合并脓气胸，X线检查可见肺大泡。

【治疗】

1. 呼吸道管理　雾化吸入，体位引流，定期翻身、拍背，及时吸净口鼻分泌物，保持呼吸道通畅。

2. 供氧　有低氧血症时可用鼻导管、面罩、头罩给氧。呼吸衰竭时可使用人工呼吸机，维持血气在正常范围。

3. 抗病原体治疗　细菌性肺炎者可参照败血症选用抗生素。重症或耐药菌感染者可用第三代头孢菌素；李斯特菌肺炎可用氨苄青霉素；衣原体肺炎首选红霉素；单纯疱疹性肺炎可用无环鸟苷；巨细胞病毒肺炎可用更昔洛韦。

4. 支持疗法　纠正循环障碍和水、电解质平衡紊乱，输液勿过多过快，以免发生心力衰竭和肺水肿；保证能量和营养成分的供给；静脉输给血浆、白蛋白和免疫球蛋白等提高机体免疫能力。

第九节　新生儿黄疸

新生儿黄疸是因胆红素在体内积聚而引起的皮肤或其他器官黄染。若新生儿血中胆红素超过 5~7mg/dl（成人超过 2mg/dl），即可出现肉眼可见的黄疸。若血清未结合胆红素过高可透过血脑屏障引起胆红素脑病（即核黄疸）。

【新生儿胆红素代谢特点】

（一）胆红素生成过多　其主要原因：①胎儿血氧分压低，红细胞数量代偿性增加，出生后血氧分压升高，过多的红细胞破坏；

②新生儿红细胞寿命短（早产儿低于 70 天，足月儿约 80 天，成人为 120 天），且血红蛋白的分解速度是成人的 2 倍；③肝脏和其他组织中的血红素及骨髓红细胞前体较多。

（二）血浆白蛋白联结胆红素的能力不足　与白蛋白联结的胆红素，不能透过细胞膜及血脑屏障引起细胞和脑组织损伤。刚娩出的新生儿常有不同程度的酸中毒，可减少胆红素与白蛋白联结；早产儿胎龄越小，白蛋白含量越低，其联结胆红素的量也越少。

（三）肝细胞处理胆红素能力差　新生儿出生时肝细胞内 Y 蛋白含量极微（生后 5～10 天达正常），尿苷二磷酸葡萄糖醛酸基转移酶含量也低（生后 1 周接近正常）且活性差（仅为正常的 0～30%），因此，生成结合胆红素的量较少。

（四）肠肝循环特点　出生时，因肠腔内具有 β-葡萄糖醛酸苷酶，可将结合胆红素转变成未结合胆红素，加之肠道内缺乏细菌，导致未结合胆红素的产生和重吸收增加。此外，胎粪约含胆红素 80～180mg，如排泄延迟，可使胆红素重吸收增加。

当饥饿、缺氧、脱水、酸中毒、头颅血肿或颅内出血时，更易出现黄疸或使原有黄疸加重。

【新生儿黄疸分类】

（一）生理性黄疸　①一般情况良好；②足月儿生后 2～3 天出现，4～5 天达高峰，5～7 天消退，最迟不超过 2 周；早产儿多于生后 3～5 天出现，5～7 天达高峰，7～9 天消退，最长可延迟到 3～4 周；③每日血清胆红素升高<85μmol/L（5mg/dl）。

既往规定血清胆红素上限值，足月儿为 205μmol/L（12mg/dl），但国内外的研究均表明此值偏低。国外将血清胆红素足月儿<221μmol/L（12.9mg/dl）和早产儿<257μmol/L（15mg/dl）定为生理性黄疸的界限。但有资料表明：亚洲足月儿生理性黄疸的血清胆红素值高于西方足月儿；也有小早产儿血清胆红素<171μmol/L（10mg/dl）发生胆红素脑病的报道。因此，足月和早产儿生理性黄疸的上限值，尚需进一步研究。但是，生理性黄疸始终是一除外性诊断，必须排除病理性黄疸的各种原因后方可确定。

（二）病理性黄疸 ①生后 24 小时内出现；②血清胆红素足月儿＞221μmol/L（12.9mg/dl）、早产儿＞257μmol/L（15mg/dl），或每日上升超过 85μmol/L（5mg/dl）；③黄疸持续时间足月儿＞2周，早产儿＞4周；④黄疸退而复现；⑤血清结合胆红素＞34μmol/L（2mg/dl）。具备其中任何一项者即可诊断。

病理性黄疸根据其发病原因分为三类。

1. 胆红素生成过多

（1）红细胞增多症：即静脉血红细胞＞6×10^{12}/L，血红蛋白＞220g/L，红细胞压积＞65%。常见于母-胎或胎-胎间输血、脐带结扎延迟、先天性青紫型心脏病及糖尿病母亲婴儿等。

（2）血管外溶血：如较大的头颅血肿、皮下血肿、颅内出血、肺出血或其他部位出血。

（3）同族免疫性溶血：见于血型不合如 ABO 或 Rh 血型不合等，我国 ABO 溶血病多见。

（4）感染：细菌、病毒、螺旋体、衣原体、支原体和原虫等引起的重症感染皆可致溶血，以金黄色葡萄球菌、大肠杆菌引起的败血症多见。

（5）肠肝循环增加：先天性肠道闭锁、先天性幽门肥厚、巨结肠、饥饿和喂养延迟等均可使胎粪排泄延迟，使胆红素重吸收增加；母乳性黄疸，可能与母乳中的 β-葡萄糖醛酸苷酶进入患儿肠内，使肠道内未结合胆红素生成增加有关，试停喂母乳 3～5 天，黄疸明显减轻或消退则有助于诊断。

（6）其他：红细胞酶缺陷如葡萄糖-6-磷酸脱氢酶（G-6-PD）等，红细胞形态异常如遗传性球形红细胞增多症等，血红蛋白病如 α 地中海贫血等。

2. 肝脏胆红素代谢障碍

（1）缺氧和感染：如窒息等，可抑制肝脏 UDPGT 的活性。

（2）Crigler-Najjar 综合征：即先天性 UDPGT 缺乏。Ⅰ型属常染色体隐性遗传，酶完全缺乏，酶诱导剂治疗无效，很难存活；Ⅱ型属常染色体显性遗传，酶活性低下，酶诱导剂治疗有效。

(3) Gilbert综合征：即先天性非溶血性未结合胆红素增高症，属常染色体显性遗传，是由于肝细胞摄取胆红素功能障碍，黄疸较轻。也可同时伴有UDPGT活性降低，此时黄疸较重，酶诱导剂治疗有效。预后良好。

(4) Lucey-Driscoll综合征：即家族性暂时性新生儿黄疸，由于妊娠后期孕妇血清中存在一种孕激素，抑制UDPGT活性所致。本病有家族史，新生儿早期黄疸重，2～3周自然消退。

(5) 药物：某些药物如磺胺类、水杨酸盐、维生素K_3、吲哚美辛（消炎痛）、毛花苷丙（西地兰）等，可与胆红素竞争Y、Z蛋白的结合位点。

(6) 其他：先天性甲状腺功能低下、脑垂体功能低下和先天愚型等常伴有血胆红素升高或生理性黄疸消退延迟。

3. 胆汁排泄障碍

(1) 新生儿肝炎：多由病毒引起的宫内感染所致。常见有乙型肝炎病毒、巨细胞病毒、风疹病毒、单纯疱疹病毒、肠道病毒及EB病毒等。

(2) 先天性代谢缺陷病：α_1-抗胰蛋白酶缺乏症、半乳糖血症、果糖不耐受症、酪氨酸血症、糖原累积病Ⅳ型及脂质累积病等可有肝细胞损害。

(3) Dubin-Johnson综合征：即先天性非溶血性结合胆红素增高症，是由肝细胞分泌和排泄结合胆红素障碍所致。

(4) 胆管阻塞：先天性胆道闭锁和先天性胆总管囊肿，使肝内或肝外胆管阻塞，结合胆红素排泄障碍。是新生儿期阻塞性黄疸的常见原因；胆汁黏稠综合征是由于胆汁淤积在小胆管中，使结合胆红素排泄障碍，见于严重的新生儿溶血病；肝和胆道的肿瘤也可压迫胆管造成阻塞。

第十节　新生儿溶血病

新生儿溶血病系指母、子血型不合引起的同族免疫性溶血。在已发现的人类 26 个血型系统中,以 ABO 血型不合最常见,Rh 血型不合较少见。

【病因和发病机制】

(一) ABO 溶血　主要发生在母亲 O 型而胎儿 A 型或 B 型,如母亲 AB 型或婴儿"O"型,则不发生 ABO 溶血病。

1. 40%~50%的 ABO 溶血病发生在第一胎,其原因是:O 型母亲在第一胎妊娠前,已受到自然界 A 或 B 血型物质(某些植物、寄生虫、伤寒疫苗、破伤风及白喉类毒素等)的刺激,产生抗 A 或抗 B 抗体(IgG)。

2. 在母子 ABO 血型不合中,仅 1/5 发生 ABO 溶血病,其原因为:①胎儿红细胞抗原性的强弱不同,导致抗体产生量的多少各异;②血浆及组织中存在的 A 和 B 血型物质,可与来自母体的抗体结合,使血中抗体减少。

(二) Rh 溶血　Rh 血型系统有 6 种抗原,即 D、E、C、c、d、e(d 抗原未测出只是推测),其抗原性强弱依次为 D>E>C>c>e,故 Rh 溶血病中以 RhD 溶血病最常见,其次为 RhE。传统上红细胞缺乏 D 抗原称为 Rh 阴性,而具有 D 抗原称为 Rh 阳性,中国人绝大多数为 Rh 阳性。但由于母亲 Rh 阳性(有 D 抗原),也可缺乏 Rh 系统其他抗原如 E,若胎儿具有该抗原时,也可发生 Rh 溶血病,故本节将缺少 Rh 血型系统中任一抗原者均称为 Rh 阴性,反之称为 Rh 阳性。

1. Rh 溶血病一般不发生在第一胎。Rh 阴性母亲首次妊娠,于妊娠末期或胎盘剥离(包括流产及刮宫)时,Rh 阳性的胎儿血(>0.5~1ml)进入母血中,约经过 8~9 周产生 IgM 抗体(初发免疫反应),此抗体不能通过胎盘,以后虽可产生少量 IgG 抗体,但胎儿已经娩出。如母亲再次妊娠(与第一胎 Rh 血型相同),怀孕期可有少量(0.05~0.1ml)胎儿血进入母体循环,于几天内便可产生大量 IgG 抗体(次发免疫反应),该抗体通过胎盘引起胎儿溶血。

2. 既往输过 Rh 阳性血的 Rh 阴性母亲,其第一胎可发病。但极少数 Rh 阴性母亲虽未接触过 Rh 阳性血,但其第一胎也发生 Rh 溶血病,这可能是由于 Rh 阴性孕妇的母亲为 Rh 阳性,其母怀孕时已使孕妇致敏,故其第一胎发病(外祖母学说)。

3. 抗原性最强的 RhD 血型不合者,也仅有 1/20 发病,主要由于母亲对胎儿红细胞 Rh 抗原的敏感性不同。

【临床表现】

多数 ABO 溶血病患儿除黄疸外,无其他明显异常。Rh 溶血病症状较重,严重者甚至死胎。

(一)黄疸 大多数 Rh 溶血病患儿生后 24 小时内出现黄疸并迅速加重,而多数 ABO 溶血病在第 2~3 天出现。血清胆红素以未结合型为主,但如溶血严重,造成胆汁淤积,结合胆红素也可升高。

(二)贫血 程度不一。重症 Rh 溶血,生后即可有严重贫血或伴有心力衰竭。部分患儿因其抗体持续存在,也可于生后 3~6 周发生晚期贫血。

(三)肝脾大 Rh 溶血病患儿多有不同程度的肝脾增大,ABO 溶血病患儿则不明显。

【并发症】

胆红素脑病为新生儿溶血病最严重的并发症,早产儿更易发生。多于生后 4~7 天出现症状,临床将其分为 4 期。

(一)警告期 表现为嗜睡、反应低下、吮吸无力、拥抱反射减弱、肌张力减低等,偶有尖叫和呕吐。持续约 12~24 小时。

(二)痉挛期 出现抽搐、角弓反张和发热(多于抽搐同时发生)。轻者仅有双眼凝视,重者出现肌张力增高、呼吸暂停、双手紧握、双臂伸直内旋,甚至角弓反张。此期约持续 12~48 小时。

(三)恢复期 抽搐次数减少,角弓反张逐渐消失,肌张力逐渐恢复。此期约持续 2 周。

(四)后遗症期 ①手足徐动;②眼球运动障碍;③听觉障碍;④牙釉质发育不良。此外,也可留有脑瘫、智能落后、抽搐、抬头无力和流涎等后遗症。

【辅助检查】

（一）母子血型检查　检查母子 ABO 和 Rh 血型，证实有血型不合存在。

（二）检查有无溶血　溶血时红细胞和血红蛋白减少，早期新生儿血红蛋白<145g/L 可诊断为贫血；网织红细胞增高（>6%）；血涂片有核红细胞增多（>10/100 个红细胞）；血清总胆红素和未结合胆红素明显增加。

（三）致敏红细胞和血型抗体测定

1. 改良直接抗人球蛋白试验　即改良 Coomb's 试验，是用"最适稀释度"的抗人球蛋白血清与充分洗涤后的受检红细胞盐水悬液混合，如有红细胞凝聚为阳性，表明红细胞已致敏。该项为确诊实验。Rh 溶血病阳性率高而 ABO 溶血病阳性率低。

2. 抗体释放试验　通过加热使患儿血中致敏红细胞的血型抗体释放于释放液中，将与患儿相同血型的成人红细胞（ABO 系统）或 O 型标准红细胞（Rh 系统）加入释放液中致敏，再加入抗人球蛋白血清，如有红细胞凝聚为阳性。是检测致敏红细胞的敏感试验，也为确诊实验。Rh 和 ABO 溶血病一般均为阳性。

3. 游离抗体试验　在患儿血清中加入与其相同血型的成人红细胞（ABO 系统）或 O 型标准红细胞（Rh 系统）致敏，再加入抗人球蛋白血清，如有红细胞凝聚为阳性。表明血清中存在游离的 ABO 或 Rh 血型抗体，并可能与红细胞结合引起溶血。此项实验有助于估计是否继续溶血换血后的效果，但不是确诊试验。

【诊断】

（一）产前诊断　凡既往有不明原因的死胎、流产、新生儿重度黄疸史的孕妇及其丈夫均应进行 ABO、Rh 血型检查，不合者进行孕妇血清中抗体检测。孕妇血清中 IgG 抗 A 或抗 B>1∶64，提示有可能发生 ABO 溶血病。Rh 阴性孕妇在妊娠 16 周时应检测血中 Rh 血型抗体作为基础值，以后每 2~4 周检测一次，当抗体效价上升，提示可能发生 Rh 溶血病。

（二）生后诊断　新生儿娩出后黄疸出现早、且进行性加重，有母子血型不合，改良 Coomb's 和抗体释放试验中有一项阳性者即可确诊。

【鉴别诊断】

本病需与以下疾病鉴别。

（一）先天性肾病　有全身水肿、低蛋白血症和蛋白尿，但无病理性黄疸和肝脾大。

（二）新生儿贫血　双胞胎的胎-胎间输血，或胎-母间输血可引起新生儿贫血，但无重度黄疸、血型不合及溶血三项试验阳性。

（三）生理性黄疸　ABO 溶血病可仅表现为黄疸，易与生理性黄疸混淆，血型不合及溶血三项试验可资鉴别。

【治疗】

（一）产前治疗

1. 提前分娩　既往有输血、死胎、流产和分娩史的 Rh 阴性孕妇，本次妊娠 Rh 抗体效价逐渐升至 1∶32 或 1∶64 以上，用分光光度计测定羊水胆红素增高，且羊水 L/S＞2 者，可考虑提前分娩。

2. 血浆置换　对血 Rh 抗体效价明显增高，但又不宜提前分娩的孕妇，进行血浆置换，以换出抗体，减少胎儿溶血。

3. 宫内输血　对胎儿水肿或胎儿 Hb＜80g/L，而肺尚未成熟者，可直接将与孕妇血清不凝集的浓缩红细胞在 B 超下注入脐血管或胎儿腹腔内，以纠正贫血。

4. 苯巴比妥　孕妇于预产期前 1～2 周口服苯巴比妥，可诱导胎儿 UDPGT 产生增加，以减轻新生儿黄疸。

（二）新生儿治疗

1. 光照疗法　简称光疗，是降低血清未结合胆红素简单而有效的方法。

（1）原理及设备：未结合胆红素在光的作用下，转变成水溶性的异构体，经胆汁和尿液排出。波长 425～475nm 的蓝光和波长 510～530nm 的绿光效果较好。主要有光疗箱、光疗灯和光疗毯等，双面光优于单面光，照射时间以不超过 4 天为宜。

(2) 副作用：可出现发热、腹泻和皮疹，但多不严重，可继续光疗；蓝光可分解体内维生素 B_2，光疗超过 24 小时应补充维生素 B_2（光疗时每日 3 次，5 mg/次；光疗后每日 1 次，连服 3 日）；当血清结合胆红素>68μmol/L（4 mg/dl），并且血清谷丙转氨酶和碱性磷酸酶增高时，光疗可引起青铜症。

(3) 指征：①血清总胆红素>205μmol/L（12mg/dl）；②已诊断为新生儿溶血病，若生后血清胆红素>85μmol/L（5mg/dl）便可光疗；③超低出生体重儿的血清胆红素>85μmol/L（5mg/dl），极低出生体重儿的血清胆红素>103μmol/L（6mg/dl）。此外，有学者主张，对所有高危儿应进行预防性光疗。

2. 药物治疗　①供给白蛋白：输血浆每次 10～20ml/kg 或白蛋白 1g/kg，以增加其与未结合胆红素的联结，减少胆红素脑病的发生。②纠正代谢性酸中毒：应用 5％碳酸氢钠提高血 pH 值，以利于未结合胆红素与白蛋白的联结。③肝酶诱导剂：能增加 UDPGT 的生成和肝脏摄取未结合胆红素的能力。常用苯巴比妥每日 5mg/kg，分 2～3 次口服，共 4～5 日，也可加用尼可刹米每日 100mg/kg，分 2～3 次口服，共 4～5 日。④静脉用免疫球蛋白：可阻断网状内皮系统 Fc 受体，抑制吞噬细胞破坏致敏红细胞，用法为 1g/kg，于 6～8 小时内静脉滴入，早期应用临床效果较好。

3. 换血疗法

(1) 作用：换出部分血中游离抗体和致敏红细胞，减轻溶血；换出血中大量胆红素，防止发生胆红素脑病；纠正贫血，改善携氧，防止心力衰竭。

(2) 指征：大部分 Rh 溶血病和个别严重的 ABO 溶血病需换血治疗。符合下列条件之一者即应换血：①产前已明确诊断，出生时脐血总胆红素>68μmol/L（4mg/dl），血红蛋白低于 120g/L，伴水肿、肝脾大和心力衰竭者；②生后 12 小时内胆红素每小时上升>12μmol/L（0.7mg/dl）者；③总胆红素已达到 342μmol/L（20mg/dl）者；④不论血清胆红素水平高低，已有胆红素脑病的早期表现者；⑤小早产儿、合并缺氧、酸中毒者或上一胎溶血严重者，应适当放宽指征。

（3）方法：①血源：Rh 溶血病应选用 Rh 系统与母亲同型、ABO 系统与患儿同型的血液，紧急或找不到血源时也可选用 O 型血；母 O 型、子 A 或 B 型的 ABO 溶血病，最好用 AB 型血浆和 O 型红细胞的混合血，也可用抗 A 或抗 B 效价不高的 O 型血或患儿同型血；有明显贫血和心力衰竭者，可用血浆减半的浓缩血。②换血量：一般为患儿血量的 2 倍（约 150～180ml/kg），大约可换出 85% 的致敏红细胞和 60% 的胆红素及抗体。也有人主张用 3 倍血，以换出更多致敏红细胞、胆红素及抗体，但所需时间较长并对患儿循环影响较大。③途径：一般选用脐静脉或其他较大静脉进行换血，也可选用脐动、静脉或外周动、静脉同步换血。

4. 其他治疗　防止低血糖、低体温，纠正缺氧、贫血、水肿和心力衰竭等。

（薛辛东）

第二章 呼吸系统疾病

第一节 儿童社区获得性肺炎

【概述】

社区获得性肺炎（community acquired pneumonia，CAP）是指原本健康的儿童，在医院外感染而产生的肺炎，是相对于医院内肺炎而言的。CAP是指无明显免疫抑制患儿在医院外或住院后48小时内发生的肺炎。

CAP肺炎通常按病理分类分为：一般支气管肺炎、大叶性肺炎、间质性肺炎、毛细支气管炎以及其他不常见的肺炎，如吸入性肺炎等。其中以支气管肺炎最为多见。另有按病程分类分为急性肺炎、迁延性肺炎和慢性肺炎。按病情分类分为轻症肺炎和重症肺炎。

CAP常见病原包括细菌、病毒、支原体、衣原体等，此外还有真菌和原虫。支原体、衣原体和嗜肺军团菌等又称为非典型病原。各研究所选病例的年龄组不同；各年龄组儿童社区获得性肺炎的微生物病原有差异（见表2-1）。

【临床表现】

1. 症状　典型症状有发热、咳嗽、喘憋，可伴有屏气、胸痛、头痛或腹痛等症状。起病急骤或迟缓，发病前可先有数日轻度的上呼吸道感染。早期体温多在38～39℃，亦可高达40℃左右，大多为弛张型或不规则发热。弱小婴儿大多起病迟缓，常有拒食、呛奶、呕吐、嗜睡或烦躁等症状，发热不高，咳嗽和肺部体征均不明显。

2. 体征　典型体征有呼吸增快、吸气性凹陷、呼吸困难。呼吸增快是肺炎的主要表现。呼吸急促指：幼婴＜2月龄，呼吸≥60次/分；2～12月以下，呼吸≥50次/分；1～5岁以下，呼吸≥40次/分。严重者呼气时有呻吟声、鼻翼扇动、三凹征、口周或甲床发绀。胸部体征早期常不明显，或仅有呼吸音变粗或稍减低。以后可听到中、粗湿啰音，有轻微的叩诊浊音。数天后，可闻细湿啰音或捻发音。病灶融合扩大时，可听到管状呼吸音，并有叩诊浊音。如果发现一侧肺有叩诊实音和/或呼吸音消失，则应考虑有无合并胸腔积液或脓胸。

3. 其他系统的症状及体征　较多见于重症患者。

（1）消化道症状：婴幼儿患肺炎时，常伴发呕吐、腹泻、腹痛等。

（2）充血性心力衰竭症状：较重肺炎患儿可出现脉搏加速，可达140～160次/分以上，心音低钝，肝脏显著增大或在短时间内增大，面色苍白，口唇发绀，或颜面、四肢浮肿，尿少。

（3）缺氧性脑病表现：常见烦躁不安、嗜睡，或两者交替出现，发生惊厥等缺氧性脑病表现。

【辅助检查】

1. 放射学诊断

（1）肺实变病灶征：可表现为非特异性小斑片状肺实质浸润阴影，以两肺下野、心膈角区及中内带较多。常见于婴幼儿。

（2）肺不张和肺气肿征：在小儿肺炎中肺气肿是早期常见征象之一，在病程中出现泡性肺气肿及纵隔气肿的机会也比成人多见。

（3）肺间质X线征：婴儿常见两肺中内带纹理增多、模糊或出现条状阴影，甚至聚集而成网状。这些间质的改变与两肺下野的肺过度充气而呈现明亮的肺气肿区域形成鲜明的对比。

（4）肺门X线征：肺门周围局部的淋巴结大多数不肿大或仅呈现肺门阴影增深，甚至肺门周围浸润。

（5）胸膜的X线征：胸膜改变较少。有时可出现一侧或双侧胸膜炎或胸腔积液的现象。

2. 实验室检查

(1) 血象：细菌性肺炎患儿白细胞总数大多增高。但重症肺炎白细胞可不高或降低。病毒性肺炎时，白细胞数多低下或正常。

(2) C反应蛋白：在细菌感染，C反应蛋白的阳性率可高达96%。大多数病毒感染的患者CRP值较低，但有时可升高，单纯CRP升高不能准确地区分出病毒和细菌感染。

(3) 血气分析、血乳酸盐和阴离子间隙（AG）测定：对重症肺炎有呼吸衰竭者，可以依此了解缺氧与否及严重程度、电解质与酸碱失衡的类型及程度，有助于诊断治疗和判断预后。

(4) 病原学检测：对门诊CAP患儿无病原学检测指征，而对住院CAP患儿应尝试做多病原联合检测（见表2-2）。

①培养分离：是确定细菌病原最常用方法，CAP患儿可取痰液或经气管负压抽吸物标本送培养和涂片染色，结果在一定程度上对临床有指导意义。疑有侵袭性感染的CAP住院患儿尤其婴幼儿，应及时送检血培养。胸腔积液、积脓者应胸腔穿刺获取胸水标本培养。

②病原抗原检测：快速检测呼吸道7种病毒抗原直接免疫荧光法（DFA）商品试剂盒目前在实验室普遍使用，病毒种类包括呼吸道合胞病毒、腺病毒、甲型和乙型流感病毒、副流感病毒1、3型和2型，是CAP病毒病原诊断较为经典方法，敏感性高达80%。

③特异性抗体检测：经典的方法有免疫荧光试验（IFA）、酶联免疫吸附试验（ELISA）等。疾病早期抗病毒特异性的IgM升高，继则IgG抗体升高。更有价值的是抗体滴度进行性升高，急性期和恢复期双份血清（间隔2～4周）IgG抗体的4倍升高可作为病毒感染诊断、血清分型的很好指标，但抗体测定对早期诊断的价值很小。

④病原特异性基因检测：多用于病毒病原诊断方面包括：PCR相关技术诊断RSV、流感病毒、人偏肺病毒、SARS冠状病毒、高致病性H5N1人禽流感病毒等，该技术敏感性高，相对快速、

有早期诊断价值，但实验环境要求高、操作必须严格，以避免假阳性。

【诊断和鉴别诊断】

根据急性起病、呼吸道症状及体征，一般临床诊断不难。必要时可做 X 线检查确定诊断。其病原学诊断可参考实验室检查，病原学检查包括细菌培养/病毒抗原和抗体检测。在婴儿时期，常需与肺结核及其他引起呼吸困难的病症作鉴别：

1. 肺结核　鉴别时应重视家庭结核病史、结核菌素试验以及长期的临床观察。肺结核 X 线大多见肺部病变明显而临床症状较少，二者往往不成比例。

2. 发生呼吸困难的其他病症　喉部梗阻的疾病一般有嘶哑、哮吼、吸气性呼吸困难等症状，支气管哮喘的呼吸困难以呼气相为主。婴儿阵发性心动过速虽有气促、发绀等症状，但有发作性心动过速的特点，可借助于心电图检查。

【治疗、预防、预后】

1. 一般治疗　轻、中度患儿可以在门诊/家中治疗。CAP 住院指征：包括 $SaO_2 \leqslant 92\%$，发绀，RR＞70 次/分（婴儿）或＞50 次/分（年长儿），呼吸困难；间歇性呼吸暂停，拒食或脱水征。呼吸空气条件下，$SaO_2 \leqslant 92\%$ 或 $PaO_2 \leqslant 60mmHg$ 患儿，应予吸氧，SaO_2 应维持在 92% 以上；注意镇静，总液量按基础代谢正常需要量的 80%。

2. 抗病原微生物治疗

轻、中症 CAP 患儿口服抗生素是安全有效的。仅重症肺炎或因呕吐等致口服难以吸收时才考虑胃肠道外抗生素疗法。由于小儿肺炎不易明确病原，故初始治疗均是经验性的。

根据病情轻重选用不同抗生素：对于轻度和中度者（门诊）首选青霉素、广谱青霉素类（阿莫西林、氨苄西林）、1 或 2 代头孢菌素类抗生素，当考虑非典型病原、百日咳感染时选用大环内酯类；重度者（住院）：青霉素/酶抑制剂复合制剂如安美丁、氨苄/舒巴坦，2 或 3 代头孢菌素类；重症或疑为非典型病原者：大环内酯类+3代头孢菌素类。根据年龄不同选用抗生素：新生儿及婴儿肺炎要选用能覆盖革兰阳性和革兰阴性菌的抗生素，如2或3代头孢菌素类，必要时联合应用氨苄西林或哌拉西林。

初始治疗48小时后应作病情和疗效评估，一旦明确病原微生物，应即开始针对性强的病原治疗。CAP抗生素疗程一般用至热退且平稳、全身症状明显改善、呼吸道症状部分改善后3～5天。抗生素应使用到体温恢复正常后5～7天（见表2-3）。

3. 抗病毒疗法　三氮唑核苷为广谱抗病毒药物，对流感病毒、副流感病毒、腺病毒以及RSV有效，给药途径为雾化吸入或静脉点滴。更昔洛韦目前是治疗CMV感染的首选药物。

4. 免疫疗法　大剂量免疫球蛋白静脉注射对严重感染有良好治疗作用；干扰素、聚肌胞注射液及左旋咪唑也有抗病毒作用。

5. 疫苗预防　目前已有肺炎双球菌疫苗、b型流感嗜血杆菌疫苗、百日咳疫苗、流感病毒疫苗等，疫苗的预防接种对减少CAP患病率效果肯定。

（沈叙庄）

表2-1　不同年龄段儿童的社区获得性肺炎的微生物病因

年龄组和病因[†]	显著的临床特征
出生～生后20天	
B族链球菌	肺炎是早发性脓毒症的一部分；病情通常很严重、病变涉及双肺并呈弥漫性感染灶。
革兰阴性肠道细菌	通常为院内感染，所以经常在出生1周后才发觉。
巨细胞病毒	肺炎为全身巨细胞病毒感染的一部分；通常存在其他先天性感染体征。
莫氏厌氧菌	肺炎是早发性脓毒症的一部分。
3周～3个月	
沙眼衣原体	由母亲的生殖器感染所引起。导致不发热、进行性的亚急性间质性肺炎。

续表

年龄组和病因†	显著的临床特征
呼吸道合胞病毒	发病的高峰年龄为出生后2~7个月；临床特点通常为：喘鸣（很难区别细支气管炎与肺炎）、大量流涕，在隆冬或早春发病。
副流感病毒3型	与呼吸道合胞病毒感染非常相似，但它主要影响稍大些的婴儿，在冬季并不流行。
肺炎双球菌	可能为细菌性肺炎的最常见原因，即便在低年龄组也如此。
百日咳博德特氏菌属	主要引起支气管炎，在重症病例也可引起肺炎。
金黄色葡萄球菌属	较前几年相比，现在已成为较少见的致病原因。引起严重疾病，并经常伴有渗出性改变。
4个月~4岁	
呼吸道合胞病毒	在这个年龄组中，该病毒是较低年龄患儿的最常见致病因素。
副流感病毒、流感病毒、腺病毒和鼻病毒	
肺炎双球菌	常引起肺叶性或和节段性肺炎、但也可能存在其他形式。
流感嗜血杆菌属	在广泛应用疫苗的地区，b型感染几近消失；但在发展中国家，b型、其他型及未分类型的感染还很常见。
肺炎支原体	在这个年龄组中，主要为较大年龄儿童的感染。
结核分枝杆菌	在这种微生物的高患病地区，该微生物为肺炎的重要致病原因。

续表

年龄组和病因†	显著的临床特征
5~15 岁	
肺炎支原体	为这个年龄组肺炎的主要致病原因,放射影像学表现变化多样。
肺炎衣原体	尽管对该微生物还存在争议,但可能是该年龄组较大年龄患儿的重要病因。
肺炎双球菌	最有可能引起肺叶性肺炎,但也可能引起其他形式的病变。
结核分枝杆菌	在这种微生物的高患病地区,该微生物感染引起的肺炎特别常见。在青春期发病的病情可能加重,妊娠也能导致病情恶化。

* 数据来源于 McIntosh 和 Harper 并加以修改。
† 病因是按照发生频率依次递减的顺序粗略排列的。

表 2-2 儿童 CAP 肺炎的微生物学诊断 *

微生物	首选诊断方法
病毒	
呼吸道合胞病毒	从鼻咽分泌物中识别病毒;免疫荧光测定法、固相免疫测定和 PCR 是最好的试验方法。
流感病毒 A 或 B 副流感病毒 1、2 和 3 型 腺病毒	
鼻病毒	鼻咽分泌物的 PCR 测定。
麻疹病毒	鼻咽分泌物的免疫荧光测定,或恢复期较急性期的血清抗体滴度至少提高 4 倍。
水痘-带状疱疹病毒	皮损的免疫荧光测定,或恢复期较急性期的血清抗体滴度至少提高 4 倍。

续表

微生物	首选诊断方法
汉坦病毒属	在鼻咽分泌物中或通过血清抗体识别病毒。发病时可检测到 IgM 和 IgG 抗体。
巨细胞病毒 EB 病毒	在急性期识别血清中的 IgM 抗体。或恢复期较急性期的血清抗体滴度至少提高 4 倍。
衣原体属	
沙眼衣原体	通过培养或 PCR 检测识别鼻咽分泌物中的衣原体。
肺炎衣原体	通过培养或 PCR 检测识别鼻咽分泌物中的衣原体，或恢复期较急性期的血清抗体滴度至少提高 4 倍。
鹦鹉热衣原体	当急性期和恢复期之间血清抗体滴度提高了至少 4 倍时可以诊断。
柯克斯体属	
Burnetii 柯克斯体	当急性期和恢复期之间血清抗体滴度提高了至少 4 倍时可以诊断。
支原体属	
肺炎支原体	在急性期的后期或恢复期的早期，血清中检测到冷凝集素（效价＞1∶128）或 IgM 抗体是有帮助的。同样的，咽及鼻咽拭子分泌物的 PCR 测定为阳性也有助于微生物的识别。
细菌	
肺炎双球菌	做血培养或胸腔积液培养识别细菌。
流感嗜血杆菌属	
化脓性链球菌	
金黄色葡萄球菌属	
革兰阴性肠道细菌	

续表

微生物	首选诊断方法
口腔厌氧菌	
B族链球菌	
脑膜炎奈瑟菌属	
莫氏厌氧菌	鼻咽分泌物的培养、免疫荧光测定和PCR测定。
土拉热弗朗西斯菌属	当急性期和恢复期之间血清抗体滴度提高了至少4倍时可以诊断。
嗜肺炎军团菌和其他的军团菌类	痰培养、气管吸出物培养、尿中的抗原测定、或当急性期和恢复期之间血清抗体滴度提高了至少4倍时可以诊断。
流产布鲁氏菌	血培养或当急性期和恢复期之间血清抗体滴度提高了至少4倍时可以诊断。
结核分枝杆菌	痰培养、胃吸出物培养、或用纯化的蛋白衍生物所作的结核菌素试验呈阳性或阴性。
真菌	
荚膜组织胞浆菌属	呼吸道分泌物染色或培养、检测到血清IgM抗体或急性期和恢复期之间血清抗体滴度提高了至少4倍。
皮炎芽生菌属	
粗球孢子菌属	

* PCR即聚合酶链反应。

表 2-3　推荐的儿童社区获得性肺炎的抗菌药物治疗

年龄组	门诊病人	住院病人，无肺叶或肺小叶浸润、无胸膜渗出或二者都无。	住院病人，有脓毒症体征、肺泡浸润、大量的胸膜渗出或三者皆具备。
出生～产后20天	收入院。	氨苄西林和庆大霉素联合使用，可配伍使用或不用头孢噻肟。	静脉联合使用氨苄西林和庆大霉素，可配伍使用或不用头孢噻肟。
3周～3个月	如果病人不发热，口服红霉素或阿奇霉素。如果病人出现了发热或缺氧症状要立即收住院治疗。	如果病人不发热，静脉应用红霉素；如果发热，加用头孢噻肟。	静脉使用头孢噻肟。
4个月～4岁	给予口服阿莫西林。	对于病毒性肺炎患儿，不应使用任何抗生素；如果要用，就考虑静脉使用氨苄西林治疗。	静脉使用头孢噻肟或头孢呋辛。
5～15岁	给予口服红霉素；口服克拉霉素或阿奇霉素。	静脉给予红霉素或静脉使用阿奇霉素。如果有确凿的证据提示为细菌感染时（例如：白细胞计数高、寒战，门诊时对大环内酯类药物无效等），加用氨苄西林。	静脉使用头孢噻肟或头孢呋辛。假如患者病情无改善可考虑加用阿奇霉素。

（沈叙庄）

[参考文献]

1. 胡亚美，江载芳. 呼吸系统疾病，见：实用儿科学. 第7版. 北京：人民卫生出版社，1174
2. 陆权、陈慧中，等. 儿童社区获得性肺炎的管理. 中华儿科杂志，2007，(2)：81-82
3. McIntosh and Harper Community-acquired pneumonia in Children. N Engl J Med，2002，346（6）：429-437

第二节 儿童肺动脉高压

【概念和分类】

（一）肺动脉高压（pulmonary hypertension，PH）概念

肺动脉高压，亦称肺血管高压或肺高压，是以肺动脉压力和肺血管阻力升高为特征的临床血流动力学异常症候群，以静息状态下肺动脉平均压持续高于25mmHg，运动状态下肺动脉平均压持续高于30mmHg为诊断标准。从临床疾病诊断角度看，儿童肺动脉高压常视为疾病的合并症。儿科肺动脉高压常见于以下疾病：先天性心脏病、新生儿持续肺动脉高压、缺氧性疾患（支气管哮喘、婴幼儿肺炎、支气管肺发育不良等）和特发性肺动脉高压。

（二）肺动脉高压分类（根据2003年第三届国际肺高压专题研讨会分类修订）

1. 肺动脉高压（PH）

　1.1 特发性肺动脉高压（IPH）

　　（a）（散发）特发性

　　（b）家族性

　1.2 相关性肺动脉高压

　　（a）结缔组织病相关性

　　（b）先天性体肺循环分流（先天性心脏病）

　　（c）门脉高压相关性

  （d）HIV 感染

  （e）药物/中毒

2. 肺静脉高压

 2.1 左心疾病相关性

 2.2 左侧瓣膜性心脏病

 2.3 中心肺静脉外部受压

  （a）纤维性纵隔炎

  （b）腺体疾病/肿瘤

 2.4 肺静脉梗阻性疾病

3. 呼吸系统疾病和/或缺氧相关的肺动脉高压

 3.1 慢性阻塞性肺疾患

 3.2 间质性肺疾病

 3.3 睡眠呼吸障碍

 3.4 肺泡性低通气

 3.5 慢性高原暴露反应

 3.6 新生儿肺疾病

 3.7 肺泡毛细血管发育不良

4. 慢性血栓和/或栓塞所致肺动脉高压

 4.1 近端肺动脉血栓栓塞梗阻

 4.2 远端肺动脉梗阻

  （a）肺栓塞（血栓，寄生虫或虫卵，外部异物）

  （b）血管内血栓形成

  （c）镰状细胞贫血

5. 肺血异常所致的肺动脉高压

 5.1 炎症性

  （a）血吸虫

  （b）类肉瘤

  （c）其他

 5.2 肺毛细血管瘤

 5.3 其他：结节病、组织细胞增生症 X、淋巴管瘤病、肺血

管受压（淋巴结肿大、肿瘤等）

特发性肺动脉高压在儿科临床并非少见，但目前尚未被充分认识和给予足够重视。近年来，随着认识的提高和肺循环特殊检查方法的开展，肺动脉高压逐渐引起儿科医师重视，发现和报道的病例增多。目前在我国儿科尚缺乏流行病学资料。

【病因和发病机制】

（一）肺血管收缩反应增强

生物在适应环境的漫长进化过程中获得了对生理性或病理性刺激产生不同血管舒缩反应的能力。而原发性肺动脉高压的发生与肺血管对不同刺激的血管舒缩反应紊乱有关。

（二）肺血管结构重塑异常

正常的血管重塑是在保持肺血管内皮细胞合成与平滑肌细胞促有丝分裂因子（即增殖刺激因子）和抗有丝分裂因子（抑制因子）的动态平衡基础上。所谓血管重塑异常是指血管壁细胞在各种损伤因素，包括高血流量、缺氧、高氧、炎症和毒性物质等作用下，细胞间调控失衡，导致细胞生长、增殖，细胞迁移和细胞外基质的产生或降解等生物变化，最终引起血管壁结构改变的过程。

（三）凝血机制异常

原发性肺动脉高压患儿也可能存在凝血异常，促发和加剧肺血管病变。血细胞和血液体液成份相互作用，引起内皮细胞表面损伤，导致肺血管床重塑和启动肺血管损伤过程。肺血管平滑肌细胞发生迁移，损伤内皮细胞释放趋化因子。内皮细胞损伤导致血栓形成，使血管床由抗凝状态转化为促凝状态。

【临床表现】

（一）症状和体征

特发性肺动脉高压早期表现为饮食不耐受，发育障碍，睡眠过多，运动疲劳或运动不耐受，出汗，病情发展则出现胸痛，晕厥，心悸、呼吸困难等；儿童反复发生的运动性或夜间晕厥史，并且运动后或夜间发生轻度全身低氧血症的时间可明显延长。症状和体征分级评估见表2-4。

表 2-4 肺动脉高压评估分级

Ⅰ级：体力活动不受限的肺动脉高压。通常体力活动不引起呼吸困难或疲乏、胸痛或眩晕。
Ⅱ级：体力活动轻度受限的肺动脉高压。安静时无症状，通常的体力活动发生呼吸困难或疲乏，胸痛或眩晕。
Ⅲ级：体力活动明显受限的肺动脉高压。安静时无症状，轻微体力活动发生呼吸困难或疲乏，胸痛或眩晕。
Ⅳ级：肺动脉高压，不能耐受任何体力活动，存在右心衰竭体征。休息时有呼吸困难和/或疲乏。

体征方面可出现皮肤苍白、发绀、脉搏弱而颈静脉搏动增强，听诊可闻及肺动脉瓣第二心音增强或亢进，当右心衰竭或右室扩张时，可在三尖瓣听诊区闻及收缩期杂音等。

(二) 实验室检查

(1) 胸部 X 线检查显示：①肺部动力性充血，肺动脉段突出，肺动脉分支血管扩张伴迂曲，肺门动脉扩张，搏动增强。②肺毛细血管阻力增加：肺动脉外围分支纤细，稀疏，肺血减少，右心增大。

(2) 心电图：右心室、右心房肥厚，QRS 额面电轴右偏，R_{V1} 明显增高，P 波高尖，P-R 间期稍延长或正常。

(3) 运动所致的肺血流动力学异常：运动时血流动力学异常对特发性肺动脉高压诊断具有重要意义。小儿肺动脉高压时的血流动力学参数与成人不同。其中心搏指数增加，可以小儿急性血管扩张反应较成人多见来解释。

(4) 其他：包括超声心动图、心肺运动功能试验、肺功能试验、通气/血流 sdintigraphy、放射性核素成像、磁共振成像、右心导管法。

【诊断和鉴别诊断】

儿童肺动脉高压诊断要点：

1. 诊断证据是综合性的 需完善详尽的病史（包括先天性异

常和不明原因早期死亡事件等家族史）、体格检查和适宜的上述相关实验室检查。1998年世界卫生组织肺动脉高压论坛建议每3～5年对有肺高压家族史而无症状的一级亲属进行经胸超声心动检查。

2. 特发性儿童肺动脉高压诊断是排除性　即必须排除下列继发性肺动脉高压因素：

（1）先心病和先天性心血管畸形：左向右分流先天性心脏病、左侧心脏病使肺静脉压力增高：左心衰竭、二尖瓣狭窄、梗阻性肺静脉异常。

（2）低氧血症引起的肺动脉高压：慢性肺疾患、囊性纤维化、支气管肺发育不良、间质性肺炎、上呼吸道梗阻：扁桃腺和腺样体肥大。

（3）新生儿持续肺动脉高压。

（4）神经系统疾病：肥胖低通气综合征、肌无力等。

（5）其他疾病：肺血管炎、镰状细胞病、肺血栓栓塞、静脉闭塞性疾病、充血性心力衰竭、非心源性肺水肿等。

【治疗】

（一）药物

1. 针对肺血管收缩应用血管扩张剂

（1）直接作用于血管平滑肌药物：硝酸甘油（nitroglucerin, NTG）是NO供体，在体内通过与内皮细胞上NTG受体结合生成亚硝酸盐，后者与氧气结合生成NO而发挥血管扩张作用。用法0.1～10μg/（kg·min），一般从0.3～0.5μg/（kg·min）开始，持续静滴6小时。

（2）肾上腺素受体阻滞剂：可抑制缺氧性肺血管收缩，扩张肺血管，降低肺动脉压。缺点是作用时间短，体循环压下降。

妥拉苏林（tolazoline）负荷量0.5～1mg/kg，iv；维持量0.5～1mg/（kg·h）。仅对部分患儿有效。

酚妥拉明0.3mg/kg，q 6 h，或持续静滴5～15μg/（kg·min）。

（3）血管紧张素转换酶抑制剂（ACEI）：有快速而温和的扩肺

血管作用，长期用药可降低肺血管阻力。可能发生低血压或粒细胞减少。

卡托普利 0.5~2mg/（kg·d），口服，每8小时一次。

（4）钙离子通道阻滞剂：如硝苯地平、地尔硫䓬（ditiazem）尽管只有约20%成人对慢性口服的钙离子通道阻滞剂有反应，小儿则有更大的比例（约40%）。因此，小儿可以用口服钙通道阻滞剂来有效治疗肺动脉高压。成人和小儿的最佳治疗剂量不明，而大多数研究者均应用较大剂量。

2. 拮抗肺血管收缩、重构和原位血栓形成治疗

（1）前列腺素治疗：静脉注射前列环素（prostacyclin PGI2），小儿静脉给药的最佳剂量仍不清楚。一般类似于成人，起始剂量为2ng/（kg·min），头几个月合理快速增加，一旦患儿病情稳定即减慢增加的剂量。成人一年内的典型剂量是 20~40ng/（kg·min），而小儿尤其是年幼儿一年的平均剂量是 50~80ng/（kg·min）。

其他前列环素类制剂：epoprostenol（依前列醇，亦称环依前列烯醇，葛兰素公司生产的商品名为 Flolan）。beraprost（贝前列素或贝拉司特）；treprostinil sodium（曲前列尼尔钠）United Therapeutics公司生产的商品名叫 Remodulin。国内尚缺乏应用经验。

皮下注射曲前列环素（treprostinil）。此药系稳定的前列环素类似物，可持续皮下输注，但注射部位疼痛发生率高而应用受到限制。

吸入性伊洛前列环素（iloprost），商品名 Ventavis，中文名万他维。系化学性质稳定的前列环素类似物。

治疗先天性心脏病肺动脉高压时的静脉用药，国内可供前列环素商品名有保达新、凯时。剂量：0.05~0.1μg/（kg·min），从小剂量开始，逐渐加量，直至肺动脉压明显降低，并维持体循环血流动力学基本正常。停药时需逐渐减量，约每小时减量 3μg/kg，以防止反跳。

(2) 一氧化氮（NO）及其供体和前体：

① NO 气体吸入：适用于新生儿持续肺动脉高压、先天性膈疝合并肺动脉高压、先天性心脏病术后肺动脉高压和缺氧性肺高压。NO 浓度：10～80ppm（10^{-6}），具体浓度需根据疾病和个体治疗反应调节。

② NO 供体－硝酸甘油（nitroglycerin，NTG）（见上述）。

③ NO 前体－L 精氨酸（L-Arg）。尚无临床应用经验。

④ 抗凝剂应用：一般认为，反复发作的微小血栓与原发性肺动脉高压发生有关，抗凝治疗可防止或延缓肺动脉高压进展。并预防低心排造成肺栓塞和防止血栓形成。常应用口服抗凝剂华法林，也适用于儿童和婴幼儿患者，一般建议 INR 维持在 1.5～2.0 之间，但年龄小且好动的婴儿或有高凝状态的儿童可做适当调整。

(二) 外科干预——内科治疗无效时应用

1. 房间隔造口　在充分内科治疗失败后考虑应用。可使平均肺动脉压下降≥20%，且无心输出量下降。

2. 肺移植手术。

(陈贤楠)

[参考文献]

1. Barst RJ. Primary pulmonary hypertension in children in 《Pulmonary Circulation: Diseases and their Treatment》, 2nd ed by Andrew J Peacock and Lewis J Rubin, 2004, Arnold, Hodder Headline group, London

2. Badesch DB, Abman SH, Ahearn GS, et al. Medical therapy for PAH. ACCP evidence-based clinical practice guidelines. Chest, 2004, 126: 358-628

3. 何奔，孙渝译. 肺动脉高压治疗新趋势：前列环素雾化吸入肺选择性治疗. 心肺血管病论坛，2006，3（1）：15-16

4. 陈贤楠. 急重症患儿呼吸和循环功能的相互作用. 实用儿科临床杂志，2005，20（10）：7-8

第三节 小儿无创通气治疗

无创通气（non-invasive ventilation，NIV）是一种不需建立人工气道（气管插管和气管切开）对患者进行呼吸支持的通气方式。主要应用于各种急性和慢性呼吸功能衰竭的治疗。

一、儿童无创通气治疗的基本原理、适应证及禁忌证

无创通气包括无创正压通气和无创负压通气。

1. 无创正压通气　无创正压通气是通过口、鼻面罩给予病人气道一定的压力支持。这种通气方式避免了上气道梗阻的发生、装置简单、病人易于耐受。正逐步成为无创通气的首选治疗方法，得到了越来越广泛的应用，并已成功地应用于睡眠呼吸暂停低通气的成人。

无创正压通气包括压力限制型和容量限制型两种治疗机型。

（1）压力限制型呼吸机：目前在睡眠呼吸暂停低通气病人中最常用的是这类机型。压力限制型无创正压通气包括 CPAP 和 BiPAP 两种方式。

CPAP（Continuous positive airway pressure）即持续气道正压通气，是在呼气和吸气时给病人气道一个持续的正压，对于存在上气道梗阻的 OSAHS 患者，可以起到机械性气道扩张作用，增加肺泡通气，是治疗不能手术解除上气道梗阻的。SAHS 患者的首选治疗措施。

BiPAP 即双水平气道正压通气，是在患者吸气和呼气时，机器分别给予两个不同的压力，即吸气正压和呼气正压，吸气时提供较大的支持压力，呼气时使用较低水平的支持压力。这是一种对有自发性呼吸但呼吸不足的患者进行的一种无创正压通气模式，可用于治疗各种中枢性睡眠呼吸障碍导致低氧血症、CO_2 潴留者，现也被应用于不耐受 CPAP 的患者。

BiPAP 呼吸支持的基本原理是，减轻呼吸肌负荷，减低呼吸

频率，提高通气量，替代衰竭的呼吸泵。在儿童，BiPAP 主要应用于各种中枢性睡眠呼吸障碍，如先天性中枢性低通气综合征（congenial central hypoventilation syndrome，CCHS）、神经肌肉病或胸廓畸形等其他限制性疾病造成睡眠呼吸障碍的患儿。

BiPAP 还可用于各种原因引起的急性呼吸功能衰竭的病人，特别是慢性肺疾病伴发的急性呼吸衰竭。此外，BiPAP 还可用于不能耐受 CPAP 的 OSAHS 患儿。

（2）容量限制型呼吸机：这种装置按照一定的频率在一定时间内给病人气道送入一定量的空气，或者根据病人的自主呼吸送气，是过去气管插管或气管切开后人工通气的主要方法，现被应用于无创通气中。但这种通过面罩送气的通气方式存在面罩漏气问题。

2. 无创负压通气　无创负压通气是用装置将病人的躯干包裹起来，然后在装置和病人躯干之间给一个负压，从而使肺被动扩张。但这类装置体积庞大、笨重，最重要的是可以造成病人上气道梗阻，因而其应用受到局限。

【CPAP/BiPAP 的适应证】

在儿童，CPAP/BiPAP 主要应用于阻塞性睡眠呼吸暂停/低通气、急慢性呼吸衰竭和中枢性呼吸暂停/低通气的患儿。

【CPAP/BiPAP 禁忌证】

在下述患儿，不宜使用无创通气治疗：

1. 需要紧急气管插管者
2. 气道分泌物多者
3. 昏迷
4. 严重的延髓功能异常
5. 严重血压不稳
6. 有两个以上脏器衰竭
7. 严重颅面畸形、面部创伤或上气道梗阻
8. 机器不能达到患儿所需的通气量
9. 患儿及其家长不能合作者

二、CPAP/BiPAP 压力的滴定、模式选择

【CPAP 及 BiPAP 压力的滴定】

BiPAP 呼吸机设有呼气压力（expiratory positive airway pressure，EPAP）和吸气压力（inspiratory positive airway pressure，IPAP）两个压力参数。在病人吸气和呼气时机器可以分别给予病人气道不同的压力。压力的设定主要根据病人的呼吸系统的状况，如肺的顺应性、气道阻力、呼吸频率，以及是否存在在面罩漏气来决定，一般在 2 cmH_2O 至 20cmH_2O 之间。

使用 CPAP/BiPAP 前要针对每个患儿进行压力滴定。通常初始的吸气正压（IPAP）在婴儿和儿童分别设为 4 cmH_2O 和 6 cmH_2O，呼气正压（EPAP）设为 2 cmH_2O 或 3 cmH_2O。CPAP 只有一个压力，相当于 BiPAP 中的 EPAP。然后逐步提高吸气和呼气压力，直至血氧饱和度达到最佳。一般说来，呼气压力（EPAP）设定在 2 cmH_2O～3cmH_2O 就可以维持正常呼气气流。但在有阻塞性睡眠呼吸暂停/低通气的患者，EPAP 压力则需提高，可设定在 5 cmH_2O～6cmH_2O，但应该在多导睡眠仪（PSG）监测下，根据病儿的具体情况进行调节，尽可能减少阻塞性呼吸暂停的次数，达到最佳的经皮血氧饱和度。

吸气压力（IPAP）一般首先设定在 4cmH_2O 先保证病儿能够接受。在病儿耐受后再逐渐提高 IPAP 和 EPAP 压力，每次升高 1 cmH_2O～2cmH_2O，直至呼吸相关的临床指标及经皮血氧饱和度/动脉血气达到最佳状态。

【BiPAP 模式的选择】

BiPAP 机给病人输出 IPAP 和 EPAP 两种压力。吸气压力和呼气压力之间的转化，有自动、时间限定和自动/时间限定三种模式。自动模式是机器通过感受病人呼吸气道的变化来触发吸气流。时间限定模式，是机器自动按照事先已设定好呼吸频率由吸气压力转为呼气压力。这种模式主要用于没有自动呼吸或呼吸气流太弱以至不能启动机器压力变化的病人。自动/时间限定模式则是事先设

定一个支持呼吸频率，病人可以依靠自主呼吸启动机器，但是如果病人的自主呼吸频率慢于事先机器设置的呼吸频率，机器将自动完成吸气和呼气之间的转化。

【CPAP/BiPAP 面罩的选择】

无创通气的一个主要问题是要注意面罩漏气对通气造成的影响。由于面罩漏气，机器可能感知不到病人呼吸气流的变化，因而在病人停止吸气转为呼气后，仍持续送气，以致使病人的呼气阻力增加，呼吸做功增加，同时给病儿造成不适并增加了消化道胀气的危险，甚至可能引起误吸。

在儿科病人中，鼻面罩目前应用得最为广泛。在应用鼻面罩时应注意：首先，面罩最好是透明的，这样便于观察病人的鼻孔是否被分泌物堵塞或面罩位置是否正常。其次，由于儿童在生长过程中面型不断发生变化，因此，需要经常检查面罩的大小以确保其适合病人。最后，应使用尽可能小的面罩，这样可以尽可能减少死腔通气，并提高病人气流触发机器的能力。此外，可以用橡皮奶头减少口部的漏气，在年长儿则可以使用下颌系带。如果病人需要吸氧，由于机器送入的气流量大，通常需要使用高流量氧气，才能使吸入氧浓度升高。氧气管可以从机器送气的软管接入，也可以直接与面罩连接，后者能减少死腔通气。

三、无创通气治疗的具体实施

【无创通气治疗的操作步骤】

在决定使用无创通气前，病人应有明确的诊断和完整的临床资料，最好有多导睡眠仪（PSG）的检查结果。另外，应把 NIV 的有关知识告诉患儿和家长。并告知短期和长期的预后。患儿应在睡眠实验室进行 BiPAP/CPAP 压力滴定。在压力调节到最佳后，患儿可在病房接受无创通气治疗，如果需要长期家庭治疗，则应对患儿家长及其护理人员进行培训。

在治疗开始前，应保持上气道通畅。首先检查鼻腔是否通畅，清除鼻腔分泌物，必要时给予雾化吸入或局部滴鼻剂治疗。

患儿睡前戴好面罩，睡熟后再与主机连接开始压力滴定，压力由低到高。在 PSG 或腕式脉搏、血氧饱和度监测仪的指导下，要求最适压力能够去除睡眠各期出现的呼吸暂停，同时还要消除打鼾、血氧饱和度下降的情况。

应注意气道温化和湿化。为防止呼吸道黏膜干燥、稀释气道分泌物，使患儿更加舒适，需加用恒温湿化器，保持温度在 33℃~35℃。

治疗时要注意体位对呼吸的影响。正确的体位可减少睡眠中的呼吸障碍，一般患儿可取侧卧位。部分患儿有肥胖，腹部的肥胖使膈肌升高，降低肺容量，尤其是仰卧时更加明显，故在急性期可取半坐位。

【出院后监测与随访】

1. 出院前准备　患儿在出院前，一般要情况稳定，通气应有效而且达到满意的效果。另外，医务人员在患儿出院前一定要和其家长事先定好监测和随诊计划。

2. 出院后监测　由于儿童处在生长发育期，呼吸机的压力、面罩的大小型号是需要不断调整的，不能像成人那样持续使用一个面罩和压力，因此定时随访很重要。如果患儿带机回家进行长期家庭治疗，早期应密切随访，了解患儿应用的依从性及不良反应，协助其解决使用中出现的各种问题。使用 1 个月时应再行血氧饱和度的监测，如有问题及时进行压力的再调定，以保证患儿长期治疗的依从性。之后的随诊一般 3~6 个月一次，每次患儿需要在医院过夜，一般说来，年龄越小，病情越不稳定，随诊的时间间隔应越短。

随着生长发育，扁桃体、腺样体可能萎缩，颅面及上气道的狭窄可能随着年龄的生长而缓解，而体形的改变、减肥的成功，都有可能使儿童不再使用呼吸机治疗。因此，对于睡眠呼吸暂停/低通气儿童，随诊时，可以进行两夜的睡眠监测，第一夜脱机监测，第二夜带机监测，根据各项监测的结果决定患儿是否需要继续使用呼吸机。对于脱机状态下各项监测指标正常的患儿，可以暂停使用呼吸机，随诊观察。

四、儿童无创通气治疗的并发症及其对策

使用无创通气治疗常见合并症包括鼻和咽部发干、血管运动性鼻炎、漏气、鼻梁部的皮肤损伤、胃肠胀气，以及机器送气引起的夜间觉醒、由于病儿和机器不同步导致的病儿呼吸做功增加，死腔通气增大导致的CO_2潴留等，长期应用可能会对颅面骨骼发育造成一定影响。

面部皮肤特别是鼻梁部皮肤的损伤是面罩通气最常见的副作用。在鼻梁部贴上薄的胶布能够减少这种皮肤损伤。但防止严重皮肤损伤的最关键一点是选择一个合适的面罩。

可使用雾化器减轻鼻咽部发干、鼻炎的症状。经面罩通气引起的胃肠胀气并不常见，这往往是在急性呼吸衰竭的病人刚开始使用呼吸机时，IPAP压力较高所致，在患儿呼吸改善、IPAP压力下调后，胃肠胀气多能随之改善。对CO_2排除效果不好的患儿，可在面罩上加接单向活瓣，防止重复呼吸，利于CO_2的排除。而调节机器参数保证合适的压力，是减少患儿夜间觉醒、人机同步、避免颅面骨骼发育异常的关键。

（许志飞　申昆玲）

[参考文献]

1. Mehta S, Hill NS. Noninvasive ventilation. Am J Respir Crit Care Med, 2001, 163: 540-577
2. Walter T. McNicholas. Nasal continuous positive airway pressure therapy for obstructive sleep apnea syndrome// Walter T. McNicholas, Eliot A. Phillipson editors. Breathing disorders in sleep. London: New York W. B. Saunders, 2002, 116-133
3. O. Nørregaard. Noninvasive ventilation in children. Eur Respir J, 2002, 20: 1332-1342
4. Katz S, Selvadurai H, Keilty K, et al. Outcome of non-invasive positive pressure ventilation in paediatric neuromuscular disease. Arch Dis Child,

2004, 89: 121-124

5. Fauroux B, Boffa C, Estournet B, et al. Long-term noninvasive mechanical ventilation for children at home: a national survey. Pediatr Pulmonol, 2003, 35: 119-125

第四节 儿童闭塞性毛细支气管炎

【概述】

闭塞性毛细支气管炎（bronchiolitis obliterans，BO）是一种与小气道炎症损伤相关的慢性气流阻塞综合征。目前尚无可获得的流行病学资料，但在南美地区如巴西、乌拉圭、阿根廷和智利，BO是导致儿童慢性阻塞性肺疾病的主要病因。

BO的起病是由多种原因引起的小气道上皮的损伤，这些因素包括感染、异体骨髓移植、肺移植、吸入有毒气体、自身免疫性疾病和药物不良反应等。儿童BO通常继发于下呼吸道感染，病毒感染最多见。最常见的病原是腺病毒。感染腺病毒的型别、数量和宿主的体质、免疫反应及环境因素与疾病急性期的严重程度和远期合并症的发生关系紧密。其他病毒如麻疹病毒、呼吸道合胞病毒、单纯疱疹病毒、流感病毒、副流感病毒3型、人类免疫缺陷病毒1型及支原体、百日咳杆菌等感染均有报道与BO相关。此外器官移植、吸入或摄入有毒物质、自身免疫性疾病和血管炎及胃食管反流等也是BO发生的重要病因。

BO患儿肺部病理的特征性改变包括大气道的支气管扩张，小气道炎性细胞、肉芽组织和/或纤维组织阻塞和闭塞，细支气管旁的炎症和/或纤维化，肺不张和血管容积和/或数量的减少。其支气管损伤的具体表现有两种类型：即狭窄性毛细支气管炎和增殖性毛细支气管炎。

【临床表现】

BO起病多为急性或亚急性，病程进展较缓。临床病情轻重不一，主要表现为急性感染或肺损伤后持续出现慢性咳嗽、喘息、呼吸困难，运动耐受性差，达数月或数年，对支气管扩张剂无反应。易患呼吸道感染，并可因此而使症状加重。喘鸣音和爆裂音是最常见的体征，呼吸增快，重者可有三凹征，杵状指不多见。

【辅助检查】

影像学检查对 BO 的诊断有重要作用。胸片通常无特异性改变，可表现为两肺过度充气，支气管充气相，胸膜下肺泡囊性变。随病情进展，影像学出现斑片状肺泡浸润影，呈毛玻璃样，边缘不清，可有单侧透明肺的特异性表现。高分辨 CT（HRCT）显示 BO 患儿呈现马赛克灌注征，支气管扩张，支气管壁增厚和气体潴留等特异性征象。其中马赛克灌注征的出现是由于呈斑片样分布的狭窄性毛细支气管炎和增殖性毛细支气管炎的病理改变，及由此产生的局部缺氧，血管痉挛造成局部血流灌注减少共同形成的气体潴留征象。有研究提示呼气相 CT 较吸气相 CT 更加敏感，对诊断小气道阻塞的作用更大。

BO 患儿的肺功能特异性地表现为不可逆的阻塞性通气功能障碍，即呼气流量的明显降低。第一秒用力呼气容积（FEV_1）及呼气中期的用力呼气流速（FEF_{25-75}）被认为是诊断 BO 的敏感指标。随病情进展，肺功能可由阻塞性通气功能障碍变为限制性或混合性通气功能障碍。肺功能检查还可用于 BO 疗效的观察。因为儿童处于成长发育过程之中，肺功能指标建议用所测值占预计值的百分数来表示，而不提倡使用绝对值。

其他辅助检查包括动脉血气、肺通气灌注扫描、纤维支气管镜等。

BO 患儿动脉血气可显示低氧血症，动脉血氧饱和度可用来评估病情的严重程度。

肺通气灌注扫描显示斑块状分布的通气、血流灌注减少。

纤维支气管镜检查及肺泡灌洗液细胞学分析的意义在于可利用纤维支气管镜检查除外气道发育畸形的存在和取支气管黏膜活检。有研究提示 BO 与肺泡灌洗液中性粒细胞升高相关，但尚未特异或敏感到足以用来诊断 BO，故不考虑气道畸形者不需要做纤维支气管镜检查。

【诊断和鉴别诊断】

BO 的诊断主要依赖于临床表现、HRCT 改变和肺功能。确诊依靠病理，但由于 BO 病变呈斑片样分布，肺活检不但有创且不一定能取到病变部位，临床应用特别在儿科受到限制。临床诊断 BO 的条件为：

1. 急性感染或急性肺损伤后持续 6 周以上的反复或持续气促、喘息或咳嗽、喘鸣，对支气管扩张剂无反应。

2. 临床表现与 X 线胸片轻重不符，临床症状重，X 线胸片多为过度通气，也可有单侧透明肺特异性改变。

3. 肺 CT 显示：支气管壁增厚，支气管扩张，肺不张，马赛克灌注征。

4. 肺功能示阻塞性通气功能障碍。

5. 排除其他阻塞性疾病，如哮喘、先天纤毛运动功能障碍、囊性纤维化、异物吸入、先天发育异常、结核、艾滋病和其他免疫功能缺陷等。

鉴别诊断需考虑以下疾病：

1. 急性下呼吸道感染　可有发热、咳喘和呼吸困难，查体可有三凹征，听诊可有喘鸣音及细湿啰音。X 线胸片可表现为支气管周围的渗出、过度充气和肺段的不张，易与 BO 混淆。但急性下呼吸道感染的以上症状应在 1～2 周内好转，而 BO 的特异性的临床和影像学表现将持续存在，达数周或数月，伴反复发作的肺不张、肺炎和喘息。

2. 哮喘　可有与 BO 相似的反复咳喘加重，X 线胸片表现过度充气，肺功能提示阻塞性通气功能障碍。但 BO 咳喘持续病史长，吸入支气管扩张剂不能缓解，CT 显示小支气管柱状扩张，马赛克征和间质改变不符合哮喘慢性气道非特异性炎症改变。

3. 先天性支气管肺发育异常　如气管、支气管狭窄、软化、分支异常等气管发育畸形，隔离肺、肺囊肿、先天性囊性腺瘤样畸形等肺发育畸形，先天性心脏病、异常血管环等先天性心血管发育畸形，先天性纤毛运动障碍等均可引起持续咳喘发作，可行纤维支气管镜及肺增强 CT 等检查协助鉴别。

4. 气管内异物伴感染　BO 多以急性肺部感染或急性肺损伤起病，无异物吸入史，持续咳喘，广泛细湿啰音，胸透无异物征象，肺 CT 无单侧肺气肿或局部肺不张等。

5. 肺结核　特别是支气管淋巴结结核，肿大的淋巴结可压迫气道引起持续的咳喘。结核接触史、结核中毒症状、PPD 试验阳性、痰检结核菌阳性及肺 CT 见纵隔淋巴结肿大有助于肺结核的诊断。

6. 肿瘤　气道内生长的肿瘤堵塞气道或气道外肿瘤压迫气道均可引起咳喘，且症状持续。及时的影像学检查及纤维支气管镜检查可资鉴别。

7. 闭塞性细支气管炎伴机化性肺炎（BOOP）　现改称为隐原性机化性肺炎（COP），本病与 BO 可有相似的临床表现，但二者从临床到病理是两种完全不同的疾病。本病肺功能示限制性通气功能障碍；影像学改变为双肺多发性斑片状浸润影，双肺弥漫性网状间质阴影或呈大叶分布的肺泡性浸润影，特征性改变为游走性阴影；病理显示肺泡和细支气管腔内的结缔组织肉芽肿为特征性改变，机化性肺炎是最重要的标志；激素治疗效果明显；预后良好。

【治疗及预后】

BO 的治疗通常是困难且不成功的。目前尚没有世界公认的 BO 治疗准则。大多数儿科诊疗机构采取持续应用类固醇激素和支气管扩张剂配伍，辅以其他支持治疗的方法来治疗 BO。

由于本病肺部炎症过程的特点尚不清楚，激素的长期应用不是为了逆转严重的气道阻塞，而是为了减少气道高反应性和继发于病毒感染和过敏的支气管狭窄。激素应用的剂量、疗程和形式存在争议。吸入激素可减少气道高反应性，避免全身用药的副作用，但实际上严重的呼吸阻塞使气溶胶根本无法到达肺周围组织，有人提议加大吸入剂量（二丙酸倍氯米松＞1500μg），但缺乏安全性依据。有文献建议口服泼尼松 1～2mg/（kg·d），足量 1～3 个月后依病情逐渐减量，总疗程1年。也有报道联合应用泼尼松口服和激素吸入治疗，疗程1~60个月不等。有文献提示对支气管扩张剂有反应是长期应用激素的指标。静脉用药［甲泼尼龙30 mg/（kg·d），连用3天］，每30天1次可以减少长期全身用药的副作用，可用于严重BO患儿的选择用药，但尚缺乏成功和对照的资料。

支气管扩张剂可以部分减少阻塞症状，特别在2岁以内的小儿。吸入短效 β_2 肾上腺素受体激动剂，应用前后肺功能评估显示不同患儿反应不同，但绝大多数患儿没有立即的反应出现。至于长效 β_2 肾上腺素受体激动剂可考虑用于为减少吸入或全身激素用量的联合用药，但不单独使用。

其他药物，如抗生素的应用，BO患儿易于合并呼吸道细菌感染，病原通常就是气道最常见的病原菌，如肺炎双球菌、流感嗜血杆菌等或它们的混合感染，抗生素的选择应针对这些病原。对于伴有广泛支气管扩张的BO患儿更需要抗生素治疗。大环内酯类抗生素，特别是阿奇霉素在抗菌活性之外有抗炎特性，可长期小剂量口服。

氧疗及肺部理疗对BO患儿有益。一般吸氧浓度要达到能使血氧饱和度维持在94％以上（氧合指数0.25~0.4），可通过便携式氧浓缩机提供。肺部理疗主要针对支气管扩张和肺不张，目的是为了减少支气管扩张相关问题的发生率和避免反复细菌感染。

儿科肺移植的发展给一些处于终末阶段的肺疾病（包括BO在内）患儿提供了长期存活的机会，对于被认为存活期限不足1年的患儿，肺移植可能是一项成功的治疗方法。持续存在的严重的气流阻塞状态，伴有肺功能降低和越来越需要氧气支持的BO患儿可考虑肺移植。

BO患儿的预后不确定，可能与潜在病因和疾病发展速度相关。一般认为BO病程中出现的临床好转应归功于儿童肺和气道的生长发育，并不是小气道病变消退的表现。因而建议对BO患儿进行严密随诊观察，监测临床症状、体征、肺影像学及氧饱和度，并接受认真的肺部护理以改善预后。目前尚需更大样本的对照研究以了解 BO 患儿的肺状况及生活质量情况。

（王　维　申昆玲）

[参考文献]

1. Kurland G, Michelson P. Bronchiolitis Obliterans in Children. Pediatr Pulmonol, 2005, 39: 193-208
2. Kim CK, Kim SW, Kim JS, et al. Bronchiolitis obliterans in the 1990s in Korea and the United States. Chest, 2001, 120: 1101-1106
3. Zhang L, Silva FA. Bronchiolitis obliterans in children. J Pediatr (Rio J), 2000, 76: 185-192
4. 刘秀云, 江载芳, 申昆玲, 等. 四例闭塞性毛细支气管炎临床分析. 中华儿科杂志, 2003, 41: 839-841
5. Jensen SP, Lynch DA, Brown KK, et al. High-resolution CT features of severe asthma and bronchiolitis obliterans. Clin Radiol, 2002, 57: 1078-1085

第五节　肺含铁血黄素沉着症

【概述】

肺含铁血黄素沉着症（pulmonary haemosiderosis, PH）是一种严重的甚至可能危及生命的疾病，最早在 1864 年被 Virchow 报道，主要发生在婴幼儿及儿童，以肺泡出血为主要病理特征。现在认为，本病是一种原发的或者是和风湿、心血管疾病伴随的疾病。原发肺含铁血黄素沉着症包括 Goodpasture 综合征、牛奶过敏相关的肺含铁血黄素沉着症（Heiner's 综合征）以及特发性肺含铁血黄素沉着症（idiopathic pulmonary hemosiderosis, IPH）。PH 多是特发性的，但是最近的研究提示有些因素可能与本病的发病相关。

有几种机制可以引起肺泡出血从而导致 PH 发病。

免疫紊乱可引起肺泡出血。在 Goodpasture 综合征，引起肺泡出血的机制是机体针对Ⅳ型胶原产生抗体。而在其他类型的自身免疫性疾病伴发的 PH，是由于免疫复合物的沉积诱发了一系列病理变化，如补体结合、趋化因子 C3a 和 C5a 的释放以及粒细胞的浸润，最终导致肺泡出血。牛奶过敏引起的肺泡出血（Heiner's 综合征）也可能是由于这种机制。此外，在韦格纳肉芽肿、显微镜下多血管炎、胶原血管病、孤立的免疫性肺泡毛细血管炎和过敏性紫癜等疾病，也可由于免疫性血管损伤引起肺泡出血。

药物或一些化学物质也可引起肺泡出血。化学物质如偏苯三酸，可引起肺泡基底膜的损伤。其他如硫尿嘧啶，可引起肺泡毛细血管炎，从而导致 PH。高剂量的杀虫剂也是一种常见的引起肺泡出血的危险因素。

此外，肺泡毛细血管的完整性还可由于肺静脉压增高和出血后炎症反应而遭到破坏。左心衰竭和静脉闭塞性疾病均可通过此种机制引起 PH。

特发性肺含铁血黄素沉着症，顾名思义，是没有病因能够解释的。但随着对 IPH 病例的深入研究，人们对 IPH 发病的因素有了初步的认识和了解。许多研究表明，IPH 的发病可能和霉菌如葡萄状穗霉等有关。目前认为，IPH 可能是一种以上的因素刺激后，在遗传易感的个体中发生的，出血素质在其中也可能起作用。

当肺泡毛细血管的出血进入到肺组织，红细胞中的血红蛋白即转化为含铁血黄素。含铁血黄素被巨噬细胞吞噬而成为噬铁细胞。这些巨噬细胞还会产生前炎症分子，如果出血反复发生，则导致肺部慢性炎症和纤维化。肺部失血和铁的沉积导致患儿出现缺铁性贫血。

【临床表现】

PH 在婴儿期或儿童早期起病。但也可见于年龄较大的儿童，男女间无性别差异。发病情况可分两种。一类可表现为暴发性起病，出现反复咳嗽、气促等急性呼吸道症状伴咯血，病情很快进展，出现呼吸窘迫因而需要重症监护；另一类则以呕血起病，这是由于幼儿常常不能把血咯出，而是吞咽到胃肠道，因而表现为不明原因的贫血，但询问病史，病程中多有不同程度的咳嗽、腹痛、低热等不适，可有大便潜血阳性，为吞咽肺部出血所致。发生在夜间的呕血可能被误认为是鼻出血。本病也可以隐匿起病，患儿以贫血伴嗜睡、衰弱而来诊。有些患儿肺部表现很轻以至于被忽视，因而贫血成了首先被发现的体征。

体格检查，在急性出血期由于肺顺应性减低，呼吸系统症状以气促、呼吸窘迫为特征，而不表现为三凹征。有时 PH 患儿可被误诊为肺炎，甚至将反复的出血误认为是反复发作的肺炎。肺部听诊时，可听到吸气末啰音。在明显出血时可有发热。长期贫血可有心脏扩大、心脏杂音、肝脾肿大、杵状指（趾）等改变。由于肺泡出血反复发作，可逐渐出现肺间质纤维化、肺动脉高压、肺心病及呼吸衰竭。

【辅助检查】

典型的肺部 X 线表现常被描述为"蝴蝶征"或"蝙蝠翼征"，即肺部呈双侧对称、倾斜向上直至两侧胸壁的浸润阴影。但肺部影像表现因病变所处的时期和程度不同而异。急性出血期可表现为两肺野透亮度普遍减低，呈毛玻璃样改变，浸润性阴影从边缘模糊的斑点状、腺泡结节状影逐渐融合成大片云絮状阴影，以肺门及中下肺野多见，两侧多对称分布，肺尖、肋膈角及肺底表现较轻甚至不累及。此期亦可见支气管充气征、纵隔缘及心缘、膈面模糊；肺 CT 显示的毛玻璃变比常规 X 线平片更敏感，还能更早地发现常规胸片难以发现的肺部弥漫性小结节阴影。高分辨 CT 可表现为两肺内弥漫分布网结节影。急性期的肺部表现多在 2～4 天吸收消散，此点可与肺部感染所致片影鉴别。慢性反复发作期可见双肺纹理增粗增重，肺内可见边界不清的细网状影。后遗症期可见肺野呈粗网样改变、弥漫结节状阴影或粗索条影及小囊状透亮区，也可表现为弥漫性肺间质纤维化、肺气肿、肺动脉高压、间质性肺水肿和肺心病等相应改变。

常规实验室检查应包括抗牛奶蛋白抗体、Ⅳ型胶原蛋白、麦胶蛋白、肌内膜以及凝血方面等的检测。如果心电图或超声心动图提示肺血管高压，则一定要做肺静脉闭塞综合症、血管瘤以及左心衰等疾病方面的相关检查。由于失血和缺铁所致的贫血对诊断也有意义。

诊断最好使用纤维支气管镜检查，并在支气管－肺泡灌洗过程中观察有无血性灌出物。噬铁细胞是本病的特征性表现，但巨噬细胞转变成噬铁细胞需要2～3天的时间，所以，在急性期做纤维支气管镜检查可能无法见到典型的噬铁细胞比例超过50%的现象。噬铁细胞浓度在14天时达峰值，2～4周后开始下降终至正常水平。在年长儿，肺功能检测可以有限制性肺通气功能障碍。

一般情况下不必做肺组织病理检查，但在诊断一些少见疾病如肺血管瘤或肺静脉闭塞综合征时，则需要做肺活检。

【诊断及鉴别诊断】

如果临床出现咯血/呕血、贫血和肺部浸润影的三联征，并在支气管－肺泡灌洗液中找到含有含铁血黄素沉着的巨噬细胞（噬铁细胞），则可临床确诊。

对本病认识不足是造成误诊和漏诊的主要原因。呼吸道症状及肺部影像学改变需与肺炎、肺结核、支气管扩张、肺血管畸形等鉴别。IPH急性肺出血期的表现与肺炎和急性粟粒性肺结核相似，肺炎可表现为肺内广泛云絮状阴影，但IPH肺野透亮度减低较肺炎更均匀，抗感染治疗无效，且病灶变化快，可在2～4天消散，因此及时复查十分重要。粟粒性肺结核主要表现为全肺野分布均匀，密度、大小一致的粟粒样颗粒影，有时易与本病混淆，但IPH的结节影主要分布在肺门周围及两肺中下野，而肺尖、肋膈角、肺底多不累及。出现贫血时，需与缺铁性贫血鉴别。虽然同为小细胞低色素贫血，血清铁都降低，但缺铁性贫血为铁摄入不足、丢失过多、需要过多而致造血原料铁不足。本病则为体内铁分布异常，大量铁堆积在肺内。故前者只需补铁治疗，IPH单纯补铁有时虽能缓解贫血，但贫血会反复发作同时伴有肺部症状。

【治疗】

由于霉菌和IPH发病的相关性较强，所以应该给患儿换一个居住地或者设法去除居住环境中的霉菌。此外，无论体内抗牛奶抗体浓度的高低，都应试验性地去掉饮食中的牛奶制品。在有乳糜泻的患儿，免麦胶蛋白饮食可以改善其肺部疾病表现。

在多数患儿，免疫抑制剂联合激素［泼尼松龙 2mg/（kg·d）］可以有效治疗急性发作。既往的研究表明，长期治疗时，大剂量激素 6 个月后减为小剂量激素长期维持可能对患儿有益。如果治疗效果不佳，可使用甲泼尼龙冲击［30mg/（kg·d，连续 3 天］，或环磷酰胺［2～3mg/（kg·d）］。如果出血严重影响了肺通气，应使用硬式支气管镜去除呼吸道的血凝块。

在有些患儿，其他免疫抑制剂如氯喹、硫唑嘌呤联合泼尼松治疗也显示是有效的。此外，同时加吸入激素（布地奈得 400μg×2/d）可能对患儿有益。

在严重急性肺出血，当传统的机械通气治疗失败时，体外膜肺氧合已被证实是有效的。

多数研究者认为，本病的预后取决于肺出血程度及持续时间，早期诊断、及时的免疫抑制剂治疗能够显著改善 IPH 的预后。

（许志飞　申昆玲）

[参考文献]

1. 胡亚美，江载芳主编. 诸福棠实用儿科学. 第 7 版. 北京：人民卫生出版社，2002
2. Behrman RE, Kliegman R, Jenson HB. Nelson Textbook of Pediatrics. 16th, Philadephia：W. B. Sauders Company, 2000
3. Nuesslein TG. Pulmonary haemosiderosis in infants and children. Paediatric Respiratory Reviews, 2006, 7：45-48
4. Yao TC, Huang IL, Wong KS, et al. Idiopathic pulmonary haemosiderosis：an Oriental experience. Journal of Paediatrics and Child Health, 2003, 39：27-30
5. Brooks MA. Imaging of Immunologic Diseases of the Lung. Contempo Diagno Radiol, 2005, 19：1-6

第六节 真菌性肺炎

一、念珠菌肺炎

【概述】

念珠菌是真菌中侵犯人体的主要病原菌。以白色念珠菌（Candida albicans）、热带念珠菌（C. tropicalis）最为常见，致病力最强。其他少见者尚有克柔氏念珠菌（C. krusei）、近平滑念珠菌（C. parapsilosis）、伪热念珠菌（C. pseudotropicalis）、高里氏念珠菌（C. guillermondii）等。

【临床表现】

感染多来自口腔或支气管蔓延至肺，也可继发血行播散。急性期表现为化脓性炎症，慢性期为肉芽肿性炎症。根据病情发展的不同，表现为支气管炎型、支气管-肺炎型、肺炎型。有发热、咳嗽、痰可呈黏稠胶冻样，有时带血，可伴有喘息。念珠菌肺炎相对特征是起病不甚急骤，发病缓慢，病程较长，能持续数月，有高热、咳嗽，可咯血。肺部听诊可有湿性啰音，一些患儿有鹅口疮。

【辅助检查】

影像学表现

支气管炎型 X 线显示两下肺纹理增深。支气管-肺炎型 X 线显示两肺中下野弥漫性斑点或小片状或大片状阴影。X 线显示大片状阴影，可波及整个肺叶或两肺，肺部病变易于融合而成广泛实变，常累及 2 个以上肺叶，可形成空洞。一般不侵犯肺尖，有些病变向周围发展而另一些病灶有消散现象。如为血型播散，肺内呈小结节或大小不等的融合结节等，有些病例类似粟粒性肺结核，但白色念珠菌在较短期内可有变化。慢性病例由于肉芽肿形成，病灶可呈肿块或结节型，恶化时可伴有空洞形成。

【诊断】

（一）病原菌检查

1. 直接镜检　以氢氧化钾或生理盐水制片，高倍镜下可见卵圆形的出芽孢子和菌丝。来自机体内部的标本（血、脑脊液、脓肿穿刺液等）检查到菌丝或孢子时应考虑念珠菌感染的可能，如在口腔、阴道等黏膜部位只见酵母相，应进一步作培养鉴定。在痰液中发现菌丝或孢子，需慎重解释。在支气管-肺泡灌洗液中有酵母样真菌时应除外隐球菌、组织胞浆菌病。

2. 染色镜检　肺活检病理 HE 染色可见在脓细胞间散布有浅色酵母样菌体，PAS 染色可见薄壁的卵圆形的孢子，有假菌丝。少数病变有肉芽肿反应，内含有真菌孢子和菌丝的多核巨细胞。

3. 培养　血、脑脊液、脓肿穿刺液、痰液等标本真菌培养鉴定为念珠菌。

(二) 血清学检查

测定念珠菌抗原以及代谢产物等确定是否有念珠菌感染。念珠菌抗原有细胞壁甘露聚糖、代谢产物如 D-阿拉伯糖、念珠菌细胞浆抗原（烯醇酶）、热休克蛋白，但各种实验的敏感和特异性报道不一。若患儿免疫缺陷，抗体形成不足时敏感性不高。

(三) 诊断

组织活检发现念珠菌菌丝和炎症细胞浸润，可以确诊。来自机体内部的标本（血、脑脊液、脓肿穿刺液等）涂片和培养发现有念珠菌生长，排除污染，可作诊断。痰液标本涂片见到菌丝杂以芽生孢子，2 次以上培养为同一菌种，结合临床、影像表现和治疗反应，可作诊断。

【治疗】

单纯肺念珠菌病可首选氟康唑，同时必须纠正基础病和易感因素，疗程视患儿免疫功能而定。如病原菌为克柔念珠菌或其他耐药菌株时，则可改为伊曲康唑或伏立康唑。目前伊曲康唑或伏立康唑在儿童尚缺乏大规模使用的经验。

二、肺隐球菌病

【概述】

隐球菌属致病菌主要是新型隐球菌。鸽粪被认为是最重要的传染源。

肺部是新型隐球菌及其他隐球菌侵入的门户，引起肺隐球菌病，继而发生全身血行播散，导致隐球菌脑膜炎或其他器官感染。

【临床表现】

肺隐球菌病的症状可以是急性或亚急性表现，包括咳嗽、胸痛、咳痰、血丝痰或咯血，痰中可有大量菌体。常伴有低热、乏力、体重下降，严重病例可有高热、呼吸困难。肺部有干、湿性啰音。

【辅助检查】

影像学检查

肺隐球菌感染可以引起（1）胸膜下结节，通常直径小于1cm；（2）隐球菌结节或大的肉芽肿，直径可达6 cm或更大，常呈凝胶状，可形成中心性坏死和空洞；（3）浸润阴影：可伴有胸膜炎、肺门淋巴结肿大或支气管周围浸润；（4）两肺弥漫性类粟粒浸润；（5）纵隔淋巴结肿大，可伴有肺内结节样病变或实变。

【诊断】

（一）直接镜检

取痰液标本，加一滴墨汁混匀，可见双层厚壁孢子，外有一层宽阔荚膜，边缘清楚。隐球菌常混杂于淋巴细胞中，易误诊为淋巴细胞，应注意鉴别。

（二）染色

肺活检标本 HE 染色，胞壁外常有空隙（系菌体胶样荚膜未着色），部分荚膜可染成淡红色。PAS 染色，菌体和荚膜均呈红色。病理切片中一般隐球菌呈圆形或椭圆形，多数集聚成堆，少数分散在组织内。

（三）培养

血、痰液等标本进行真菌培养。

（四）抗原检测

测定血清、支气管-肺泡灌洗液（BALF）的隐球菌荚膜多糖抗原，有助于早期诊断。肺隐球菌病单独存在时，BALF中荚膜多糖抗原阳性，而血清中抗原检测多为阴性。一旦合并肺外播散，血清中抗原检测绝大多数为阳性。

（五）诊断

组织活检发现隐球菌，可以确诊。痰液培养有隐球菌生长，结合临床、影像表现和治疗反应，可作诊断。

【治疗】

美国感染学会关于隐球菌病治疗指南推荐，有症状者，应用氟康唑或伊曲康唑治疗，疗程6～12个月。对于免疫功能异常的严重肺隐球菌病，可联合应用二性霉素B和5-氟胞嘧啶，2周后再用氟康唑治疗。

三、肺曲霉菌病

【概述】

绝大多数分为非致病菌，已报道引起人类致病者有以下几种：烟曲霉、黄曲霉、黑曲霉、土曲霉、构巢曲霉等，其中以烟曲霉最常见。

【临床表现】

由于机体免疫状态和易感性不同，曲霉菌侵入肺部可以引起下列3种表现：曲霉菌球、过敏性支气管肺曲霉菌病、侵袭性肺部曲霉菌病。

1. 曲霉菌球

此型多在肺部存在空洞性病变的情况下，霉菌在空腔内寄生，形成曲霉球。一般为单个出现，偶尔双肺同时出现。咯血是本病的重要症状，少数可咯出咖啡色颗粒状物，常为曲菌球脱落的碎片，此时镜检可找到菌丝。典型的X线表现：空洞内有一个新月形气体阴影，由于菌丝不侵袭空洞壁，较小的曲霉球可在空洞内移动，或随体位改变而移动。这些空洞也可为过敏性或侵袭性曲霉菌病的演变。侵袭性曲霉菌病引起肺炎，肺组织坏死，呈霉菌性肺脓肿，脓腔形成，进一步形成球体。此外，过敏性支气管肺曲霉菌病亦可发生脓肿，最后形成曲霉球。

2. 过敏性支气管肺曲霉菌病（ABPA）

是曲霉菌引起的过敏性肺疾病。绝大多数发生于哮喘或有过敏性疾病的患者。ABPA典型的病理变化是中央气道扩张，常有黏液堵塞，远端气道通常正常。曲霉菌的菌丝可与支气管壁紧密相邻，但界限清楚，不侵入管壁和血管，一些病例可形成肉芽肿。在临床上，ABPA首发的支气管痉挛是短暂的，后期症状趋于慢性。特征性的临床过程是咳黏液栓性痰、咯血、间断性发热、胸痛，反复肺炎。X线表现为肺上野有短暂的浸润影，常伴有典型的黏液栓形成的分支状的阴影（指套征）和中心性支气管扩张征象。外周血和痰液嗜酸细胞升高。痰液涂片和培养可以发现菌丝。血IgE明显升高。对曲霉菌抗原速发型或迟发型皮肤超敏反应。诊断ABPA的4个条件是：（1）X线发现肺复发性浸润影；（2）血和痰液嗜酸细胞升高；（3）哮喘；（4）对曲霉菌抗原速发型或迟发型皮肤超敏反应。

3. 侵袭性肺部曲霉菌病

即在肺组织发现曲霉菌菌丝或孢子，为侵袭性肺部曲霉菌病。分为急性和慢性。急性和慢性肺部曲霉菌病的发生与机体免疫状态和基础疾病有关。免疫功能受损越严重，越易发生急性肺部曲霉菌病。主要表现为发热、咳嗽，病变广泛或严重时可出现呼吸困难。慢性肺部曲霉菌病病程可长达数月甚至数年。影像学表现早期可为多发或单发小炎性结节，急性肺部曲霉菌病可为双肺弥漫性团块影、云絮影，也可为斑片影，可伴有空洞。慢性肺部曲霉菌病多为上叶实变伴胸膜肥厚，实变区内有空洞（故又称慢性坏死性肺曲霉菌病）。文献还报道慢性肺曲霉菌病的空洞内可见高密度阴影（似曲霉菌球），偶尔在高密度阴影内还可见到许多类似钙化的点状阴影,此征仅见于曲霉菌感染,而在其他真菌感染时不出现。"晕轮征"和"空气新月征"对于侵袭性肺曲霉菌病有一定的诊断意义。

【诊断】

(一)直接镜检

痰液等标本,加1滴10%~20%氢氧化钾溶液,镜下见分隔菌丝、分生孢子,有时可见分生孢子梗、顶囊和小梗。菌丝长短不一,多呈杆状,明显分隔,直径为3~5μm,并有多根菌丝向同一方向反复分支的倾向,分支约45°角,排列呈放射状或珊瑚状。孢子密集成群。肺组织HE染色菌丝和孢子呈蓝色略带红色,PAS染色红色,嗜银染色呈黑色。

(二)培养

血液、心包液、脑脊液无菌,只要1次培养阳性,即有重要的诊断意义。肺内咯出物活检组织或手术切除组织,做病理检查发现曲霉菌,有肯定意义。2次以上痰液或支气管-肺泡灌洗液(BALF)培养有曲霉菌生长,除外其他病原体感染,结合抗曲霉菌治疗有效,可做出临床诊断。

(三)血清学检查

测定血清半乳糖甘露聚糖,有助于诊断。

(四)诊断

肺组织见到曲霉菌成分尤其是菌丝有诊断意义。痰液涂片和培养2次以上发现曲霉菌生长,结合临床、影像表现和治疗反应,可作诊断。

【治疗】

可首选二性霉素B,同时必须纠正基础病和易感因素,疗程视患儿免疫功能而定。也可选用伊曲康唑或伏立康唑。氟胞嘧啶:对少数曲霉有一定的抗菌活性,常和二性霉素B或咪唑类联合应用。氟康唑:绝大多数文献认为对曲霉菌无效。

外科治疗:药物治疗后仍迁延不愈、合并大咯血、病变局限能耐受手术时可考虑外科手术切除病变。

(赵顺英)

[参考文献]

1. Obayashi T, yoshida M, Mori T, et al. Plasma (1-3) -beta-D -glucan measurement in diagnosis of invasive deep mycosis and fungal febile episodes. Lancet, 1995, 345 (8941): 17-20
2. 谢莉萍, 刘霆, 孟文彤, 等. 血清半乳甘露聚糖检测血液病患者侵袭性曲霉菌病的价值. 中华内科杂志, 2006, 45 (12): 992-995

第七节　儿童阻塞性睡眠呼吸暂停/低通气综合征

【概述】

儿童阻塞性睡眠呼吸暂停低通气综合征（obstructive sleep apnea hypopnoea syndrome, OSAHS）是指由于睡眠过程中频繁的部分或全部上气道阻塞, 扰乱睡眠过程中的正常通气和睡眠结构而引起的一系列病理生理变化。

文献报道, 儿童打鼾的发病率为7%～20%, 而儿童OSAHS的发病率为1%～3%。打鼾的症状可以起始于婴幼儿期, 男女性别没有差异。

临床上引起儿童OSAHS的常见原因, 主要是由于各种因素引起的解剖结构异常、神经肌肉调控异常, 因而导致上气道梗阻、阻力增高和顺应性改变（见表2-5）。其中, 引起儿童OSAHS最常见的病因是腺样体和扁桃体肥大所致上气道梗阻。

OSAHS的发病机制主要是由于上气道解剖上的狭窄和呼吸控制功能失调。使上气道开放的力量主要是咽扩张肌的张力, 包括颏舌肌及腭帆张肌。睡眠时, 尤其在REM期, 咽扩张肌张力均明显降低, 加上咽腔本身的狭窄, 使其容易闭合, 发生OSAHS。

表 2-5 儿童 OSAHS 病因

解剖因素	先天因素
上呼吸道	尖头并指（趾）畸形
鼻中隔偏移	猫叫综合征
鼻息肉	颅面骨发育不全
鼻甲肥大	唐氏综合征
后鼻孔狭窄或闭锁	纳赫尔面骨不全综合征
巨舌	比埃洛宾综合征
腺样体或扁桃体肥大	肥胖通气不良综合征
小下颌	特雷彻科林综合征
上颌寄生胎	胰腺囊性纤维化
颞下颌关节强直	黏多糖病
下呼吸道	少年类风湿性关节炎
喉气管蹼	脑瘫
气管闭锁	希阿利畸形
气管内损伤	颅底畸形
气管外压迫（甲状腺肿）	小颅面
喉气管软化	咽脑膨出
其他	肿瘤
肌病	家庭因素
神经肌肉疾病	胃食管反流

【临床表现】

儿童睡眠呼吸暂停主要临床表现为睡眠打鼾、张口呼吸、憋气、反复惊醒、遗尿、多汗、多动等。白天可发生嗜睡，但较少见，而以活动增多为主要表现，同时伴有语言缺陷、食欲降低和吞咽困难、可出现非特异性行为异常，如不正常的害羞、反叛和攻击行为等。严重的病例可发生认知缺陷，记忆力下降，学习困难。其他白天症状有：张口呼吸，晨起头痛，或易激惹；学龄儿童则表现为上课精力不集中、乏力，学习成绩下降。长期未经治疗的患儿可出现呼吸系统、心血管系统并发症如：高血压、肺水肿、肺心病、心律失常、充血性心力衰竭、呼吸衰竭。

体征包括：呼吸困难，鼻煽、肋间和锁骨上凹陷，吸气时胸腹矛盾运动。有些颅面特征往往提示睡眠呼吸障碍的存在，如小下颌、下颌平面过陡、下颌骨后移、长脸、高硬腭和/或长软腭。家长可能注意到患儿睡眠中出现呼吸停止，典型睡眠姿势为俯卧位，头转向一侧，颈部过度伸展伴张口呼吸。

【辅助检查】

夜间多导睡眠仪（polysomnogruphy，PSG）是目前诊断睡眠呼吸疾病的标准方法，任何年龄的患儿均可实施。没有条件行PSG检查的患儿，可参考病史、体格检查、X线鼻咽部侧位摄片、鼻咽喉内镜、鼾声录音、录像、脉氧仪等手段协助诊断。鼻咽侧位X线片或CT有助于气道阻塞部位的确定，鼻咽喉内镜可动态观察上气道狭窄情况。

标准的多导睡眠监测应在夜间连续监测6~7小时以上，包括脑电图、眼动电图、卜颏肌电图、腿动图和心电图，同时应监测血氧饱和度、胸腹壁运动、口鼻气流、鼾声等。

OSAHS的多导睡眠仪诊断标准：阻塞性睡眠呼吸暂停（obstructive sleep apnea，OSA）是指睡眠时口和鼻气流停止，但胸、腹式呼吸仍存在。低通气（hypopnea）是指口鼻气流幅度较基线降低30%以上，并伴有3%以上血氧饱和度下降和/或觉醒。在成人，每次呼吸暂停或低通气持续的时间需大于10秒方能认为是一次呼吸事件，但儿童呼吸频率较成人快，且不同年龄呼吸频率不同，因而在儿童，较为通用的时间标准是持续大于或等于两个呼吸周期为一次呼吸事件。低氧血症是指最低血氧饱和度（lowest oxygen saturation，$LSaO_2$）低于92%。关于儿童OSAHS的PSG诊断标准，国际上尚未完全统一。过去较为通用的是1996年美国胸科学会的标准，即每夜睡眠过程中呼吸暂停/低通气指数（index of apnea/hypopnea, AHI) 大于 5 或阻塞性呼吸暂停指数（index of obstructive apnea, OAI) 大于 1。但美国睡眠研究会在 2005 年发表的第二版《国际睡眠疾病分类》中提出，儿童 OSAHS 的 PSG 标准是 AHI 大于 1。不过，书中同时指出，由于各个研究中低通气的定义不同、且缺乏正常儿童低通气的范围，此标准还有待进一步研究确定。

【诊断及鉴别诊断】

诊断：OSAHS 的诊断应结合临床表现、体检及多导睡眠仪检查的结果。病史应特别注意睡眠方面的情况，如睡眠的环境、时间、姿势、深睡状态、憋醒、打鼾、喘息等，体检时应注意颅面部结构、鼻咽部气道的通畅情况、舌、软硬腭的位置、悬雍垂的大小、长度等。

鉴别诊断：应与原发鼾症、中枢性睡眠呼吸暂停综合征、发作性睡病、喉痉挛等鉴别。原发鼾症夜间打鼾但没有呼吸暂停和低通气，不伴血氧下降及觉醒；中枢性呼吸障碍胸腹运动和口鼻气流同时停止或减低；发作性睡病白天嗜睡明显，病史中有发作性猝倒、睡瘫、睡眠幻觉等，多次小睡潜伏期试验有助于嗜睡程度的判断以及发现异常的快眼动睡眠。根据临床病史、体格检查及多导睡眠监测仪可资鉴别。

【治疗】

治疗原则：早诊断、早治疗，解除上气道梗阻因素，预防和治疗并发症。

儿童睡眠呼吸障碍的治疗分为外科治疗、持续气道正压通气（continuous positive airway pressure, CPAP）和其他治疗。

（一）外科治疗

1. 腺样体切除术和扁桃体切除术　由于儿童 OSAHS 多伴有腺样体、扁桃体肥大，因此扁桃体及腺样体切除术是治疗儿童 OSAHS 的主要有效方法。当扁桃体和腺样体都肥大时，单纯腺样体或单纯扁桃体切除是不够的。大多数肥胖儿童可通过腺样体、扁桃体切除术得到有效的治疗。扁桃体、腺样体肥大的重度 OSAHS

婴幼儿,保守治疗无效,应该采取手术治疗。

年龄小于3岁、严重的OSAHS、肺心病、营养不良、病理性肥胖、神经肌肉病、颅面部发育异常的患儿是发生术后并发症的高危人群,必须进行详细的术前评估,术后应密切监护。

2. 其他外科治疗包括 颅面正颌手术适用于部分颅面发育畸形的患儿、悬雍垂腭咽成形术、下鼻甲减容术,严重的病例可行气管切开术。但悬雍垂腭咽成形术、下鼻甲减容术、气管切开术等治疗可能影响儿童的生长发育及生活质量,应非常慎重。

所有患儿在最初治疗后应进行临床随访。建议外科手术后8周对患儿进行手术评估。术后6个月以上进行OSAHS相关临床症状的随访和PSG复查。

(二)持续气道正压通气治疗(Continuous positive airway pressure,CPAP)

持续气道正压通气治疗是治疗OSAHS的有效方法,已被广泛应用于成年患者,对儿童的研究同样显示其有效性,可适用于各年龄段儿童。对于有外科手术禁忌证、腺样体扁桃体不大、腺样体扁桃体切除后仍然存在OSAHS以及选择非手术治疗的患儿,可以选择CPAP治疗。不能耐受CPAP压力者,可试用双水平正压通气治疗(Bi-level positive airway pressure,BiPAP)。CPAP/BiPAP的压力滴定必须在睡眠实验室完成,并且需要定期调整。

(三)其他治疗

包括体位治疗、肥胖病人减肥、吸氧、药物治疗等。部分儿童OSAHS是由于发育异常所致。口腔矫治器治疗适用轻至中度OSAHS,不能手术或不能耐受CPAP治疗的部分患儿。有研究表明口腔矫治器治疗咬合不正的儿童OSAHS效果良好。有报道对于小下颌和下颌僵直的患儿进行下颌前移和/或上颌前移可以成功治疗儿童难治性OSAHS。对由于过敏性鼻炎、鼻窦炎等鼻部疾病导致上气道阻塞者,应系统、规范地对症治疗。

虽然OSAHS研究取得了一定的进步,但在诊断上仍有许多问题,有些OSAHS治疗的远期效果也不尽如人意。相信随着

OSAHS病因学及发病机制的深入研究,检查、确诊OSAHS的手段会更准确客观,并能与主观症状有很好的相关性,治疗上会有并发症更少、远期效果更佳的方法。

(许志飞　申昆玲)

[参考文献]

1. American Academy of Pediatrics, Section on Pediatric Pulmonology, Subcommittee on Obstructive Sleep Apnea Syndrome. Clinical practiceguideline: diagnosis and management of childhood obstructive sleep apnea syndrome. Pediatrics, 2002, 109: 704-712
2. Guilleminault C, Lee JH, Chan A. Pediatric obstructive sleep apnea syndrome. Arch Pediatr Adolesc Med, 2005, 159: 775-785
3. American Thoracic Society. Standards and indications for cardiopulmonarysleep studies in children. Am J Respir Crit Care Med, 1996, 153: 866-878
4. 中华医学会耳鼻咽喉科学分会,中华耳鼻咽喉科杂志编委会. 儿童阻塞性睡眠呼吸暂停低通气综合征诊疗指南草案. 中华耳鼻咽喉科杂志, 2007, 42: 83-84
5. American Academy of Sleep Medicine. International classification of sleep disorders, 2nd ed.: Diagnostic and coding manual. Westchester, Illinois: American Academy of Sleep Medicine, 2005

第八节　原发性纤毛运动障碍

【概述】

原发性纤毛运动障碍(primary ciliary dyskinesia, PCD),是一组基因遗传性疾病,包括Kartagener综合征、不动纤毛综合征、纤毛运动方向缺陷。由于纤毛功能异常引起一系列临床表现,包括慢性支气管炎、慢性鼻窦炎、慢性中耳炎、支气管扩张和不孕。约50%病人出现内脏转位,即Kartagener综合征。目前一般认为PCD是常染色体遗传性疾病,虽然有些研究发现一些基因突变可以引起PCD，但由于PCD病人中存在多种结构异常，多部位变异，引起这一疾病的遗传及分子学机制至今未能明确阐述。

PCD的患病率约为1/15000～1/35000。约50%病人合并内脏转位，即Kartagener综合征，故Kartagener综合征的发生率约为1/30000～1/60000。

【临床表现】

发病年龄可自婴幼儿至成年，但以学龄儿童及青年为多。诊断时平均年龄4.4岁。PCD病人的临床表现多样：随年龄而加重的反复上下呼吸道感染，包括复发性中耳炎、鼻炎、鼻窦炎、支气管炎和肺炎，以致支气管扩张症状。常见耳道流脓、鼻腔脓性分泌物、咳嗽、咳痰和咯血，严重时喘憋。常易误诊为一般慢性支气管炎、慢性肺炎、哮喘和肺结核。有时可伴听力损害、男性不育症等。部分病人可在新生儿期可出现症状，包括呼吸急促、咳嗽、咳痰等，甚至可以出现呼吸窘迫综合症。多数病人运动耐受正常，但在年长儿或成人，由于气道阻塞可出现运动不耐受。50%的患者合并右位心，甚至全内脏转位。支气管镜检查可发现左右支气管转位。有研究表明PCD的特征性临床表现为慢性鼻炎/鼻窦炎、复发性中耳炎、新生儿期起病、内脏转位。Kartagener综合征由下列三联症组成：①支气管扩张；②鼻窦炎或鼻息肉；③内脏转位（主要为右位心）。人类内脏转位的发生率约为1/5000～1/10000，支气管扩张的普通发病率为0.3‰～0.5‰，而在内脏转位的病人支气管扩张的发病率可增到12%～25%，为一般人的40～50倍。因此，右位心儿童如伴频发上感和肺炎，应考虑到Kartagener综合征的可能。如只具备内脏转位及支气管扩张两项则为不全性Kartagener综合征。

Kartagener综合征还常和其他先天性畸形同时存在，最多见的是先天性心脏病、脑积水、腭裂、双侧颈肋、肛门闭锁、尿道下裂和复肾，其他尚有膜状瞳孔、智力障碍、听力减退、嗅觉缺损等。PCD的其他表现包括胃食管反流、食管或肝外胆管闭锁、肠旋转不良、脾发育异常（无脾、脾发育不全、多脾）、肾发育不全。

体征变化很大，一些病人可出现肺底湿啰音，用力咳嗽后部分病人肺底湿啰音可消失。伴支气管扩张的年长儿可出现杵状指，喘鸣音相对少见。有时可伴肺不张和肺气肿的体征。约半数病人可有右位心或全内脏转位。慢性鼻充血较为常见，通常从婴幼儿开始，没有季节性，1/3 病人有鼻息肉，存在鼻窦炎时可出现副鼻窦区压痛。几乎所有病人存在不同程度的慢性中耳炎，多数病人存在慢性鼓膜穿孔或渗出性中耳炎。中耳的表现有助于鉴别 PCD 和囊性纤维化，或一些其他慢性肺病。一些病人可出现听力丧失。一些病人合并脑积水或脑室扩张。

【实验室检查】

1. 电镜检查 可取鼻腔黏膜或经支气管镜取支气管黏膜上皮在电镜下观察纤毛数目及结构异常，从而确诊。目前为止已发现的纤毛结构异常至少有 20 种，包括动力臂缺失、变短或数目减少、放射辐缺失或变短、微管转位（中央微管缺失，外周微管向中央微管转位）、中央鞘缺失、纤毛方向障碍、纤毛发育不全、基底异常（basal body）等。其中最常见的结构异常是外动力臂缺失。最有诊断意义的纤毛结构异常是动力臂变短或缺失。正常人每一纤毛平均有 7.5～9 个动力臂，其中外动力臂 3.0 个，内动力臂 5.0 个。大部分病人内、外动力臂同时缺失。至今为止未能证实特定的纤毛结构异常与特定临床表现的关系。纤毛方向（ciliary orientation, COR）可辅助诊断 PCD。一般认为 COR 的正常值是 <20°，20°～35° 提示纤毛方向紊乱，>35° 提示方向随机化。有研究表明 PCD 病人比正常人和继发性纤毛运动障碍病人的纤毛方向紊乱更明显。

2. 纤毛摆动频率和摆动方式检查 使用相差显微镜测定纤毛摆动频率，使用数字高速视频影像系统分析纤毛的摆动方式。有研究表明外动力臂、内外动力臂同时缺失、内动力臂缺失、放射辐缺失时纤毛的摆动频率分别是 2.3 ± 1.2 Hz、0.8 ± 0.8 Hz、9.3 ± 2.6 Hz 和 6.0 ± 3.1 Hz，较正常对照降低。放射辐和内动力臂缺失时纤毛有相同的摆动模式——纤毛僵直，摆动幅度降低，不能沿长轴弯曲。微管转位时出现环形摆动，摆动频率10.7±1.1Hz。检查精子泳动能力有缺陷可辅助诊断。

3. 黏液纤毛清除功能的检查方法　包括有糖精筛查试验、放射性气溶胶吸入肺扫描、纤支镜结合γ照相技术测支气管黏液转运速度。有研究使用^{99}锝标记的胶体白蛋白测定鼻黏膜纤毛转运，诊断PCD的敏感性为100%，特异性为55%，阴性预测值100%，阳性预测值28%，表明鼻黏膜纤毛转运正常可排除PCD的诊断。

4. 肺功能检查早期正常　年长儿或成人可出现轻到中度阻塞性通气功能障碍，典型改变是FEF25~75、FEV1降低，残气量、残气量/肺总量增加。$β_2$受体激动剂对PCD患儿肺功能的改善与正常对照无显著差异，但运动可使PCD儿童肺功能改善。对儿童PCD病人的纵列分析显示在相当长时间内肺功能可保持正常。

5. 其他检查　包括呼出气一氧化氮测定，可作为PCD的筛选试验，PCD病人呼出气一氧化氮降低。一些PCD病人可见中性粒细胞趋化性受损和中性粒细胞极性改变。痰液或支气管-肺泡灌洗液培养可有不同细菌生长，如流感嗜血杆菌、金黄色葡萄球菌、肺炎双球菌。在年长儿或成人铜绿假单胞菌定植并不少见。

6. 影像学检查

胸部X线检查和CT扫描可见肺气肿、支气管壁增厚、节段性肺不张或实变、内脏转位和支气管扩张。通常情况下病变多位于中叶或舌叶。这些X线表现并不特异，可出现在囊性纤维化、免疫缺陷病、慢性吸入的病人。副鼻窦片或CT可见黏膜增厚或鼻窦炎。

【诊断和鉴别诊断】

1. 诊断

①有典型的临床表现：慢性、反复的呼吸道感染，可伴有支气管扩张的表现，同时可有鼻窦炎、中耳炎、男性不育等；②纤毛摆动频率和摆动方式；③黏液纤毛清除功能异常；④电镜检查（诊断PCD的金标准）证实纤毛数目及结构异常；⑤伴内脏转位时，应考虑Kartagener综合征。临床检查联合纤毛功能和结构检查对诊

断 PCD 有高度精确性。PCD 的诊断流程见图 2-1。

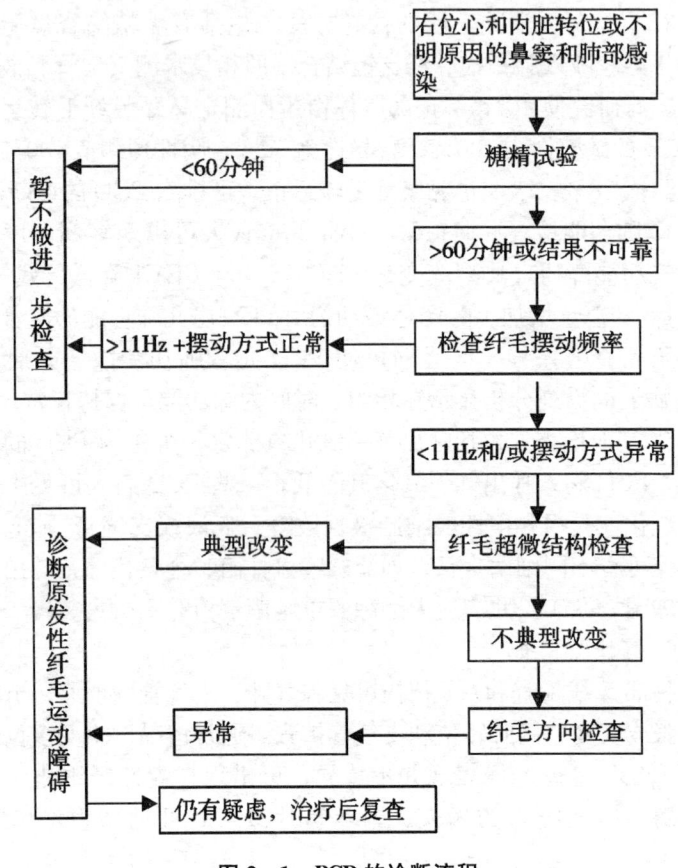

图 2-1　PCD 的诊断流程

2. 鉴别诊断

①继发性纤毛功能障碍（secondary ciliary dyskinesia，SCD）：表现为非特异性纤毛超微结构异常。Pizzi 的研究表明原发性纤毛运动障碍主要超微结构异常是动力臂减少或缺失、放射辐缺失、微管转位，而继发性纤毛运动障碍的结构异常包括复合纤毛、外周微

管增加或减少、轴丝紊乱、轴丝膜不连续。但一些病人可能不能根据一次超微结构异常区分原发性纤毛运动障碍和继发性纤毛功能障碍，需要长期随诊和重复纤毛电镜检查。有研究表明PCD病人比继发性纤毛运动障碍病人的纤毛方向紊乱更明显，但由于两者之间具有重叠。动力臂的数量有利于区分PCD和SCD。PCD病人内外动力臂数目分别是每根纤毛1.4、1.5，SCD病人分别是5.9、8.1，而正常对照组分别是5.2、7.9，提示PCD病人动力臂数目显著降低。SCD病人与正常对照无显著差异。

②囊性纤维化：PCD的许多临床表现与囊性纤维化重叠，但PCD病人咳痰更明显，新生儿期出现呼吸道症状，可有内脏转位、慢性中耳炎、脑积水等有助于鉴别。

【治疗、预防和预后】

到目前为止尚无特效治疗方法。主要治疗方法包括增加黏液清除、预防呼吸道感染、治疗细菌性呼吸道感染、鼻窦炎、中耳炎。体位引流和咳嗽训练可辅助痰液排出，支气管扩张剂缓解喘息及气道梗阻，避免使用镇咳药物。

PCD病人应接受全程预防接种，包括百日咳、麻疹、B型流感嗜血杆菌、肺炎双球菌、流感病毒疫苗等。避免空气污染及吸烟。出现细菌感染（支气管炎、鼻窦炎、中耳炎）可根据细菌培养结果使用敏感抗菌药物。经验性使用的抗菌药物包括阿莫西林、磺胺类。一些情况下可进行手术干预，如鼓膜造孔术、鼻息肉切除术、鼻窦引流术，局限性支气管扩张症或肺不张病人可进行肺叶切除术。然而上述治疗均应慎重进行。在终末肺病病人有成功进行肺移植的报道。

本病如能早期诊断，采取适当防治措施，延缓支气管扩张的发生，预防反复呼吸道感染，预后尚好。

【展望】

目前已开展对PCD相关基因的研究，在人类PCD病人中研究的基因有十余种，但证实与PCD相关的基因只有三个：DNAI1、DNAH11、DNAH5。其他一些候选基因包括放射辐基因、中央微管基因，但尚未证实这些基因与 PCD 的关系。对 PCD 基因研究的进展，有可能为 PCD 的早期诊断提供方法。

（徐保平　申昆玲）

[参考文献]

1. Chodhari R, Mitchison HM, Meeks M. Cilia, primary ciliary dyskinesia and molecular genetics. Paediatr Respir Rev, 2004, 5 (1): 69-76
2. De Boeck K, Proesmans M, Mortelmans L, et al. Mucociliary transport using 99mTc - albumin colloid: a reliable screening test for primary ciliary dyskinesia. Thorax, 2005, 60 (5): 414-417
3. Bush A, Cole P, Hariri M, et al. Primary ciliary dyskinesia: diagnosis and standards of care. Eur Respir J, 1998, 12 (4): 982-988
4. Pizzi S, Cazzato S, Bernardi F, et al. Clinico - pathological evaluation of ciliary dyskinesia: diagnostic role of electron microscopy. Ultrastruct Pathol, 2003, 27 (4): 243-252
5. Roomans GM, Ivanovs A, Shebani EB, et al. Transmission electron microscopy in the diagnosis of primary ciliary dyskinesia. Ups J Med Sci, 2006, 111 (1): 155-168

第九节　儿童慢性咳嗽病因诊断与治疗原则

【概述】

咳嗽是人体呼吸道防御机制的重要组成部分，有利于清除气道内过多分泌物和异物排出。但长期持续性咳嗽或频繁剧烈咳嗽对儿童日常生活造成严重影响，成为最常见的就诊原因之一。儿童慢性咳嗽通常被定义为持续咳嗽≥4周，经常规检查和治疗效果不佳，病因复杂多样。

咳嗽包括非常复杂的神经反射过程，咳嗽感受器分布于喉、气管、主支气管、外耳道、鼓膜、鼻窦、胸膜、膈以及食管，中枢在延髓。因此累及上下呼吸道的各种病变以及某些消化道病变均可表现咳嗽症状。

【临床表现】

1. 病史和体格检查

充分了解病史是寻找慢性咳嗽病因的第一步。但就咳嗽本身而言是一个缺乏特异性和敏感性的症状，咳嗽伴发症状以及咳嗽特征应为询问病史的重要内容。另外由于慢性咳嗽患儿常常经过多次诊断治疗，因此对于之前相关检查结果及治疗的反应也要详细了解。以下咳嗽特点及相关体征有助于为进一步诊断提供线索，在询问病史和查体中应引起注意。

咳嗽伴有较多的痰液尤其是咯脓痰者首先应考虑呼吸道感染性疾病（包括各种病原所致肺炎、结核、支气管扩张并发感染等）；干咳多见于异物刺激或支气管受压；伴有低热、乏力、盗汗、消瘦等症并有结核接触史要高度怀疑结核；阵发性咳嗽、咳嗽后呕吐和/或吸气性特征性喉鸣应见于百日咳；有生长或喂养困难、反复肺炎病史的年幼儿应注意免疫缺陷及先天性畸形（先天性支气管-肺发育不良、气管或食管瘘、血管畸形、先天性心脏病等）；杵状指、呼吸困难及生长发育落后应注意支气管扩张或肺间质疾病；伴有频繁清喉、咽异物感、流涕及后鼻孔滴流常常提示鼻炎或鼻窦炎等上气道疾病；由于冷空气、运动及吸入物诱发的咳嗽尤其是夜间咳嗽通常提示哮喘；伴有消化不良、餐后咳嗽、上腹部压痛等应注意胃食管反流；咳嗽伴声音嘶哑见于纵隔肿瘤、先天性心脏病压迫喉返神经；咳嗽在专注于某一事物及夜间休息时消失并伴随多动等症状可见于抽动-秽语综合征或心因性咳嗽。

2. 辅助检查

（1）影像学检查：X线胸片有助于发现肺内器质性病变及病变部位、范围及形态，为治疗或进一步行相关检查提供线索。CT、高分辨CT、增强CT等对于进一步了解病变性质、发现纵隔及淋巴结病变以及血管病变、间质性肺疾病等有重要价值。鼻窦CT是鼻窦炎重要辅助检查。对于X线胸片无明显病变的慢性咳嗽，要考虑上气道疾病或其他病因。

（2）肺功能：通气功能、气道阻力检查以及支气管舒张试验可帮助诊断和鉴别气道阻塞性疾病，如哮喘、胸内胸外气道阻塞性病变等（纵隔淋巴结或支气管淋巴结压迫、肿瘤压迫等）。弥散功能检查对于肺间质疾病、肺纤维化以及某些累及肺部的自身免疫性疾病有辅助诊断意义。肺功能正常可通过激发试验诊断咳嗽变异型哮喘。

（3）病原学检查：对怀疑感染性疾病所致咳嗽，应采集鼻咽分泌物、痰、血标本等进行细菌、病毒、支原体、衣原体、结核、真菌等病原或病原体抗体检测来明确感染的病原学依据，必要时还需多次重复病原学检查。

（4）过敏原检查：通过过敏原皮肤试验和/或血清过敏原特异性 IgE 抗体检测检出阳性致敏原，可辅助咳嗽变异型哮喘诊断。

（5）免疫功能检查：通过体液和细胞免疫功能检查明确有无免疫功能缺陷。

（6）诱导痰检查：诱导痰细胞学检查嗜酸粒细胞增高是诊断嗜酸粒细胞性支气管炎的主要指标。

（7）支气管镜检查：可有效诊断气管、支气管腔内病变，包括异物、支气管内膜结核、气管支气管狭窄等。

（8）食管 24 小时 pH 值监测：是目前诊断胃食管反流病（GERD）最有效的方法。通过动态监测食管 pH 值的变化，获得 24h 食管 pH＜4 的次数、最长反流时间、食管 pH＜4 占监测时间的百分比等 6 项参数，最后以 Demeester 积分表示反流程度。

（9）其他检查：考虑先天性心脏病患儿需经心脏超声及心电图协助诊断；声带功能不良所致咳嗽诊断困难，易与哮喘混淆，需进行在激发咳嗽或呼吸困难的状态下直接喉镜检查；对于某些感染、间质性肺疾病或占位性病变必要时需做肺穿刺活检。

【慢性咳嗽病因诊断流程】

儿童慢性咳嗽病因诊断应遵循结合病史和年龄特点、由常见病到复杂病、由简单到复杂选择辅助检查，诊断和治疗（包括诊断性治疗、经验性治疗）同步的原则进行。

儿童因其呼吸系统、免疫系统的解剖和功能发育特点，慢性咳嗽病因的分布表现一定的年龄特征。各年龄段均较为常见的病因是感染性疾病，尤其是非特异性反复呼吸道感染（包括支原体、衣原体、病毒、细菌等）；另外可见结核、真菌等特异性感染。因气管异物、先天性气管支气管发育异常或心血管系统畸形、食管瘘等导致慢性咳嗽大多数见于婴幼儿期。哮喘、上气道咳嗽综合征或鼻后滴漏综合征、心因性咳嗽等更多见于学龄前及学龄期的年长儿。胃食管反流可见于各年龄段。

一部分慢性咳嗽患儿基础病因相对隐匿，如免疫缺陷、原发性纤毛运动功能不良、食管瘘等畸形等常以反复呼吸道感染的临床表现为特征；非常见感染（如结核、真菌等）出现特异或典型临床特征前可能仅唯一突出表现慢性咳嗽；另外支气管异物可能未及时确诊导致反复咳嗽或感染等，上述病因均需经特异性诊断方法明确。

慢性咳嗽病因诊断流程如下（见图 2-2）：

1. 询问病史和查体，缩小诊断范围。
2. X 线胸片检查，推荐将 X 线胸片列为慢性咳嗽常规检查。X 线胸片有明显病变者，根据病变形态性质选择进一步检查，如提示炎症进一步进行病原学检查和/或联合免疫功能检查以诊断感染性疾病、免疫功能缺陷；结合病史查体提示先天性疾病进一步进行 CT、增强 CT、心脏超声及心电图检查。X 线胸片无明显病变者，则进入下一步诊断程序。
3. 肺功能检查及支气管舒张试验在 3 岁以上儿童均可较易获得结果，典型的可逆性气流受限有助于哮喘诊断，对于病史有可疑哮喘线索者应列为首选检查。
4. X 线胸片和肺功能检查均无异常者，结合病史查体等信息，评估有无血管紧张素转换酶抑制剂（ACEI）和吸烟暴露因素导致咳嗽，并了解既往治疗反应。在 2 岁以上儿童可考虑过敏原检查。以诊断嗜酸细胞性支气管炎（EB）。
5. 病史存在鼻炎史、频繁清喉或鼻后滴流时，提示上气道咳嗽综合征（UACS 或 PNDs）可能性大，可使用抗组胺药和鼻减充血剂，对过敏原阳性的变应性鼻炎可加用鼻吸入糖皮质激素，治疗

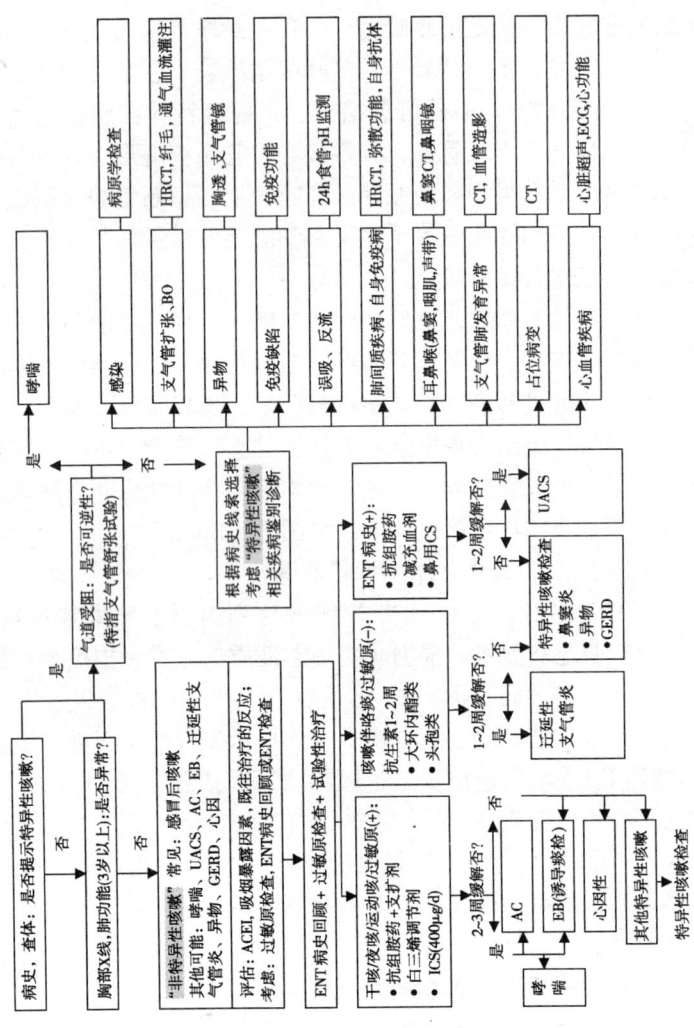

图 2-2 儿童慢性咳嗽病因诊断流程图

1~2周症状无改善者,可摄鼻窦CT或行鼻咽镜检查诊断鼻窦炎;对于咳嗽伴有咯痰,过敏原阴性者以抗生素治疗,1~2周后缓解者提示迁延性支气管炎,否则应进一步进行有关变应性咳嗽的的其他检查；对于有干咳、运动后咳或夜咳者，尤其是过敏原阳性者，提示哮喘相关咳嗽或特应性咳嗽可能性大，予以抗哮喘治疗，2~3周缓解者支持诊断，否则应考虑进一步作诱导痰检查以诊断嗜酸细胞性支气管炎（EB）。

6. 如上述检查无异常或经试验性治疗无效，或患者伴有反流相关症状，可考虑进行 24h 食管 pH 值监测或进行经验性治疗。

7. 通过上述检查仍不能确诊，或试验性治疗后仍继续咳嗽者，应考虑作高分辨 CT、支气管镜等，以除外支气管扩张症、支气管内膜结核等疾病。

8. 经相应治疗后咳嗽缓解，病因诊断方能确立。有些患儿可同时存在多种病因，如果治疗后症状部分缓解，应考虑是否同时合并多种病因。

【慢性咳嗽主要病因诊断及治疗】

（一）上气道咳嗽综合征（upper airway cough syndrome, UACS）

UACS 曾被称为鼻后滴流综合征（postnasal drip syndrome, PNDs）。UACS 包括继发于以下上气道疾病的慢性咳嗽：过敏性鼻炎，非过敏性鼻炎，伴嗜酸细胞增多的非过敏性鼻炎，感染后鼻炎，细菌性鼻窦炎，变态反应真菌性鼻窦炎，异常解剖所致鼻炎，化学刺激性鼻炎，药物性鼻炎等。由于这些鼻部疾病引起分泌物倒流鼻后和咽喉部，甚至反流入声门或气管，导致以咳嗽为主要表现的综合征。

临床表现除咳嗽外，伴有频繁清喉、咽痒不适、咽喉部滴流感、口咽黏液附着或鼻痒、鼻塞、流涕、打喷嚏等症状。查体可发现咽后壁有黏液附着，鹅卵石样观。

通过病史、查体、过敏原检查、鼻窦 CT、病原学检查等可明确 UACS 病因。

过敏性鼻炎治疗包括避免过敏原，鼻吸入糖皮质激素，抗组胺药和变应原特异性免疫治疗。非过敏性鼻炎可用鼻吸入糖皮质激素激素、减充血剂、抗胆碱药、抗组胺鼻喷剂。鼻窦炎所致慢性咳嗽在儿童常见，青霉素类或3代头孢类抗生素有效（急性鼻窦炎疗程10～14天，慢性鼻窦炎疗程4～8周），鼻窦炎联合治疗包括鼻吸入糖皮质激素、促黏膜纤毛运动的局部治疗或鼻冲洗治疗。如果抗生素和吸入激素无效，要进一步行CT了解支气管扩张（如果有支气管扩张，进一步查免疫缺陷和囊性纤维化）。

（二）咳嗽变异型哮喘（cough variant asthma，CVA）

CVA是一种特殊类型的哮喘，咳嗽是其唯一或主要临床表现，无明显喘息、气促等症状或体征，但有气道高反应性。

CVA诊断要点包括：①咳嗽持续或反复发作＞1个月，常在夜间和/或清晨发作，运动、遇冷空气或嗅到特殊气味后加重，痰少，临床无感染征象，或经较长期抗生素治疗无效；②气管舒张剂诊断性治疗可使咳嗽发作缓解（基本诊断条件）；③有个人过敏史或家族过敏史、家族哮喘病史，变应原检测阳性可作辅助诊断；④气道呈高反应性特征，支气管激发试验阳性可作辅助诊断；⑤除外其他原因引起的慢性咳嗽。

CVA治疗原则与哮喘治疗相同。大多数患儿吸入小剂量糖皮质激素或白三烯调节剂作为控制治疗，按需使用β_2受体激动剂。治疗疗程不少于6～8周。

（三）感冒后咳嗽

当感冒本身急性期症状消失后，咳嗽仍然迁延不愈，临床上称之为感冒后咳嗽或感染后咳嗽（postinfectious cough）。除了呼吸道黏稠病毒外，其他呼吸道感染亦可能导致此类迁延不愈的咳嗽。患者多表现为刺激性干咳或咳少量白色黏液痰，可以持续3～8周，甚至更长时间。X线胸片检查无异常。

感冒后咳嗽常为自限性，通常能自行缓解。抗菌药物治疗无效。对一些慢性迁延性咳嗽可以短期应用抗组胺H_1受体拮抗剂及中枢性镇咳药等。对少数顽固性重症感冒后咳嗽患者，在一般治疗无效的情况下可短期试用吸入或口服糖皮质激素治疗，如10～20mg泼尼松（或等量其他激素）3～7日。

（四）嗜酸粒细胞性支气管炎（eosinophilic bronchitis，EB）

一部分慢性咳嗽患者具有正常肺功能，正常乙酰甲胆碱激发试验，但痰中嗜酸细胞增多。诊断主要依靠诱导痰细胞学检查。

诊断标准：①慢性咳嗽，多为刺激性干咳，或伴少量粘痰；②X线胸片正常；③肺通气功能正常，气道高反应性检测阴性，PEF日间变异率正常；④痰细胞学检查嗜酸粒细胞比例≥3‰；⑤排除其他嗜酸粒细胞增多性疾病；⑥口服或吸入糖皮质激素有效。

治疗：EB对糖皮质激素治疗反应良好，支气管扩张剂治疗无效。每日低中剂量吸入性糖皮质激素持续4周以上。

（五）变应性咳嗽（atopic cough，AC）

某些慢性咳嗽患者，具有一些特应症的因素，抗组胺药及糖皮质激素治疗有效，但不能诊断为哮喘、变应性鼻炎或EB，将此类咳嗽定义为AC。其与变应性咽喉炎、EB、感冒后咳嗽的关系及异同有待于进一步明确。

临床表现：刺激性干咳，多为阵发性，白天或夜间咳嗽，油烟、灰尘、冷空气、讲话等容易诱发咳嗽，常伴有咽喉发痒。通气功能正常，诱导痰细胞学检查嗜酸粒细胞比例不高。

诊断标准：目前尚无公认的标准，以下标准供参考。①慢性咳嗽；②通气功能正常，气道高反应性检测阴性，③具有下列指征之一：过敏物质接触史；SPT阳性；血清总IgE或特异性IgE增高；④排除UACS、CVA、EB等其他原因引起的慢性咳嗽；⑤抗组胺药物和/或糖皮质激素治疗有效。

治疗：抗组胺药物治疗有一定效果，必要时加用吸入或短期（3～7日）口服糖皮质激素。

（六）异物

有明确异物吸入史者诊断并无困难，年幼儿常可因为病史不明确而误诊或漏诊，导致反复咳喘发作甚至反复肺部感染并常在同一部位发生。胸透无明显异物征象者但仍高度怀疑异物的患儿，应尽早行支气管镜检查诊断和治疗。

（七）胃食管反流病（gastroesophageal reflex disease，GERD）

GERD是因胃酸和其他胃内容物反流进入食管，导致以咳嗽为突出的临床表现。典型反流症状表现为胸骨后烧灼感、反酸、嗳气、胸闷等。许多患儿咳嗽为唯一临床表现，大多发生在日间和直立位，干咳或咳少量白色粘痰。

诊断标准：①慢性咳嗽，以白天咳嗽为主；②24h 食管 pH 值监测 Demester 积分≥12.70，和/或 SAP≥75%；③排除 UACS、CVA、EB 等疾病；④抗反流治疗后咳嗽明显减轻或消失。

治疗：①调整生活方式：减肥，少食多餐，避免过饱和睡前进食，避免进食酸性、油腻食物及饮料。高枕卧位，升高床头。②抑酸药：常选用质子泵抑制剂（如奥美拉唑或其他类似药物）或 H_2 受体拮抗剂（雷尼替丁或其他类似药物）。③促胃动力药：如多潘立酮等。④如有胃十二指肠基础疾病（慢性胃炎、胃溃疡、十二指肠炎或溃疡）伴有幽门螺杆菌感染患者均应进行相应的治疗。⑤治疗时间要求 3 个月以上，一般需 2～4 周方显疗效。

（八）支气管扩张

临床表现为咳嗽、咳脓痰甚至咯血，儿童表现反复呼吸道感染。胸部高分辨 CT 是确诊标准。进一步检查免疫功能或纤毛运动功能等有助于分析支扩的基础病因。治疗包括基础病因治疗、抗感染治疗、体位引流。

（九）支气管内膜结核

其主要症状为慢性咳嗽，而且在有些患者是唯一的临床表现，可伴有低热、盗汗、消瘦等结核中毒症状，查体有时可闻吸气性干啰音。X 线胸片无明显异常改变，临床上容易误诊及漏诊。

对怀疑支气管内膜结核的患者应首先进行普通痰涂片找抗酸杆菌。部分患者结核分支杆菌培养可阳性。X 线胸片的直接征象不多，可发现气管、主支气管的管壁增厚、管腔狭窄或阻塞等病变。CT 特别是高分辨 CT 显示支气管病变征象较 X 线胸片更为敏感，尤其能显示叶以下支气管的病变，可以间接提示诊断。支气管镜检查是确诊支气管内膜结核的主要手段，镜下常规刷检和组织活检阳性率高。

确诊者应用抗结核治疗。

（十）心理性咳嗽

心理性咳嗽是由于患者严重心理问题或有意清喉引起，又称为习惯性咳嗽、心因性咳嗽。小儿相对常见。典型表现为日间咳嗽，专注于某一事物及夜间休息时咳嗽消失，常伴随焦虑症状。

心理性咳嗽的诊断系排他性诊断，只有其他可能的诊断排除后才能考虑心理性咳嗽。

儿童心理性咳嗽的主要治疗方法是暗示疗法，可以短期应用止咳药物辅助治疗。对年龄大的患者可辅以心理咨询或精神干预治疗，适当应用抗焦虑药物。

（十一）其他

服用血管紧张素转换酶抑制剂（ACEI）诱发的咳嗽在儿童非常少见，停用 ACEI 后咳嗽缓解。被动吸烟暴露可加重咳嗽，在治疗慢性咳嗽时应强调对此环境因素的严格避免。抽动症或抽动-秽语综合征引起的儿童慢性咳嗽在临床表现和治疗上与心理性咳嗽类似。

其他少见病因还包括：肺间质疾病、自身免疫病、肿瘤等。

（向　莉　申昆玲）

[参考文献]

1. Mathew A. Rank, Pramod Kelkar, John J. Openheimer. Taming chronic cough. Ann Allergy Asthma Immunol, 2007, 98: 305-313
2. Anne B Chang, William B Glomb. Guidelines for evaluating chronic cough in pediatrics. Chest, 2006, 129: 260S-283S
3. J C de Jongste, M D Shields. Chronic cough in children. Thorax, 2003, 58: 998-1003
4. 中华医学会呼吸病学分会哮喘学组．咳嗽的诊断与治疗指南（草案）．中华结核和呼吸杂志，2005, 28: 738-744

第十节 儿童支气管哮喘

【概述】

支气管哮喘是由多种细胞(如嗜酸性粒细胞、肥大细胞、T淋巴细胞、中性粒细胞及气道上皮细胞等)和细胞组分共同参与的气道慢性炎症性疾患。这种慢性炎症导致气道高反应性,当接触多种刺激因素时,气道发生阻塞和气流受限,出现反复发作的喘息、气促、胸闷、咳嗽等症状,常在夜间和/或清晨发作或加剧,多数患儿可经治疗缓解或自行缓解。

全球哮喘患病人数超过3亿。不同国家小儿哮喘患病率从0～30%不等,2000年调查我国儿童哮喘平均累积患病率1.97%。哮喘发病机制复杂,遗传-环境因素二者交互作用影响机体先天免疫反应及后天获得性免疫反应,从而对哮喘发生及转归产生重要作用。遗传因素以特应性最为突出,环境因素主要有变应原、感染因素、污染物等。哮喘基本病理特征包括气道慢性炎症和气道重塑(气道结构病理性修复),气道高反应性是各类哮喘共同病生理特点。

【临床表现】

1. 症状

喘息、气促、胸闷或咳嗽。呈反复发作性,常在夜间和/或清晨发作、加剧;或可追溯与某种变应原或刺激因素有关,包括室内外变应原、冷空气、物理或化学性刺激、病毒性上、下呼吸道感染、运动、药物或食物添加剂、吸烟或过度情绪激动、胃食管反流等。支气管舒张剂治疗可明显缓解症状。

2. 体格检查

急性发作期呼吸频率增快,重度发作表现三凹征、发绀等。发作时双肺闻及以呼气相为主的哮鸣音,呼气相延长。非发作期无明显体征,慢性重度持续患者可出现桶状胸、杵状指等或生长发育受限。

【辅助检查】

1. 外周血嗜酸性粒细胞可增高，计数可在6%以上。

2. 痰涂片镜检可见库什曼螺旋体，痰细胞学检查可见较多嗜酸细胞（大于2.5%）。

3. 肺功能检查

是评价气流受限及其可逆性和变异性的重要方法。①肺容量变化：哮喘发作期残气容积（RV）、肺总量（TLC）和残总比（RV/TLC%）均增大，但在缓解期可恢复正常。肺活量（VC）可正常，但用力肺活量（FVC）可减低。②肺通气功能：发作期哮喘最大呼气流量-容积曲线（MEFV）的特点是降支凹向横轴，第一秒用力肺活量（FEV_1）降低。相应MEFV上各主要流速参数如FEE_{25}、FEF_{50}、FEF_{75}降低，表现为阻塞型或混合型通气功能障碍。缓解期患儿大多数肺通气功能正常。

4. 支气管舒张试验

反映可逆性气流受限程度。支气管舒张试验阳性有助于哮喘诊断，但阴性不足以否认哮喘。受试者基础FEV_1<70%预计值，然后吸入$β_2$受体激动剂，15分钟后重复测定FEV_1，FEV_1改善率≥15%判定试验阳性。

5. 支气管激发试验

是了解气道高反应性的重要方法，气道反应性的高低与气道炎症的严重程度密切相关。

6. 特异性过敏原诊断

通过皮肤试验和血清特异性IgE测定可显示阳性致敏原（以吸入性变应原为主）的种类及致敏程度。是了解特应性、识别危险因素或触发因子的重要方法，也是推荐适宜的环境控制措施和实施变应原特异性免疫治疗的前提。

7. 影像学检查

无合并症的哮喘病人中，肺部X线大多无特殊发现。但在重症哮喘和婴幼儿哮喘急性发作时，较多见两肺透亮度增加或肺气肿表现。在儿童反复喘息性疾病的鉴别诊断中有重要意义，如先天畸形（心、肺、血管）、支气管肺发育不良、结核、支气管扩张等，尤其对于婴幼儿反复喘息应列为常规检查。

【诊断和鉴别诊断】

1. 哮喘

根据症状、体征、支气管舒张剂显著疗效，并除外其他疾病所引起的喘息、气促、胸闷或咳嗽，可诊断哮喘；对于症状不典型患儿，同时在肺部闻及哮鸣音者，可酌情采用支气管舒张试验协助诊断；若肺部未闻及哮鸣音，且 $FEV_1 > 75\%$ 者，可做支气管激发试验，阳性可诊断哮喘。

2. 咳嗽变异型哮喘

诊断要点包括：①咳嗽持续或反复发作＞1个月，常在夜间和/或清晨发作，运动、遇冷空气或嗅到特殊气味后加重，痰少，临床无感染征象，或经较长期抗生素治疗无效；②气管舒张剂诊断性治疗可使咳嗽发作缓解（基本诊断条件）；③有个人过敏史或家族过敏史、家族哮喘病史，变应原检测阳性可作辅助诊断；④气道呈高反应性特征，支气管激发试验阳性可作辅助诊断；⑤除外其他原因引起的慢性咳嗽。

另需注意，年幼儿哮喘诊断必须考虑和除外其他原因所致的反复喘息（详见鉴别诊断）。5岁以下儿童诊断哮喘在很大程度上依据临床判断。吸入皮质类固醇试验性治疗对建立诊断有帮助。在治疗后有显著的临床改善但停药恶化支持哮喘诊断。

3. 鉴别诊断

（1）呼吸道感染性疾病

包括毛细支气管炎、支气管肺炎、弥漫性泛细支气管炎（DPB）、咽后壁脓肿、喉白喉、支气管淋巴结核、支气管内膜结核等，通过病史、影像学特征、病原学、气管镜等检查进行鉴别。

（2）先天性喉、气管、支气管异常

先天性喉、气管软化造成吸气性喉喘鸣。先天性肺叶气肿为支气管缺乏支架所致气短、哮鸣和间歇性发绀。先天性喉蹼、气管食管瘘使大气道受压也可出现哮鸣。

(3) 先天性心、血管异常

严重的左向右分流，引起肺动脉扩张或心脏扩大，可压迫大气道引起哮鸣。环状血管畸形或双主动脉弓，可出现吸气时胸骨上窝凹陷伴哮鸣和哮吼样咳嗽。

(4) 异物吸入

学龄前儿童多发，一般有吸入异物病史。

(5) 心源性哮喘

左心衰引起多见于老年人，小儿可见于急、慢性肾炎和二尖瓣狭窄病儿。

(6) 纵隔气道周围肿物压迫

见于甲状腺瘤、畸胎瘤、结核性淋巴瘤和转移性肿瘤等压迫气道所致呼气性或双相哮鸣。

(7) 胃食管反流

引起反射性气管痉挛而致咳喘。24 小时食管 pH 值测定可鉴别。

(8) 喉返神经麻痹

双侧声带外展性麻痹，可出现喘鸣，但同时伴有声音嘶哑。

(9) 肺部变态反应性疾病

过敏性肺炎、变态反应性支气管肺曲霉菌病、肺嗜酸性粒细胞增多症、过敏性肉芽肿（Churg-Strauss 综合征）等。

【治疗】

(一) 药物分类

1. 控制类药物

(1) 吸入型糖皮质激素（ICS）是哮喘控制治疗的首选药物。常用 ICS 及其剂量分级见表 2-6。

表 2-6 儿童常用吸入型糖皮质激素及其剂量分级

药物	低剂量（μg）	中剂量（μg）	高剂量（μg）
二丙酸倍氯米松	100～200	200～400	＞400
布地奈德（干粉剂）	100～200	200～400	＞400
布地奈德（悬液）	250	500～1000	＞1000
丙酸氟替卡松	100～200	200～500	＞500

（2）口服糖皮质激素：用于急性发作病情较重的哮喘或重度持续哮喘吸入大剂量激素治疗无效的患者。一般可选用泼尼松，剂量 1～2mg/（kg·d），疗程 3～7 天，对于糖皮质激素依赖型哮喘，可采用每日或隔日清晨顿服给药的方式，以减少外源性激素对脑垂体-肾上腺轴的抑制作用。

（3）静脉给予糖皮质激素：严重哮喘发作时，应静脉及时给予大剂量氢化可的松（5～10mg/kg/次）或甲泼尼龙（1～4mg/kg/次），可在短期（3～5 天）内停药，症状控制后改为吸入激素。

（4）长效 β_2 激动剂：吸入型长效 β_2 受体激动剂（LABA）与 ICS 联合应用具有协同抗炎效应。决不能将 LABA 作为单药治疗，而只能与适量 ICS 联合使用。目前我国用于临床的吸入型 LABA 有两种：①沙美特罗，推荐剂量 50μg，每天 2 次吸入。②福莫特罗：推荐剂量 4.5～9μg，每天 2 次吸入。

（5）缓释茶碱：茶碱类药物在较低血药浓度（10mg/L 以下）时具有抗气道变应性炎症的作用，适用于慢性持续哮喘的治疗。常用剂量为 6～10mg/（kg·d），分 1～2 次服用。

（6）白三烯调节剂：主要是半胱氨酰白三烯受体拮抗剂。适用于运动性哮喘、阿司匹林哮喘、年幼儿病毒诱发喘息、哮喘合并过敏性鼻炎。推荐剂量 2～5 岁，4mg 每日 1 次，6～14 岁，5mg 每日 1 次。

2.缓解类药物

（1）速效 β_2 激动剂

吸入剂型是缓解急性哮喘症状的首选药物，也可用于运动性哮喘的预防。沙丁胺醇每次吸入 $100\sim200\mu g$ 或特布他林 $250\sim500\mu g$，每 $2\sim4$ 小时 1 次，或在急性发作时每 20 分钟 1 次连续 3 次。也可使用溶液剂型经雾化泵吸入，沙丁胺醇剂量按每次 $0.05mg/kg$ 计算。各年龄组 0.5%沙丁胺醇雾化溶液的用量可参见表 2-7。特布他林雾化溶液每次 $2.5mg/1ml$，$4\sim6$ 小时可重复。口服沙丁胺醇片 $2\sim4mg$，每天 3 次；特布他林片 $0.065mg/kg/$次，每天 3 次。

表 2-7　各年龄组吸入 0.5%沙丁胺醇雾化溶液的剂量

年龄	0.5%沙丁胺醇（ml）	生理盐水（ml）
1~5 岁	0.25	1.75
5~8 岁	0.5	1.5
8~12 岁	0.75	1.25
>12 岁	1.0	1.0

（2）抗胆碱能药物

与 β_2 受体激动剂联合应用具有协同作用。异丙托溴胺雾化溶液或气雾剂，6 岁以上儿童气雾剂常用剂量为 $20\sim40\mu g/$次，每天 $3\sim4$ 次；雾化溶液为 $250\mu g/$次，哮喘急性发作时雾化吸入每 20 分钟 1 次，连续 3 次，然后隔 $2\sim4$ 小时 1 次。

（3）短效茶碱

口服给药剂量为 $6\sim10mg/kg$。静脉给药适用于哮喘急性发作且近 24 小时内未用过茶碱类药物的病人，负荷剂量为 $4\sim5mg/kg$，继之以维持量 $0.6\sim0.8mg/(kg\cdot h)$ 的速度按 3 小时为度的方法静脉点滴以维持其平喘作用，亦可用 $4\sim5mg/kg$，q6h。有效安全的血药浓度应保持在 $5\sim15\mu g/ml$，如大于 $20\mu g/ml$，则不良反应明显增多。在用药一开始即需监测血药浓度。

选择吸入剂型或方法因年龄而异。<2 岁：用气流量≥6L/min

的氧气或压缩空气作动力,通过雾化器吸入雾化溶液。2~5 岁:除应用雾化吸入外亦可采用带有活瓣的面罩储雾罐辅助吸入定量气雾剂(MDI)。6~7 岁:可用旋碟式吸入器(Diskhaler),涡流式(Turbuhaler)吸入器吸入干粉型药物。>7 岁:使用 MDI 或干粉剂或有活瓣的储雾罐吸入 MDI。

(二)控制治疗方案

治疗目标是达到并维持哮喘临床控制。2006 年新修订的哮喘管理和预防指南(GINA)推荐采用哮喘控制水平分级方法(见表 2-8)决定控制治疗的选择。并依据此分级方法对哮喘控制水平进行周期性评价,来监测治疗后的控制水平并调整治疗方案,即评估控制-达到并维持控制-监测控制的循环管理哮喘模式。

表 2-8 哮喘控制水平分级

临床特征	控制(满足以下所有表现)	部分控制(任意1周出现1种表现)	未控制
白天症状	无(或≤2次/周)	>2次/周	任意1周
活动受限	无	任何1次	出现部分
夜间症状和/或憋醒	无	任何1次	控制表现
需缓解药治疗和/或急救治疗	无(或≤2次/周)	>2次/周	≥3项
肺功能(PEF或FEV1)	正常	<80%预计值或个人最佳值	
急性加重	没有	≥1次/年	任意1周出现1次

5 岁以上儿童、青少年哮喘治疗方案被分为 5 个级别(见表 2-9),反映了达到哮喘控制所需治疗级别的递增情况。在各级治疗中,均应辅以环境控制和健康教育,并按需使用速效 β_2 受体激

动剂。对于从未控制治疗患儿，大多数起始治疗从第2级开始可达到控制效果，严重者起始治疗选择第3级。如果现有治疗方案未能达到哮喘控制，应升级治疗直至达到哮喘控制。当患者已达到哮喘控制，必需对控制水平进行长期监测，在维持哮喘控制至少3个月后，可考虑降级治疗，并确定维持哮喘控制所需最低治疗级别。

表2-9 5岁以上儿童哮喘分级治疗药物选择

	第1级治疗	第2级治疗	第3级治疗	第4级治疗	第5级治疗
	按需使用速效 β_2 受体激动剂				
		选择一种	选择一种	增加一种或一种以上	增加一种或两种
控制类药物选择		低剂量ICS	低剂量ICS加长效 β_2 受体激动剂	中等剂量或高剂量ICS加长效 β_2 受体激动剂	口服糖皮质激素（最低剂量）
		白三烯调节剂	中等剂量或高剂量ICS	白三烯调节剂	抗IgE治疗
其他控制类药物选择			低剂量ICS加白三烯调节剂	缓释茶碱	
			低剂量ICS加缓释茶碱		

5岁以内哮喘患儿，有相当一部分症状会自行消失，目前尚无可供推荐的该年龄组患儿治疗方案。最佳哮喘控制药物是ICS，建议初始治疗选用低剂量。如果低剂量ICS无法控制症状，增加剂量是最佳选择。每年必须对患儿随访至少2次，以决定是否需要继续治疗。白三烯调节剂治疗可减少2～5岁呼吸道病毒诱发喘息，也可选择作为该年龄段单药控制治疗。

疗程和剂量调整：单用中高剂量ICS者，如果病情稳定可尝试在3个月内将剂量减少50%。当单用小剂量ICS能达到哮喘控制时，可改为每天 1 次。联合使用 ICS 和 LABA 者，先将 ICS 剂量减少约 50%，直至达到小剂量 ICS 时才考虑停用 LABA。如果使用最小剂量 ICS 时哮喘维持控制，且 1 年内无症状反复，可考虑停药观察。

哮喘急性发作治疗流程（见图 2-3）

哮喘急性发作（哮喘恶化）是呼吸短促、咳嗽、喘息或胸闷症状的进行性加重，或这些症状同时出现。严重的哮喘发作可危及生命。急性发作严重度分级见表 2-10。

有以下情况时，要考虑到病人处于与哮喘相关的死亡的高危状态：①既往有几乎致命的哮喘发作病史；②过去 1 年内因哮喘住院或急诊就诊；③既往因哮喘发作而有过气管插管者；④当前在使用或最近已停用口服皮质激素；⑤过度依靠吸入型 β_2 激动剂；⑥有心理-社会问题，或否认自己有哮喘或其严重性者；⑦有不依从哮喘治疗计划的历史。

表 2-10　哮喘急性发作时病情严重程度的分级

参数	轻度	中度	重度	急性呼吸暂停
呼吸急促	走路时，可以平卧			
谈话、意识、呼吸频率	能成句，可能出现激惹增快	成短句，经常出现激惹增快	单字，经常出现激惹常>30 次/分	嗜睡或意识模糊，反常呼吸

清醒儿童中与呼吸窘迫相关的呼吸频率指标

年龄	正常频率
<2 月	<60 次/分
2~12 月	<50 次/分
1~5 岁	<40 次/分
6~8 岁	<30 次/分

续表

参数	轻度	中度	重度	急性呼吸暂停
三凹征	一般没有	通常有	通常有	胸腹反常呼吸
喘息	中度，常仅在呼气末出现	响亮	通常响亮	无喘息
脉搏/分	<100	100~120	>120	心动过缓
儿童的正常脉搏频率范围				
2~12月	正常频率<160次/分			
1~2岁	正常频率<120次/分			
2~8岁	正常频率<110次/分			
初始吸入支扩剂后PEF占预计值或个人最佳值%	>80%	60%~80%	<60%，或作用持续时间<2小时	
PaO_2（吸入空气）和/或$PaCO_2$	正常，通常不需要检查 <6kPa (45mmHg)	8~10.5 kPa (60~80mmHg) 6kPa (45mmHg)	<8kPa (60mmHg) >6kPa (45mmHg) 可能出现呼吸衰竭	
SaO_2（吸入空气）	>95%	91%~95%	<90%	

注：只需有几个严重度参数，而无需全部，就可表示发作的基本分级。

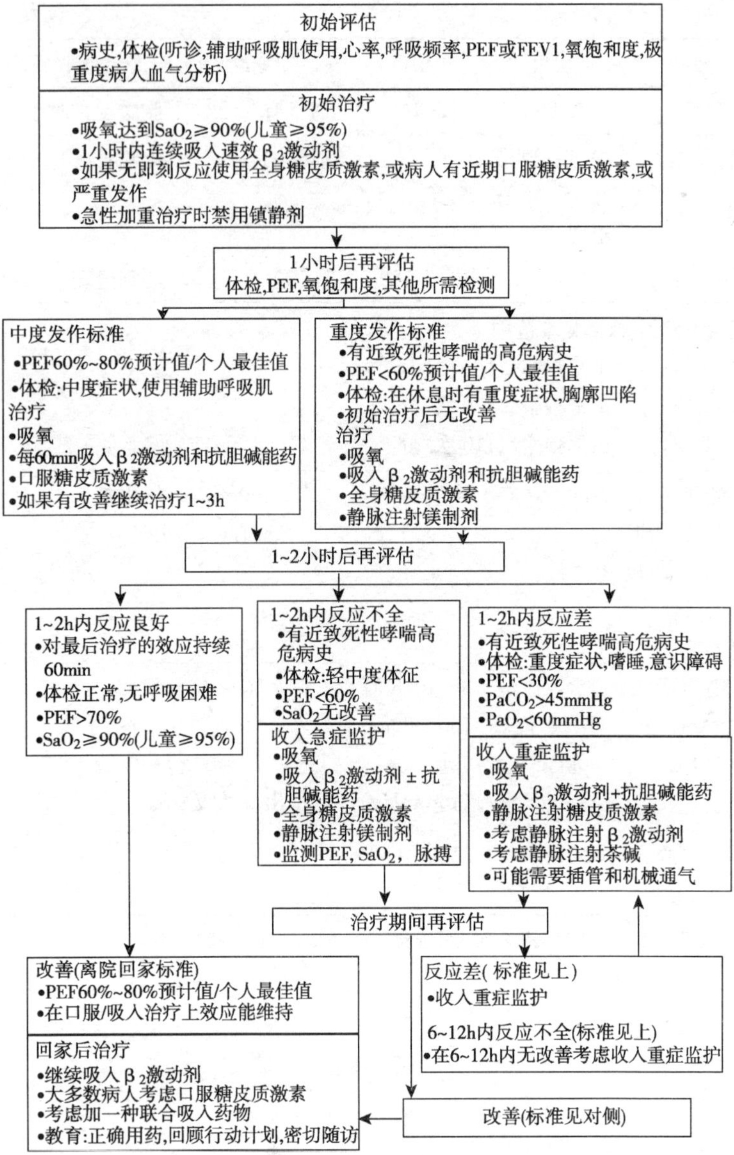

```
┌─────────────────────────────────────────────────────────┐
│                        初始评估                          │
│ •病史,体检(听诊,辅助呼吸肌使用,心率,呼吸频率,PEF或FEV1,   │
│  氧饱和度,极重度病人血气分析)                            │
├─────────────────────────────────────────────────────────┤
│                        初始治疗                          │
│ •吸氧达到SaO₂≥90%(儿童≥95%)                              │
│ •1小时内连续吸入速效β₂激动剂                             │
│ •如果无即刻反应使用全身糖皮质激素,或病人有近期口服糖皮质   │
│  激素,或严重发作                                         │
│ •急性加重治疗时禁用镇静剂                                │
└─────────────────────────────────────────────────────────┘
                            ↓
              ┌─────────────────────────┐
              │       1小时后再评估       │
              │ 体检,PEF,氧饱和度,其他所需检测 │
              └─────────────────────────┘
```

┌─────────────────────────┬─────────────────────────┐
│   中度发作标准   │   重度发作标准   │
│ •PEF 60%~80%预计值/   │ •有近致死性哮喘的高危病史 │
│ 个人最佳值   │ •PEF<60%预计值/个人最佳值 │
│ •体检:中度症状,使用辅助   │ •体检:在休息时有重度症状, │
│ 呼吸肌   │ 胸廓凹陷   │
│ 治疗   │ •初始治疗后无改善   │
│ •吸氧   │ 治疗   │
│ •每60min吸入β₂激动剂和   │ •吸氧   │
│ 抗胆碱能药   │ •吸入β₂激动剂和抗胆碱能药 │
│ •口服糖皮质激素   │ •全身糖皮质激素   │
│ •如果有改善继续治疗1~3h   │ •静脉注射镁制剂   │
└─────────────────────────┴─────────────────────────┘
                    ↓
          ┌───────────────────────┐
          │   1~2小时后再评估   │
          └───────────────────────┘

┌──────────────────┬──────────────────┬──────────────────┐
│ 1~2h内反应良好   │ 1~2h内反应不全   │ 1~2h内反应差   │
│ •对最后治疗的效应 │ •有近致死性哮喘   │ •有近致死性哮喘高 │
│ 持续60min   │ 高危病史   │ 危病史   │
│ •体检正常,无呼吸   │ •体检:轻中度体征   │ •体检:重度症状,   │
│ 困难   │ •PEF<60%   │ 嗜睡,意识障碍   │
│ •PEF>70%   │ •SaO₂无改善   │ •PEF<30%   │
│ •SaO₂≥90%(儿童   │ 收入急症监护   │ •PaCO₂>45mmHg   │
│ ≥95%)   │ •吸氧   │ •PaO₂<60mmHg   │
│   │ •吸入β₂激动剂±抗   │ 收入重症监护   │
│   │ 胆碱能药   │ •吸氧   │
│   │ •全身糖皮质激素   │ •吸入β₂激动剂+抗   │
│   │ •静脉注射镁制剂   │ 胆碱能药   │
│   │ •监测PEF,SaO₂,脉搏 │ •静脉注射糖皮质激素 │
│   │   │ •考虑静脉注射β₂   │
│   │   │ 激动剂   │
│   │   │ •考虑静脉注射茶碱   │
│   │   │ •可能需要插管和机   │
│   │   │ 械通气   │
└──────────────────┴──────────────────┴──────────────────┘
                            ↓
                ┌─────────────────────┐
                │   治疗期间再评估   │
                └─────────────────────┘

┌──────────────────────────┐   ┌──────────────────────────┐
│ 改善(离院回家标准)   │   │ 反应差(标准见上)   │
│ •PEF 60%~80%预计值/个人最佳值│ │ •收入重症监护   │
│ •在口服/吸入治疗上效应维持   │   │ 6~12h内反应不全(标准见上) │
│ 回家后治疗   │   │ •在6~12h内无改善考虑收入   │
│ •继续吸入β₂激动剂   │   │ 重症监护   │
│ •大多数病人考虑口服糖皮质激素 │ └──────────────────────────┘
│ •考虑加一种联合吸入药物   │   ↓
│ •教育:正确用药,回顾行动计划, │   ┌──────────────────────────┐
│ 密切随访   │←──│ 改善(标准见对侧)   │
└──────────────────────────┘   └──────────────────────────┘

图2-3 哮喘急性发作期治疗流程

(向 莉 申昆玲)

[参考文献]

1. Global strategy for asthma management and prevention (Revised 2006): Global Initiative for Asthma (GINA). URL: http://www.ginasthma.org; 2006
2. 中华医学会儿科学分会呼吸学组. 儿童支气管哮喘防治常规（试行）. 中华儿科杂志, 2004, 42 (2): 100-106
3. 全国儿童哮喘防治协作组. 中国城区儿童哮喘患病率调查. 中华儿科杂志, 2003, 41 (2): 123-127

第三章 中枢神经系统疾病

第一节 化脓性脑膜炎

【概述】

化脓性脑膜炎简称化脑,也称细菌性脑膜炎,是小儿时期较常见的神经系统感染。在抗生素进入临床应用以前,绝大多数病例死亡。现预后已大为改观,但神经系统后遗症仍较常见。

(一)流行病学和病原学

化脓性脑膜炎的发病率在不同国家和地区之间差异很大。据美国资料,化脓性脑膜炎的人群年发病率约为 5/10 万~10/10 万。5 岁以下小儿的年发病率达 87/10 万,5 岁以上者仅 2.2/10 万。我国 2 岁以内发病者约占 75%,高峰发病年龄为 6~12 个月。

引起化脓性脑膜炎的致病菌与患儿年龄关系密切。新生儿化脓性脑膜炎的常见致病菌是大肠杆菌、B 组溶血性链球菌和葡萄球菌。婴幼儿多由 B 型嗜血流感杆菌、肺炎双球菌所致。学龄前和学龄儿童以奈瑟脑膜炎双球菌和肺炎双球菌多见。冬季是多数化脓性脑膜炎的好发季节。B 型嗜血流感杆菌脑膜炎则好发于春/秋季。新生儿化脓性脑膜炎常缺乏明显的季节特点。

各种原因所致的解剖缺陷和机体免疫功能异常均增加化脓性脑膜炎发病的危险。如颅底骨折、颅脑手术、脑室引流、脑脊膜膨出,以及免疫缺陷等。这些患儿还常出现少见致病菌或机会性致病菌如表皮葡萄球菌、白色葡萄球菌、绿脓杆菌等的感染。

(二)病理与病理生理

脑组织表面、脑池及蛛网膜下腔、血管间隙及颅神经鞘周围可见炎性渗出物,脊髓表面也常受累。主要为多形核白细胞,可见少量淋巴细胞和巨噬细胞，可有致病菌。在病程的第2~3周，单核细胞及巨噬细胞逐渐增多，可见软脑膜纤维化。在病变极期伴有浅表皮层肿胀，脑实质出现不同程度的受累。细菌侵及脉络丛或室管膜可见脑室炎（ventriculitis）。血管受累可引起血管管腔狭窄甚至闭塞，引起脑梗死（cerebral infarction）。常见脑水肿和颅压高，重者甚至脑疝。

多数病例由体内感染灶（如上呼吸道、皮肤、脐带残端等）经血行侵犯脑膜。一般经过以下四个过程：①上呼吸道或皮肤等处的化脓菌感染；②致病菌由局部感染灶入血（即菌血症或败血症）；③致病菌经血循环波及脑膜；④致病菌的繁殖引起脑膜和脑组织的炎症性病变。上呼吸道感染是最常见的前驱感染，多数病例局灶感染症候轻微甚至缺如。少数可经邻近组织感染扩散所致，常见于头面部软组织感染、鼻窦炎、中耳炎、皮毛窦感染、颅底骨折或颅骨骨髓炎和脑脊膜膨出继发感染等。

【临床表现】

（一）起病与病程

1. 急骤起病，见于奈瑟脑膜炎双球菌脑膜炎的暴发型，发病突然，迅速出现进行性休克、皮肤紫癜或瘀斑、弥漫性血管内凝血及中枢神经系统症候，可在24小时内死亡。

2. 急性起病，是多数化脓性脑膜炎的起病方式，常见于流感杆菌及肺炎双球菌脑膜炎，也可见于奈瑟脑膜炎双球菌脑膜炎的普通型，发病前有数日前驱感染表现，常见上呼吸道或胃肠道症状。

（二）非特异性全身症候

系化脓菌所致菌血症所出现的非神经系统症候。常见发热、食欲下降和喂养困难、上呼吸道感染症状、皮肤出血点或紫癜等。小婴儿化脓性脑膜炎早期可出现易激惹、烦躁哭闹、眼神呆滞等。

（三）中枢神经系统表现

1. 脑膜刺激征　为脑膜炎特征性表现，典型表现包括颈项强直、Kernig征和Brudzinski征等。婴幼儿可不典型。

2. 颅内压增高　典型表现为剧烈头痛和喷射性呕吐。可伴血压增高、心动过缓、呼吸暂停或过度通气。婴幼儿可出现前囟膨隆、紧张或骨缝增宽。病程较长可见外展神经麻痹。重症患儿可出现去皮层和去大脑强直、谵妄、昏迷或脑疝。眼底检查一般无特殊发现，如出现视乳头水肿，则提示颅压高时间较长，应考虑慢性病变过程如脑脓肿、硬膜下积液或静脉窦血栓等。

3. 惊厥　发生率为20%～30%，以B型嗜血流感杆菌和肺炎链球菌脑膜炎多见。表现为局灶性或全身性抽搐。

4. 局灶体征　血管闭塞可引起偏瘫、感觉异常等。脑组织局灶性炎症可引起颅神经（Ⅱ，Ⅲ，Ⅳ，Ⅵ，Ⅶ，Ⅷ等）受累。

5. 意识障碍　表现为嗜睡、迟钝、谵妄和昏迷。一旦发生昏迷，常预后不良。

（四）并发症

1. 硬膜下积液　约30%～60%的化脓性脑膜炎并发硬膜下积液，常见于1岁以内的嗜血流感杆菌或肺炎链球菌脑膜炎患儿。多发生于起病7～10天之后。临床特点：①经有效治疗3天后体温仍不降，或退而复升；②出现进行性颅内压增高征象，或出现意识障碍、局灶性或持续性惊厥发作或其他局灶性体征。颅透照或CT扫描有助于确诊。对于临床高度怀疑而无条件作影像学检查者，可进行试验性硬膜下穿刺，取积液行常规和细菌学检查。如积液量多于2 ml，蛋白质>0.4g/L，即可确诊。

2. 脑室炎　多见于小婴儿革兰阴性杆菌脑膜炎，诊断治疗不及时者发生率更高，病死率或严重后遗症发生率高。对于可疑病例应及时行侧脑室穿刺确诊。如脑室液呈炎性改变（糖<0.3g/L，蛋白质>0.4g/L，白细胞>$50×10^6$/L且以多形核细胞为主）或细菌学检查阳性，即可明确诊断。

脑室穿刺的适应证：①病情危重，伴频繁惊厥或持续状态，持续高热，出现呼吸衰竭；②治疗效果不满意；③复发性化脓性脑膜炎或伴发中枢神经系统畸形；④化脓性脑膜炎的致病菌为革兰阴性杆菌或治疗不及时；⑤前囟饱满，CT示脑室扩大。

3. 脑积水　常见于治疗延误的患儿，新生儿和小婴儿多见。

一般因炎症渗出物引起脑室液循环障碍所致,即梗阻性脑积水。颅底及脑表面蛛网膜炎或静脉窦血栓可导致脑脊液吸收障碍,引起交通性脑积水。

4. 抗利尿激素异常分泌综合征(the syndrome of inappropriate secretion of antidiuretic hormone,SIADH) 多数化脑患儿伴有 SIADH,约 30%～50%的患儿引起血钠减低和血浆渗透压明显下降(脑性低钠血症),进一步加重脑水肿,引起或促发惊厥发作,意识障碍加重甚至昏迷。

新生儿或小婴儿化脓性脑膜炎多起病隐匿,缺乏典型的症状和体征。可有发热或体温不升、呼吸节律不整、心率减慢、拒乳呕吐、发绀、黄疸加重等非特异性症状。查体常仅见前囟紧张,很少出现典型的脑膜刺激征,极易误诊。

【实验室检查】

(一)外周血象 白细胞总数多明显增高,可达 $(20～40)×10^9/L$,分类以中性粒细胞为主,占 80%～90%以上,伴明显核左移。部分病例,特别是重症患儿或新生儿化脓性脑膜炎,可见白细胞总数减少。

(二)脑脊液检查 典型表现:外观混浊,压力增高;白细胞总数明显增多,达 $(500～1000)×10^6/L$ 以上,分类以中性粒细胞为主;糖含量显著降低,定量常在 1mmol/L 以下;蛋白质常明显增高,多>1g/L。沉渣涂片找菌有助于早期明确致病菌。脑脊液细菌培养是确定致病菌的最可靠方法,但由于临床抗生素的早期应用,阳性率不高。

(三)特异性细菌抗原测定 利用免疫学方法检测脑脊液、血、尿等标本中的细菌抗原,是快速确定致病菌的特异性方法,受抗生素治疗的影响也较小。

(四)其他

1. 血培养:新生儿化脓性脑膜炎或早期未用抗生素者阳性率较高。
2. 局部病灶分泌物培养:如咽培养、皮肤脓疱液或新生儿脐炎分泌物培养等,分离出致病菌对化脑的病原诊断有重要参考价值。

3. 皮肤瘀点涂片：是奈瑟脑膜炎双球菌脑膜炎病因诊断的重要方法，阳性率可达50%以上。

4. 脑脊液乳酸脱氢酶、乳酸、C反应蛋白及肿瘤坏死因子（TNF）测定：化脓性脑膜炎时明显增高，对诊断有参考价值。

【诊断与鉴别诊断】

（一）诊断

及时确诊和恰当治疗是决定化脑预后好坏的关键。早期诊断首先有赖于对化脓性脑膜炎早期非特异性症状的警觉。对于发热的患儿，必须重视观察患儿的精神状况、有无呕吐及眼神是否呆滞等，如出现惊厥或其他神经系统症候则更应想到本病的可能，应及时做腰穿。早期病例或经过不规则治疗者，脑脊液常规检查可能无明显异常，此时应结合病史、症状体征及治疗过程综合分析，或于24小时后复查脑脊液，以免延误诊断。各类疾病脑脊液特点见表3-1。

表3-1 常见脑膜炎的脑脊液改变

疾病	压力	外观	潘氏试验	白细胞数($\times 10^6$/L)	蛋白(g/L)	糖	其他
化脓性脑膜炎	高	浑浊	2^+～3^+	数百～数千，多核为主	明显增高	明显降低	涂片、培养可发现细菌
结核性脑膜炎	高	不太清	1^+～3^+	数十～数百，淋巴为主*	增高，阻塞时更高	降低	涂片可找到抗酸杆菌，培养结核菌可阳性
病毒性脑膜炎、脑炎	正常或较高	清或不太清	±～2^+	正常～数百，淋巴为主*	正常或稍增高（<1.0）	正常	病毒血清学试验或培养可阳性
隐球菌脑膜炎	高	不太清	1^+～3^+	数十～数百，淋巴为主*	增高（常>2.0）	降低	涂片墨汁染色或培养可见隐球菌

* 早期可以多核细胞为主。

(二) 鉴别诊断

引起脑膜炎的病因很多,除化脓菌外,还包括结核杆菌、病毒、真菌等多种致病微生物,一些非生物因素,如药物等也可引起脑膜炎。它们所引起的脑膜炎与化脓性脑膜炎表现相似,脑脊液检查特别是病原学检查结果是鉴别诊断的关键。

1. 病毒性脑膜(脑)炎 起病稍缓,全身症状较轻。脑脊液外观清亮,白细胞轻中度升高,以淋巴细胞为主,糖含量正常,蛋白质轻度升高或正常。自限性病程,一般 2～4 周后病情稳定。

2. 结核性脑膜炎 多数亚急性起病,易与经过不规则治疗的化脑混淆。脑脊液外观毛玻璃样,细胞数 $<500 \times 10^6/L$,以淋巴细胞为主,糖含量减低,蛋白质增高,伴氯化物下降,涂片或留膜抗酸染色找到分枝杆菌可确诊。

3. 新型隐球菌性脑膜炎 亚急性或慢性起病,以进行性颅内压增高为主要表现,眼底常见视乳头水肿。脑脊液改变与结核性脑膜炎相似,墨汁染色可找见新型隐球菌,真菌培养及乳胶凝集试验可阳性。

【治疗】

(一) 抗生素治疗

1. 早期(经验)治疗 对疑为化脓性脑膜炎者进行腰穿检查后应立即给予抗生素治疗。选择对常见致病菌(B 型嗜血流感杆菌、肺炎双球菌和奈瑟脑膜炎双球菌)敏感,且血脑屏障透过率较高的药物。常用药物与用药剂量为:头孢噻肟(cefotaxime)200mg/(kg·d)或头孢三嗪(ceftriaxone)100mg/(kg·d)。对 β 内酰胺类过敏的患儿可选用氯霉素,100mg/(kg·d),分 4 次静脉注射。如免疫功能缺陷且疑为革兰阴性菌脑膜炎,则应在头孢菌素基础上加用氨基糖苷类抗生素。

脑脊液细菌培养阳性的病例,可结合细菌类型及药物敏感试验结果,酌情调整抗生素,一般可参见表 3-2。对细菌学检查阴性的患儿则应继续以上治疗 10～14 天,如疗效不理想,应注意除外脑内并发症，或更换抗生素。

表 3-2　治疗化脓性脑膜炎的抗生素选择

病原菌	推荐抗生素
流感嗜血杆菌	氨苄青霉素，氯霉素，头孢呋新，头孢三嗪
肺炎双球菌	青霉素，头孢噻肟
脑膜炎双球菌	青霉素
革兰阴性杆菌	头孢噻肟，丁胺卡那霉素
金黄色葡萄球菌	乙氧萘青霉素（nafcillin），氨基糖甙类，头孢噻肟，头孢呋新，万古霉素，利福平
新生儿不明原因脑膜炎	氨苄青霉素，氨基糖苷类，头孢呋新，头孢三嗪

2. 调整治疗（已知病原菌者）　应参照药物敏感试验进行选择。简述如下。

流感杆菌脑膜炎：如无并发症，且细菌对氨苄青霉素敏感，则可换用该药，疗程 7～10 天，国内多主张治疗 2～3 周。

肺炎双球菌脑膜炎：应根据对青霉素耐药情况调整抗生素。①相对耐药：最小抑菌浓度（MIC）$0.1～1.0\mu g/ml$，发生率 5%～25%，选用头孢三嗪或头孢噻肟；②高度耐药：MIC>$2.0\mu g/ml$，如对氯霉素敏感可选用该药，如对氯霉素也出现耐药可选用万古霉素；③对青霉素敏感且无并发症者，可静脉注射青霉素 30 万 u/（kg·d），分 4～6 次，疗程 10～14 天。

奈瑟脑膜炎双球菌脑膜炎：敏感菌株所致且无并发症者以青霉素静脉注射治疗，疗程 7～10 天，耐青霉素者需采用 3 代头孢菌素治疗。

常见致病菌引起的无并发症的化脓性脑膜炎，在临床症状消失、疗程接近结束时复查一次脑脊液即可，以指导下一步治疗，勿需反复复查。若脑脊液已恢复正常，则可按规定疗程停药，反之则需继续治疗。若治疗不顺利，特别是新生儿革兰阴性杆菌脑膜炎，则应及时复查脑脊液,并进行必要的影像学检查以除外并发症。

(二) 并发症治疗

1. 硬膜下积液　如积液量大,出现明显颅内压增高或局部刺激症状,应穿刺放液,开始每日或隔日 1 次,引流量每次不超过 30ml。大多于穿刺 7～10 次后好转,若仍无减少也可暂停穿刺观察,一旦出现症状再行穿刺。硬膜下积脓可予局部冲洗并注入适当抗生素(剂量同侧脑室注射)。

2. 脑室炎　行侧脑室穿刺引流,以缓解症状,并可局部注入抗生素。

3. 肾上腺皮质激素　可降低血管通透性,减轻脑水肿和颅压高,改善一般状况,增加病人的耐受性。同时可降低脑内 PGE_2、TNF、IL-1 等炎症介质浓度,减轻其继发性损伤。可减少脑积水、颅神经麻痹等后遗症。常用地塞米松静脉注射,常用剂量 0.6mg/(kg·d)。

(三) 病情观察与对症治疗

1. 监护　密切观察生命体征、意识和水电解质平衡状况,保持内环境稳定。

2. 及时处理高热、惊厥等症候。

3. 颅内压增高者给予脱水剂或利尿剂。

4. 加强支持治疗　可少量输注新鲜血、血浆或静脉注射人血免疫球蛋白。

【展望】

随着人群健康水平的提高,尤其是预防接种工作的普遍开展,化脓性脑膜炎的发生率逐渐下降。但其在特殊人群(如先天或后天免疫缺陷、颅脑畸形或外伤等)仍有较高的发生率。尽管多数患者经过及时治疗,预后良好,但也应清醒认识到,由于抗生素的滥用现象十分严重,部分化脑患儿的临床表现不甚典型,细菌学检查阳性率不高,有时和结核性脑膜炎等中枢神经系统感染难以鉴别,抗生素疗效也不理想。因此,今后应加强对不典型化脓性脑膜炎病因诊断研究。同时应高度重视抗生素滥用的不良影响,探讨提高疗效的手段，进一步提高化脓性脑膜炎的痊愈率，改善其远期预后。

（秦　炯）

[参考文献]

1. Kirimi E, Tuncer O, Arslan S, et al. Prognostic factors in children with purulent meningitis in Turkey. Acta Med Okayama, 2003, 57 (1)：39-44
2. Saha SK, Darmstadt GL, Yamanaka N, et al. Rapid diagnosis of pneumococcal meningitis：implications for treatment and measuring disease burden. Pediatr Infect Dis J, 2005, 24 (12)：1093-1098
3. Sebire G, Cyr C, Echenne B. Benefit of glucocorticosteroid in the routine therapy of bacterial meningitis in children. Eur J Paediatr Neurol, 2006, 10 (4)：163-166
4. Tuncer O, Caksen H, Arslan S, et al. Cranial computed tomography in purulent meningitis of childhood. Int J Neurosci, 2004, 114 (2)：167-174
5. 左启华主编. 小儿神经系统疾病. 北京：人民卫生出版社，2002，576-583
6. 胡亚美，江载芳主编. 实用儿科学. 北京：人民卫生出版社，2002，970-1013

第二节　中枢神经系统病毒感染

【概论】

病毒所致的中枢神经系统感染包括单纯疱疹病毒（herpes simplex virus，HSV）脑炎、肠道病毒感染、先天性巨细胞病毒（cytomegaloviru，CMV）感染、人类免疫缺陷病毒（human immunodeficiency virus，HIV）脑病，以及其他许多类型。中枢神经系统病毒感染的临床表现多种多样，以急性无菌性脑膜炎或脑炎最为常见。多数病毒所引起的中枢神经系统感染累及所有年龄人群，无明显的季节或地域差异。但也有些病毒感染具有明显的流行性特征。例如虫媒病毒感染好发于相应虫媒生活的地域和季节。在我国乙型脑炎主要发生于夏秋季节（7～9月）。国外报道约70%的病毒性脑炎和脑膜炎发生于6～11月，儿童发病者约占50%，男孩发病稍多，男女之比为 1.4:1。脑炎的发病率以 2 岁以内小儿最高，为 16.7/10 万，青春期（15 岁）最低，为 1.0/10 万。目前中枢神经系统感染以疱疹病毒、肠道病毒（除脊髓灰质炎病毒外）和呼吸道病毒（如腺病毒）等多见，这可能与近十几年来腮腺炎、风疹、麻疹、脊髓灰质炎病毒的广泛预防接种有关。有资料显示，在实施了此二病毒计划免疫的国家，发病者明显减少。1992 年美国全国报告的脊髓灰质炎患者只有 4 例。近年来我国随着脊髓灰质炎病毒疫苗的强化接种，已连续数年没有野病毒株感染。而数十年前，仅腮腺炎和脊髓灰质炎病毒感染即占中枢神经系统病毒感染的约 35%，随着其他公共卫生工作的开展，例如检疫、灭蚊、血液制品监测和动物媒介的预防免疫等，也使得许多类型的神经系统病毒感染明显减少。

根据起病和病程特点，神经系统病毒感染一般可分为四类：急性、亚急性、慢性和胚胎脑病（见表 3-3）。本节重点介绍急性病毒性脑炎、脑膜炎和亚急性硬化性全脑炎。

表 3-3 神经系统病毒感染的临床类型

临床类型	疾　病
急性	病毒性性脑膜炎（viral meningitis）
	病毒性脑炎（viral encephalitis）
	病毒性脑膜脊髓神经根炎（viral meningomyeloradiculitis）
	病毒性脑膜脑炎（viral meningoencephalitis）
亚急性	狂犬病（human rabies）
	急性出血性白质脑炎（acute hemorrhagic leukoencephalitis）
	急性播散性脑脊髓炎（acute disseminated encephalomyelitis）
	感染后脑脊髓神经根炎 (post-infectious encephalomyeloradiculitis)

续表

临床类型	疾病
慢性	亚急性硬化性全脑炎（subacute sclerosing panencephalitis，SSPE）
	进行性风疹全脑炎（progressive rubella panencephalitis）
	进行性多灶性白质脑炎（progressive multifocal leukoencephalitis，PML）
	获得性免疫缺陷综合征（acquired immune deficiency syndrome，AIDS）
	＊库鲁病（Kuru disease）
	＊克-雅病（Creutzfeldt-Jakob disease，CJD）
胚胎脑病	先天性巨细胞病毒病（congenital cytomegalovirus disease）
	先天性风疹综合征（congenital rubella syndrome）
	其他

＊由朊蛋白（prion）感染所致。

一、病毒性脑膜炎

【临床表现】

急性起病、病程相对较短、预后大多良好。主要表现包括发热、头痛、呕吐和颈项强直。部分病例可伴发轻微脑实质受累而出现不同程度的意识障碍，如易激惹、嗜睡或昏睡等。早期可出现惊厥发作。一般无严重的脑实质损害症状，如瘫痪、昏迷或惊厥持续状态。神经系统以外的伴随症状常可为诊断提供线索。例如，腮腺炎病毒脑膜炎常伴发唾液腺肿痛；肠道病毒感染可伴有皮疹；如病情较重，伴淋巴结肿大或轻度肝区触痛及皮疹，应注意 EB 病毒感染。年长儿伴生殖器炎症则提示 HSV-2 感染。

病毒性脑膜类的病程一般为数日至 2 周。多数病人急性期过后恢复完全，但有些病人在随后的几周内可仍有头晕、疲乏、间歇性头痛等症状，个别甚至持续数月或数年。远期随访还发现，病情恢复后数年内此类患儿出现学习困难、行为异常、复发性惊厥等神经精神症状的危险性较高。

复发性无菌性脑膜炎少见，Mollaret 脑膜炎属其中之一。该病的临床表现以良性复发性无菌性脑膜炎为特征。胞脊液表现与病毒性脑膜炎相似，但可见到内皮样细胞（Mollaret 细胞），其体积较大，在体外很快溶解消失，故怀疑本病时应取新鲜脑脊液送检。Mollaret 脑膜炎的主要表现是反复发作性的发热、头痛、疲劳及脑膜刺激征。急性期症状持续 4～5 天，然后迅速恢复，数周至数月后再发。反复发作可达 1 年以上。本病病因尚未完全明确，可能与单纯疱疹病毒 4 型（HSV-4）或 EB 病毒有关。

【辅助检查】

病毒性脑膜炎的脑脊液多有异常改变，但也可以完全正常。一般表现为细胞和/或蛋白轻度增多，糖和氯化物正常。早期脑脊液炎性细胞中可以中性粒细胞为主，以后则以淋巴细胞为主。蛋白质定量多在 1g/L 以下。在疾病极期可有轻度颅压增高。

脑电图检查常见弥漫性慢波增多，个别可见痫样放电，随病情好转脑电图异常也逐渐恢复，在并发癫痫的病例仍可见到痫样放电。

病毒分离和血清学试验是明确病因的基本方法。可于发病早期采集标本（脑脊液、粪便、血液、尿液、呼吸道黏膜，或必要时脑活检组织等）分离病毒。需要时间较长，一般用于流行病学调查或特殊病毒的鉴定。

血清学试验一般采用双份血清法，分别于发病早期及恢复期取血或脑脊液送检，抗体滴度如有 4 倍以上升高则可确诊。某些病毒感染，如腮腺炎病毒、巨细胞病毒等，可于极期送检标本，检测早期 IgM 抗体，如为阳性则有助于早期确诊。

【诊断和鉴别诊断】

根据以上临床特点，病毒性脑膜炎诊断并不困难。应与化脓性脑膜炎、结核性脑膜炎和隐球菌脑膜炎等鉴别。

【治疗和预后】

多数病毒引起的无菌性脑膜炎缺乏特异性治疗。主要针对病情变化给予一般支持和对症治疗。包括：①维持水电解质平衡和适当的营养；②控制高热；③镇静剂与止惊剂的应用，适用于出现过度兴奋、多动或惊厥者；④病情监护，如出现昏迷或更严重的神经症状体征，则应按病毒性脑炎治疗。确诊或高度怀疑疱疹病毒或其他 DNA 病毒感染者应尽早给予无环鸟苷治疗；每次剂量 5～10mg/kg，于 1 小时内静脉注射，每 8 小时 1 次，疗程 1～2 周。

本病预后良好，一般呈自限性病程，大多 2 周左右痊愈。

二、病毒性脑炎与脑膜脑炎

【临床表现】

病毒性脑炎大多同时累及脑膜，如脑膜炎的表现较为明显则称为脑膜脑炎。病毒性脑炎或脑膜脑炎有许多与病毒性脑膜炎相似的临床表现，如发热、头痛、疲倦等。典型的脑炎患者具有明显的脑实质受累症候。常见意识障碍、行为异常、惊厥发作、弥漫性或局灶性神经体征。在疾病早期即可出现严重的颅内压增高，少数可见视乳头水肿。

某些病毒易于侵犯小脑，甚至仅出现共济失调的症候，水痘-带状疱疹病毒所致者最为常见。限局性小脑炎也可见于其他病毒，如腮腺炎病毒、EB 病毒、脊髓灰质炎病毒、肠道病毒和麻疹病毒等。接种后脑炎综合征也可出现急性小脑损害。

【辅助检查】

病毒性脑炎或脑膜脑炎多出现颅内压增高，主要是脑水肿所致。脑脊液主要表现为细胞增多，多以淋巴细胞为主，但 HSV 脑炎早期常以中性粒细胞为主并可伴有出血性改变。蛋白质常轻中度升高。糖含量一般正常，但可有轻微下降。脑脊液病毒培养阳性率低。

脑电图均有异常改变，主要为高波幅慢活动，呈弥漫性分布。痫样放电的阳性率也明显高于无菌性脑膜炎。还可以用于诊断临床表现不典型的癫痫发作。在疱疹病毒性脑炎，脑电图可记录到特征性的异常改变,例如周期性一侧痫样放电。

神经影像学检查对急性脑炎的诊断与评价具有重要意义。对于 HSV 脑炎 CT 可见高密度强化性病变,位于额叶底部或额叶。这种病变在 MRI 的 T_2 加权像可能更为明显,表现为多发性病灶。CT 或 MRI 均可能发现继发性出血性脑梗死。

【诊断和鉴别诊断】

根据以上临床特点,病毒性脑炎或脑膜脑炎诊断大多也不困难。同样应与化脓性脑膜炎、结核性脑膜炎和隐球菌脑膜炎等鉴别。

【治疗与预后】

治疗原则与无菌性脑膜炎相同,但应特别注意以下几点:

1. 积极控制脑水肿和颅压高 可酌情采用以下方法:①严格限制液体入量;②过度通气,将 $PaCO_2$ 控制于 20～25kPa;③静脉注射脱水剂,如甘露醇。

2. 控制惊厥 可给予止惊剂如安定、苯妥英钠等。如止惊剂无效,可在控制性机械通气下给予肌松剂。

3. 呼吸道和心血管功能的监护与支持。

4. 抗病毒治疗 疑为疱疹病毒脑炎应尽早给予无环鸟苷,30mg/(kg·d),分 3 次静脉注射,疗程为 10 天以上。

本病预后大多良好,一般呈自限性病程,大多 2～4 周左右痊愈。但可有继发性癫痫、智能运动功能障碍、视听功能减退等后遗症。

三、亚急性硬化性全脑炎

亚急性硬化性全脑炎(subacute sclerosing panencephalitis, SSPE)是由麻疹病毒引起的慢病毒感染,是波及全脑的炎症性变性病。慢病毒疾病系指一组由普通病毒引起的以慢性进行性脑病为主要表现的综合征,是神经系统慢性持续性病毒感染的结果。本组疾病具有共同的特征:①初始病毒感染;②在一段较长的无症状期之后再次出现新的症状,通常仅表现为脑病;③感染的影响局限于神经系统。这些疾病的临床表现、实验室检查特点、病理改变和治疗均十分相似。

【临床表现】

可发生于 6 个月～32 岁，但好发于少年期，高峰发病年龄为 5～15 岁。本病神经系统症状大多出现于麻疹病毒感染后 7～11 年，平均 8 年。根据其典型的临床表现，本病可分为 4 期：

第 1 期（早期）　典型表现包括行为改变、嗜睡、疲倦、学校适应困难、非频发性癫痫发作、多动、性格变化等。症状常隐匿出现，程度轻微。此期症状持续时间不等，从数周至数年，但仍可完成大部分正常神经功能。通过神经功能不全量表（neurologic disability sccale）定量研究发现，此期神经功能下降水平不超过 30%。不同病人此期进展速度各异，取决于灰质脑炎的严重程度以及病变向皮层下发展的快慢。当大脑皮层灰质病变恶化并开始向下波及皮层下白质和深部灰质时，肌阵挛逐渐明显，即进展到本病的第 2 期。

第 2 期　肌阵挛是本期的特征性表现，常随病程发展渐渐发生，并逐渐累及全身所有肌群，特别是躯干轴部肌群。肌阵挛的特点包括弥漫性、重复性和频发性，大多为对称性出现，常有相对固定的间隔，全身性肌阵挛一般每 5～10 秒发生一次。其发生是锥体外系广泛的刺激性病变所致，而非大脑皮层神经元异常放电所致的癫痫发作。除了有明显的不自主运动外，出现了中枢神经运动或感觉长束受累的明确体征，癫痫和痴呆也进一步恶化。此期持续时间也不一样，通常为 3～12 个月。

第 3 期　开始于病变进展累及皮层下灰质核团和脑干以后，以进行性智力、运动衰退为标志。由于损毁性病变而引起的特征性锥体外系症状，如舞蹈手足徐动症等开始出现。出现明显的长束性感觉和运动障碍，智力明显恶化，提示大脑皮层灰质开始了破坏性变化。代表锥体外系刺激性病变的肌阵挛消失。此期通常持续 3～18 个月。

第 4 期　由于大脑功能丧失及脑干、脊髓上段的广泛受累，出现严重的自主神经功能异常、全身重度弛缓或强直、自主神经功能衰竭，最终死亡。

SSPE病人发病后大多按上述4期顺序发展，每期持续数月，于2～4年左右死亡。但有些病例病情进展十分迅速，很快导致死亡，上述各期难以准确区分。而另一些病人进展很慢，至死亡时尚未进展至第4期。此外，在SSPE的任何一期都有可能出现病情相对静止，或呈波动性病程。分析各期神经功能丧失的程度发现，SSPE的病期和神经功能丧失的程度之间存在非常密切的相关性。如果将所有4期神经功能丧失的总量定为100%，则在1～4期中神经功能丧失的构成比例依次为0%～30%，31%～55%，55%～80%，81%～100%。

典型SSPE每一病期可持续几个月。由于存在较大的个体差异，有人建议根据病情进展的速度将其分为3型：①急性型：发病后3个月以内神经功能至少丧失66%，在6个月以内出现明确的4期和死亡，或神经功能丧失90%以上；②亚急性型：在9个月以内神经功能丧失至少66%，有典型分期，③慢性型：发病9个月以后神经功能丧失不足66%，没有典型的临床分期。慢性型病人的肌阵挛或第2期的其他症状可能大大延续。

【实验室检查与诊断】

目前对SSPE的诊断有赖于对病人临床特点和实验室资料的综合分析。过去曾提出以下5点作为SSPE的诊断线索：①典型的临床表现；②特征性脑电图式样；③经脑活检或尸解证实的典型组织学改变；④脑脊液球蛋白增高，大于总蛋白量的20%；⑤血清和脑脊液麻疹病毒抗体滴度升高，血清中>1∶24，脑脊液中>1∶8（补体结合抗体）。该5项条件符合3条即可确诊。

随着对本病临床和实验室研究的进展，发现上述诊断标准有待修改。首先，SSPE的表现变异甚大，相当一部分病例表现不典型。其次，SSPE的典型脑电图改变——周期性暴发抑制仅见于第2期。第1期脑电图可能完全正常或仅呈轻中度非持异性慢化。在第3期常表现为调节不良或高幅无节律性慢波。第4期时脑电图进一步恶化，表现为波幅降低和调节不佳。因此脑电图典型改变作为诊断条件显然具有很大局限性。最后，组织学证实对于诊断固然具有重要意义，但由于 SSPE 的病理改变是动态的，不同时期病变特点差异很大，而且既往认为特异的病变如神经元和胶质细胞包涵体、亚急性炎症性血管病变、亚急性脱髓鞘和广泛胶质增生等均可见于其他疾病；因此目前认为仅靠病理组织学检查并无绝对的诊断意义。

因此，对本病的诊断应进行全面分析。CT 和 MRI 技术的发展为本病诊断提供了无创性方法，且可做动态观察，可作为诊断的重要参考。脑脊液麻疹抗体检测迄今仍是诊断本病的特异性方法，因为已经证实脑脊液麻疹病毒抗体只能在中枢神经系统合成。综上所述，目前对 SSPE 的诊断只要具备相应的临床表现（不一定十分典型）以及脑脊液麻疹抗体升高两项条件即可建立诊断，如果还具备一些支持条件如麻疹病史或接种史、典型分期、脑电图异常、脑脊液球蛋白升高及神经影像学的动态变化时，诊断将更为肯定。

【治疗与预后】

迄今尚缺乏特效治疗方法。可采用以下方法延缓病情进展。

1. 异丙肌苷（isoprinosine） 可能增加病人存活时间，对改善某些症状有所益处。剂量为 100mg/（kg·d），分次服用。

2. 干扰素 鞘内注射或静脉注射，可延缓病情进展速度。

3. 对症治疗 包括止惊、防治感染、理疗及护理等，可减少并发症，延缓死亡，改善病人及家庭的生活质量。

本病预后极差，大多于发病后 1~2 年死亡。

[参考文献]

1. Comert S, Vitrinel A, Gursu HA, et al. Subacute sclerosing panencephalitis presenting as acute disseminated encephalomyelitis. Indian J Pediatr, 2006 Dec; 73 (12): 1119-1121
2. Doja A, Bitnun A, Ford Jones EL, et al. Pediatric Epstein-Barr virus-associated encephalitis: 10-year review. J Child Neurol, 2006, 21 (5): 384-

3. Hayashi M, Arai N, Satoh J, et al. Neurodegenerative mechanisms in subacute sclerosing panencephalitis. J Child Neurol, 2002, 17 (10): 725-730
4. Ilias A, Galanakis E, Raissaki M, Kalmanti M. Childhood encephalitis in Crete, Greece. J Child Neurol, 2006, 21 (10): 910-912
5. Mendoza LP, Bronzoni RV, Takayanagui OM, et al. Viral infections of the central nervous system in Brazil. J Infect, 2007, 54 (6): 589-596
6. Ooi MH, Wong SC, Podin Y, et al. Human enterovirus 71 disease in Sarawak, Malaysia: a prospective clinical, virological, and molecular epidemiological study. Clin Infect Dis, 2007, 44 (5): 646-656
7. Tyler KL. Herpes simplex virus infections of the central nervous system: encephalitis and meningitis, including Mollaret's. Herpes, 2004, 11 Suppl 2: 57A-64A
8. Vieker S, Schmitt JJ, Behrens C, et al. Subacute sclerosing panencephalitis in two brothers. Neuropediatrics, 2003, 34 (6): 326-329
9. 左启华主编. 小儿神经系统疾病. 北京: 人民卫生出版社, 2002, 584-608

第三节 癫痫

【概论】

（一）癫痫的定义

癫痫是由多种病因引起的，以脑细胞群异常的超同步化放电为基本病理生理基础的，以突发性、暂时性、反复发作性症候为主要临床特征的慢性脑功能障碍综合征。癫痫的临床表现随异常放电的部位和范围而异，最常见的是意识障碍或意识丧失、限局性或全身肌肉抽搐；也可表现为感觉异常、行为异常、情感和知觉异常、记忆改变、自主神经功能障碍等。经典的癫痫定义要求至少2次以上临床发作。

（二）流行病学

癫痫是神经系统的常见疾病。国外报告的发病率为24/10万/

年~114/10万/年，患病率为3‰~10‰。我国癫痫的发病率为35/10万/年，患病率为4‰~9‰，2001年发布的患病率约7‰，活动性癫痫患病率为4.6‰。癫痫的起病与年龄有密切关系，我国儿童癫痫（不含热性惊厥）的发病率为151/10万/年，患病率为3.45‰。临床上许多癫痫综合征呈年龄依赖性特征。小儿癫痫大多数发生于学龄前期，婴幼儿期是癫痫发病的第一个高峰期。

（三）病因学

癫痫是多种原因所致的慢性脑功能异常综合征。按照病因的不同，癫痫可分为三类：①原发性（primary）：即未能找到任何获得性致病的因素，病因与遗传因素密切相关；②继发性或症状性（symptomatic）：具有明确的继发性病因；③隐原性（cryptogenic）：指高度怀疑为症状性，但尚未找到确切病因。

1. 遗传因素　通过对双胎及家系癫痫发病情况和遗传连锁分析，发现癫痫有显著的遗传倾向。已知的单基因遗传病中，有不少伴有癫痫发作，染色体畸变综合征癫痫发生率也较高；癫痫也可继发于其他遗传病所导致的脑损伤。近年有关癫痫基因的研究已获得了一些进展，例如：少年肌阵挛癫痫的JME基因位于染色体6p21.3；良性家族性新生儿惊厥的BFNC基因定位于染色体20q及8q上，并已证实为钾离子通道蛋白基因，基因座分别为KCNQ2和KCNQ3。

2. 继发性病因　常见的继发性病因包括：①先天性脑发育异常：如脑回畸形、胼胝体体缺如、灰质异位等；②后天获得性脑损伤：包括围产期脑病、脑血管病、中枢神经系统感染、中毒，颅脑外伤或占位性病变、神经免疫或变性疾病、中毒、系统性疾病或代谢、内分泌紊乱所致的脑损伤等。

【分类】

（一）癫痫发作的分类

由国际抗癫痫联盟（International League Against Epilepsy, ILAE）于1981年制定。主要基于癫痫发作（seizure）的临床表现及EEG改变，分为部分性发作（partial seizures）和全身性发作

(generalized seizures) 两大类（见表 3-4）。部分性发作又称限局性或局灶性发作，异常放电起源于脑的某一部位，故临床发作和脑电图异常均有局灶性起源，发作时意识存在。其中简单部分性发作 (simple partial seizures) 时完全清醒，复杂部分性发作 (complex partial seizures) 有意识障碍。全身性发作又称全面性发作，异常放电起始于双侧大脑半球，脑电图为全脑异常放电，发作时意识丧失。

表 3-4 癫痫发作的分类

一、部分性（限局性或局灶性）发作
  1. 简单部分性发作
    运动性发作
    感觉性发作
    自主神经性发作
    精神症状性发作
  2. 复杂部分性发作
  3. 部分性发作演变为全身性发作
二、全身性（全面性，广泛性，弥漫性）发作
  1. 强直—阵挛发作
  2. 强直性发作
  3. 阵挛性发作
  4. 失神发作
  5. 肌阵挛发作
  6. 失张力发作
三、分类不明的各种发作

（二）癫痫和癫痫综合征 (epileptic syndrome) 的分类

ILAE 于 1989 年提出这一分类方法。1995 年全国第 7 届小儿神经年会参考其分类原则，结合我国实际进行简化，提出了相应的分类方案（见表 3-5），目前国内临床尚未普遍采用这一分类方案。

表 3-5　癫痫与癫痫综合征的国际分类

一、表现为部分性（限局性）发作的癫痫
  1. 原发性（特发性）
   伴中央颞部棘波的小儿良性癫痫
   伴枕区放电的小儿癫痫
   原发性阅读性癫痫
  2. 继发性（症状性）或隐原性
   慢性进行性部分性持续性癫痫（Kojewnikow syndrome）
   额、颞、顶或枕叶癫痫

二、表现为全身性（全面性）发作的癫痫
  1. 原发性（特发性）
   良性家族性新生儿惊厥
   良性新生儿惊厥
   良性婴儿肌阵挛癫痫
   儿童失神癫痫
   少年失神癫痫
   少年肌阵挛癫痫
   觉醒时大发作性癫痫
  2. 继发性（症状性）或隐原性
   小婴儿癫痫性脑病伴爆发抑制（Ohtahara syndrome）
   婴儿痉挛（West syndrome）
   早发婴儿肌阵挛性脑病
   Lennox-Gastaut syndrome
   肌阵挛起立不能性癫痫
   肌阵挛失神癫痫

三、不能确定部分性或全身性发作的癫痫
  新生儿惊厥
  婴儿严重肌阵挛癫痫
  癫痫伴慢波睡眠期持续棘慢波
  获得性失语性癫痫（Landau-Kleffner syndrome）

四、特殊综合征
　　热性惊厥
　　单次惊厥发作或单次癫痫持续状态
　　各种诱发因素促发的癫痫

【临床表现】

（一）常见癫痫发作的临床表现

1. 限局性运动性发作　表现为癫痫灶对侧肢体或面部抽搐。由于口、唇、拇指、食指最容易受累。发作时意识不丧失。若限局性癫痫灶的异常放电由一侧扩散至对侧大脑半球，则抽搐变为全身性，并有意识丧失，称为继发性泛化。限局性发作之后，在原来受累部位可能出现一过性麻痹，持续几分钟至几小时，称为Todd麻痹。

2. 限局性感觉性发作　小儿时期少见。表现为躯体感觉性发作，如麻木、疼痛，特殊感觉性发作；如嗅、味、听、视或眩晕等发作。

3. 限局性自主神经性发作　发作以自主神经症状为主，可表现为腹痛、上腹部不适、恶心呕吐、头痛等。也可表现为颜面苍白或青紫，或发作性发热。发作后可有嗜睡。发作持续数分钟至数小时，甚至1～2天，发作频率不定，可能一周数次或数月一次。本型癫痫极少见，诊断也较困难，需慎重排除其他内、外科疾患。

4. 限局性精神症状发作　表现为发作性精神症状，包括幻觉、错觉、情感障碍、认知障碍记忆障碍等。

5. 复杂部分性发作　包括两种及两种以上简单部分性发作，并有程度不等的意识障碍及自动症。发作时常有精神、意识、运动、感觉及植物神经等方面的症状。可持续数分钟至数小时。常伴自动症，即在意识混浊情况下出现的无目的、无意义、不合时宜的不自主动作，发作后不能回忆。

6. 全身性强直—阵挛发作　又称为大发作。表现为突然意识丧失，随即出现全身性强直—阵挛性抽搐。可有呼吸暂停、青紫、瞳孔散大、对光反应消失，发作持续1～5分钟，发作后意识混浊或嗜睡，经数小时后清醒。婴幼儿期典型的大发作较少见。

7. 失神发作　又称小发作，表现为突发短暂的意识丧失，没有先兆，也不伴发作后嗜睡，发作时语言中断，活动停止。固定于某一体位，不跌倒，两眼茫然凝视。有时可有手、唇、舌或头细小的颤动，或每秒三次的眨眼动作。一般持续5～15秒。

8. 阵挛性发作　肢体有节律的连续抽动，发作时意识丧失。持续时间不等。

9. 强直性发作　表现为某些肌肉突然强直收缩，如躯干前屈、伸颈、头前倾、两肩上抬，两臂外旋、肘屈或伸直，固定于某一姿势，维持数秒钟或更长，随后发作停止，肌张力正常，恢复原来姿势，发作时有短暂意识丧失。有时表现为中轴性发作，全身强直。

10. 肌阵挛发作　表现为某个肌肉或肌群突然、快速、有力的收缩，引起一侧或双侧肢体抽动，抽动时手中物品落地或摔出。躯干肌肉收缩时则表现为突然用力地点头、弯腰或后仰。站立时发作则常表现为猛烈地摔倒在地。发作时可伤及头部、前额、下颌、嘴唇或牙齿。

11. 失张力发作　又称无动性发作（akinetic attack），表现为突发的一过性肌张力丧失，不能维持姿势，持续1～3秒，伴意识丧失。如患儿在站立时发作，表现为突然低头，两臂轻微外展，手指张开，上臂下垂，屈膝，继而跌倒，意识很快恢复。

（二）常见癫痫综合征举例

1. 小儿良性癫痫伴中央颞部棘波（benign epilepsy of childhood wigh centro-tenporal spike，BECCT）　是小儿时期常见的癫痫综合征之一，约占小儿癫痫的1/5，有遗传倾向，大多在5～10岁起病。癫痫发作与睡眠关系密切，呈简单部分运动性发作，常泛化成全身性发作。不影响智力发育。脑电图背景正常，有高幅中央、中颞区尖波或棘波，慢波睡眠期发放显著增多。预后良好，多于15岁前停止发作。

2. 儿童失神癫痫（childhood absence epilepsy） 有遗传倾向，多在5~7岁起病，发作频繁，但智力正常。典型失神发作时突然中止正在进行的活动而凝视，一般持续5~15秒恢复，可继续发作前的活动，患儿对发作不能回忆。发作时EEG呈典型的弥漫性对称、同步的每秒3次棘慢综合波。发作可由过度换气诱发。可伴全身性强直阵挛发作。

3. 婴儿痉挛（infantile spasms，又称West综合征） 绝大多数为症状性，常见病因如遗传代谢病、脑发育异常、神经皮肤综合征等。多在3~8月起病，发作时突然头与躯干前屈，似点头状，可连续出现数次至几十次痉挛发作；少数可突然头与躯干背屈，发作时可有尖叫或微笑，双臂前举，呈拥抱状。绝大多数病例智力显著迟滞。脑电图背景波正常节律完全消失，有持续高幅不同步不对称的慢波，杂以尖波、棘波或多棘波，称高度失律（hypsarrythmia）。

4. Lennox-Gastaut综合征 起病多在2~5岁，常见肌阵挛、强直、失张力及非典型失神等多种发作，也可有大发作。发作频繁，并常因跌倒而受伤。脑电图背景波异常，并有多灶性1.5~2.5次/秒棘慢综合波。智力发育落后或倒退。半数以上有脑损伤的历史，部分可由婴儿痉挛症演变而来。多数治疗困难，预后不良。

5. 获得性癫痫失语（acquired epileptic aphasia，也称Landu-Kleffner综合征） 1.5~13岁起病（4~9岁多发），病前发育正常，可在短时期内发生听觉失认，逐渐失语。3/4病例伴惊厥发作，可发生于失语之前、后或同时，1/4病例不伴惊厥发作。EEG背景正常，有单或双侧多灶棘或棘慢波发放，慢波睡眠期痫样放电显著增多。有多动、暴躁等行为异常，智力一般正常。至青春期癫痫发作大多缓解，但常遗留不同程度的语言障碍，5岁以内起病者语言障碍尤为严重。抗痫药物对癫痫发作有效，对失语和行为异常无明显影响。

6. 热性惊厥（febrile convulsions，febrile seizures） 属特发

于小儿时期的特殊癫痫综合征。多在6个月至5岁发病,有显著遗传倾向,惊厥发作前后小儿情况良好。发作时均有发热,常38.5~40℃或更高,多在发热初起温度上升时发作。以全身性发作为主。分为两型:①简单型:发作为全身性,持续不超过10分钟,发作时体温在38.5℃以上,一次发热仅发作一次,发作前后神经系统无异常;②复杂型:发作形式可呈部分性,持续15分钟以上,发作时体温在38.5℃以下,一次发热可发作2次或更多,发作前可有神经系统异常。

首次热性惊厥后约1/2复发,尤其1岁以内婴儿、有癫痫家族史的复杂型热性惊厥更易复发。热性惊厥患儿约2%~7%可转变为无热惊厥(癫痫),危险因素为:①原有神经系统异常;②有癫痫家族史;③首次发作为复杂型高热惊厥。具有2项以上危险因素转为癫痫的几率增高。

(三)癫痫持续状态(status epilepticus)

指癫痫发作持续30分钟以上,或反复发作、发作间期意识不恢复者。突然停药、药物中毒或高热等是癫痫持续状态的常见诱因。在原无癫痫的病儿,则多因各种因素引起的脑部病变所致,高热惊厥也可发生持续状态。

【诊断与鉴别诊断】

诊断小儿癫痫的基本思路是:①发作性表现是否癫痫所致;②癫痫发作的类型;③癫痫综合征的类型;④明确病因。主要诊断方法如下。

1. 病史和体格检查　尤其是癫痫发作的详细描述,治疗情况,围生期和既往史,家族史及其他相关问题,全面体格检查、神经精神系统检查等。

2. 脑电图(EEG)　发作间期发现痫样放电(棘波、尖波等)是诊断癫痫最重要的依据,如能记录到发作期异常放电则诊断意义更大。在进行小儿癫痫EEG诊断时应注意:①发作间期常规EEG应包括睡眠及清醒记录,睡眠EEG可在记录前一天行睡眠剥夺法,以保证EEG记录时为自然睡眠状态;②记录时间应不少于20~30

分钟；③尽力避免使用镇静药，但原已服用的抗到现场药物不需停用以免诱发癫痫发作；④对诊断困难者有条件时可作长程（24小时或更长）EEG 监测，以提高痫样放电的检出率，并可能增加发作期记录的困难性；⑤应结合患儿的年龄、记录时状态、是否伴有临床发作等综合判断。

3. 神经影像学检查　常用 MRI 或 CT 检查。对明确癫痫的器质性病因具有重要意义。尤其对部分性发作或神经系统检查有局灶体征的病因诊断意义更大。

4. 其他辅助检查　为排除电解质紊乱、低血糖等常见的继发性惊厥，应作相应检查，如血糖、血钙等。怀疑遗传代谢病应作血、尿氨基酸或有机酸分析。疑为颅内感染者应作 CSF 检查。

小儿癫痫应与各种非癫痫性发作性疾病鉴别，主要包括两类：①急性代谢紊乱所致惊厥，如低血糖、低钙血症等；②其他非癫痫性发作性疾病，如晕厥、屏气发作、抽动症、睡眠障碍等。发作期 EEG 是否出现典型的痫样放电，以及其他发作性疾病的有关特点是鉴别诊断的主要依据。

【治疗】

（一）治疗原则

1. 指导家长、教师及患儿正确认识癫痫，坚持长期规律治疗，并定期随访。

2. 安排正常合理的学习及生活，避免过度兴奋、睡眠不足、感染等诱发因素。

3. 有明确病因者尽可能给予针对性治疗。

4. 合理应用抗癫痫药物。

5. 难治性癫痫可考虑手术治疗。

（二）抗癫痫药物的使用原则

①诊断明确，即应在病因治疗的同时，尽早给予抗痫药物。原则上有过两次或两次以上无其他原因的惊厥，均应治疗。首次发作为癫痫持续状态，也应开始抗癫痫治疗。②按照癫痫发作或癫痫综合征的类型选药（见表 3-6，表 3-7）。③单药治疗为主，尽量避

免多种药同时合用,以减少因药物相互作用而致中毒或影响疗效;④了解药物的代谢特点、剂量范围及毒副作用,并注意个体差异。⑤从 1/2~1/3 维持量甚至更小剂量开始,逐渐加量,以增加病人耐受性;服药开始后经 5 个半衰期,其血浓度始达稳态,此时方可初步判断疗效,在此之前不宜自行改药、加药,有条件者应检查血药浓度,并结合临床调整药量。⑥坚持服药至末次发作后 2~4 年,不过早停药。⑦服药过程中避免自行减量、加量、突然停药等,以免加重癫痫发作或诱发癫痫持续状态。治疗过程中若疗效欠佳或有中毒表现时,应监测血药浓度并调整药物与剂量。

表3-6 不同癫痫发作类型的用药选择

发作类型	可选用的抗癫痫药物
全身性发作	
典型失神	丙戊酸,乙琥胺,氯硝西泮,托吡酯
肌阵挛或失张力	丙戊酸,苯巴比妥,氯硝西泮,托吡酯
大发作	丙戊酸,苯巴比妥,卡马西平,苯妥英钠
部分性发作	卡马西平,苯巴比妥,丙戊酸,拉莫三嗪,托吡酯

表3-7 不同癫痫综合征的用药选择

癫痫综合征	可选用的抗癫痫药物
婴儿痉挛	ACTH 或泼尼松,吡哆醇,托吡酯,丙戊酸,氯硝西泮
Lennox - Gastaut	丙戊酸,托吡酯,苯巴比妥
Landau - Kleffner	泼尼松,甲泼尼龙,氯硝西泮,丙戊酸
热性惊厥预防	苯巴比妥,丙戊酸
额叶癫痫	卡马西平,苯巴比妥,拉莫三嗪
BECT	丙戊酸,苯巴比妥,苯妥英钠
JME	丙戊酸,氯硝西泮,苯巴比妥

（三）外科治疗

经过多种抗癫痫药物正规治疗无效的难治性癫痫，可考虑手术治疗。

（四）癫痫持续状态的治疗

①病因治疗；②保持呼吸道通畅；③止惊：首选劳拉西泮（0.05～0.1mg/kg 静注，总量<4mg），或氯硝西泮（0.01～0.06mg/kg 静注）。也可给予地西泮（0.25～0.5mg/kg 静注，必要时 30 分钟重复 1 次），或苯妥英钠负荷量（15～20mg/kg 静注）。④防治脑水肿，保护脑功能；⑤纠正内环境紊乱。

癫痫持续状态属于儿科急症，不积极抢救易于发生不可逆脑损伤。虽然目前经典的癫痫持续状态定义所采用的时间界限为 30 分钟，但务必掌握发生癫痫发作一定积极控制的原则，不能等到满足定义所规定的 30 分钟。一般认为，癫痫发作，尤其是全身性惊厥发作，超过 5 分钟即难以短时间内自行终止。因此一旦出现惊厥性癫痫发作，2～5 分钟未终止者，即应按照癫痫持续状态处理。近年来，国际上已有多位权威学者建议将癫痫持续状态的时间界限提前至 10 分钟，甚至 5 分钟，尽管尚未得到普遍接受，但也体现了对于癫痫发作，尤其是全身惊厥性发作，要早期控制，以免发生持续性长时间的发作，造成不可逆脑损伤。

【展望】

国际抗癫痫联盟和国际癫痫病友联合会于 2005 年联合发布了关于癫痫定义的新建议，要点包括：①至少一次癫痫发作；②脑内存在持久性损害，从而提示其具有再次复发的极大可能性；③伴随其他方面的多种损害，包括神经生物学损害、认知和心理社会适应性障碍等。

该定义将"伴随的其他损害"作为三个要件之一列入，体现了 ILAE 和 IBE 对癫痫这一慢性、复发性神经精神障碍的相关理念的转变。既往一般主要从生物医学的角度来实施对癫痫的干预，而新建议除了提出伴随神经生物学损害之外，尤其突出了对伴随认知、精神心理、社会适应性等方面功能障碍的重视。这些伴随的功能异常同样也严重影响着癫痫，尤其是儿童癫痫的远期预后。临床医生在诊断癫痫以后的整个治疗和长期随访过程中，都应该考虑并重视这些问题。

新定义强调一次发作即应考虑癫痫的可能，这和大家已经普遍接受的癫痫所具备的重要的"反复性"特征看似不一致。我们认为这充分体现了ILAE和IBE对癫痫早期诊断的关注。但同时我们应该全面体会这一新建议的实质性内涵，以免造成诊断的扩大化，进而导致不必要的治疗。前两项要件综合起来，仍然符合传统的癫痫定义的"复发性"特征。一次发作虽然也可诊断癫痫，但必须有充分证据，证明其发作是由于脑内存在的慢性、持久性损害所致。而正是由于存在相应的慢性持久性损害，极大地增加了其再次发作的可能性。

我们应该重视国际癫痫领域的新动向，将新的理念体现于临床实践中，不断提高临床研究和干预水平。

（秦　炯）

[参考文献]

1. Wang WZ, Wu JZ, Wang DS, et al. The prevalence and treatment gap in epilepsy in China: an ILAE/IBE/WHO study. Neurology, 2003, 60 (9): 1544-1545
2. Fisher RS, van Emde Boas W, Blume W, et al. Epileptic seizures and epilepsy: definitions proposed by the International League Against Epilepsy (ILAE) and the International Bureau for Epilepsy (IBE). Epilepsia, 2005, 46 (4): 470-472
3. Commission on Classification and Terminology of the International League Against Epilepsy. Proposal for revised clinical and electroencephalographic classification of epileptic seizures. Epilepsia, 1981, 22 (4): 489-501
4. Commission on Classification and Terminology of the International League Against Epilepsy. Proposal for revised classification of epilepsies and epileptic syndromes. Epilepsia, 1989, 30 (4): 389-399
5. Engel J Jr. A proposed diagnostic scheme for people with epileptic seizures

and with epilepsy: report of the ILAE Task Force on Classification and Terminology. Epilepsia, 2001, 42 (6): 796-803
6. Olafsson E, Ludvigsson P, Gudmundsson G, et al. Incidence of unprovoked seizures and epilepsy in Iceland and assessment of the epilepsy syndrome classification: a prospective study. Lancet Neurol, 2005, 4 (10): 627-634
7. Korff CM, Nordli DR Jr. Epilepsy syndromes in infancy. Pediatr Neurol, 2006, 34 (4): 253-263
8. Camfield P, Camfield C. Epileptic syndromes in childhood: clinical features, outcomes, and treatment. Epilepsia, 2002, 43 (Suppl 3): 27-32

第四节 脑性瘫痪

【概述】

脑性瘫痪简称脑瘫，是出生前到出生后一段时间（一般指生后一个月以内）各种原因所致的非进行性脑损伤，主要表现为中枢性运动障碍及姿势异常。可伴有智力低下、癫痫、听力与视力障碍等。我国脑瘫发病率为 1.8‰～4‰活婴。

本病患儿常有不同程度的大脑皮质萎缩和脑室扩大，可有神经细胞减少及胶质细胞增生。脑室周围白质软化变性，可有多个坏死或变性区及囊腔形成。经内囊支配下肢的神经纤维区常受累，锥体束也可有变性。核黄疸后可有基底节对称性的异常髓鞘形成过多，称为大理石状态。近年已发现一些脑瘫伴有癫痫的小儿，其脑组织有脑沟回发育不良、神经元移行异常和灰质异位等早期脑发育缺陷。

引起脑瘫的病因有多种，有时为多种因素所造成，约有 1/3 病例，虽经追查，未能找到病因。一般可将致病因素分为出生前、出生时和出生后三类：

1. 出生前因素　主要是胎儿期的感染、出血、缺氧和发育畸形，以及母亲的妊娠高血压综合征、糖尿病、腹部外伤和接触放射线等。

2. 出生时因素　由于羊水堵塞、胎粪吸入、脐带绕颈等所致的窒息,或由于难产、产钳所致的产伤、颅内出血及缺氧。

3. 出生后因素　新生儿发生脑缺氧、严重感染（如化脓性脑膜炎）、外伤、颅内出血、胆红素脑病等。

缺氧、缺血与出血在发病因素中占重要地位。脑组织对缺氧甚为敏感,脑缺氧对早产儿的影响远较足月儿为大。脑供血的局部距离心脏越远,越容易出现缺氧缺血性病变。动脉供血的边缘地带（又称动脉的分水岭区）也容易出现缺血缺氧性病变。当大脑发生缺氧缺血性病变时,容易受累的部位依次为脑室周围白质、皮质下白质、大脑皮质背外侧部（顶枕区）、尾状核头部、尾状核丘脑沟、基底神经节、丘脑、下丘脑、桥脑、中脑、延髓。大脑出血和血管损害也是本病常见的原因。由于缺氧能增加血管内皮的渗透性和脆性,从而促成脑血管的损害。出血是脑损伤的直接或间接结果,也可由于血液病、血压的急剧变化和血管痉挛所诱发。

【临床表现】

根据脑性瘫痪运动障碍的性质,临床上分痉挛型、手足徐动型、共济失调型、强直型、震颤型、肌张力低下型。脑瘫除运动障碍外,常合并其他功能异常,如智力低下（30%～50%）、癫痫（25%～50%）、视力异常（如斜视、弱视、眼球震颤等达50%）、听力减退（10%～15%）、语言障碍、认知和行为异常等。

（一）痉挛型（spasticity）

是脑瘫中最常见的类型,约占脑瘫的75%。病变波及锥体束系统。上肢常表现为屈肌张力增高,肩关节内收,肘关节屈曲,手指屈曲呈紧握拳状,拇指内收,紧握于掌心中。下肢大腿内收肌张力增高,髋关节内旋,大腿外展困难,踝关节跖屈。卧位时膝关节、髋关节呈屈曲姿势,俯卧位时抬头困难,仰卧位时头后仰或低头。能坐时两腿伸直困难,脊柱后凸。站立时髋、膝略屈,足尖着地。行走时呈踮足、剪刀样步态。肌张力增高,肢体活动受限,腱反射亢进或活跃、踝阵挛阳性,2岁以后巴宾斯基征仍阳性。

1. 痉挛性偏瘫（spastic hemiplegia）　瘫痪侧肢体自发运动减少,上肢受累多较下肢重,1岁前即可发现患侧手运动功能异常,患儿迟至18～24个月时才能行走，且患侧呈环形步态。患侧手及拇指指甲生长迟滞，肢体显著痉挛，踝部跟腱挛缩导致马蹄内翻畸形。由于肌张力增高，多呈足尖着地行走，膝腱反射亢进，可有踝阵挛及巴宾斯基征。手、足部背屈力弱。约1/3病儿在1～2岁时有惊厥发作；25%的病儿有认知功能异常、智力低下。CT检查可见偏瘫对侧大脑半球萎缩及侧脑室扩大。

2.痉挛性双瘫（spastic diplegia） 是脑室周围白质软化，尤其是通过内囊的运动神经纤维受损所致，这种双下肢痉挛性瘫痪常在婴儿开始爬行时即被发现：在爬行时双臂呈正常相互交替姿势向前，但其双腿则被拖拉向前，髋部内收。患儿行走延迟，双足呈马蹄内翻状，步行时足尖着地。体检可见双下肢肌张力增高、腱反射亢进、踝阵挛和双侧巴宾斯基征阳性，托起小儿双腋可见双下肢呈剪刀状交叉。严重者可有肢体废用性萎缩和下肢生长受累，与上半身正常生长发育不成比例。本型智力发育多正常，很少合并惊厥发作。

3.痉挛性四肢瘫（spastic quadriplegia） 脑病理多有中央白质区坏死、变性和囊性变。是脑瘫中最严重的类型，四肢运动严重受累，合并智力低下和惊厥者最多；由于核上性球麻痹，可致吞咽困难和吸入性肺炎。神经系统检查可见四肢肌张力增高、痉挛，自发运动减少，腱反射亢进，巴宾斯基征阳性。年长儿膝和肘部常有屈曲性挛缩。本型患儿伴有语言发育障碍和视觉异常者甚多，有时也可伴有手足徐动。

（二）手足徐动型（athetosis）

约占脑瘫的20%，主要病变在锥体外系统，表现为难以用意志控制的不自主运动，当进行有意识运动时，不自主、不协调及无效的运动增多。紧张时不自主运动增多，安静时减少，入睡后消失。由于颜面肌肉、舌肌及发音器官肌肉运动受累，常伴有语言障碍。手足徐动型脑瘫智力障碍不严重，单纯手足徐动型脑瘫腱反射不亢进，不表现巴宾斯基征阳性。本型有肌张力增高和肌张力降低两型。

（三）共济失调型（ataxia）

占脑瘫的 1%~2%。主要病变在小脑，表现为步态不稳，走路时两足间距加宽，四肢动作不协调，上肢常有意向性震颤，肌张力低下，腱反射减弱。

（四）强直型（rigidity）

此型很少见，主要病变在锥体外系。由于全身肌张力显著增高，身体异常僵硬，运动减少，使其四肢做被动运动时，主动肌和拮抗肌有持续的阻力，肌张力增高呈铅管样或齿轮状，腱反射不亢进，常伴有严重智力低下。

（五）震颤型（tremor）

很罕见，主要以锥体外系病变为主，婴儿期肌张力降低和腱反射减弱，2岁后往往有震颤和步态不协调，不存在眼球震颤，而常伴有轻度智力低下。

（六）肌张力低下型（atonia）

表现为肌张力低下，四肢呈软瘫状，自主运动很少，仰卧位时四肢呈外展外旋位，状似仰翻的青蛙；俯卧位时，头不能抬起。常易与肌肉病所致的肌弛缓相混，但肌张力低下型可引出腱反射。本型常为婴幼儿脑瘫的暂时阶段，以后大多转为痉挛型或手足徐动型。

（七）混合型

为以上任何两型或三型并存，痉挛型和手足徐动型常同时存在。

【辅助检查】

根据病人情况主要进行神经影像学、神经电生理及其他相关病因学检查。

神经影像学常选择 CT 及 MRI。前者对脑内钙化等病变敏感；后者对白质、灰质发育异常等脑实质病变更为敏感，二者均可诊断脑萎缩、脑积水等常见颅内病变。

神经电生理检查主要包括肌电图和脑电图。前者有助于对不典型患者排除下运动单位病变；后者主要帮助诊断或排除是否合并癫痫。此外视、听功能检查用于了解患者有无相应伤残。

应结合病情需要选择一些检查帮助判断引起脑瘫的病因（如生后早期血清病毒抗体检测排除宫内感染），或帮助排除其他疾病（如血浆氨基酸分析、尿液有机酸测定、某些基因或酶活性测定等）。

【诊断与鉴别诊断】

脑瘫的诊断主要依靠病史及体格检查，影像学（CT、MRI）检查不能起主要作用，CT 及 MRI 能了解颅脑结构有无异常，对探讨脑性瘫痪的病因及判断预后有帮助，但不能据此肯定或否定诊断。脑电图可以了解是否合并癫痫，对指导治疗有参考价值。应注意检测视、听觉功能。需除外进行性疾病（如各种遗传代谢病或变性病、脊髓肿瘤等）所致的中枢性瘫痪及正常小儿一过性发育落后。由于脑瘫常合并精神发育异常，必要时对患儿进行多学科诊断治疗。

【治疗】

（一）治疗原则

1. 早期发现、早期治疗　婴幼儿运动系统处于发育阶段。早期发现运动异常，尽早加以纠正，容易取得较好疗效。

2. 促进正常运动发育、抑制异常运动和姿势　按小儿运动发育规律，进行功能训练，循序渐进，促使小儿产生正确运动。

3. 综合治疗　利用各种有益的手段对患儿进行全面、多样化的治疗，除针对运动障碍进行治疗外，对合并的语言障碍、智力低下、癫痫、行为异常也需进行干预。还要培养患儿对日常生活、社会交往及将来从事某种职业的能力。

4. 家庭训练和医生指导相结合　脑瘫的康复是个长期的过程，短期住院治疗不能取得良好的效果，许多治疗需要在家庭里完成，家长和医生密切配合，共同制定训练计划，评估训练效果，在医生指导下纠正不合理的训练方法。

（二）功能训练

1. 躯体训练（physical therapy）　主要训练粗大运动，特别是下肢的功能，利用机械的、物理的手段，针对脑瘫所致的各种运动障碍及异常姿势进行一系列的训练，目的在于改善残存的运动功能抑制不正常的姿势反射，诱导正常的运动发育。常用的有Vojta、Bobath等方法。

2. 技能训练（occupational therapy） 训练上肢和手的功能，提高日常生活能力并为以后的职业培养工作能力。严重患者还应开展基本生活技能训练，如咀嚼、吞咽等进食训练。

3. 语言训练 包括发音训练、咀嚼吞咽功能训练，训练小儿听力及视力，如有听力障碍应尽早配置助听器，有视觉障碍时也应及时纠正。

（三）矫形器的应用

在功能训练中，常常需用一些辅助器和支具，矫正小儿异常姿势，例如行走矫形器可促进中踝骨骼的生理排列，并可降低关节周围肌肉的紧张度。

（四）手术治疗

主要适用于痉挛型脑瘫患儿，目的在于矫正畸形、改善肌张力、恢复或改善肌力平衡。手术包括：肌腱手术（如跟腱延长术）、神经手术（如闭孔神经前支切除术、选择性脊神经后根切断术）、骨关节手术等。

（五）物理疗法

包括水疗及各种电疗、患儿在水中能产生更多的自主运动，肌张力得到改善，对呼吸有调整作用，有助于改善语言障碍。

（六）药物治疗

目前尚未发现治疗脑瘫的特效药物。对手足徐动型脑瘫的多动，可试用小量安坦。对严重痉挛型脑瘫，可使用减低肌张力的药物，如巴氯芬（baclofen）、地西泮，近年试用肉毒素注射取得一定疗效。对强直型脑瘫的肌张力不全，可用左旋多巴。

脑瘫患者并发癫痫应积极控制，否则会进一步伤害脑功能，影响其远期预后。应按照癫痫治疗的基本原则选择、调整抗癫痫药物，要定期随访，坚持足够的疗程。

[参考文献]

1. Allen MC. Neurodevelopmental outcomes of preterm infants. Curr Opin Neurol, 2008, 21 (2): 123-128
2. Bourke-Taylor H, O'Shea R, Gaebler-Spira D. Conductive education: a functional skills program for children with cerebral palsy. Phys Occup Ther Pediatr, 2007, 27 (1): 45-62
3. Drougia A, Giapros V, Krallis N, Theocharis P, et al. Incidence and risk factors for cerebral palsy in infants with perinatal problems: a 15-year review. Early Hum Dev, 2007, 83 (8): 541-547
4. Lubsch L, Habersang R, Haase M, Oral baclofen and clonidine for treatment of spasticity in children. J Child Neurol, 2006, 21 (12): 1090-1092
5. 左启华主编. 小儿神经系统疾病. 北京: 人民卫生出版社, 2002, 704-583
6. 林庆. 小儿脑性瘫痪的早期诊断. 实用儿科杂志, 1996, 11: 65-66

第五节 急性感染性多发性神经根神经炎

【概述】

急性感染性多发性神经根神经炎（acute inflammatory polyradiculoneuritis）又称格林-巴利综合征（Guillain - Barre syndrome, GBS），系主要侵犯脊神经和/或颅神经的炎性脱髓鞘性周围神经病。主要临床特征是对称性多发性弛缓性脊神经麻痹，常伴有颅神经受累。严重病例可因呼吸肌瘫痪致死。本病发病率约1.6/10万，常见于儿童和青少年。男多于女，二者之比约2:1。发病无明显季节性。根据临床、发病机制和电生理检查，本病可分为急性炎症性脱髓鞘性多神经病（acute inflammatory demyelinating polyneuropathy, AIDP）、急性运动轴索神经病（acute motor axonal neuropathy, AMAN）、急性运动感觉轴索神经病（acute motor sensory axonal neuropathy, AMSAN）以及Miller - Fisher综合征等类型。其中AIDP是最常见，也是认识最早的类型，我国儿童 AMAN 型也较为常见。

GBS 病因和发病机制尚未完全明了，可能系细菌、病毒感染等前驱疾病诱发的脱髓鞘病变，与患儿细胞和/或体液免疫功能紊乱有关。本病患儿血清学检查常见空肠弯曲菌（campylobacter jejuni，CJ）IgM、IgG 抗体显著增高，提示 CJ 感染可能与发病有关。CJ 外膜某些脂多糖成分与神经纤维中神经节苷脂结构相似，因而可通过诱发分子模拟（molecular mimicry）性免疫反应，导致神经病变。

【临床表现】

多数起病前 1~4 周有上呼吸道感染或消化道感染史，或受凉、劳累等诱因，少数有预防接种史。

绝大多数急性起病。出现全身不适或伴低热。主要症状是运动障碍，常从双下肢开始，行走无力，易摔跤，2~3 天内发展到上肢及躯干，一般于 1 周左右达高峰。重症患儿可累及颈部肌肉、肋间肌和膈肌，表现为不能抬头、咳嗽无力、呼吸困难。部分病例呈下行性麻痹，由颅神经麻痹开始，逐渐向下发展。个别病例病情进展极快，数小时至数十小时即达高峰，可因呼吸肌瘫痪不及救治而死亡。体检可见四肢弛缓性瘫痪，肌张力减低。膝反射明显减弱或消失（但在极早期可亢进，迅即减弱）。部分病例脑膜刺激征阳性。多数伴颅神经麻痹，面神经最常受累，其次为舌咽、迷走神经运动支，其他如第Ⅲ、Ⅳ、Ⅵ、Ⅻ对颅神经亦可受累。严重病例可见全部运动性颅神经麻痹。疾病初期可发生感觉障碍，主要为主观感觉障碍，如疼痛、麻木或其他异常感觉。体检可发现手套、袜套样分布的感觉障碍，个别可呈传导束型。急性期可有腓肠肌深压痛。部分病例发生自主神经功能障碍，表现出汗异常、皮肤潮红、心率增快或心律紊乱，也可表现为体位性低血压或血压增高。括约肌功能一般无异常，极少数病人可有一过性尿潴留，迅即恢复。

Miller‐Fisher 综合征是格林-巴利综合征的变异型。起病相似，但主要表现为眼外肌麻痹、深反射减弱或消失、共济失调，骨骼肌麻痹程度较轻或不明显。

本病病情发展速度、神经受累严重程度和恢复早晚有显著个体差异。通常在数日至1~2周内进行性发展，2~3周后开始恢复。AIDP型多在3~6月内完全恢复。AMAN型恢复较慢，但多数仍可完全康复。AMSAN型大多病情严重，预后较差。本病预后很大程度取决于对呼吸麻痹的及时正确处理，随着治疗措施的改进，特别是大剂量人血免疫球蛋白的应用和机械通气设备与方法的完善，死亡率已从原来的20%降至5%以下。疾病高峰3周后仍无恢复迹象者一般预后不良。约7%数月、甚至数年后仍不恢复，或间歇性病情加重。

【辅助检查】

1. 脑脊液　病初多无明显异常，发病2周后蛋白逐渐增高，第4~6周最明显，一般可达1~2g/L。而细胞计数正常，故称蛋白细胞分离现象。免疫球蛋白，特别是IgG及IgM升高，寡克隆区带可呈阳性。

2. 肌电图（electromyography，EMG）与神经传导速度　受累神经支配的肌肉呈神经原性损害，运动和感觉神经传导速度明显减慢，一般在20~30m/s之间。

3. 其他检查　半数病人外周血白细胞轻度增多，中性粒细胞比例增高，可伴血沉增快。血清免疫球蛋白增高。

【诊断与鉴别诊断】

根据急性进行性对称性弛缓性麻痹，典型的病程转归特点，结合脑脊液蛋白细胞分离现象和肌电图特征，本病不难诊断。

需与下列疾病鉴别：①脊髓灰质炎：多见于未接种小儿麻痹疫苗的小儿，弛缓性瘫痪呈非对称性分布，近端严重，脑脊液细胞增多，病毒学检查可确诊；②急性脊髓炎（acute myelitis）：在脊髓休克期呈弛缓性麻痹，应与本病鉴别。脊髓炎多有典型感觉异常平面及括约肌障碍，脊髓休克期后呈上运动神经元性麻痹，腱反射亢进，出现病理反射。

【治疗与预后】

（一）一般治疗

急性期应卧床休息，瘫痪肢体需尽早进行按摩及被动运动，注意保持肢体功能位置。加强营养，有吞咽障碍者可予鼻饲喂养。可应用B族维生素及能量合剂，如维生素B_1、B_6、B_{12}，ATP，辅酶A等。

（二）大剂量人血免疫球蛋白

早期（1周内）应用可明显延缓本病进展速度，减轻极期症状的严重程度，减少气管切开及机械通气。400mg/（kg·d），静脉注射，连用5~7天。

（三）对症治疗

1. 减轻神经根水肿：早期可给予甘露醇，或短期（一般不超过1周）应用肾上腺皮质激素。

2. 呼吸肌麻痹的治疗：①翻身、拍背、吸痰；②极度呼吸困难、发绀明显，伴二氧化碳潴留、严重球麻痹症征或合并肺炎、肺不张，经一般处理无明显改善，应及时行气管切开；③经上述处理呼吸状况仍未缓解，则应及时给予机械通气，使用指征是：有明显低氧血症及高碳酸血症的临床表现；鼻导管吸氧后动脉血氧分压低于60mmHg，二氧化碳分压大于45mmHg；呼吸肌极度疲劳，或伴有明显呼吸节律不整。

（四）其他治疗

急性期可行血浆置换疗法，因需专门设备，技术操作也较复杂，且有血原性污染及发生其他并发症的可能，目前应用不多。

既往本病极期死亡率高达20%左右，多数死于呼吸麻痹。随着IVIG的早期应用，严重呼吸麻痹已很少见，临床对严重呼吸麻痹的抢救手段也逐渐完善，因此目前GBS预后大多良好，一般病程2~4周左右逐渐恢复，多数可以完全恢复，少数遗留腱反射减弱、跟腱挛缩、足下垂等症状。

[参考文献]

1. Hughes RA, Swan AV, Raphaël JC, Immunotherapy for Guillain-Barré syndrome: a systematic review. Brain, 2007, 30 (Pt 9): 2245-2257

2. Shahar E. Current therapeutic options in severe Guillain-Barré syndrome. Clin Neuropharmacol, 2006, 29 (1): 45-51
3. Hughes RA, Raphaël JC, Swan AV, et al. Intravenous immunoglobulin for Guillain-Barré syndrome. Cochrane Database Syst Rev, 2006, 25 (1): CD002063
4. Ryan MM. Guillain-Barré syndrome in childhood. J Paediatr Child Health, 2005, 41 (5-6): 237-241
5. Asbury AK. New concepts of Guillain-Barré syndrome. J Child Neurol, 2000, 15 (3): 183-191
6. Jones HR. Childhood Guillain-Barré syndrome: clinical presentation, diagnosis, and therapy. J Child Neurol, 1996, 11 (1): 4-12

第六节 注意缺陷多动障碍

【概论】

（一）定义

注意缺陷多动障碍（Attention-deficit/hyperactivity disorder, ADHD）是以注意缺陷、多动和冲动障碍为特征性表现的儿童时期最常见的精神行为障碍性疾病，学龄儿童患病率为3‰～6‰。

（二）病因与发病机制

本症发病与多种因素有关。

1. 遗传因素　家系调查发现，患儿父母童年期有多动史者较多；其同胞患病率高于一般人群3倍；单卵双生子同病率高于异卵双生子。这些均表明，多动症与遗传因素有关。

2. 其他因素　生物因素、心理因素、环境因素及家庭、社会问题等多种原因均可能与多动症的发病有关。

本病发病机制尚未明了。较一致的观点认为，肾上腺素、多巴胺等神经递质功能紊乱（多巴胺能神经元活动减低）是其重要发病基础。

【临床表现】

1. 注意障碍　是本症的必备症状。表现为注意力涣散，生活或学习不分主次。听课不专心，做事虎头蛇尾。注意力缺陷主要累及高级注意形式即"主动注意"。患儿不能将注意力有意识地集中于某一目的及方向，如听课等，而对于无关刺激却给予较多关注，并频繁转移注意力。

2. 多动　是本症另一主要症状。常在学龄前期或学龄早期被发现。在幼儿园或小学校不能自控，坐立不稳，无目的活动过多。不守纪律，不合群。行为常显得冲动、唐突、冒失、过分恶作剧，富于破坏性及冒险性。对于感兴趣的事情（如电视节目）可以安静片刻，但很快又开始多动或骚扰他人。上述表现随年龄增长而逐渐减少。少数可同时有头面部、躯干或四肢不自主运动，如挤眉弄眼、歪头斜颈、耸肩扭胯等。部分有咬或吸吮手指等不良习惯。

3. 冲动行为　易激惹冲动、过度兴奋、不耐挫折。冲动是本症较常见的症状，但不具特异性，也可见于品行障碍、焦虑症等精神障碍性疾病。

4. 学习障碍　持续或明显的多动症患儿常伴学习障碍。患儿智力大多正常。学习困难主要与注意力缺陷有关。

5. 行为异常及心理障碍　多数患儿存在心理和行为问题。由于多动及学习差，易受歧视，致使患儿退缩、回避、自卑；或表现为暴躁易怒、攻击行为或品行障碍，社会适应障碍尤为突出。

【诊断标准】

和大多数精神障碍类疾病一样，ADHD缺乏特异的病因学或病理学改变，也没有可以辅助诊断的特殊体征或实验室检查，因此诊断主要依据病史和对特殊行为症状的观察和描述和追踪观察。精神、行为评定对诊断有一定价值，常用的行为评定量表有Conners父母问卷及教师评定表，以及Achenbach儿童行为评定量表及教师报告表等。这些量表已经使用多年，有较好的常模和可信度，且可对症状严重程度进行量化评定。

为便于临床医师规范诊断，国内外许多专业机构或专家组推出了相应的诊断标准或指南。其中最具影响的是：①美国精神病学会的《精神障碍诊断和统计手册》第四版（Diagnostic and Statistical Manual for Mental Disorders. 4th ed., DSM-Ⅳ）的ADHD诊断标准，在北美广泛使用，其他地区应用也较多，我国目前多数专家也采用这一标准；②世界卫生组织制定的《国际疾病分类》第10版（International Classification of Diseases，ICD-10），在英国和其他欧洲国家采用较多。《中华儿科杂志》编辑委员会和中华医学会儿科学分会神经学组、儿童保健学组及精神病学分会儿童精神医学学组，主要参考DSM-Ⅳ的ADHD诊断标准，2006年联合发布了儿童注意缺陷多动障碍诊疗建议，进一步规范了对ADHD的临床诊疗，介绍如下。

症状学标准：

1. 注意缺陷　符合下述注意缺陷症状中至少6项：①在学习、工作或其他活动中，常常不注意细节，容易出现粗心所致的错误。②在学习或游戏活动时，常常难以保持注意力。③注意力不集中（说话时常常心不在焉，似听非听）。④往往不能按照指示完成作业、日常家务或工作（不是由于对抗行为或未能理解所致）。⑤经常难于完成有条理、有顺序的任务或其他活动。⑥不喜欢、不愿意从事那些需要精力持久的事情（如作业或家务），常常设法逃避。⑦常常丢失学习、活动所必需的东西（如：玩具、课本、铅笔、书或工具等）。⑧很容易受外界刺激而分心。⑨在日常活动中常常丢三落四。

2. 多动、冲动　符合下述多动、冲动症状中至少6项，持续至少6个月，达到适应不良的程度，并与发育水平不相称。①常常手脚动个不停，或在座位上扭来扭去。②在教室或其他要求坐好的场合，常常擅自离开座位。③常常在不适当的场合过分地奔来奔去或爬上爬下（在青少年或成人可能只有坐立不安的主观感受）。④往往不能安静地游戏或参加业余活动。⑤常常一刻不停地活动，好像有个马达在驱动他。⑥常常话多。⑦常常别人问话未完即抢着回答。⑧在活动中常常不能耐心地排队等待轮换上场。⑨常常打断或干扰他人（如别人讲话时插嘴或干扰其他儿童游戏）。

ADHD的诊断应符合上述注意缺陷和多动、冲动两方面症状学标准。并在7岁以前发病，与发育水平不相称，且至少持续6个月,并达到适应不良的程度,在社交、学业或成年后职业功能上,具有明显的临床损害证据。诊断与分型的具体标准是:①注意缺陷型:在注意缺陷的9条症状中至少符合6条;②多动、冲动型:在多动、冲动的9条症状中至少符合6条;③混合型:同时符合注意缺陷型和多动、冲动型的诊断标准,即上述两型均至少符合6条。

【鉴别诊断】

鉴于本病诊断缺乏特异性指标,因此应注意排除其他相关疾患,以免贻误其他器质性疾病的早期诊断及干预。一般须与以下疾病鉴别:精神发育迟滞、广泛性发育障碍、多发性抽动、儿童精神分裂症、躁狂发作和双相障碍、焦虑障碍、特殊性学习技能发育障碍、各种器质性疾患(如甲亢)和各种药物的副反应所导致的多动症状等。

【治疗】

根据《中华儿科杂志》编辑委员会和中华医学会儿科学分会神经学组、儿童保健学组及精神病学分会儿童精神医学学组2006年联合提出的建议,ADHD的治疗需要针对患儿的不同发育时期,采用多学科、长期、多模式的个体化综合治疗,以缓解和改善临床症状,帮助患儿增强自信心、提高学习能力和社会适应能力。

(一)治疗和管理原则

1. 各相关学科的医生应该认识到ADHD是一个慢性疾病,并制定一个相应的治疗计划。

2. 医生的治疗计划应取得家长和老师的配合。

3. 治疗方案没达到预期目标时,医生应重新评价最初诊断是否正确,治疗方法是否恰当,治疗方案的依从性如何,是否有合并疾病等。

4. 医生应对ADHD患儿有计划地进行定期随访,对来自家长、老师和患儿的反馈信息进行综合分析,以评估疗效及不良反应。

(二)药物治疗 是目前ADHD最有效的治疗手段。

1. 原则 ①根据患儿既往治疗情况和目前状况,确定药物的使用顺序；②根据个体化原则，从小剂量开始，逐渐调整，达到最佳剂量并维持治疗；③在治疗过程中，采用恰当的方法对药物的疗效进行评估；④注意可能出现的不良反应。

2. 推荐药物　ADHD 的药物治疗主要包括中枢兴奋剂、中枢去甲肾上腺素调节药物和抗抑郁剂。目前中枢兴奋剂为 ADHD 治疗的首选药物（6 岁以下儿童禁用），常用盐酸哌甲酯，目前国内有两种剂型：①短效（盐酸哌甲酯片）：从每次 5 mg，每日 1～2 次开始，每周逐渐增加 5～10 mg。常用最适量在 0.3～0.7 mg/kg、2～3 次/d（日总剂量范围 0.6～2.1 mg/kg），每日最大推荐剂量是 60 mg。②长效（盐酸哌甲酯控释片）：从 18mg/d，1 次/d 开始，根据疗效每周调整一次剂量，最大推荐剂量 54 mg/d。盐酸哌甲酯应用安全、耐受性好，不良反应有头痛、腹痛、影响食欲、睡眠、眩晕。其他可用于本病治疗的药物有可乐定、托莫西汀、匹莫林等，但因我国国家食品药品监督管理局尚未批准，或因严重不良反应，目前未能进入临床应用。

（三）心理与行为治疗

常用的行为治疗方法包括强化、塑造、消退、惩罚等。要使某种行为继续下去或增多，就使用强化、塑造等方法；要使某种行为减少或消失，可使用消退、惩罚等方法；消退与正性强化合用来促进恰当行为的出现，减少不良行为。

同时应注意持久培养患儿的自我控制能力。

【展望】

注意缺陷多动障碍是儿童时期最常见的精神行为障碍性疾病，约 2/3 患者症状持续至青春期，1/3 可能持续终生。成年后发展为反社会人格障碍、违法犯罪和物质滥用的风险是正常儿童的 5～10 倍。因此，ADHD 已经成为当前儿童精神卫生乃至公共卫生领域的重要问题。我国目前对 ADHD 的诊断与干预主要在儿童精神科开展，由于专科医生匮乏、患者特殊的就医规避现象（尤其不愿到精神科就诊），多数家长会携带患儿到小儿神经科或儿童保健科就诊。而目前许多儿科或儿童神经科医生对本病的认识和重视程度不够，导致 ADHD 儿童的诊断与干预多有延误。因此，广大儿科医生应该加强对 ADHD 的理论学习和实践，提高临床诊断水平，进而给予恰当干预。

此外，小儿神经临床的主要疾患－癫痫的患儿出现 ADHD，抑或 ADHD 共患癫痫，均不少见。由于 ADHD 的特征性表现是注意力缺陷、多动和冲动行为，而癫痫儿童（特别是病程长、控制不理想者）和抗癫痫药物都可以继发出现类似的症状。因此也可能将癫痫和抗癫痫药物的继发表现误诊为共患 ADHD。因此，对于共患 ADHD 和癫痫的儿童应及时给予包括中枢兴奋剂在内的相应干预措施，国外许多研究证明，这些患儿投用中枢兴奋剂，触发癫痫发作的可能性并未明显增大。同时，临床也应注意通过系统随访和必要的药物调整，将癫痫发作或抗癫痫药物的影响和共患 ADHD 鉴别出来，以免不必要地给予精神兴奋剂治疗。只有这样，才能使这类患儿远期社会功能得到理想康复。

（秦　炯）

[参考文献]

1. Wilens TE, Adler LA, Adams J, Misuse and diversion of stimulants prescribed for ADHD: a systematic review of the literature. J Am Acad Child Adolesc Psychiatry, 2008, 47 (1): 21-31
2. Faraone SV, Wilens TE. Effect of stimulant medications for attention－deficit/hyperactivity disorder on later substance use and the potential for stimulant misuse, abuse, and diversion. J Clin Psychiatry, 2007; 68 Suppl 11: 15-22
3. American Psychiatric Association. Diagnostic and Statistical Manual for Mental Disorders. 4th ed. Washington, DC: American Psychiatric Association, 1994: 78-85
4. 康传媛，王玉凤，杨莉，等. 不同诊断标准的多动症患者临床特点比较. 中国心理卫生杂志，2005，19（3）：171-175
5. 苏林雁，高雪屏，罗学荣，等. 中国精神障碍分类方案与诊断标准在儿童注意缺陷多动障碍中的应用研究. 中国实用儿科杂志，2003，18（9）：

530-533

6. 中华医学会精神科分会. 中国精神障碍分类方案与诊断标准. 第3版. 济南：山东科学技术出版社，2001：151
7. 世界卫生组织编，刘平，于欣，汪向东，译. 精神与行为障碍分类：研究用标准. 北京：人民卫生出版社，1994：144-145

第七节 智力低下

【概述】

智力低下（mental retardation，MR）是指在发育时期内，智力明显低于同龄水平，同时伴有适应性行为的缺陷。在幼儿时期主要表现大运动、语言、精细动作和应人能全面落后，学龄期主要表现学业成绩差。据美国智力低下协会和WHO报道，儿童智力低下患病率为1%～2%。1988年我国进行儿童智力低下的抽样调查结果显示，全国智力低下总患病率为1.2%，城市为0.7%，农村为1.41%，这个调查结果不代表我国边远和智力低下高发地区，我国某些地区智力低下的患病率可能会更高。例如1981年陕西柞水（山区）儿童智力低下患病率为3.84%；1985年云南瑞丽（少数民族）儿童智力低下患病率为3.6%，这与这些地区经济文化教育发展水平和地方病如克汀病流行有关。

智力低下病因很多，但由于当前医学发展水平所限，许多智力低下的病因还不能明确。据国外报道：重度智力低下约20%～30%，轻度智力低下约40%～55%原因不明。除了原因不明智力低下以外，智力低下的病因一般分为两大类：一类为生物医学因素，约占90%；另一类为社会心理文化因素，约占10%。如果按病因的作用时间进行分类，可以分为出生前、出生时和出生后三大类。

（一）生物医学因素：表现为器质性病变。

1. 出生前因素

（1）遗传性疾病：①染色体畸变，如21-三体综合征、18-三体综合征、5P⁻综合征（猫叫综合征）、先天性睾丸发育不全综合征、先天性卵巢发育不全综合征（Turner综合征）等；②单基因突变疾病，如苯丙酮尿症、半乳糖血症、有机酸血症、粘多糖病等；③遗传性先天性多发畸形综合征，如Prader-willi综合征、Laurence-Moon-Biedl综合征等；④脑的先天畸形，如头小畸形、先天性脑积水、脑穿通畸形、颅缝早闭等。

（2）宫内获得性疾病：①感染，如风疹、单纯性疱疹、巨细胞包涵体病、弓形体病、先天梅毒等；②孕母严重营养不良、母服用抗甲亢药物、妊娠毒血症、胎盘早剥等；③母妊娠早期接受放射线或使用对胎儿有害的药物等。

2. 出生时因素　包括窒息、颅内出血、产伤等。

3. 出生后因素

（1）中枢神经系统感染（脑炎、脑膜炎等）、脑外伤、中毒、脑血管病、中毒性脑病、疫苗预防接种后脑炎等。

（2）严重营养不良，有视、听、感觉等功能障碍。

（二）社会心理因素

主要因缺乏"良性刺激"、缺乏良好教育，由于社会心理和感觉剥夺等不良环境因素所致。尤其在智力发育的关键期（4～5岁之前）这些因素更为重要。严重的精神创伤、心理挫折及家庭环境不良均可影响小儿智力的发育。由社会因素影响所致者，一般为轻度智力低下，在特殊情况下，如生后与世隔绝也可造成重度智力低下。

【临床表现】

一般依据智商（IQ）、适应性行为缺陷将MR分为轻度、中度、重度和极重度四级。

1. 轻度MR　IQ为50～70，早年发育较正常儿略迟缓，且不像正常儿那样活泼，对周围事物缺乏兴趣。做事或循规蹈距，或动作粗暴。言语发育略迟，抽象性词汇掌握少。分析能力差，认识问题肤浅。学习成绩较一般儿童差，能背诵课文，但不能正确运用，算术应用题完成困难。通过特殊教育可获得实践技巧和实用的阅读及计算能力。长大后可做一般性家务劳动和简单的具体工作。遇事缺乏主见,依赖性强,不善于应付外界的变化,易受他人的影响和支配。能在指导下适应社会。

2. 中度 MR　IQ 为 35~49,整个发育较正常儿迟缓。语言功能发育不全,吐词不清,词汇贫乏,只能进行简单的具体思维,抽象概念不易建立。对周围环境辨别能力差,只能认识事物的表面和片段现象。阅读和计算方面不能取得进步。经过长期教育和训练,可以学会简单的手工技巧。

3. 重度 MR　IQ 为 20~34,早年各方面发育迟缓。发音含糊,言语极少,自我表达能力极差。抽象概念缺乏,理解能力低下。情感幼稚。动作十分笨拙。有一定的防卫能力,能躲避明显的危险。经过系统的习惯训练,可养成简单的生活和卫生习惯,但生活需要他人照顾。长大以后,可在监督之下做些固定和最简单的体力劳动。

4. 极重度 MR　IQ 低于 20,对周围一切不理解。缺乏语言功能,最多只会喊"爸"、"妈"等,但并不能真正辨认爸爸、妈妈,常为无意识的嚎叫。缺乏自我保护的本能,不知躲避明显的危险。情感反应原始。感觉和知觉明显减退。运动功能显著障碍,手脚不灵活或终生不能行走。常有多种残疾和癫痫反复发作。个人生活不能自理,多数早年夭折。幸存者对手脚的技巧训练可以有反应。

【诊断】

(一)智力低下的诊断标准:应包括以下三条,缺一不可。

1. 智力明显低于平均水平,即智商(IQ)低于人群均值 2 个标准差,一般的说,IQ 在 70(或 75)以下。

2. 适应行为缺陷(adaptive behavior deficiency,ABD)主要是指个人生活和履行社会职责有明显的缺陷。

3. 表现在发育年龄,一般指 18 岁以下。

当智力功能和适应行为都有损害时,才能考虑为智力低下,单有智力功能损害或单有适应行为缺陷都不能诊断智力低下。

(二)诊断步骤:首先收集各方面资料,然后做全面评定。根据智商和适应性行为及发病年龄判定有无智力低下，并确定智力低下的程度，再进一步寻找引起智力低下的病因。

1. 询问病史

（1）出生史：母亲分娩年龄、顺产或难产、早产、过期产、生后有无窒息等。

（2）母亲妊娠史：怀孕早期有无感染疾病，如风疹、流感等。是否使用药物或接触放射线，孕后期有无妊娠毒血症等。

（3）既往史：有无惊厥、颅内出血、头颅外伤、脑炎、脑膜炎等病史。

（4）家族史：父母是否为近亲结婚，有无家族性遗传病病史。

（5）生长发育史：包括神经精神发育史，如抬头、坐、走路等大动作开始出现的时间；精细动作的完成情况；语言功能的发育状态；控制大小便、认人、饮食、穿衣、与周围人的交往等能力。

（6）调查患儿的周围环境、家庭和学校教育、家庭变迁、父母文化程度及教养方法等，对判定社会性影响的智力低下是必不可少的。

2. 体格检查　全面进行体格检查和神经精神检查，注意患儿有无特殊外貌和气味。

3. 实验室检查　主要用于诊断病因。根据病史及体格检查得出初步印象，选择有关的实验检查予以证明或排除：（1）染色体检查；（2）生化检查；（3）脑电图和脑干诱发电位等检查；（4）其他，如头颅影像学检查（CT、MRI）、脑脊液、脑血管造影等。

4. 智力测验　用于测验的量表分筛查性和诊断性的，根据年龄大小，选用不同的量表（见表3-8）。在测验过程中应注意排除各种可能影响检测结果的主、客观因素。

表 3-8 各年龄组智力测验量表

年　龄	筛查性量表	诊断性量表
1月~4岁	DDST DDST-R	Gesell 智力诊断法
4~7岁	绘人试验 50项测验	WPPSI S—B智力量表
7~14岁	学习成绩（语文、数学为主） 绘人试验	WISC-R

注：DDST：丹佛发育筛选检查法；DDST-R：简化的 DDST；WPPSI：韦克斯勒学前量表；WISC-R：韦克斯勒学龄量表；S-B智力量表：斯坦福－比奈智力量表。

5. 病因诊断　在分析智力落后的原因是生物性（器质性疾病），还是社会性因素之后，再进一步明确具体病因。有时病因系多因素的，且可互为因果或相互作用，使确定引起智力落后的确切病因有一定困难。

【鉴别诊断】

主要须与某些儿童精神病相鉴别。

1. 儿童孤独症　孤独症儿童均有不同程度的智能缺陷，但病前智力发育正常，且伴有极度孤独、刻板和重复动作，强迫地重复同一动作等怪异行为。

2. 精神分裂症　多于7~8岁后起病，有思维飘忽、不连贯、妄想、幻觉、感情淡漠等。除衰退期以外，一般智力缺陷不明显。

3. 器质性精神病　有感染、中毒、外伤等病史或脑衰退器质性病史和体征，虽伴有智能缺陷，但不像精神发育迟滞那样全面性缺陷，而在生活技能等方面障碍轻微。

此外，临床上对智力低下的诊断还应特别强调排除遗传代谢病、神经变性病等进行性发展的疾患，应根据病情选择相应检查以明确。

【治疗】

1. 病因治疗　对有治疗可能的病因应及早治疗，愈早效果愈好。甲状腺功能低下者给予甲状腺素片；苯丙酮尿症给予低苯丙氨酸饮食；半乳糖血症应完全停用乳类及乳制品。

2. 训练和康复　配合应用医学、社会、教育和职业训练等措施，按年龄大小和智力低下的严重程度对患者进行训练，使其达到尽可能高的智力水平。尽早让患儿在有组织的机构（如幼儿园）里接受持久的综合性教育和训练。开办特殊班级或特殊学校，提高身体健康水平，训练日常生活技能和言语功能以及简单的文化学习。设立工作医疗站，一方面为青少年患者训练生产技能，另一方面保障就业。对中重度以上智力低下，尤其伴有残废者入特殊康复医院或特殊疗养所，内设有特殊的康复设备和特殊的专科人员。

3. 社会教育　由社会心理文化原因造成的智力低下，应积极创造良好的教育环境，提高父母及教师的文化水平，采用科学的教育方法，加强良性环境刺激，则可使其智力取得较大进步。

【预防】

1981年联合国儿童基金会提出了智力低下三级预防的概念，三级预防的中心是将预防、治疗和服务紧密结合起来。三级预防的主要内容是：

1. 初级预防　消除智力低下的病因，预防疾病的发生，就是采取产前保健、婚前检查、避免近亲结婚、遗传咨询等措施以预防遗传性疾病；实行围产保健、提高产科技术等以预防产时脑损伤；加强卫生宣传教育，提高广大民众防病意识、预防接种、合理营养，在缺碘地区普遍食用碘盐，坚持特需人群补碘，预防中枢神经系统感染等，以减少出生后的各种不良因素。加强和提高经济文化水平，避免心理挫伤，提高心理文化素质，努力促进生物医学模式向社会心理医学模式的转变，才能有效的预防智力低下。

2. 二级预防　早期发现伴有智力低下的疾病，尽可能在症状尚未明显之前就做出诊断，以早期干预，使不发生缺陷，这方面的措施有遗传病产前诊断、先天代谢病新生儿筛查、高危儿随访、出生缺陷监测、发育监测等。

3. 三级预防　已经有脑损伤以后应采取综合治疗措施，正确诊治脑部疾病，以预防发展为智力残疾。

[参考文献]

1. Head LS, Abbeduto L. Recognizing the role of parents in developmental outcomes: a systems approach to evaluating the child with developmental disabilities. Ment Retard Dev Disabil Res Rev, 2007, 13 (4): 293-301
2. McCarthy J. Children with autism spectrum disorders and intellectual disability. Curr Opin Psychiatry, 2007, 20 (5): 472-476
3. Moeschler JB, Shevell M; American Academy of Pediatrics Committee on Genetics. Clinical genetic evaluation of the child with mental retardation or developmental delays. Pediatrics, 2006, 117 (6): 2304-2316
4. Aman MG, Gharabawi GM; Special Topic Advisory Panel on Transitioning to Risperidone Therapy in Patients With Mental Retardation and Developmental Disabilities. Treatment of behavior disorders in mental retardation: report on transitioning to atypical antipsychotics, with an emphasis on risperidone. J Clin Psychiatry, 2004, 65 (9): 1197-1210
5. 左启华 主编. 小儿神经系统疾病. 北京：人民卫生出版社，2002，715-732

第四章 泌尿系统疾病

第一节 非典型急性链球菌感染后肾小球肾炎

急性链球菌感染后肾小球肾炎（acute poststreptococcal glomerulonephritis，APSGN），是指一组由链球菌感染后导致的，临床表现为急性起病，以水肿、血尿、高血压，并常伴有少尿为特点的肾小球疾患。通常所谓的 APSGN 是指典型 APSGN 而言；不典型 APSGN，主要包括肾外症状性肾炎、无症状性急性肾炎及类似肾病综合征起病者。

一、肾外症状性肾炎

肾外症状性肾炎（nephritis without renal symptom）是一组临床以水肿、高血压、心功能不全或高血压脑病等肾外症状为主要表现，而尿常规检查无或仅有轻微改变的肾小球肾炎。

本病的发病率各家报道不一，悬殊很大，据报道发病率在 1.9%～32.6%之间。本病多见于学龄前期及学龄期儿童。男女性别无明显差异。

【病因及发病机制】

肾外症状性肾炎多有明显感染史。发病前 1～3 周常患有上呼吸道感染、扁桃体炎、皮肤化脓性感染及猩红热等，病原菌以链球菌感染最常见。部分病例可无前驱感染病史。

本病发病机制尚不清楚。尿改变阴性可能是多种因素所致。目前解释有：①"平衡学说"：即急性肾小球肾炎除有肾小球改变外，还可能有近球小管形态和功能的改变。所以，尿异常的机制可能是肾小球通透性增高或肾小管重吸收减少，如滤过与重吸收恰巧平衡，则可不出现异常。但此学说不能圆满解释无血尿原因；②与尿蛋白检查方法敏感性有关。目前国内检查尿蛋白的方法尚未统一，且每100ml尿液中少于10mg蛋白即难检出，此时应检测尿中微量白蛋白含量。

【病理】

病理变化与典型APSGN所见一致，表现为弥漫性、渗出性、增生性改变。光镜下可见系膜细胞及基质增生，毛细血管内皮增生，肾间质大量炎性细胞浸润，毛细血管塌陷，肾小管改变轻微。电镜下可见上皮下驼峰样电子致密物沉积。免疫荧光可见C_3、IgG沿毛细血管袢及系膜区呈颗粒样沉积，偶有IgM、IgA沉积。

【临床表现】

患者常无小便异常改变，而表现为水肿、高血压、循环充血，有时尚有感染后的症状如咽喉炎、脓皮病等前驱感染的表现。水肿为下行性、非凹陷性水肿。轻者表现为晨起眼睑水肿，然后向下发展，重者可有双下肢水肿，甚至少数可出现腹水。一般起病后一周内出现，平均持续1周左右。尿量减少。高血压患者常感头昏、头痛，严重者可出现高血压脑病，表现为头昏、头痛加剧、恶心、喷射性呕吐及抽搐、视物模糊等。循环充血主要表现为心悸、气促，严重者可出现肺水肿、心力衰竭、肾功能不全等表现。

【实验室检查】

尿无或仅轻微异常改变。血尿素氮、肌酐增高。ASO在部分病例可见增高。血清C_3在起病第1~3周时下降，多数于4~5周内回升。血沉在起病1~2周内增高，但很少高达80mm/h以上。循环免疫复合物测定多数高于正常。肾穿刺活体组织检查是诊断本病的重要方法。

【诊断】

上海市儿科学会肾脏病组提出以下临床诊断标准：

1. 主要诊断依据　①前驱链球菌感染史：如急性扁桃体炎，上呼吸道感染、猩红热及皮肤化脓感染等；②不同程度的水肿；③肾外症状如高血压、高血压脑病、心或肾功能不全者。

2. 次要诊断依据　①ASO 增高，血沉增快；②血清 C_3 降低；③循环免疫复合物增高。

【治疗】

按急性肾小球肾炎处理，着重处理严重循环充血、心力衰竭、高血压脑病及急性肾功能不全等。

【预后】

本病预后取决于并发症的存在及严重性。有报道死于心功能不全者。本病一般预后良好，但定期随访是必要的。

二、无症状性急性肾炎

本病为 APSGN 的亚临床病例，患儿有链球菌感染史，仅有镜下血尿或仅有血 C_3 降低而无其他临床表现。

根据流行病学史及链球菌感染的证据、尿检轻微改变或正常、血补体一过性下降，6～8 周后恢复，可疑诊本症。

治疗方面，避免疲劳，清除残留感染灶以及其他对症处理，注意随访。

本病愈后良好。

三、以肾病综合征表现的急性肾炎

少数病儿以急性肾炎起病，但水肿和蛋白尿突出，伴轻度高胆固醇血症和低白蛋白血症，临床表现似肾病综合征。

需与特发性肾病综合征鉴别。若患儿呈急性起病，有明确的链球菌感染的证据，血清 C_3 降低，肾活检病理为毛细血管内增生性肾炎者有助于急性肾炎的诊断。

治疗方面同急性肾炎。

一般预后良好。但定期随访是必要的。

第二节 急进性肾小球肾炎

急进性肾小球肾炎（rapidly progressive glomerulonephritis, RPGN）简称急进性肾炎，系一起病急，有尿改变（血尿、蛋白尿、管型尿）、高血压、水肿，并常有持续性少尿或无尿，进行性肾功能减退的临床综合征。主要病理改变，是以广泛的肾小球新月体形成为其特点。若缺乏积极有效的治疗措施，预后严重。

急进性肾炎可见于多种疾病：①继发于全身性疾病，如系统性红斑狼疮、过敏性紫癜、溶血尿毒综合征等；②严重链球菌感染后肾炎或其他细菌感染所致者；③原发性急进性肾炎，只限于排除链球菌后肾炎及全身性疾病后才能诊断。

【病因及发病机制】

原发性者病因及发病机制均不清楚。传统观点认为，主要是免疫性损害和凝血障碍两方面引起，而免疫损害是关键，凝血障碍是病变持续发展和肾功能进行性减退的重要原因。由于免疫复合物及其炎性反应对毛细血管壁的破坏，造成基底膜局部断裂性损害，从而使毛细血管的通透性大大增加，血流中纤维蛋白原/纤维蛋白、甚至红细胞等，都可进入肾小球囊腔内，进而刺激球囊上皮细胞的增生。亦有人认为，纤维蛋白、红细胞等漏入球囊后，和免疫复合物的某些成分，既是系膜细胞增生的刺激物，又是血液单核细胞游走的阳性趋化因子，从而使肾小球囊腔中有大量巨噬细胞集聚，终于形成新月体。

随着抗中性粒细胞胞浆抗体（ANCA）的发现，Falk 等对急进性肾炎进行了重新分类（见图 4-1），其中 ANCA 相关性肾炎就是既往认为的无免疫反应性肾炎。

另外，研究发现患儿免疫遗传易感性也可能是本病发病的重要因素。

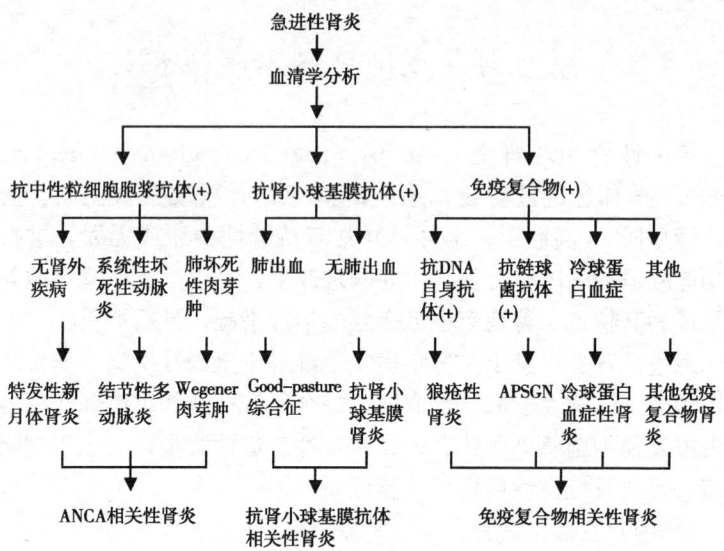

图 4-1 急进性肾炎的分类

【病理】

光镜下,除可见肾小球基膜和内皮细胞增生及炎性细胞浸润外,多数肾小球内形成新月体为本病主要病理特征,病变弥漫,有新月体形成的肾小球约占全部肾小球的 60%～80%,严重者肾囊被完全阻塞,毛细血管袢被压缩。病理变化发展迅速,可在数周内出现严重肾小球硬化,使肾小球功能丧失。除新月体外有时可见不同程度的血管袢细胞增殖性病变。

免疫荧光检查,可将 RPGN 分为三型。Ⅰ型:抗肾小球基膜抗体型,IgG 和 C_3 沿肾小球基膜呈线性沉积,肾小管基膜亦可见到同样沉积;Ⅱ型:免疫复合物型,IgG 和 C_3 沿毛细血管袢和系膜区呈颗粒状沉积;Ⅲ型:肾小球毛细血管袢荧光染色阴性,新月体中纤维蛋白染色阳性。

电镜下,可见新月体内除有增殖的上皮细胞外尚可见较多的纤维素及红细胞等。毛细血管袢呈屈曲萎缩状态,有的显示毛细血管基膜变性、断裂及纤维素沉积。内皮细胞下有高电子致密物沉积,有时亦见于上皮细胞下或系膜内。

【临床表现】

本病儿科常见于较大儿童及青春期,年龄最小者5岁,男多于女。病前2～3周内可有疲乏、无力、发热、关节痛等症状。约一半病人有上呼吸道前驱感染。起病多与急性肾小球肾炎相似,一般多在起病后数天至2～3月内发生进行性肾功能不全。全身水肿,可出现各种水、电解质紊乱。少数病例也可具有肾病综合征特征。

【实验室检查】

尿比重低且恒定,大量蛋白尿、血尿、管型尿。血尿持续是本病重要特点。肾功能检查有血尿素氮上升,血肌酐明显升高,肌酐清除率明显降低。约5%的病人血抗基膜抗体阳性。血清免疫复合物可阳性。补体C_3多正常,但由链球菌感染所致者可有一过性补体降低。冷球蛋白可阳性。约30%病人ANCA阳性。血纤维蛋白原阳性,尿纤维蛋白裂解产物(FDP)可持续阳性。

【诊断与鉴别诊断】

目前较公认的诊断标准:①发病3个月内肾功能急剧恶化;②少尿或无尿;③肾实质受累表现为大量蛋白尿和血尿;④既往无肾脏病史;⑤肾脏大小正常或轻度肿大;⑥病理改变为50%以上肾小球呈新月体病变。对诊断有困难者,应作肾活组织检查。

Takeda(1992)将RPGN分为两种临床类型:①"急进型":病情迅速发展,病情危重,短期内出现少尿、无尿,肾功能损害严重,易出现合并症,如心功能不全、高血压脑病或贫血。其病理特点为新月体形成,纤维素新月体或球性硬化占优势。②"缓进型":病程进展较缓慢,病情轻者,肾功能损害发展较慢,少尿、心功能不全、贫血也相对少见。其病理特点为细胞性新月体同时伴有系膜细胞增生和/或渗出性病变,纤维素新月体及球性硬化较少见。

本病"急进型"主要与急性链球菌后肾炎及溶血尿毒综合征鉴别。

【治疗】

(一)肾上腺皮质激素冲击疗法 甲泼尼龙15～30mg/kg,溶于5%葡萄糖溶液100～200ml中，在1～2小时内静脉滴入，每日一次，连续三日为一疗程。继以泼尼松2mg/（kg·d），隔日顿服，减量同肾病综合征。

（二）抗凝疗法 ①肝素钠1mg/（kg·d），静脉点滴，具体剂量可根据凝血时间及部分凝血活酶时间加以调整，使凝血时间保持在正常值的2～3倍或介于20～30分钟之间，部分凝血活酶时间比正常对照组高1.5～3倍。疗程5～10天。如病情好转可改用口服华法令1～2mg/d，持续6个月。肝素一般在无尿前应用效果较好。②双嘧达莫5～10mg/（kg·d），分三次饭后服，6个月为一疗程。③有微血栓形成时加用尿激酶5000u/（kg·d），疗程1～2周。

（三）血浆置换疗法 可降低血浆中免疫活性物质，清除损害之介质，即抗原抗体复合物、抗肾抗体、补体、纤维蛋白原及其他凝血因子等，因此阻止和减少免疫反应，中断或减轻病理变化。

（四）透析疗法 本病临床突出症状为进行性肾衰竭，故主张早期进行透析治疗。一般可先作腹膜透析。不满意时可考虑作血透析。

（五）四联疗法 采用泼尼松2mg/（kg·d），环磷酰胺1.5～2.5mg/（kg·d）或硫唑嘌呤2mg/（kg·d），肝素或华法林及双嘧达莫等联合治疗可取得一定疗效。

（六）肾移植 肾移植须等待至血中抗肾抗体阴转后才能进行，否则效果不好。一般需经透析治疗维持半年后再行肾移植。

【预后】

本病预后严重，多数病人在几个月至一年内发展成严重肾功能衰竭死亡。临床少尿出现于发病1周后，少尿持续3周以上，严重高血压、水肿、肉眼血尿、大量蛋白尿、明显贫血、出血、神经症状等均提示预后恶劣。病程短于半年，肌酐大于440～530μmol/L者预后尤为恶劣。预后与新月体的百分数及体积有关。新月体百分数和体积越大，病死率越高，>80%者预后更差。

$$新月体百分数（\%）=\frac{新月体的肾小球数+退变的肾小球数}{肾小球总数}\times100\%$$

第三节 难治性肾病综合征

原发性肾病综合征（primary nephrotic syndrome，PNS）是一组由多种病因引起的肾小球基底膜通透性增加，导致血浆内大量蛋白质从尿中丢失的临床综合征。临床上有四大特点：大量蛋白尿（24小时尿蛋白定量≥50mg/kg）、低白蛋白血症（<30g/L）、高脂血症（血胆固醇>5.7mmol/L）及明显水肿。

临床上，按对糖皮质激素的反应分为：①激素敏感型肾病：以泼尼松足量治疗≤8周尿蛋白转阴者；②激素耐药型肾病（SPNS）：以泼尼松足量治疗8周尿蛋白仍阳性者；③激素依赖型肾病：对激素敏感，但减量或停药1个月内复发，恢复用药仍有效，重复2次以上者；④肾病复发与频复发（包括反复）：复发是指尿蛋白由阴转阳>2周。频复发是指肾病病程中半年内复发≥2次；或1年内复发≥3次。目前，将激素耐药、激素依赖及频复发统称为难治性肾病综合征。

【病因及发病机制】

目前尚不明确。引起糖皮质激素（GC）耐药的原因众多，其形成机制也十分复杂性，目前的一些研究结果展示：

1. 糖皮质激素受体（GR）分子结构或数量改变可导致对GC的耐药。激素耐药与GR基因多态性也呈一定的相关性。GR两种亚型GRα和GRβ表达比例的不平衡也是SRNS的一个显著特征。体内甲状腺素水平与GR水平呈正相关，甲状腺素水平高低也影响激素的疗效。

2. 影响GC代谢的因素如GR前代谢酶11β羟基类固醇脱氢酶（11β-HSD）在体内的11β-HSD1和11β-HSD2两种类型失平衡，减少了细胞内治疗药物的浓度，最终导致耐药的发生。另外研究提示SRNS与多药耐药基因（MDR1）过度表达及P-gp170蛋白活动增强有关。

3. 一些单基因如 NPHS1、NPHS2、ACTN4、WT1、CD2AP 等的突变与散发性 SRNS 密切相关。

4. 肾脏病理改变与激素耐药的关系：表现为不同病理改变的原发性肾病综合征，其对激素的治疗反应各异。

5. 另外研究显示免疫因素、高脂血症、肾素-血管紧张素系统及肾小管-间质的损害均与 SRNS 密切相关。

至于激素依赖及频复发的机制研究则报道很少。

【病理】

难治性肾病以非微小病变者居多。据我国 1996 年对 699 例肾活检的统计，系膜增生占 37.8%，微小和轻微病变占 29%，局灶节段硬化占 11.6%。

【临床表现】

1. 水肿为最常见的临床表现，呈可凹性，严重者可出现浆膜腔积液，腹部及大腿内侧皮肤可出现紫纹。

2. 持续蛋白尿、高脂/高脂蛋白血症及低白蛋白血症。

3. 可出现蛋白质营养不良及贫血，可有生长发育迟缓。

4. 常易并发各种感染，以呼吸道感染最常见，其次为皮肤感染、泌尿道感染及腹膜炎。

5. 血液呈高凝状态，有的病例可发生动脉或静脉血栓。临床有下列情况之一者要考虑有血栓形成。

（1）两侧下肢不对称性水肿，不随体位改变而变化，需考虑下肢深静脉血栓形成；

（2）皮肤突发紫斑伴有疼痛，紫斑可迅速扩大，局部皮温升高；

（3）阴囊水肿呈紫色；

（4）顽固性腹水；

（5）下肢疼痛伴足背动脉搏动消失；

（6）突发腰痛，出现血尿或血尿加重，少尿甚至发生肾衰竭，在排除结石后要考虑肾静脉血栓形成；

(7) 不明原因的呼吸困难、胸痛、咳嗽、咳血、冷汗、发绀，甚至突然出现晕厥，在排除其他疾病的基础上要考虑肺栓塞；

(8) 不明原因的失语、偏瘫系脑血管栓塞症状。

6. 肾小球滤过率降低或/和肾小管功能减退。

【实验室检查】

1. 尿蛋白定性多在＋＋＋以上，定量≥50mg/(kg·d)。部分病例可见血尿。

2. 血清总蛋白及白蛋白降低，白蛋白<30g/L。血清蛋白电泳，白蛋白比例减少，α_2球蛋白比例增加，γ球蛋白多见降低。

3. 血清胆固醇>5.7mmol/L。

4. 部分病例血清补体 C_3 降低，尿补体 C_3 增高。

5. 部分病例可有轻重不等的肾功能障碍和氮质血症。

【诊断与鉴别诊断】

在确诊为肾病综合征的基础上，根据对糖皮质激素的反应，将激素耐药、激素依赖及频复发病例统称为难治性肾病综合征。对难治性肾病，需行肾活检以确定病理诊断。对肾病理表现为非微小病变型，尤是为FSGS或IgM沉积较多，或纤维蛋白原沉积较多者，将对激素耐药。

根据相关指标，可对频复发病例进行初步预测：①激素初治效应及用药后早期的情况，如初治6个月内即有2次或2次以上复发者，或足量用药期内病情即有反复，或初治时用药后4～8周尿蛋白始转阴者，则其后18个月内易呈频复发过程。②患儿开始激素治疗前其肾上腺皮质的功能状态低下者，如血浆皮质醇浓度已明显低下者，有频复发倾向。③如血浆白蛋白持续<15g/L以下，或血清IgG持续<3g/L以下者，易出现频复发。

如在激素治疗的过程中，尿常规检查尿蛋白阴性，但残留持续的微量白蛋白尿，易对激素产生依赖。

【治疗】

(一) 一般治疗

1. 注意休息及限制水钠摄入，注意适量补充高生物效价的动物蛋白。

2. 防治感染。

3. 利尿：可选用氢氯噻嗪、呋塞米等。有严重的低蛋白血症时，可用低分子右旋糖酐 5～10ml/（kg·次）静脉推注或无盐人白蛋白 0.5～1g/kg 静脉滴注，30～60 分钟后静注呋噻米 1mg/（kg·次）。必要时每日可重复 1～3 次。

4. 对家长的告知与教育：肾病综合征患儿及其家长心理上常有明显的焦虑、恐惧症状，影响治疗的依从性。正确认识及对待病情，对治疗难治性肾病至关重要。另外，患儿病情早期，即应教给家长用试纸检验尿蛋白的方法。

（二）激素疗法

1. 调整激素的剂量和疗程：激素治疗后或减量的过程中复发的病例，原则上再次恢复到初始疗效剂量或上一个疗效剂量，部分病例需加到初治足剂量或更大剂量。可改隔日疗法为每日疗法，或将激素减量的速度放慢，延长疗程。同时注意查找患儿有无感染或影响激素疗效的因素存在。

2. 更换激素制剂：肾病初治多采用中效激素泼尼松，对泼尼松疗效较差的病例，可换用其他制剂，如：地塞米松、康宁克通 A（Kenacort A）、阿赛松等。

3. 激素冲击疗法：甲泼尼龙：剂量 15～30mg/（kg·d）（最大量 1g/d）溶于 10%葡萄糖液 100～200ml 中，1～2 小时内静脉滴注，连用 3 天为一疗程，必要时隔 1～2 周再用 1～2 个疗程。两疗程之间以泼尼松 2mg/kg，隔日顿服，以后逐渐减量。

4. 继发于局灶节段肾小球硬化的肾病综合征耐激素者的治疗：Mendoza（1990）主张甲泼尼龙冲击治疗，头 2 周，$1000mg/m^2$，隔日一次，共 6 次，最大量每次不超过 1000mg。继之以 30mg/kg 的剂量，第 3～10 周每周一次，共 8 次；第 11～18 周每 2 周一次，共 4 次；第 19～52 周每月一次，第 53～78 周每两个月一次。从第 3 周起隔日服泼尼松 2mg/kg。总疗程 1 年半左右。

（三）免疫抑制剂治疗

免疫抑制剂治疗是指在激素治疗的基础上联合其他免疫抑制剂的治疗。在激素使用的同时可选用下列免疫抑制剂。

1. 环磷酰胺（CTX）：采用环磷酰胺冲击疗法，剂量 8～12mg/（kg·d），加入 5‰葡萄糖盐水 100～200ml 内静滴 1～2 小时，连续 2 天，用药日嘱多饮水，每两周重复一次，积累总剂量<250mg/kg。治疗期间，常规并用激素治疗。

副作用：白细胞减少，秃发，肝功能损害，出血性膀胱炎、远期性腺损害等。

2. 苯丁酸氮芥（CB）：对勤复发病例，效果与 CTX 相似，对激素耐药者各家报告疗效不一。剂量：0.2mg/（kg·d），分 3 次口服，疗程不长于 8 周，一般以 6 周较为合适。总量宜小于 10mg/kg，一般累积量达 8mg/kg 即可。

副作用：可发生白细胞及血小板减少，对病毒感染易感性增加，青春期前男孩用药有可能发生远期性腺损伤。

3. 6-硫鸟嘌呤（6-TG）：1.5mg/（kg·d），疗程一年。用于频繁复发和激素依赖者，近期缓解率达 90％，不良反应约 10％。

4. 硫唑嘌呤（6-MP）：用量 1.5～3mg/（kg·d），分 2～3 次口服，一般疗程 3～6 个月。主要副作用有食欲减退、恶心、呕吐、白细胞减少、轻度贫血等，肝肾功能不全者慎用。

5. 环胞霉素 A：一般剂量 3～5mg（kg·d）或 100～150mg/（m^2·d）。需经常监测血浓度（谷浓度 50～100ng/ml）调整剂量。对于原发性肾病激素效应者多有效，但停药或减量仍有可能复发。对激素耐药者如能尽早应用，部分有效。其副作用中最令人瞩目的是肾毒性作用，需监测肾小球滤过率。

6. 藤霉素（FK506）：体外细胞培养表明，FK 的免疫抑制作用约为 CyA 的 100 倍。开始剂量 0.15mg/（kg·d），分二次口服，以后渐减至控制蛋白尿，疗程至少 3 个月。

7. 霉酚酸酯（MMF）：治疗肾病能有效地减少尿蛋白，减轻水肿，减少利尿剂的使用，改善低蛋白血症和高脂血症。20～

30mg/（kg·d），分两次服，最大量不超过 1.5g/d，足剂量疗程不少于 6 个月，总疗程 2 年左右。常见副作用有：易合并感染、潜在的骨髓抑制和胃肠道症状。

8. 雷公藤多甙片：常用剂量 1mg/（kg·d），分 2~3 次服，疗程 2~3 个月。笔者推荐第 1 个月 2mg/（kg·d），第 2 个月 1.5mg（kg·d），第 3 个月 1mg/（kg·d）治疗，疗效更佳。

（四）抗凝及纤溶药物疗法

由于难治性肾病往往存在高凝状态和纤溶障碍，易并发血栓形成，需加用抗凝和溶栓治疗。

1. 肝素钠 1mg/（kg·d），加入 10％葡萄糖液 50~100ml 中静脉点滴，每日 1 次，2~4 周为一疗程，病情好转后改口服抗凝药维持治疗。

2. 肝素钠皮下注射 1mg/（kg·次），12 小时 1 次，疗程半年以上。

3. 尿激酶促纤溶疗法：尿激酶有直接激活纤溶酶溶解血栓的作用。一般剂量 3~6 万 u/d，持续静脉滴注，1~2 周为一疗程。

4. 川芎嗪，4mg/（kg·次），加入 10％葡萄糖 100~200ml 中静滴，每日 1 次，1 个月为一疗程。临床应用有类似肝素样的抗凝作用，使肾病时血浆纤维蛋白原减少，血小板聚集率下降。

5. 口服抗凝药：

（1）双嘧达莫，5~10mg/（kg·d），分 3 次饭后服，6 个月为一疗程。

（2）保肾康（阿魏酸哌嗪），100~150mg/次，每日 3 次，疗程 2~3 个月。

（五）免疫促进剂的应用

1. 左旋咪唑：剂量 2.5mg/kg，每 2 周连服 3 天或隔日用药，可用药数月。此药副作用轻微，可表现为胃肠不适、流感样症状、皮疹、中性粒细胞下降，停药即可恢复。

2. 大量丙种球蛋白治疗：日本学者试用于激素耐药者。国内多主张用于血清丙种球蛋白低的患儿，剂量 400mg/（kg·d），共

5天。

关于难治性肾病的治疗应注意以下几个问题：①需要对患者年龄、病程以及治疗强度等因素进行综合考虑；②肾脏病理类型是一个不容忽视的问题；③应根据循证医学证据来选择不同的治疗药物，注意治疗的个体化。

第四节 先天性肾病综合征

先天性肾病综合征（congenital nephrotic syndrome，CNS）是指出生后3个月内发生的肾病综合征，它具有儿童型肾病综合征一样的临床表现。CNS在临床上分为原发性和继发性二大类，原发性者主要包括芬兰型（Finnish type，FNS）和弥漫性系膜硬化等，继发性者指感染、中毒、肾血管性疾病等伴发肾病综合征。此节将主要介绍芬兰型肾病综合征。

芬兰型肾病综合征在芬兰占新生儿的1/8000，但该病不仅仅发生于芬兰人，也见于世界各地其他各族的人群。

表4-1 先天性肾病综合征和早发婴儿型肾病综合征分类

特发型
芬兰型肾病综合征
弥漫性系膜硬化
其他肾小球病变
获得型
先天性梅毒
其他围产期感染
肾静脉血栓
伴发其他先天异常的先天性肾病综合征
脑畸形
Drash综合征
甲髌综合征

【病因及发病机制】

芬兰型肾病综合征为常染色体隐性遗传性疾病，并已定位其基因位于第 19 号染色体长臂 19q13.1 区域，与遗传标记 D19S610，D19S608，D19S224 和 D19S220 连锁不平衡。但本病的确切发病机制仍然不清。1996 年芬兰学者的研究提示本病可能与构建基膜超分子结构中的另一关键分子巢蛋白 nephrin 的异常有关。

【病理】

胎儿期及出生后患儿的肾脏，大小及重量为正常肾脏的 2～3 倍，肾单位也明显增多。

光镜检查：没有特异性的病变。孕 16～24 周胎儿，仅见近曲小管轻度扩张；生后一个月的患儿，肾脏可出现皮质小管囊性改变和增生性肾脏损害，并可持续存在。

免疫荧光学检查：无特异性变化。

电镜检查：病理所见几乎与年长儿肾病综合征无异，即肾小球上皮细胞足突融合，这一病变甚至见于 16～22 周龄胎儿。

【临床表现】

多数患儿生后三个月内已表现出典型的肾病综合征：大量蛋白尿、低蛋白血症、高胆固醇血症和水肿。芬兰型肾病综合征患儿常有早产史或胎儿窘迫史，常见臀位，大胎盘（胎盘重量＞胎儿体重的 25％）。

【实验室检查】

尿检查除大量蛋白尿以外常有镜下血尿。可见轻度氨基酸尿和糖尿。血浆蛋白降低，血浆胆固醇可高或不高。血清 C_3 正常。母血和羊水中甲胎蛋白阳性。

【诊断与鉴别诊断】

诊断本病主要依据阳性家族史，大量蛋白尿（开始于宫内，出生时已可检测到），巨大胎盘，出生 6 个月内肾功能正常，必要时应结合肾穿刺活组织检查。本病发病早（3 个月内）这一特点有助于诊断。检查孕妇血中或羊水中 α-胎儿蛋白浓度增高，尤其对有阳性家族史的孕妇很有诊断意义。此外，已应用某些遗传标记物进行产前诊断。

临床上需与下列类型先天性肾病综合征鉴别：

1. 肾小球弥漫性系膜硬化症：病因不明，有家族性。多在出生后至一岁以内发病，有典型的肾病综合征表现。治疗无效，常在1～3年内发展为肾功能衰竭而死亡。

2. 婴儿肾病综合征继发于全身疾病：①先天性梅毒伴肾病综合征，发生在生后1～2个月；青霉素治疗对先天性梅素及肾病均有效，不宜用激素治疗；②伴有生殖器畸形的肾病综合征；③肾胚胎瘤及肾静脉栓塞。

3. 其他类型肾病综合征：约有5%的微小病变型和5%～10%的灶性肾硬化型肾病起病在一岁以内，但常见于后半年，偶有3个月以内起病者。对肾上腺皮质激素和免疫抑制剂治疗敏感。

【治疗】

皮质醇激素和免疫抑制剂治疗无效，肾移植是最佳选择。但移植前，应尽可能改善一般营养状况，控制水肿，防治感染，治疗高凝状态等，以提高肾移植成功率。有些作者认为，肾移植前，可以在生后6～10个月先行双侧肾脏切除，并以透析维持3～4个月，这样不但终止蛋白尿，有利于患儿生长、营养状况改善，也有助于纠正高凝状态。

【预后】

本征预后差，病死率高。绝大多数在生后一年内死于感染。

第五节 IgA 肾病

IgA 肾病（IgA nephropathy，IgAN）为一免疫病理学诊断名称，1968年由 Berger 首先报道。其特征是肾小球系膜区有弥漫性的 IgA 沉着，伴随着不同程度的局灶性或弥漫性系膜增生；临床上常以发作性短暂肉眼血尿和镜下血尿为其特点。

IgA 肾病为各类原发性肾小球疾病中最常见者，可发生在任何年龄，但80%患者发病在16～35岁之间。我国33家医院儿科报道1995年1月～2004年12月间诊断14岁以内IgA肾病患儿1349例，占同期泌尿系统疾病住院患儿的1.37%，占肾穿刺活检患儿的11.18%。6岁以上儿童占84.46%。男女比例为2.07:1。

【病因与发病机制】

尚不清楚，但有重要的证据表明，IgA肾病是一种免疫复合物性疾病。IgA肾病的肾小球系膜区内以IgA为主的沉积物，其来源可能是：①呼吸道及肠道免疫异常引起大量IgA在循环中集聚；②先天性体质异常，机体产生IgA的功能异常旺盛；③肝胆系统的功能异常或全身网状吞噬功能减弱，使肠道内的IgA不能正常地被清除而进入体循环在肾脏中沉积；④肾小球系膜功能缺损不能清除沉着在该区的免疫复合物而致病。

近年来的研究提示，局部血液动力学异常可能通过肾素-血管紧张素系统，参与了IgA肾病的发生。遗传易感因素也可能参与了IgA肾病的发病机制。

【病理】

（一）免疫病理检查

肾小球系膜区出现单纯的IgA或以IgA为主的免疫球蛋白沉积，是本病最特征性的改变，也是诊断的必需条件。我国1203例IgA肾病患儿肾脏免疫球蛋白沉积为IgA型415例（34.50%）、IgA+IgG型133例（11.06%）、IgA+IgM型332例（27.60%）、IgA+IgG+IgM型272例（22.61%）。伴有C_3沉积者618例（51.37%），伴C_{1q}沉积者287例（23.87%），"满堂亮型"51例（4.24%）。

（二）光镜检查

IgA肾病的病理类型呈现多样化改变。光镜下特征性改变为系膜增生，以局灶性系膜增生性肾小球肾炎为最多见，其次为肾小球轻微病变，少数呈弥漫性增生性肾炎伴灶性新月体形成。

儿童IgA肾病的系膜改变有三种类型：①系膜细胞增生比系膜基质增多更显著；②系膜细胞增生与系膜基质增多平行；③系膜基质增多比系膜细胞增生更明显。第一种见于病初肾活检标本，提示系膜细胞增生为主是儿童 IgA 肾病的早期特征。第三种类型以基质增多为主,肾小球硬化发生率较高,多见于病程较长的患者。这些改变提示 IgA 肾病的进展导致增生的系膜细胞逐渐消散,系膜基质逐渐增多,继之发生肾小球硬化。

WHO (1997) 公布了 IgA 肾病肾小球病变的病理学分级:Ⅰ级 轻微病变型;Ⅱ级 轻微病变伴有小的节段性增生;Ⅲ级 局灶和节段性肾小球肾炎型(小于 50% 的肾小球受累);Ⅳ级 弥漫系膜性病变伴有增生和硬化;Ⅴ级 弥漫硬化性肾小球肾炎型(大于 80% 的肾小球受累)。但应结合肾小球、肾小管、肾间质和小血管的病变综合分析。

(三) 电镜检查

除系膜增生外,系膜区电子致密物沉积是其主要征象。

【临床表现】

IgA 肾病的临床表现多样,可从无症状的尿异常到肾功能不全。可有下列临床表现类型:①肉眼血尿;②孤立性镜下血尿;③孤立性蛋白尿;④镜下血尿和蛋白尿;⑤血尿伴高血压和/或肾功能不全的急性肾炎;⑥肾病综合征;⑦急进性肾炎;⑧慢性肾炎。

1. 前驱感染症状:发病前 1~3 天可有呼吸道或胃肠道病毒感染。亦可隐匿起病而无明显诱因。

2. 血尿:发作性肉眼血尿或镜下血尿为本病主要临床特征。急起者常在上呼吸道感染 1~3 天内突然出现肉眼血尿,约 1~5 天后肉眼血尿消失,或留有镜下血尿,也可完全正常。隐匿起病者镜下血尿可持续不退,或消退后又因剧烈运动、发热或外伤而诱发。

3. 部分患儿可伴乏力,双侧腰酸痛:腰酸痛是 IgA 肾病比较常见的表现,常与发作性肉眼血尿发生有关。肾区叩痛多不明显。

4. 少数患儿可有一过性排尿困难或尿频症状。

5. 血尿发作时可伴有轻度蛋白尿,血尿间歇期蛋白尿亦消失。

6. 少数以急性肾炎综合征起病者(4%~10%)发病同时可伴有程度不等的水肿和高血压。高血压一般轻到中度,儿童病例无恶性高血压。

7. 反复发作的晚期病人可出现肾功能不全，极少数病人可以急性肾功能不全起病，往往与肉眼血尿并存，但这种肾衰竭一般是可逆的。然而也有较多文献报道新月体性 IgA 肾病约 41% 病人表现为急进性过程，且都是 16 岁或以下儿童。

8. 以肾病综合征起病者较少见（0.6%～6%），但病程中有肾病综合征表现者可达 10%～30%。

【实验室检查】

尿检查有镜下红细胞数个或满视野，常见红细胞管型。尿蛋白少量，一般少于 1g/24 小时。尿红细胞形态多为非均一型，极少数为均一型。肾病综合征表现者血白蛋白降低。血沉、补体 C_3、血尿素氮、肌酐一般正常。成年患者 30%～50% 的血清 IgA 增高，我国儿童患者 57.96% 增高。部分病人血清可检出 IgA 免疫复合物。

【诊断与鉴别诊断】

IgA 肾病的诊断可根据：①上呼吸道或肠道等感染期出现发作性肉眼血尿或镜下血尿；②排除其他原因所致的血尿；③肾活检在毛细血管壁见到以 IgA 为主的免疫球蛋白沉积。因为弥漫性系膜 IgA 沉着可见于其他各种类型的疾病，所以只有通过排除其他疾病，包括继发性 IgA 肾病改变的过敏性紫癜性肾炎、系统性红斑狼疮和慢性肝病等才能诊断原发性 IgA 肾病。

【治疗】

目前对原发性 IgA 肾病尚无特效药物治疗，主要是保护肾功能，延缓肾脏病理进展。成人 IgAN 从诊断之日起每年有 1%～2% 病人进入到终末期肾衰。日本报告 241 名 IgAN 儿童，从发病随访 5、10、15 年分别有 5%、6%、11% 患儿发展成慢性肾功能不全。在儿童患者，发病年龄小的比年龄大的预后好，下列措施可能延缓肾脏慢性进展。

1. 给予预防性抗生素或摘除扁桃体。有报道可以减少肉眼血尿的频繁发作，但对进行性肾衰的有益效应还无肯定结论。有高血压者应将血压严格控制在正常范围内,可避免或延缓肾功能的恶化。

2. 对以肾病综合征表现的 IgAN 选用糖皮质激素治疗方案或应用免疫抑制剂治疗,能使部分病儿蛋白尿和血尿减少或消失,但仍可再次复发。

3. 对有广泛新月体形成,临床表现为急进性肾衰竭的 IgAN,治疗同急进性肾炎,可用甲泼尼龙、环磷酰胺等冲击治疗。血浆置换可清除循环 IgA 免疫复合物。

4. 血管紧张素转换酶抑制剂(ACEI)可使 IgAN 尿蛋白减少,并有延缓肾病理进展的作用。

5. 其他药物,如维生素 E,300~400mg/d,分 3~4 次口服,可使血尿和蛋白尿减少,且可减缓肾功能的恶化。强力霉素,2~4mg/(kg·d),分 3 次口服,疗程一年(8 岁以下儿童不宜使用)。有报道可延缓肾衰竭的发生。

6. 中药治疗,可减少血尿和蛋白尿的发作,但缺少对肾组织病理改变作用的研究。

【预后】

本病预后一般较好。有报告 80% 病例持续存在血尿和蛋白尿数十年而不出现肾衰竭,50% 的病例 5 年内可自行缓解。在儿童患者,发病年龄小的比年龄大的预后好,有肉眼血尿者比无肉眼血尿者预后好,尿蛋白>1g/d 者预后较差。肾脏病理改变呈弥漫性系膜增生、肾小球硬化、新月体形成或球囊粘连者,伴中度或重度小管-间质病变者,上皮下有电子致密物沉积者或肾小球基膜有溶解者预后均不良。

第六节 慢性肾脏病

慢性肾脏病(chronic kidney disease,CKD)是影响人类健康的慢性进展性疾病,已引起临床越来越广泛的关注。1999 年,美国肾脏基金会将 CKD 定义为:①肾脏损伤(结构或功能异常)时间≥3个月，有以下一项或多项表现（血或尿液组分异常；影像学检查异常；肾活检异常），而不论其肾小球滤过率（GFR）是否下降。②GFR＜60 ml/(min·1.73 m^2)，时间≥3个月，而不论有无上述肾损伤。

CKD病程往往经历数年甚至数十年，多种慢性肾脏病的源头实质是在儿童期，因而CKD防治的最佳时机应从儿童期开始。

【CKD儿童期起病的病因】

临床上相当一部分成人CKD由儿童期进展而来，但小儿时期导致CKD的病因与成人并不相同。Zoccali等研究发现，小儿及青春期CKD的病因主要包括以下几个方面：①有遗传性肾脏病史；②有围产期低血氧或某些引起肾缺血、栓塞等致慢性CKD的临床状况；③肾发育异常及不全者；④有梗阻性泌尿系疾病；⑤反流伴反复泌尿系感染、肾有结瘢者；⑥有急性肾炎或肾病综合征史者；⑦有溶血尿毒综合征史；⑧有过敏性紫癜史；⑨系统性红斑狼疮。

【儿童期CKD发展的临床风险因素】

（一）肾脏原发病的影响因素

1. 发病年龄：随着年龄增长，代谢负荷的增加，肾脏病变持续进展的危险也随之增加。

2. 原发病持续损伤的严重程度：主要包括高尿蛋白水平、高血压、脂质紊乱、高凝状态等。尿蛋白不仅是肾小球滤过屏障受损的重要标志，而且会造成肾脏病持续进展。高血压是公认的加速肾脏病慢性进展的最重要危险因子。另外，脂质紊乱、高凝状态均是肾脏疾病慢性进展的独立影响因素。

3. 原发病的治疗情况：原发病是否获得及时、充分的治疗也影响其后发展。

（二）肾外风险因素

目前世界上较受关注的代谢综合征已基本涵盖了肾外风险因子，主要涉及体重指数增高、高血压、高血糖、高尿酸等。

1. 体重指数：肥胖儿童为儿童人群中的特殊群体，对其评价慢性肾脏病的风险因素尤为重要。

2. 高血糖或糖尿病：近年来，全球 2 型糖尿病流行导致 CKD 病人数量增加。15 岁以下儿童糖尿病发病率为 5.6/10 万，其中约 5%～20% 的糖尿病患儿有肾脏结构的病变。

3. 高尿酸：高尿酸持续存在即可导致肾脏损害的发生进展。尿酸结晶沉积于肾小管-间质造成小管间质炎症、纤维化；存在于尿中参与尿酸结石形成损害肾脏；高尿酸血症能够促使肾皮质血管收缩、入球小动脉壁增厚、肾小球高压等，诱导肾小球硬化。

4. 其他：研究表明，一般人群中血清高半胱氨酸可预测肾功能的损伤及终末期肾脏病（ESRD）病人的心血管事件的发生。有学者发现交感神经活动增强及血浆非对称二甲基精氨酸浓度增高与 CKD 病人 GFR 降低有关，但目前缺乏临床证据。

【预防及治疗儿童期 CKD 的措施】

迄今为止，对 CKD 病人的治疗仍未取得满意的疗效，很大程度上是由于对 CKD 儿童期的防治重视不够。另外，CKD 的防治应是一个系列的过程，必须对病人进行终身全面的监测和治疗。总体上，慢性肾病的防治可从三个方面进行，一级预防以增进肾脏的健康为目的，关注环境因素、营养、卫生教育；二级预防在于早期正确的诊断，对肾脏病适当的治疗，特别是那些有肾衰风险的儿童；三级预防主要是对于已有肾衰的病人，延缓肾功能恶化，包括一般治疗、风险指标的监测及药物治疗等。具体包括以下措施：

（一）及早发现、正确诊断 CKD

主要包括尿蛋白的检测，对 GFR 的评估及应用影像学检查等。检测尿蛋白是早期发现 CKD 最简单、最基本的检查手段。尿蛋白＋者，需做定量分析，尿蛋白＋＋以上并连续一至两周者需做进一步的检查。对于常规未发现尿蛋白但疑有肾脏病疾患者，可进行微量白蛋白尿（MAU）的检测，可明显提高 CKD 的检出率。

（二）控制 CKD 进展的风险因素

CKD 进展的两大主要风险因素来自高血压和高尿蛋白。对于高血压，建议应将血压控制在同龄儿童血压的第 90 百分位数以下，才能最大限度地延缓慢性进展，改善远期预后；而对于蛋白尿，目前主张，尿蛋白＞0.5~1g/24h 的各种慢性肾脏病患者，无论血压高或正常，都应接受血管紧张素转换酶抑制剂（ACEI）治疗。

对于高血脂，则强调低饱和脂肪酸、低胆固醇饮食。营养摄入模式以饱和脂肪酸小于总热量的 10%、平均总脂肪不超过总热量的 30%、胆固醇小于 300mg/d 为佳。对于 10 岁以上的儿童，饮食治疗 6 个月到 1 年无效，高密度脂蛋白（HDL-C）＜4.94mmol/L（190mg/dl）或 LDL-C≥4.16mmol/L（160mg/dl）有伴发心血管病危险者考虑药物治疗，但目前尚缺乏循证医学证据。

另外，注意早期发现高血糖或糖尿病，给予相应的治疗，并积极治疗感染、水电解质紊乱等 CKD 常伴的临床病理状态。

（三）对已有 CKD 患儿的评价

美国肾脏基金会强调，在 CKD 分类分级的基础上，对每个病人均应正确评价后再进行针对性的治疗。评价包括：①肾病的类型；②共存的疾病或病理状态；③通过肾功能水平评价疾病的严重性；④肾功能损伤的风险；⑤患心血管病的风险。

（四）积极治疗原发病

1. 一般治疗：包括休息、营养、防治感染及对症处理等。

恰当的休息可减低机体的能量消耗、降低肾脏的代谢负荷。营养治疗是总体治疗策略中的重要方面，需根据年龄、临床症状及肾小球滤过率调整蛋白质入量，制定合理的饮食谱；国内学者将慢性肾衰营养疗法的原则概括为"两低、两高、两适当、一限制"，即低蛋白、低磷（＜800mg/d）、高热量、高生物价蛋白、适当矿物质及适当微量元素、限制植物蛋白。

2. 药物治疗：强调注意药物间的相互作用及肾脏毒副作用，尽可能对治疗药物进行监测。如果存在尿毒症表现，需通过透析和移植等进行替代治疗。

（五）确定并处理并发症

注意对肾性骨病（ROD）、贫血、生长迟缓等 CKD 常伴的病理状态的处理。

ROD 是发生于慢性肾衰的骨代谢性疾病，但也可发生在肾脏病变的任何阶段；主要措施包括控制饮食中磷的摄入，适当补充钙剂及应用活性维生素 D 制剂。

贫血为 CKD 的并发症之一，可继而导致内分泌紊乱、生长发育迟缓；有研究表明，对于 CKD 非透析病人，正常的血红蛋白水平，有助于延缓 CKD 进展至终末期肾病、并减少罹患心血管并发症的风险；治疗主要是补充促红细胞生成素（EPO）。

另外，当 CKD 发展至终末期，将有半数病人存在铁缺乏，因此，铁剂与 EPO 并用应是肾性贫血的治疗核心。

（六）做好随访工作

建立慢性肾脏病患儿的登记制度，建立长期随访、系统管理和分级、分层医疗体系，使疾病慢性进展的各个环节均能得到有效监控与防治；在基础医药学研究基础上，开展针对慢性肾脏病循证医学研究，建立适合不同类型 CKD 特点的临床诊治方案和预后评估方案。

第七节　泌尿道感染

泌尿道感染（urinary tract infection，UTI）是指病原体侵入尿路，在尿液中生长繁殖，并侵犯尿路黏膜或组织而引起的炎性损伤。

按病原体侵袭的部位不同，分为肾盂肾炎、膀胱炎、尿道炎。肾盂肾炎又称上尿路感染，膀胱炎和尿道炎合称下尿路感染。由于小儿时期感染局限在尿路某一部位者较少，且临床上又难以准确定位，故常不加区别统称为 UTI。

【病因及发病机制】

（一）致病菌　60%～80%由大肠杆菌致病，其次为克雷伯杆菌、变形杆菌，少数为粪链球菌和金黄色葡萄球菌。

（二）易感因素

1. 生理特点　新生儿易患菌血症引起血行感染；婴幼儿穿尿布，尿道口常受粪便污染；女婴尿道短而直，易致上行感染。

2. 尿路畸形　膀胱输尿管反流、排尿功能障碍、输尿管狭窄等，均有利于细菌在泌尿道滋生繁殖，引发尿路感染。

3. 免疫缺陷　尿道和膀胱分泌的 SIgA 能阻断细菌在黏膜表面粘附，防止感染上行；SIgA 分泌缺陷，是引起尿路感染的重要因素。

(三) 致病菌毒力　致病菌毒力是细菌能否引起上行感染的重要因素。

(四) 细胞因子　急性肾盂肾炎患儿尿中 IL-1、IL-6 和 IL-8 增高，且 IL-6 水平与肾疤痕的严重程度呈正相关。

(五) 感染途径　大肠杆菌主要引起上行感染，金黄色葡萄球菌引起血行感染。

【病理】

急性病例尿路黏膜及肾间质受损，白细胞浸润，严重时可见散在的溃疡及小脓肿，治愈后留下小瘢痕。慢性肾盂肾炎则可见到肾盂肾盏黏膜和乳头瘢痕形成及因瘢痕收缩造成的肾盂肾盏变形狭窄，纤维化广泛时，将最终导致肾盂肾炎性固缩肾。

【临床表现】

(一) 急性 UTI 的临床症状　随患儿年龄组的不同存在着较大差异。

1. 新生儿　临床症状极不典型，多以全身症状为主，常伴有脓毒症，30% 的病儿血和尿培养出的致病菌一致。

2. 婴幼儿　临床症状也不典型，常以发热最突出，拒食、呕吐、腹泻等全身症状也较明显。局部排尿刺激症状可不明显，但细心观察可发现有排尿时哭闹不安，尿布有臭味和顽固性尿布疹等。

3. 年长儿　以发热、寒战、腹痛等全身症状突出，常伴有腰痛和肾区叩击痛，肋脊角压痛等。同时尿路刺激症状明显，患儿可出现尿频、尿急、尿痛、尿液浑浊，偶见肉眼血尿。

(二) 慢性 UTI 的临床症状　病程多持续一年以上，症状轻重不等，可从无明显症状直至肾功能衰竭。反复发作者可表现为倦怠无力、食欲不振、间歇性低热和进行性贫血等全身症状，尿路刺激症状可无或间歇出现。

（三）无症状性菌尿　在常规的尿过筛检查中,可以发现健康儿童存在着有意义的菌尿,但无任何尿路感染症状。这种现象可见于各年龄组,在儿童中以学龄女孩常见。无症状性菌尿患儿常同时伴有尿路畸形和既往症状尿路感染史。病原体多数是大肠杆菌。

【实验室检查】

（一）尿液检查

1. 尿常规检查　如清洁中段尿离心沉渣中白细胞＞10个/HPF,即可怀疑为尿路感染。血尿也很常见。肾盂肾炎病人有中等蛋白尿、白细胞管型尿,晨尿的比重和渗透压减低。

2. 尿培养细菌学检查　尿细菌培养及菌落计数是诊断尿路感染的主要依据。通常认为中段尿培养菌落数$\geqslant 10^5/ml$可确诊。$10^4 \sim 10^5/ml$为可疑,$<10^4/ml$系污染。但结果分析应结合病儿性别、有无症状、细菌种类及繁殖力综合评价临床意义。由于粪链球菌一个链含有32个细菌,一般认为菌落数在$10^3 \sim 10^4/ml$间即可诊断。通过耻骨上膀胱穿刺获取的尿培养,只要发现有细菌生长,即有诊断意义。至于伴有严重尿路刺激症状的女孩,如果尿中有较多白细胞,中段尿细菌定量培养$\geqslant 10^2/ml$,且致病菌为大肠杆菌类或腐物寄生球菌等,也可诊断为UTI,临床高度怀疑UTI而尿普通细菌培养阴性的,应作L-型细菌和厌氧菌培养。

3. 尿液直接涂片法找细菌　油镜下如每个视野都能找到一个细菌,表明尿内细菌数$>10^5/ml$以上。

（二）影像学检查　目的在于：①检查泌尿系有无先天性或获得性畸形；②了解以前由于漏诊或治疗不当所引起的慢性肾损害或疤痕进展情况；③辅助上尿路感染的诊断。常用的影像学检查有B型超声检查、静脉肾盂造影加断层摄片（检查肾疤痕形成）、排泄性膀胱尿路造影（检查VUR）、动态、静态肾核素造影、CT扫描等。

【诊断与鉴别诊断】

年长儿UTI症状与成人相似,尿路刺激症状明显,结合实验室检查，可得以确诊。但对于婴幼儿、特别是新生儿，常以全身表现较为突出，易致漏诊。故对病因不明的发热患儿都应反复作尿液检查，争取在用抗生素治疗前进行尿培养菌落计数和药敏试验；凡具有真性菌尿者，即清洁中段尿定量培养菌落数$\geqslant 10^5/ml$或球菌菌落数$\geqslant 10^3/ml$，或耻骨上膀胱穿刺尿定性培养有细菌生长，即可确立诊断。

完整的UTI的诊断除了评定泌尿系被细菌感染外，还应包括以下内容：①本次感染系初染、复发或再感；②确定致病菌的类型并做药敏试验；③有无尿路畸形，如膀胱输尿管反流（VUR）、尿路梗阻等，如有VUR，还要进一步了解"反流"的严重程度和有无肾脏疤痕形成；④感染的定位诊断，即上尿路感染或下尿路感染。

UTI需与肾小球肾炎、肾结核及急性尿道综合征鉴别。急性尿道综合征的临床表现为尿频、尿急、尿痛、排尿困难等尿路刺激症状，但清洁中段尿培养无细菌生长或为无意义性菌尿。

【治疗】

治疗目的是控制症状，根除病原体，去除诱发因素，预防再发。

（一）一般处理

1. 急性期需卧床休息，鼓励患儿多饮水，注意清洁外阴。

2. 鼓励患儿进食，供给足够的热卡、丰富的蛋白质和维生素，以增强机体的抵抗力。

（二）对症治疗 对高热、头痛、腰痛的患儿应给予解热镇痛剂缓解症状。对尿路刺激症状明显者，可用阿托品、山莨菪碱等抗胆碱药物治疗或口服碳酸氢钠碱化尿液，减轻尿路刺激症状。

（三）抗菌药物治疗 选用抗生素的原则：①感染部位：对肾盂肾炎应选择血浓度高的药物，对膀胱炎应选尿浓度高的药物。②感染途径：对上行性感染，首选磺胺类药物治疗。如发热等全身症状明显或属血源性感染，多选用青霉素类、头孢菌素类单独或联合治疗。③根据尿培养及药敏试验结果，同时结合临床疗效选用抗生素。④选用的药物抗菌能力强，抗菌谱广，最好能用强效杀菌剂，且不易使细菌产生耐药菌株。⑤对肾功能损害小的药物。

1. 症状性 UTI 的治疗　对单纯性 UTI，在进行尿细菌培养后，初治首选复方磺胺甲基异噁唑（SMZ-TMP），按 SMZ 50mg/(kg·d)，TMP 10mg/(kg·d) 计算，分 2 次口服，连用 7~10 天。待尿细菌培养结果出来后药敏试验结果选用抗菌药物。

对上尿路感染或有尿路畸形病儿，在进行尿细菌培养后，一般选用两种抗菌药物联合静脉用药。多选用青霉素类联合头孢菌素类。疗程共 10~14 天。β-内酰胺类抗生素中如氨基苄青霉素、阿莫西林、阿莫西林－克拉维酸对大肠杆菌、奇异变形杆菌有好的抗菌活性。头孢菌素和依米配能（imipenem）对大多数革兰阳性菌和革兰阴性菌有高的抗菌活性，被用于严重尿路感染的治疗。治疗开始后应连续 3 天送尿细菌培养，若 24 小时后尿培养阴转，表示所用药物有效，否则按尿培养药敏试验结果调整用药。停药 1 周后再作尿培养一次。

2. 无症状菌尿的治疗　单纯无症状菌尿一般无需治疗。但若合并尿路梗阻、膀胱输尿管反流或存在其他尿路畸形，或既往感染使肾脏留有陈旧性疤痕者，则应积极选用上述抗菌药物治疗。疗程 7~14 天，继之给予小剂量抗菌药物预防，直至尿路畸形被矫治为止。

3. 再发 UTI 的治疗　再发 UTI 有两种类型，即复发和再感染。复发是使原来感染的细菌未完全杀灭，在适宜的环境下细菌再度滋生繁殖。绝大多数患儿复发多在治疗后 1 个月内发生。再感染是指上次感染已治愈，本次是由不同细菌或菌株再次引发 UTI。再感染多见于女孩。多在停药后 6 个月内发生。

再发 UTI 的治疗在进行尿细菌培养后选用 2 种抗菌药物治疗，疗程 10~14 天为宜，然后予以小剂量抗菌药物维持，以防再发。

（四）积极矫治尿路畸形

（五）UTI 的局部治疗

常采用膀胱内药液灌注治疗，主要治疗顽固性慢性膀胱炎经全身给药治疗无效者。

【预后】

急性 UTI 经合理抗菌治疗，多数于数日内症状消失、治愈，但有近 50% 患者可复发或再感染。再发病例多伴有尿路畸形，其中以膀胱输尿管反流（VUR）最常见。VUR 与肾瘢痕关系密切，肾瘢痕的形成是影响儿童 UTI 预后的最重要因素。肾瘢痕在学龄期儿童最易形成，10 岁后进展不明显。一旦肾瘢痕引起高血压，如不能被有效控制，最终发展至慢性肾衰竭。

第八节 过敏性紫癜性肾炎

过敏性紫癜（Henoch-Schönlein purpura，HSP）是以全身小血管变态反应性炎症为主要病理改变的疾病，临床以皮肤紫癜、关节炎、胃肠病和肾损害为主要表现；伴肾脏损害者称为过敏性紫癜性肾炎（Henoch-Schönlein purpura nephritis，HSPN），简称紫癜性肾炎。大多数预后良好，但也有少数患儿反复发作、出现慢性肾脏损害，甚至肾衰竭。

【病因及发病机制】

引起 HSP 病因不明，目前认为与如下因素有关：①感染：细菌、病毒、支原体等感染；②食物或药物过敏；③昆虫叮咬；④其他：如疫苗接种、寒冷刺激、花粉吸入等。

发病机制方面，目前认为本病为一免疫复合物病，IgA 在本病发病机制中起重要作用。遗传因素也可能参与了本病的发生。

【病理】

（一）病理改变

以肾小球系膜增生，系膜区 IgA 沉积以及上皮细胞新月体形成为主，可见到各种类型的肾损害。

1. 光镜检查：最常见为局灶节段性或弥漫性系膜增生，新月体形成也是本病突出病理改变。可见系膜区炎性细胞浸润、肾小管萎缩、间质纤维化等改变。

2. 免疫荧光镜检：可见系膜区和肾小球毛细血管袢有 IgA、IgG、C_3、备解素和纤维蛋白原呈颗粒状沉积。

3. 电镜检查：系膜区有不同程度增生，系膜区和内皮下有电子致密物沉积。

（二）病理分级

1975 年，国际儿童肾脏病研究中心（ISKDC）按肾组织病理检查将其分为六级：

Ⅰ级 肾小球轻微异常；

Ⅱ级 单纯系膜增生；

Ⅲ级 系膜增生伴＜50％新月体形成；

Ⅳ级 系膜增生伴 50％～75％新月体形成；

Ⅴ级 系膜增生伴＞75％新月体形成；

Ⅵ级 膜性增生性肾小球肾炎。

其中Ⅱ-Ⅴ级又根据系膜病变的范围程度分为：（a）局灶性，（b）弥漫性。目前认为Ⅴ级以上病理改变多不可逆转。

【临床表现】

本病多见于儿童及青少年，以 6～13 岁最多见，超过 20 岁少见，多起病急，50％～90％患儿病前 1～3 周有上呼吸道感染史。

1. 皮疹：出现率为 100％，绝大多数病人以皮疹为首发症状。

2. 关节症状：半数以上病人可发生，消退后无关节变形。

3. 消化道症状：最常见的症状为腹痛，呈阵发性绞痛，可伴呕吐、血便、吐血，易误诊为急腹症，少数病人可并发肠套叠，偶见肠梗阻、穿孔等。

4. 肾脏症状：一般认为疾病早期出现肾外症状体征越多，肾脏受累的危险性越大。80％～85％病人在出血性皮疹后 1～2 个月内出现肾脏症状，主要是血尿和蛋白尿。

（1）尿异常：血尿是紫癜性肾炎最常见的症状，表现为单纯性镜下血尿或间断性肉眼血尿。血尿同时伴有轻微蛋白尿，少数病人表现为大量蛋白尿。

（2）水肿：30％患儿仅轻度颜面浮肿，少数病例有肾病样高度水肿。

(3) 高血压：与尿异常同时出现，约 20%～40% 病人出现高血压，一般为中度增高，恢复较快。

(4) 氮质血症：极少数病人在急性期即有少尿，氮质血症及急性肾功能不全。

【实验室检查】

血常规：白细胞正常或轻度增高，中性或嗜酸性粒细胞比例增多。尿常规：可有血尿、蛋白尿、管型尿。凝血机制检查正常。急性期毛细血管脆性增加。血沉增快，血清 IgA 和冷球蛋白含量增加。血清 C_3、C_{1q}、备解素多正常。肾功能多正常，严重病例可有肌酐清除率降低和 BUN、血 Cr 增高。表现为肾病综合征者，有血清白蛋白降低和胆固醇增高。

【诊断】

中华儿科学会肾脏病学组于 2000 年 11 月珠海会议制定：在过敏性紫癜病程中（多数在 6 个月内），出现血尿和/或蛋白尿，即可诊断为紫癜性肾炎。根据临床表现可分为五型：

(1) 轻型　表现为单纯性血尿或单纯性蛋白尿，无水肿、高血压或肾功能损害。此型病理上多属轻微异常或局灶性节段性改变，预后好。

(2) 急性肾炎综合征　起病急，发病时只有少数患儿同时具备血尿、水肿和高血压三大症状，绝大多数病初只有血尿和蛋白尿，组织学变化多属局灶性或弥漫性增殖性肾炎。

(3) 肾病综合征　具有典型肾病综合征表现，常伴有肾功能减退。病理变化呈弥漫性增殖性肾炎，伴有不同程度新月体形成。预后较差。

(4) 急进性肾炎　起病急早期即有少尿或无尿，氮质血症明显，病情急剧恶化，如不及时处理短期内死于肾衰竭。病理检查＞50% 肾小球新月体形成。此型预后严重。

(5) 慢性肾炎综合征　起病缓慢，紫癜消退后肾损害持久存在，常伴肾功能减退。病理变化呈弥漫性增殖性改变，可伴肾小球硬化或新月体形成，预后较差。

各型可单独出现或合并出现。

【治疗】

（一）全身治疗　对感染引起者积极抗感染治疗。急性期或发作期注意卧床休息，去除各种可能诱因及过敏原。服用维生素 C、P 改善毛细血管脆性。根据循证医学系统评价和我国小儿肾脏病学组的建议：

过敏性紫癜性肾炎的药物治疗要根据患儿的临床表现和病理分型个体化治疗：抗过敏药物、H_2 受体拮抗剂、ACEI 类药物以及双嘧达莫可以作为 HSPN 的基础用药，对于控制皮疹、关节痛、腹痛等症状有一定疗效，且无明显毒副作用；对于有持续皮疹、严重腹痛和皮疹复发的患儿可以早期应用糖皮质激素预防和减轻肾脏损害，推荐剂量为泼尼松 1～2 mg/（kg·d），第二周开始减量，疗程 2 周左右；同时可加用静脉用丙种球蛋白治疗，剂量可选用 200～400mg/（kg·d），连用 5 天，但应密切注意有无可能的肾脏毒性。

药物治疗的同时要注意休息、饮食和避免接触可能的过敏原。治疗过程中要监测患儿的症状及生化指标，警惕药物毒副作用的产生，必要时减量、停用或者更换药物。

（二）肾损害的治疗

1. 孤立性血尿或病理Ⅰ级：给予双嘧达莫 5～10mg（kg·d）和/或清热活血中药。

2. 血尿和蛋白尿或病理Ⅱa 级：雷公藤多甙片 1mg/（kg·d），每日最大量不超过 45 mg，分 2～3 次口服，疗程 3 个月，必要时可稍延长。

3. 急性肾炎型或病理Ⅱb、Ⅲa 级：雷公藤多甙片，疗程 3～6 个月。

4. 肾病综合征型或病理Ⅲb、Ⅳ级：泼尼松+雷公藤多甙片，或泼尼松+环磷酰胺冲击治疗。泼尼松不宜大量、长期应用，一般于 4 周后改为隔日顿服。

5. 急进性肾炎型或病理Ⅳ、Ⅴ级：甲泼尼龙冲击＋环磷酰胺＋肝素＋双嘧达莫四联疗法。必要时透析或血浆置换。

【预后】

一般认为儿童患者预后较成人佳。紫癜性肾炎在发病2年之后，临床情况仍可有显著变化，而5年以后向肾功能不全发展者少。故本病至少应随访5年。

单纯血尿或伴少量蛋白尿者，80％以上预后好；而起病时有肾炎综合征或肾病综合征表现者，在长期追踪中超过1/3病例呈慢性肾功能损害或高血压。

病理类型与预后有关，按ISKDC分类法Ⅱ级、Ⅲa级预后较好，Ⅲb、Ⅳ及Ⅴ级的预后差。且肾小管间质改变严重者预后差，电镜下见电子致密物沉积在上皮下者预后差。

第九节 乙型肝炎病毒相关性肾炎

乙型肝炎病毒相关性肾炎（hepatitis B virus associated glomerulonephritis, HBV-GN）简称乙肝肾炎，是指HBV感染人体后，通过免疫复合物反应或HBV直接侵袭肾组织引起的肾小球肾炎。临床表现为蛋白尿、血尿或肾病综合征，典型病理改变为膜性肾病。HBV感染伴肾小球肾炎的发病率约为6.8％～20.0％。

【发病机制】

HBV-GN的发病机制尚未完全清楚，可能有几种方式：

（一）HBV抗原-抗体复合物沉积于肾小球导致免疫损伤

1. 循环免疫复合物　HBV感染人体后，与其血清抗体形成循环免疫复合物，沉积于肾小球毛细血管袢，激活补体造成免疫损伤。HBsAg与HBcAg的分子量较大，且带有负电荷，因此主要沉积于内皮下及系膜区引起系膜毛细血管性肾炎或系膜增生性肾炎。HBeAg分子量小，其所形成的免疫复合物的分子量也较小，HBeAg虽也带负电荷，但其抗HBe却带有强大的正电荷，因此此种复合物可透过基膜沉积于上皮下而引起膜性肾病。

2. 原位免疫复合物　分子量较小的 HBeAg 可以穿过基膜与先植入上皮下的 HBeAb 结合形成原位免疫复合物，沉积于肾小球上皮下而致病。

（二）病毒直接感染肾脏细胞　无论动物实验还是人体研究，均在肾组织中找到了 HBV - DNA，提示 HBV 有直接感染肾脏的可能。

（三）HBV 感染导致自身抗体和细胞免疫损伤　HBV 感染刺激机体产生多种自身抗体如抗 DNA 抗体、抗细胞骨架成分抗体、抗肝细胞膜特异脂蛋白抗体、抗肾小管刷状缘抗体等。HBV 感染靶细胞后引起细胞毒性 T 细胞对靶细胞免疫杀伤，改变靶细胞膜的抗原决定簇，引起自身免疫反应。自身免疫损伤的发生可能与免疫调节功能缺陷密切有关。

【病理】

主要表现为膜性肾病，其次为系膜毛细血管性肾炎、系膜增生性肾炎、局灶节段硬化性肾炎，偶见毛细血管内增生性肾炎。

HBV 相关膜性肾病（HBV - MN）是 HBV 相关性肾炎的主要病理表现，与特发性膜性肾炎有所不同。HBV - MN 大多数肾小球毛细血管壁呈弥漫性一致的增厚，银染色基膜见多数"钉突"，有时见系膜区轻度扩大，系膜细胞轻度增生，电镜下见增生的系膜细胞有插入。上皮下及膜内见大量团块状电子致密物沉积，基膜增厚。免疫组化法检测可见 HBeAg 和/或 HBsAg 呈颗粒状沿肾小球毛细血管袢沉积，少数有间质及小管沉积，伴 IgG（100%）、C_3（75%）沉积，少数有 IgA、IgM 沉积。

【临床表现】

起病年龄多为儿童及青少年。男性居多，临床表现多样。

（一）肾脏症状

所有病人均出现镜下血尿或蛋白尿，起病隐匿，多在查尿时发现。部分病人可以肾炎综合征或肾病综合征起病。表现为肾病综合征者，伴有不同程度水肿，可有大量腹水。表现为系膜毛细血管性肾炎者，40% 有血压升高，20% 肾功能不全。表现为膜性肾病者，无血压升高和肾功能不全。

（二）肝脏症状

大多数无肝炎病史和肝炎的临床表现，部分病人可有肝脏增大或肝功能异常。

【实验室检查】

蛋白尿明显，可伴不同程度镜下血尿和管型尿。表现为肾病综合征者，有大量蛋白尿和低蛋白血症。肾功能多数正常，部分系膜毛细血管性肾炎者可有肾功能不全。

几乎全部病人血 HBsAg 阳性，60%～80%病例 HBeAg 阳性。血清 C_3、C_4 降低，冷球蛋白增多，白蛋白减少，胆固醇轻度增高，谷丙转氨酶及谷草转氨酶可增高。有人认为球蛋白增多是 HBV-GN 的主要特征，血 IgG、IgA 增高，提示病变处于活动期。尿中 HBV 标志物的检测亦可监测病变的活动期。

【诊断】

中华儿科学会肾脏病学组于 2000 年 11 月珠海会议制定：①血清 HBV 标志物持续阳性；②患肾小球肾炎并可除外其他继发性肾小球疾病；③肾组织切片中找到 HBV 抗原或 HBV-DNA；④肾组织病理为膜性肾病。凡符合第①、②、③条可确诊，不论其肾组织病理为何；符合第①、②、④条时，尽管其肾组织切片中未查到 HBV 抗原或 HBV DNA，可作为拟诊。

【治疗】

目前尚无特效治疗，治疗原则与一般肾炎相同，合理的生活制度，恰当的营养，定期的随诊很重要。

表现为肾病综合征者，可试用短程糖皮质激素治疗，以减轻或消除蛋白尿，但不宜单独使用。因糖皮质激素可延迟体内中和抗体产生，延缓宿主清除 HBV 的能力，并有促进 HBV 在细胞内复制的潜在危险，从而使病理改变迁延不愈或加重。另外，HBV-GN 不宜应用免疫抑制剂。

抗病毒治疗：①α-干扰素：具有抗病毒作用，通过与细胞表面受体特异性结合阻断病毒的繁殖和复制，但不能进入宿主细胞直接杀灭病毒。可使用重组人类 α-干扰素（α-IFN）100 万～

300万IU肌注,每周3次,6个月为一疗程。主要副作用为发热、流感样症状、嗜睡和乏力,少数患者发生多形红斑。个别病例出现精神症状或原有神经症状加重,应及时减量或停药。②拉米呋啶:抑制病毒DNA多聚酶,直接掺入病毒DNA,终止病毒DNA链的延长。口服吸收快,0.5~1.5小时达峰浓度。儿童剂量为3mg/(kg·d),疗程1年。如果无效或肝功失代偿或6个月以上病情复发等均应停药。③阿糖腺苷(Ara-A):在体内转化能抑制DNA多聚酶和还原酶,从而抑制病毒复制。剂量15mg/(kg·d)静脉点滴,2周为一疗程;联合应用α-IFN可取得较好效果。④胸腺肽:具有免疫调节作用,与α-IFN合用时HBV转阴率较单用α-IFN明显提高。

【预后】

HBV-GN的预后与病理类型有关。膜性肾病50%可自发缓解,当血清HBeAg转阴而出现HBeAb时,尿和肝功能异常也相继改善。而病理表现为系膜毛细血管性肾炎者预后较差,可渐进至肾功能不全。

第十节 肾小管酸中毒

肾小管酸中毒(renal tubular acidosis,RTA)是由于近端肾小管对HCO_3^-重吸收障碍和/或远端肾小管排泌氢离子障碍所致的一组临床综合征。其主要表现为:①慢性高氯性酸中毒;②电解质紊乱;③肾性骨病;④尿路症状等。特发性者为先天缺陷,多有家族史,早期无肾小球功能障碍。继发性者可见于许多肾脏和全身疾病。

RTA一般分为4个临床类型:①远端肾小管酸中毒(RTA-Ⅰ);②近端肾小管酸中毒(RTA-Ⅱ);③混合型或Ⅲ型肾小管酸中毒(RTA-Ⅲ);④高钾型肾小管酸中毒(RTA-Ⅳ)。

一、远端肾小管酸中毒(Ⅰ型)

远端肾小管酸中毒(distal renal tubular acidosis,dRTA)是

由于远端肾小管排泌 H^+ 障碍，尿 NH_4^+ 及可滴定酸排出减少所致。

【病因】

Ⅰ型肾小管酸中毒有原发性和继发性。原发性见于先天性肾小管功能缺陷，多为常染色体显性遗传，也有隐性遗传和特发病例。继发者可见于很多疾病，如肾盂肾炎、系统性红斑狼疮、肝豆状核变性等。

【发病机制】

由于原发性或继发性原因，导致远端肾小管排泌 H^+ 和维持小管腔液-管周间 H^+ 梯度功能障碍，使尿液酸化功能障碍，尿 pH＞6，净酸排泄减少。正常情况下远曲小管 HCO_3^- 重吸收很少，排泌的 H^+ 主要与管腔液中 Na_2HPO_4 交换 Na^+，形成 NaH_2PO_4，与 NH_3 结合形成 NH_4^+。$H_2PO_4^-$ 与 NH_4^+ 不能弥散至细胞内，因此产生较陡峭的小管腔液-管周间 H^+ 梯度。Ⅰ型 RTA 病人不能形成或维持这个梯度，故使 H^+ 储积，而体内 HCO_3^- 储备下降，血液中 Cl^- 代偿性增高，发生高氯性酸中毒。由于泌 H^+ 障碍，Na^+-H^+ 交换减少，必然导致 Na^+-K^+ 交换增加，大量 K^+、Na^+ 被排出体外，造成低钾、低钠血症，病人由于长期处于酸中毒状态，致使骨质脱钙、骨骼软化而变形，骨质游离出的钙可导致肾钙化或尿路结石。

【临床表现】

1. 慢性代谢性酸中毒　患儿表现为厌食、恶心、呕吐、腹泻、便秘、生长发育迟缓。尿 pH＞6。

2. 电解质紊乱　主要为高氯血症和低钾血症，病人出现全身肌无力和周期性麻痹。

3. 骨病　常表现为软骨病或佝偻病，出牙延迟或牙齿早脱，维生素 D 治疗效果差。病人常有骨痛和骨折，小儿可有骨畸形和侏儒等。

4. 尿路症状　由于肾结石和肾钙化，患儿可有血尿、尿痛等表现，易导致继发感染与梗阻性肾病。肾脏浓缩功能受损时，病人还常有多饮、多尿、烦渴等症状。

【实验室检查】

1. 血液生化检查　典型改变为高氯性酸中毒。①血浆 pH、HCO_3^- 或 CO_2 结合力降低；②血氯升高，血钾、血钠降低，血钙和血磷偏低，阴离子间隙正常；③血碱性磷酸酶升高。

2. 尿液检查　①尿比重低；②尿 pH＞6；③尿钠、钾、钙、磷增加；④尿氨显著减少。

3. HCO_3^- 排泄分数（FE HCO_3^-）＜5%　方法：从每日口服碳酸氢钠 2～10mmol/kg 起，逐日增加剂量至酸中毒纠正，然后测定血和尿中 HCO_3^- 和肌酐（Cr），按下列公式计算：

FE HCO_3^- ＝（尿 HCO_3^-/血 HCO_3^-）÷（尿 Cr/血 Cr）×100

4. NH_4Cl 负荷试验　口服 NH_4Cl 0.1g/kg，1 小时内服完，3～8 小时内采血和收集尿液，测量血 HCO_3^- 和尿 pH，当血 HCO_3^- 降至 20mmol/L 以下时，尿 pH＞6，具有诊断价值。尿 pH＜5.5，则可排除本病。NH_4Cl 负荷试验对明显酸中毒者不宜应用。

5. 肾功能检查　早期为肾小管功能降低。待肾结石、肾钙化导致梗阻性肾病时，可出现肾小球滤过率下降，血肌酐和 BUN 升高。

6. X 线检查　骨骼显示骨密度普遍降低和佝偻病表现，可见陈旧性骨折。腹部平片可见泌尿系结石影和肾钙化。

【诊断与鉴别诊断】

根据以上典型临床表现，排除其他原因所致的代谢性酸中毒，尿 pH＞6 者，即可诊断 dRTA，确定诊断应具有：①即使在严重酸中毒时，尿 pH 也不会低于 5.5；②有显著的钙、磷代谢紊乱及骨骼改变；③尿氨显著降低；④FE HCO_3^-＜5%；⑤氯化铵负荷试验阳性。

应与各种继发性 dRTA 相鉴别。

【治疗】

1. 纠正酸中毒　儿童有 6%～15% 的碳酸氢盐从肾脏丢失（在成人＜5%），故可给予 2.5～7mmol/（kg·d）的碱性药物。常用口服碳酸氢钠或用复方枸橼酸溶液（Shohl 液，含枸橼酸 140g，枸橼酸钠 98g，加水至 1000ml），每毫升 Shohl 液相当于 1mmol 的碳酸氢钠盐。开始剂量 2～4mmol/（kg·d），最大可用至 5～14mmol/（kg·d），直至酸中毒纠正。

2. 纠正电解质紊乱　低钾血症可服 10% 枸橼酸钾 0.5～1mmol/（kg·d），每日 3 次。不宜用氯化钾，以免加重高氯血症。

3. 肾性骨病的治疗　可用维生素 D、钙剂。维生素 D 剂量 5 000～10 000 IU/d，也可应用 $1,25-(OH)_2D_3$，每日 $0.25\mu g$。但应注意：①从小剂量开始，缓慢增量；②监测血药浓度及血钙、尿钙浓度及时调整剂量，防止高钙血症的发生。

4. 利尿剂　噻嗪类利尿剂可减少尿钙排泄，促进钙回吸收，防止钙在肾内沉积。如氢氯噻嗪 1～3mg/（kg·d），分 3 次口服。

5. 补充营养，保证入量，控制感染及原发疾病的治疗均为非常重要的措施。

【预后】

如早期发现，长期治疗，防止肾钙化及骨骼畸形的发生，预后良好，甚至可达正常的生长发育水平。有些病人可自行缓解，但也有部分病人可发展为慢性肾衰竭而死亡。

二、近端肾小管酸中毒（Ⅱ型）

近端肾小管酸中毒（proximal renal tubular acidosis，pRTA）是由于近端肾小管重吸收 HCO_3^- 功能障碍所致。

【病因】

Ⅱ型 RTA 病因亦可分为原发性和继发性。①原发性多为常染色体显性遗传，亦可与隐性遗传和 X-连锁遗传有关，多见于男性，部分为散发性病例；②继发性者可继发于重金属盐中毒、甲状旁腺功能亢进、干燥综合征等。

【发病机制】

HCO_3^- 回吸收障碍的机制尚未明确，可能与下列因素有关：①近端肾小管管腔中碳酸酐酶功能障碍，影响 H_2CO_3 分解成 CO_2

和 H_2O，从而使近端肾小管分泌的 H^+ 与腔液中 HCO_3^- 结合减少；②氢离子分泌泵障碍；③近端肾小管 H^+ 排泌的调节异常；④H^+-K^+ATP 酶缺陷。

【临床表现】

本型多见于男性。症状与Ⅰ型肾小管酸中毒相似，但较轻，其特点为：①生长发育落后，但大多数无严重的骨骼畸形，肾结石、肾钙化少见。②明显的低钾表现。③高氯性代谢性酸中毒。④可同时有其他近端肾小管功能障碍的表现。患儿常有多尿、脱水、烦渴症状。⑤少数病例只有尿的表现，而无代谢性酸中毒，即呈不完全型，但可进一步发展为完全型。

【实验室检查】

1. 血液生化检查　①血 pH、HCO_3^- 或 CO_2 结合力降低；②血氯显著升高，血钾显著降低，阴离子间隙可正常。

2. 尿液检查　①尿比重和渗透压降低；②尿 pH>6，当酸中毒加重，血 HCO_3^- <16mmol/L 时，尿 pH<5.5。

3. HCO_3^- 排泄分数（FE HCO_3^-）　>15%。

4. 氯化铵负荷试验　尿 pH<5.5。

【诊断与鉴别诊断】

在临床上具有多饮、多尿、恶心、呕吐和生长迟缓，血液检查具有持续性低钾高氯性代谢性酸中毒特征者应考虑 pRTA，确定诊断应具有：①当血 HCO_3^- <16mmol/L 时，尿 pH<5.5；②FE HCO_3^- >15%；③尿钙不高，临床无明显骨骼畸形、肾结石和肾钙化；④氯化铵试验阴性。

当患儿伴有其他近端肾小管功能障碍时须注意与下列疾病相鉴别：①原发性 Fanconi 综合征；②胱氨酸尿；③肝豆状核变性；④毒物或药物中毒等引起的继发性 RTA。

【治疗】

1. 纠正酸中毒　因儿童肾 HCO_3^- 阈值比成人低，故患儿尿中 HCO_3^- 丢失更多，治疗所需碱较 RTA-Ⅰ为大，其剂量约 10~15mmol/（kg·d），给予碳酸氢钠或枸橼酸缓冲溶液（每升含枸橼酸钾、枸橼酸钠各 100g，即 1mmol/ml）口服。

2. 纠正低钾血症　用复方枸橼酸溶液口服可不必额外补钾。

3. 重症者可予低钠饮食并加用氢氯噻嗪，可减少尿 HCO_3^- 排出，促进 HCO_3^- 重吸收。

【预后】

本型预后较好，多数患儿能随年龄增长而自行缓解。

三、混合型（Ⅲ型）肾小管酸中毒

混合型（Ⅲ型）RTA 指Ⅰ、Ⅱ型混合存在。即远端肾小管排泌 H^+ 障碍及近端肾小管重吸收 HCO_3^- 功能障碍的综合缺陷。有两种肾小管酸中毒的特点和临床表现。治疗参照Ⅰ型和Ⅱ型。

四、Ⅳ型肾小管酸中毒（Ⅳ型）

Ⅳ型肾小管酸中毒，往往是由于伴有肾实质损害（如肾小管间质病变等），导致肾小管滤过功能下降所致。病人的血钾常高于 5.5mmol/L，具有多尿性肾病及肾小管间质性疾病的特征，高钾血症与醛固酮缺乏、醛固酮受体失敏或低肾素血症有关。临床上以高氯性酸中毒及持续性高血钾为主要特点，处理主要是改善肾小球滤过功能，降低血钾，其他处理与 dRTA 相同。

第十一节　Alport 综合征

Alport 综合征（Alport syndrome）是以血尿、神经性耳聋、眼部病变和进行性肾功能减退为特征的遗传性肾炎。据来自欧美的资料报道，其发生率大约为 1/5000～1/10000，约占儿童慢性肾衰竭患者的 3%。迄今，尚未确定 Alport 综合征在人种、种族和地域分布上有何不同，但美国黑人中 Alport 综合征相对少见。

【遗传方式及发病机制】

Alport 综合征的遗传方式主要为 X 连锁显性遗性，约占 85%；常染色体隐性遗传型和常染色体显性遗传型较少见。此外，大约

18%的Alport综合征患者没有家族史，可能代表一类新的突变。

Alport综合征的疾病本质为编码基底膜Ⅳ型胶原的基因突变。现对其基因突变的类型、部位等已逐渐认识明确，即：①编码Ⅳ型胶原α5链的基因COL4A5突变的X连锁显性遗传型；②编码Ⅳ型胶原α5链的基因COL4A5和编码Ⅳ型胶原α6链的基因COL4A6均突变的X连锁显性遗传型；③编码Ⅳ型胶原α3链的基因COL4A3或编码Ⅳ型胶原α4链的基因COL4A4突变的常染色体隐性遗传型；④尚未确定突变基因类型的常染色体显性遗传型。

【病理】

光镜检查：光镜下无特殊意义的病理变化。

免疫荧光学检查：常规免疫荧光学检查无特异性变化，有时甚至完全阴性。

电镜检查：特征性的病理改变只有在电子显微镜下才可以观察到。典型病变为肾小球基底膜（glomerular basement membrane，GBM）弥漫性的增厚、变薄以及致密层的分裂，尤以超微结构下致密层不规则的外观最为突出，还可见到致密层中直径约为20~90nm的电子致密颗粒。目前认为GBM出现弥漫性的增厚、撕裂为诊断Alport综合征的病理依据，其他病理变化如薄GBM等则要结合家族史、基底膜中Ⅳ型胶原α链的表达以及遗传学信息予以诊断。

【临床表现】

1. 肾脏表现 以血尿最常见，多为肾小球性血尿。受累男性患者表现为持续性镜下血尿，其中许多人在10~15岁前可因上呼吸道感染或劳累后出现阵发性肉眼血尿。受累女性患者因多为杂合子，可表现为间歇性血尿，但也有约10%~15%的女性基因携带者从无血尿。蛋白尿在小儿或疾病早期不出现或极微量，但随年龄增长或血尿的持续而出现，甚至发展至肾病水平。肾病综合征的发生率大约30%~40%，且预后不佳。

受累男性患者几乎全部发展至终末期肾脏病（end stage renal disease，ESRD）。携带Alport综合征基因的女性少有ESRD发生。

若Alport综合征的小女孩发生ESRD,提示常染色体遗传型。

2. 听力障碍　约50%患者伴有双侧感音神经性耳聋(sensorineural hearing loss),耳聋为进行性,可以不完全对称,但尚无报道耳聋为先天性。

3. 眼部病变　Alport综合征伴有眼部异常者约占15%～30%,多为男性患者。最具特征性的眼部异常,为借助裂隙灯检查诊断的前圆锥形晶状体。前圆锥形晶状体并非出生时即有,病变可为进行性。其他常见的眼部异常为黄斑周围色素改变、角膜内皮囊等。

4. 血液系统异常　巨血小板减少症、粒细胞或巨噬细胞内包涵体等。

5. 弥漫性平滑肌瘤　平滑肌显著肥大,常见受累部位为食管、气管和女性生殖道。

【实验室检查】

1. 电镜检查　电镜下GBM出现弥漫性的增厚、撕裂。

2. 基因诊断　应用抗Ⅳ型胶原不同α链的单克隆抗体,在肾活检以及简单易行的皮肤活检组织进行免疫荧光学检查,可用于诊断X连锁型Alport综合征的患者,也可助于筛查基因携带者,还可用于鉴定Alport综合征的常染色体遗传型。

【诊断及鉴别诊断】

典型的Alport综合征根据临床表现、阳性家庭史以及电镜下肾组织的特殊病理变化可作出诊断,其中肾组织的电镜检查一直被认为是确诊该病的重要和唯一的依据。Flinter等认为如果血尿或慢性肾衰或二者均有的患者,再符合如下四项的三项便可诊断:①血尿或慢性肾衰家族史;②肾活检电镜检查有典型病变;③进行性感音神经性耳聋;④眼病变。

【治疗】

为延缓或阻止Alport综合征的终末期肾脏病进展,曾尝试用过环孢霉素A、血管紧张素转换酶抑制剂等,但因缺少严格的实验对照,对其疗效尚无定论。迄今,对于Alport综合征出现终末期肾脏病的患者，有效治疗措施之一是施行肾移植术。

此外，国外报道约3%～4%的Alport综合征患者在肾脏移植后，患者体内对被移植的正常肾脏基底膜产生抗体，发生抗肾基底膜肾炎，致使移植失败。

【预后】

本病预后不佳。对男性青少年型，具有听力障碍和眼疾者或蛋白尿进行性加重者均提示预后不好。

【遗传咨询】

在已明确基因突变的家系中，基因突变分析可直接用于产前诊断。但Alport综合征基因突变检出率低（50%～60%），缺乏突变热点，而逐个筛查基因的外显子也使得基因诊断颇为耗时耗力，价格较为昂贵，这些都在一定程度上限制了基因诊断的实际应用。

第十二节 溶血尿毒综合征

溶血尿毒综合征（hemolytic uremic syndrome，HUS），是由多种病因引起血管内溶血的微血管病，临床以溶血性贫血、血小板减少和肾衰竭为特点。本病可发生于各种年龄，主要见于婴幼儿及学龄儿童，是小儿急性肾衰竭常见的原因之一。该病尚无特殊疗法，死亡率高，近年采用早期腹膜透析等综合治疗，病死率已明显下降。

【病因及分型】

本病的确切病因尚不清楚，目前较公认的分型有：

1. 腹泻后HUS（post-diarrheal，D^+ HUS）又称典型HUS，占全部病例的90%左右。已知本病与产生螺旋毒素（verotoxin，VT）的致病性大肠杆菌 $O_{157}：H_7$、O_{26}、O_{111}、O_{113}、O_{121}、O_{145} 等株及志贺痢疾杆菌Ⅰ型有关。

2. 无腹泻HUS（non-diarrheal HUS，D^- HUS）又称非典型HUS，约占10%的病例。常见于感染、药物、免疫与遗传缺陷等。

【发病机制】

各种有害因素（包括螺旋毒素、神经氨酸酶、内毒素及炎性细胞因子等）造成肾小球毛细血管内皮细胞损伤，血小板在肾小球毛细血管内皮细胞损伤处聚积，继而纤维蛋白沉积，形成纤维素血栓沉积，微血管血栓形成，导致肾脏局部微血管性溶血及血管内凝血。由于内皮细胞肿胀及广泛肾内微血管栓塞，肾内血循环障碍、肾小球滤过率下降，而出现肾功能损害，重者可发生肾皮质坏死，而致急性肾衰竭。另一方面，由于红细胞通过病变部位时受机械变形作用发生溶血性贫血。

HUS 还可能与免疫有关。理由是：①大部分 HUS 患者，尤其是儿童发病前有呼吸道或消化道感染的前驱症状，符合抗原-抗体反应的发病过程；②部分 HUS 患者病初 IgA、IgM 升高，IgG、补体 C_3 减少，血中可测得 C_{3b}、C_{3c} 碎片、C_3 NeF 及 B 因子；③肾组织免疫病理学检查可见 IgM、C_3、C_{1q}、纤维蛋白原及备解素的沉积。

【病理】

主要病理改变位于肾脏。亦可累及中枢神经系统、胃肠道、肺、心脏及其他器官。

（一）光镜检查

急性期肾脏呈微血管病变，表现为广泛的纤维蛋白沉积，毛细血管腔栓塞，内皮细胞肿胀，并不同程度地与基底膜分离，系膜增生，偶有新月体形成。严重者可见系膜溶解，小动脉血栓形成及纤维素样坏死、肾皮质坏死。缓解及治愈时内膜纤维增生闭塞、中层纤维化、轻至中度肾小管间质病变，晚期可见肾小球硬化、玻璃样变、肾小管萎缩及间质纤维化。

（二）免疫荧光检查

可见纤维蛋白原、凝血因子Ⅷ及血小板膜抗原沿肾小球毛细血管壁及系膜区沉积，也可见 IgM、补体 C_3、C_{1q}、备解素沉积。

（三）电镜检查

可见内皮细胞增生、肿胀，内皮和基底膜之间分离形成内皮下间隙，其间充以细微纤维、脂质、红细胞碎片、血小板，沿内皮细胞侧可见新形成的薄层基底膜，上皮细胞足突融合。

【临床表现】

主要发生于婴幼儿和儿童，男性多见。多散发，少数地区呈暴发流行，国内以晚春及初夏为高峰。典型临床表现为：

1. 前驱症状　近80%的患者有前驱症状，大多为胃肠炎表现，如腹痛、腹泻、呕吐及食欲不振，伴中度发热。腹泻可为严重血便，极似溃疡性结肠炎，约1/3病例以呼吸道感染症状为前驱症状。前驱期约持续数天至2周，其后常有一无症状间歇期。

2. 溶血性贫血　此期多在前驱期后数日或数周突然发病，以溶血性贫血和出血为突出表现。患儿突然面色苍白、黄疸（约占15%~30%），头昏乏力，皮肤黏膜出血、呕血、便血或血尿，常有部分病人出现贫血性心力衰竭及水肿，可有肝脾大，皮肤瘀斑及皮下血肿等症。

3. 急性肾衰竭　与贫血几乎同时发生，少尿或无尿，水肿，血压增高，出现尿毒症症状、水电解质紊乱和酸中毒。

4. 其他　尚可有中枢神经系统症状，如头痛、嗜睡、性格异常、抽搐、昏迷、共济失调等。

【实验室检查】

1. 血液学改变　血红蛋白下降明显，可低至$30\sim50g/L$，末梢血网织红细胞明显增高，血涂片可见红细胞形态异常，呈三角形、芒刺形、盔甲形及红细胞碎片等。白细胞数大多增高，可达$(20\sim30)\times10^9/L$，血小板减少见于90%的病人，可低至$10\times10^9/L$，持续1~2周后逐渐升高。骨髓检查见巨核细胞数目增多、形态正常，未能测出血小板抗体，Coomb's试验阴性。

2. 凝血与纤溶　早期纤维蛋白原稍降低、纤维蛋白降解产物增加，因子Ⅱ、Ⅷ、Ⅸ及Ⅹ减少，凝血酶原时间延长，一般数天内恢复正常，后期纤维蛋白原略升高。弥散性血管内凝血（DIC）表现者罕见。

3. 生化改变　血清总胆红素增高，以间接胆红素升高为主，血浆结合珠蛋白降低，血浆乳酸脱氢酶（LDH）及其同功酶（丙酮酸脱氢酶）均升高。超氧化物歧化酶（SOD）降低及红细胞膜脂质过氧化产物丙乙醛（MDA）增高提示自身红细胞抗氧化能力降低。少尿期血尿素氮、肌酐增高，血钾增高等电解质紊乱及代谢性酸中毒，血尿酸增高。

4. 尿常规　可见不同程度的血尿、红细胞碎片，严重溶血者可有血红蛋白尿，还可有不同程度的蛋白尿、白细胞及管型。

5. 肾组织活检　是确诊的依据并可估计预后。表现为肾脏微血管病变、微血管栓塞。有人主张在急性期过后病情缓解时进行，因为急性期有血小板减少和出血倾向。

【诊断和鉴别诊断】

典型 HUS 病例诊断不难，凡有前驱症状后突然出现溶血性贫血、出血/血小板减少及急性肾衰竭三大特征者应考虑本病的诊断。非典型病例多有家族史，常无前驱感染史，且易复发。确诊需行肾活检。本症应与血栓性血小板减少性紫癜（TTP）相鉴别，后者主要见于成人，中枢神经系统损害较 HUS 多见且较重，而肾损害较 HUS 轻，预后亦较 HUS 差。另外，本症还需与免疫性溶血性贫血、特发性血小板减少症、败血症、阵发性睡眠性血红蛋白尿（PNH）、急性肾小球肾炎、各种原因所致的急性肾衰竭等相鉴别。

【治疗】

本病无特殊治疗，主要是早期诊断，及时纠正水、电解质平衡紊乱，控制高血压，尽早进行腹膜透析和血液透析是治疗的关键。

1. 一般治疗　包括抗感染、补充营养、维持水电解质平衡等。

2. 急性肾衰竭的治疗　治疗原则与方法与一般急性肾衰竭治疗相似（详见"急性肾衰竭"节），除强调严格控制入水量、积极治疗高血压及补充营养、维持水电解质平衡外，提倡尽早进行透析治疗。

3. 纠正贫血　一般主张尽可能少输血，以免加重微血管内凝血。如贫血严重，Hb 在 50～60g/L 以下，可输少量血，尽可能输洗过 3 次的新鲜红细胞 2.5～5ml/（kg·次），于 2～4 小时内缓慢输入。必要时可隔6～12小时重复输入。

4. 抗凝与纤溶治疗　包括肝素、双嘧达莫（潘生丁）、阿司匹林等。

5. 输注新鲜冻血浆　以恢复PGI_2活性。开始剂量为每次30～40ml/kg，以后改为每次15～20ml/kg，直到血小板数升至正常或$>150\times10^9$/L，溶血停止。由肺炎双球菌所致的HUS患者禁输血浆。

6. 血浆置换疗法　以补充、刺激PGI_2生成所需的血浆因子或去除血浆中抑制PGI_2的物质。

7. 去纤维肽　系一种多脱氧核糖核酸盐，具有抗血栓和纤维蛋白溶解活性，促进PGI_2合成，用药后可迅速改善甚至消除神经症状、凝血异常现象，高血压得到有效控制，肾功能也可部分或完全恢复。用法：10mg/（kg·d）静脉滴入1～2周后，可酌情改口服维持1～6月。

8. 肾移植　部分病人对上述治疗反应不佳，而逐渐出现慢性肾衰竭，此时可考虑行肾脏移植手术，但肾移植后可再发本病。

【预后】

近来来，随着治疗方法的改进，病死率已降至5%～10%以下。HUS的预后主要取决于肾脏损伤的程度，偶可由于神经系统严重损害或心力衰竭而致死。影响预后的因素包括：①年龄及性别：婴幼儿预后好，男性较女性预后好；②类型：流行型较散发型为好；③肾损害重者预后差；④伴中枢神经系统受累者预后差；⑤反复发作者及有家族倾向者预后差；⑥Hb和WBC数：高Hb水平（约100g/L），WBC数大于20.0×10^9/L者预后不佳；⑦治疗方法：早期诊断，正确治疗、及早进行腹膜透析是降低急性期HUS病死率的关键。HUS患者可在病情缓解后部分演变为慢性肾功能不全甚至需长期透析维持生命。

第十三节 血 尿

血尿（hematuria）是指尿液中红细胞排泄超过正常，一般分为镜下血尿与肉眼血尿。

仅在显微镜下发现红细胞增多者称为镜下血尿，常用标准有：①离心尿高倍镜下 RBC>3 个/HPF；②尿沉渣红细胞计数>8×10^6/L（8000 个/ml）；肉眼即能见尿呈"洗肉水"色或血样甚至有凝块者称为"肉眼血尿"，一般当尿红细胞>2.5×10^9/L（1000ml 尿中含 0.5ml 血液）即可出现肉眼血尿，肉眼血尿的颜色与尿液的酸碱度有关，中性或弱碱性尿颜色鲜红或呈洗肉水样，酸性尿呈浓茶样或烟灰水样。

目前常用尿液分析仪（试纸法）检测血尿，其原理是利用血红蛋白的氧化性与试纸的呈色反应来进行半定量分析，但当尿中存在还原物质（如维生素 C>50mg/L），可呈假阴性。而尿中存在游离血红蛋白、肌红蛋白和过氧化酶等物质时可呈假阳性。健康儿童尿分析可有潜血阳性，且尿潜血与镜检往往不平行，诊断血尿应以镜检为准。

【发病机制】

（一）致病因素的直接损害　肾脏有丰富的血管分布，很多疾病可使其血管完整性遭到破坏，如肾结石，肿瘤引起的溃疡和浸润。

（二）免疫反应损伤　由于抗原抗体免疫复合物沉着于肾小球基膜，激活补体造成基膜破坏和断裂。

（三）肾小球缺血缺氧　因肾血管病变如肾小动脉硬化、肾静脉血栓形成，造成肾小球缺血缺氧，使肾小球滤过膜的通透性增加。

（四）凝血机制障碍　可造成包括血尿在内的全身广泛性出血。

（五）肾小球毛细血管腔内压增高　各种原因的肾淤血包括心力衰竭、左肾静脉受压综合征可使肾小球滤过率增加。

【病因与临床分类】

(一) 肾脏疾病

1. 各种原发性肾小球病　急性肾小球肾炎,急进性肾小球肾炎,慢性肾小球肾炎,局灶性肾炎,病毒性肾炎,遗传性肾炎,薄基膜肾病,肺出血-肾炎综合征,IgA肾病等。

2. 感染　肾结核,肾盂肾炎。

3. 畸形　肾血管畸形,先天性多囊肾,游走肾,肾下垂,肾盂积水等。

4. 肿瘤　肾胚胎瘤,肾盏血管肿瘤等。

5. 肾血管病变　肾静脉血栓形成,左肾静脉受压综合征(胡桃夹现象)。

6. 损伤　肾挫伤及其他损伤。

7. 药物　肾毒性药物如卡那霉素、庆大霉素、杆菌肽、水杨酸制剂、磺胺类、苯妥英钠、环磷酰胺、乌洛托品、松节油、汞剂、砷剂、盐酸氯胍等均可引起肾损害产生血尿。

(二) 尿路疾病

1. 感染　膀胱炎,尿道炎,结核。

2. 结石　输尿管结石,膀胱结石。

3. 肿瘤,息肉,憩室,异物等。

(三) 全身性疾病

1. 出血性疾病　弥散性血管内凝血,血小板减少性紫癜,血友病,新生儿自然出血症,再生障碍性贫血,白血病等。

2. 心血管疾病　充血性心力衰竭,感染性心内膜炎。

3. 感染性疾病　猩红热,伤寒,流行性出血热,传染性单核细胞增多症,暴发型流脑以及肺炎支原体、结核杆菌、肝炎病毒、钩端螺旋体等所致感染后肾炎。

4. 风湿性疾病　系统性红斑狼疮,结节性多动脉炎,风湿性肾炎。

5. 营养性疾病　维生素C缺乏症,维生素K缺乏症。

6. 过敏性疾病　过敏性紫癜,饮食过敏如牛奶、菠萝过敏。

7. 其他疾病 如遗传性毛细血管扩张症，剧烈运动引起的一过性血尿，特发性高钙尿症等。

【诊断与鉴别诊断】

(一) 真性血尿与假性血尿

血尿的诊断首先要排除以下能产生假性血尿的情况：①摄入含大量人造色素（如苯胺）、食物（如蜂蜜）或药物（如大黄、利福平、苯妥英钠）等可引起红色尿；②血红蛋白尿或肌红蛋白尿；③卟啉尿；④新生儿尿内之尿酸盐可使尿布呈红色。但以上尿检查均无红细胞可资鉴别；⑤血便或月经血污染。

(二) 肾小球性与非肾小球性血尿

血尿确定后，首先判断血尿的来源，然后确定原发病因。目前常用方法有：①尿沉渣红细胞形态学检查：若以异形红细胞为主（>60%）则提示为肾小球性血尿；有人认为尿中红细胞呈砚圈状（G_1细胞）或棘形红细胞数量达 5% 时，亦提示为肾小球性血尿。以均一形为主者则提示非肾小球性血尿，血尿来源于肾盂、肾盏、输尿管、膀胱或尿道，多见于泌尿道感染、结石、结核、肿瘤、创伤等。影响尿红细胞形态的因素有：年龄，尿比重，尿 pH，利尿剂的应用，泌尿系感染，肉眼血尿发作。②尿中红细胞平均体积测定：若 MCV<72fl 且呈小细胞分布，则说明血尿来源于肾小球，此法敏感性为 95%，特异性为 96%，且可克服检测者主观的误差。③尿沉渣检查见到红细胞管型和肾小管上皮细胞，表明血尿为肾实质性。若镜下血尿时，尿蛋白定量>500mg/24h；肉眼血尿时，尿蛋白>990mg/24h，或>660mg/L，则多提示肾小球疾病。④尿红细胞电泳：肾小球性者为 20.64±1.72 秒，非肾小球性者为 27.27±1.66 秒。⑤尿中免疫球蛋白的颗粒管型：如尿中能发现含 IgG、T-H 蛋白的管型则多为肾实质出血，主要为肾小球肾炎，部分为间质性肾炎。

(三) 肾小球性血尿诊断步骤

1. **临床资料分析** 肾小球性血尿的鉴别诊断应注意特别详细地询问血尿的伴随症状及体征。

(1) 伴水肿,高血压,尿液中发现管型和蛋白尿,应考虑原发性或继发性肾小球疾病;

(2) 新近有皮肤感染,咽喉炎后出现血尿,首先要考虑急性链球菌感染后肾小球肾炎,其次为 IgA 肾病;

(3) 伴有夜尿增多,贫血显著时应考虑慢性肾小球肾炎;

(4) 伴有听力异常,应考虑 Alport 综合征;

(5) 有血尿家族史,应考虑薄基膜病;

(6) 伴感觉异常,应考虑 Fabry 病;

(7) 伴肺出血应想到肺出血-肾炎综合征;

(8) 伴有紫癜,应考虑紫癜性肾炎;

(9) 伴有高度水肿和大量蛋白尿应考虑肾病综合征。

2. 血和尿生化分析

(1) 血 ASO 升高伴有 C_3 下降应考虑急性链球菌感染后肾炎;

(2) 伴血 HBsAg(+)和/或 HBeAg(+),肾组织中有乙肝病毒抗原沉积,可诊断为乙肝病毒相关性肾炎;

(3) 血清补体持续性下降,考虑原发性膜增生性肾炎、狼疮性肾炎、乙肝病毒相关性肾炎、慢性肾小球肾炎;

(4) ANA、Anti-dsDNA、ANCA 等阳性应考虑狼疮性肾炎;

(5) 血清 IgA 增高,提示有 IgA 肾病可能;IgG、IgM、IgA 均增高,可考虑狼疮性肾炎、慢性肾炎;

(6) 尿蛋白成分分析中以高分子蛋白尿为主,多见于急、慢性肾小球肾炎及肾病综合征;小分子蛋白尿为主,提示间质性肾炎。

3. 肾活检分析　肾活检病理检查对血尿的病因诊断具有极为重要价值,儿童最为常见是 IgA 肾病、薄基膜病、轻微病变型肾病及局灶节段性肾小球硬化,部分不常见肾小球疾病如 Alport 综合征、脂蛋白肾小球病、纤维连接蛋白性肾小球病、胶原 III 肾小球病也能得到诊断,免疫病理对诊断抗肾小球基膜肾小球肾炎、IgA 肾病、IgM 肾病、狼疮性肾炎、肝炎病毒相关性肾炎、Alport 综合征、轻链沉积病价值极大。

(四)非肾小球性血尿诊断步骤

1. 尿三杯试验　第一杯红细胞增多为前尿道出血；第三杯红细胞增多则为膀胱基底部、前列腺、后尿道或精囊出血；三杯均有出血，则为膀胱颈以上部位出血。上尿路出血多呈暗棕色尿，无膀胱刺激征，有时可见血块。尿中出现血块通常为非肾小球性疾病。

2. 临床资料分析

(1) 伴有尿频、尿急、尿痛，应考虑泌尿道感染，其次为肾结核；

(2) 伴有低热、盗汗、消瘦应考虑肾结核；

(3) 伴有皮肤黏膜出血应考虑出血性疾病；

(4) 伴有出血、溶血、循环障碍及血栓症状，应考虑DIC或溶血尿毒综合征；

(5) 伴有肾绞痛或活动后腰痛应考虑肾结石；

(6) 伴有外伤史应考虑泌尿系统外伤；

(7) 伴有肾区肿块应考虑肾肿瘤或肾静脉栓塞；

(8) 近期使用肾毒性药物，应考虑急性间质性肾炎；

(9) 无明显伴随症状时，应考虑左肾静脉受压综合征、特发性高钙尿症、肾微结石、肾盏乳头炎、肾小血管病及肾盂、尿路息肉、憩室。

3. 辅助检查分析

(1) 两次尿培养阳性，尿菌落计数$>10^5/ml$，可诊断泌尿道感染；

(2) 尿培养检出结核杆菌，对诊断肾结核有重要价值，并可通过3次以上晨尿沉渣找抗酸杆菌，其阳性率为80%~90%，24小时尿沉渣找抗酸杆菌，阳性率为70%；

(3) 全尿路X线平片检查在非肾小球性血尿病因诊断中非常重要，可及时发现泌尿系结石。对于尿酸结石，X线检查阴性者可采用B超检查；

(4) 对于怀疑上尿路病变者，可行静脉肾盂造影(IVP)，IVP阴性而持续血尿者，应行B超或CT检查，以排除小的肾肿瘤、小结石、肾囊肿以及肾静脉血栓形成。若仍阴性者，可行肾活检；

（5）左肾静脉受压综合征是非肾小球性血尿的常见原因，彩色Doppler检查可以确诊；

（6）儿童特发性高钙尿症也是非肾小球性血尿的常见原因，24小时尿钙测定＞0.1mmol/kg（4mg/kg）或尿钙（mg）/尿肌酐（mg）＞0.2，即可诊断。

第十四节　急性肾衰竭

急性肾衰竭（acute renal failure，ARF）是指由多种原因引起的一组临床综合征，肾功能在短期内（数小时至数周）急剧下降，患儿出现氮质血症、水及电解质紊乱和代谢性酸中毒。多数病人尿量显著减少，出现少尿或无尿，少数病人尿量可在正常范围或增多，称为非少尿性ARF。

【病因】

急性肾衰竭常见的病因可分为肾前性、肾实质性和肾后性三类。

（一）肾前性肾衰竭　系指任何原因引起有效血循环量急剧降低，致使肾血流量不足、肾小球滤过率显著降低所导致的急性肾衰竭。包括绝对血容量不足以及相对血容量不足所致。

（二）肾实质性肾衰竭　亦称为肾性肾衰竭，系指各种肾实质病变所导致的肾衰竭，或由于肾前性肾衰竭未能及时去除病因、病情进一步发展所致。常见的原因包括：急性肾小管坏死（ATN）、急性肾小球肾炎、急性间质性肾炎、肾血管病变、以及慢性肾脏疾患在某些诱因刺激下肾功能急剧衰退。

（三）肾后性肾衰竭　各种原因所致的泌尿道梗阻引起的急性肾衰竭。

【发病机制】

急性肾衰竭的发病机制十分复杂，仍未阐明，目前多认为是多种因素综合作用的结果。

(一) 肾小管损伤　肾缺血或肾中毒时引起肾小管急性严重的损伤，小管上皮细胞变性、坏死和脱落、肾小管基膜断裂，一方面脱落的上皮细胞引起肾小管堵塞，致使肾小球有效滤过压降低和少尿；另一方面肾小管上皮细胞受损引起肾小管液回漏，导致肾间质水肿。

(二) 肾血流动力学改变　肾缺血和肾毒素能使肾素-血管紧张素系统活化，肾素和血管紧张素Ⅱ分泌增多、儿茶酚胺大量释放、TXA_2/PGI_2比例增加、以及内皮素水平升高，均可导致肾血管持续收缩和肾小球入球动脉痉挛，引起肾缺血缺氧、肾血流量减少，GFR降低而导致急性肾衰竭。

(三) 缺血-再灌注肾损伤　肾缺血再灌注时，细胞内钙通道开放，钙离子内流造成细胞内钙超负荷；同时局部产生大量的氧自由基，可使肾小管细胞的损伤发展为不可逆性损伤。

(四) 非少尿型ARF的发病机制　非少尿型ARF的发生主要是由于肾单位受损轻重不一所致。另外，非少尿型ARF不同的肾单位肾血流灌注相差很大，部分肾单位血液灌注量几乎正常，无明显的血管收缩，血管阻力亦不高，而另一些肾单位灌注量明显减少，血管收缩和阻力增大。

【临床表现】

根据尿量减少与否，急性肾衰竭可分为少尿型和非少尿型。急性肾衰竭伴少尿（每日尿量$<250ml/m^2$）或无尿（每日尿量$<50ml/m^2$）表现者称为少尿型。非少尿型系指血尿素氮、血肌酐迅速升高，肌酐清除率迅速降低，而不伴有少尿表现者。

临床常见少尿型急性肾衰竭，临床过程分为三期：

(一) 少尿期　少尿期一般持续1～2周，长者可达4～6周，持续时间越长，肾损害越重。持续少尿大于15天，或无尿大于10天者，预后不良。少尿期的系统症状有：

1. 水钠潴留　患儿可表现为全身水肿、高血压、肺水肿、脑水肿和心力衰竭，有时因水潴留可出现稀释性低钠血症。

2. 电解质紊乱　常见高钾、低钠、低钙、高镁、高磷和低氯血症。

3. **代谢性酸中毒** 表现为恶心、呕吐、疲乏、嗜睡、呼吸深快、食欲不振、甚至昏迷，血 pH 值降低。

4. **尿毒症** 因肾排泄障碍使各种毒性物质在体内积聚所致。可出现全身各系统中毒症状。其严重程度与血中尿素氮及肌酐增高的浓度相一致。

(1) 消化系统：表现为食欲不振、恶心、呕吐和腹泻等，严重者出现消化道出血或黄疸，而消化道出血可加重氮质血症。

(2) 心血管系统：主要因水钠潴留所致，表现为高血压和心力衰竭，还可发生心律失常、心包炎等。

(3) 神经系统症状：可有嗜睡、神志紊乱、焦虑不安、抽搐、昏迷和自主神经功能紊乱如多汗或皮肤干燥，还可表现为意识、行为、记忆、感觉、情感等多种功能障碍。

(4) 血液系统：ARF 常伴有正细胞正色素性贫血，贫血随肾功能恶化而加重，系由于红细胞生成减少、血管外溶血、血液稀释和消化道出血等原因所致。出血倾向（牙龈出血、鼻出血、皮肤瘀点及消化道出血）多因血小板减少、血小板功能异常和 DIC 引起。急性肾衰早期白细胞总数常增高，中性粒细胞比例也增高。

5. **感染** 感染是 ARF 最为常见的并发症，以呼吸道和尿路感染多见，致病菌以金黄色葡萄球菌和革兰阴性杆菌最多见。

(二) **利尿期** 当 ARF 患儿尿量逐渐增多，全身水肿减轻，24 小时尿量达 $250ml/m^2$ 以上时，即为利尿期。一般持续 1~2 周（长者可达 1 个月），此期由于大量排尿，可出现脱水、低钠和低钾血症。早期氮质血症持续甚至加重，后期肾功能逐渐恢复。

(三) **恢复期** 利尿期后，肾功能改善，尿量恢复正常，血尿素氮和肌酐逐渐恢复正常，而肾浓缩功能需要数月才能恢复正常，少数病人遗留不可逆性的肾功能损害。此期患儿可表现为虚弱无力、消瘦、营养不良、贫血和免疫功能低下。

药物所致的 ATN 多为非少尿型急性肾衰竭，临床表现较少尿型急性肾衰症状轻、并发症少、病死率低。

【实验室检查】

1. 尿液检查　尿液检查有助于鉴别肾前性 ARF 和肾实质性 ARF，详见表 4-2。

2. 血生化检查　应注意监测电解质浓度变化及血肌酐和尿素氮。

3. 肾影像学检查　多采用 X 线腹部平片、超声波、CT、磁共振等检查有助于了解肾脏的大小、形态，血管及输尿管、膀胱有无梗阻，也可了解肾血流量、肾小球和肾小管的功能，使用造影剂可能加重肾损害，须慎用。

4. 肾活检　对原因不明的 ARF，肾活检是可靠的诊断手段，可帮助诊断和评估预后。

【诊断和鉴别诊断】

当患儿尿量急剧减少、肾功能急剧恶化时，均应考虑 ARF 的可能，而 ARF 诊断一旦确定，须进一步鉴别是肾前性、肾性、还是肾后性 ARF。

（一）诊断依据

1. 尿量显著减少：出现少尿（每日尿量$<250ml/m^2$）或无尿（每日尿量$<50ml/m^2$）；

2. 氮质血症：血清肌酐$\geq 176\mu mol/L$，血尿素氮$\geq 15mmol/L$，或每日血肌酐增加$\geq 44\mu mol/L$，或血尿素氮增加$\geq 3.57mmol/L$，有条件者测肾小球滤过率（如内生肌酐清除率）常每分钟$\leq 30ml/1.73m^2$；

3. 有酸中毒、水电解质紊乱等表现。

（二）临床分期　如前所述。

（三）病因诊断

1. 肾前性和肾实质性 ARF 的鉴别（见表 4-2）。

表 4-2 肾前性和肾实质性 ARF 的鉴别

指 标	肾前性 ARF	肾实质性 ARF
尿沉渣	偶见透明管型、细颗粒管型	粗颗粒管型和红细胞管型
尿比重	多>1.020	多<1.010
尿渗透压	>500mOsm/L	<350mOsm/L
尿肌酐/血肌酐	>40	<20（多<5）
肾衰指数	<1	>1
尿钠	<20mmol/L	>40mmol/L
滤过钠排泄分数	<1%	>1%
中心静脉压	<50mmH$_2$O	正常或增高
补液试验	尿量增多	无变化

$$肾衰指数 = \frac{尿钠（mmol/L）\times 血浆肌酐（mg/dl）}{尿肌酐（mg/dl）}$$

$$滤过钠排泄分数 = \frac{尿钠（mmol/L）\times 血浆肌酐（\mu mol/L）}{血清钠（mmol/L）\times 尿肌酐（\mu mol/L）} \times 100\%$$

补液试验：用 0.9% 氯化钠液 20ml/kg，1 小时内静脉注入。

2. 肾后性 ARF：泌尿系统影像学检查有助于发现导致尿路梗阻的病因。

【治疗】

治疗原则是去除病因，积极治疗原发病，减轻症状，改善肾功能，防止并发症的发生。

（一）少尿期的治疗

1. 去除病因和治疗原发病　肾前性 ARF 应注意及时纠正全身循环血流动力学障碍，避免接触肾毒性物质，严格掌握肾毒性抗生素的用药指征，并根据肾功能调节用药剂量，密切监测尿量和肾功能变化。

2. 饮食和营养　应选择高糖、低蛋白、富含维生素的食物，尽可能供给足够的能量。

3. 控制水、钠摄入　坚持"量出为入"的原则，严格限制水、钠摄入，有透析支持则可适当放宽液体入量。每日液体量控制在：尿量＋显性失水（呕吐、大便、引流量）＋不显性失水－内生水。无发热患儿每日不显性失水为 $300ml/m^2$，体温每升高 $1℃$，不显性失水增加 $75ml/m^2$；内生水在非高分解代谢状态为 $250\sim350ml/m^2$。所用液体均为非电解质液。袢利尿剂（呋塞米）对少尿型 ARF 可短期试用。

4. 纠正代谢性酸中毒　轻、中度代谢性酸中毒一般无须处理。当血浆 HCO_3^- <12mmol/L 或动脉血 pH<7.2，可补充 5％碳酸氢钠 5ml/kg，提高 CO_2 CP 5mmol/L。纠酸时宜注意防治低钙性抽搐。

5. 纠正电解质紊乱　包括高钾血症、低钠血症、低钙血症和高磷血症的处理。

6. 透析治疗　凡上述保守治疗无效者，均应尽早进行透析。透析的指征：①严重水潴留，有肺水肿、脑水肿的倾向；②血钾≥6.5mmol/L；③血浆尿素氮＞28.6mmol/L，或血浆肌酐＞$707.2\mu mol/L$；④严重酸中毒，血浆 HCO_3^- <12mmol/L 或动脉血 pH<7.2；⑤药物或毒物中毒，该物质又能被透析去除。透析的方法包括腹膜透析、血液透析和连续动静脉血液滤过三种技术，儿童、尤其是婴幼儿以腹膜透析为常用。

（二）利尿期的治疗　利尿期早期，肾小管功能和 GFR 尚未恢复，血肌酐、尿素氮、血钾和酸中毒仍继续升高，伴随着多尿，还可出现低钾和低钠血症等电解质紊乱，故应注意监测尿量、电解质和血压变化，及时纠正水、电解质紊乱，当血浆肌酐接近正常水平时，应增加饮食中蛋白质摄入量。

（三）恢复期的治疗　此期肾功能日趋恢复正常，但可遗留营养不良、贫血和免疫力低下，少数病人遗留不可逆性肾功能损害，应注意休息和加强营养，防治感染。

【预后】

随着透析的广泛开展，ARF 的病死率已有明显降低。ARF 的预后与原发病性质、肾脏损害程度、少尿持续时间长短、早期诊断和早期治疗与否、透析与否和有无并发症等有直接关系。

第十五节 小儿肾穿刺活组织检查

肾穿刺活组织检查是用以诊断肾脏疾病的极为重要的检查技术。随着穿刺针及穿刺方法的不断改进，穿刺成功率及安全性大大提高。目前各种穿刺法的成功率均在 90% 以上，合并症的总发生率在 5%～10%。随着近代显微镜和免疫荧光，免疫技术的发展，肾穿刺活检的意义已不限于肾脏疾病的诊断，还包括对肾脏病的病因探讨，免疫发病机制的研究，疾病活动性和肾脏受损程度的了解，病理分型，指导合理治疗方案的制定，观察疾病的演变及估计预后等多方面的价值，故它已成为肾脏病学科进一步发展所不可缺少的一项重要检查技术。

【适应证】

（一）肾病综合征

1. 应用足量糖皮质激素治疗 3～4 周，尿蛋白仍持续在 3+～4+，无明显改善者；

2. 对激素部分效应者；

3. 对激素依赖者；

4. 多次复发者。

（二）急性肾炎综合征病因不明，临床表现不典型或伴肾功能受损或病程大于一年者。

（三）隐匿性肾炎、迁延性肾炎、各种慢性肾炎及血清 HBsAg 阳性肾炎。

（四）无症状持续性蛋白尿，24 小时尿蛋白定量＞1g。

（五）反复发作的镜下或肉眼血尿，原因不明，病程已持续半年以上者。

（六）继发性肾小球疾病。

（七）不明原因的急慢性肾功能不全。

（八）疑为急进性肾小球肾炎者。

（九）遗传性肾炎。

（十）临床诊断不明的肾脏疾病，已排除肾血管畸形者。

（十一）移植肾鉴别排异、感染或原发病复发者。

【禁忌证】

（一）肾脏畸形，包括先天性多囊肾、孤立肾、马蹄肾或对侧肾发育不全及萎缩肾，及肾动脉狭窄者。

（二）急性肾内感染（含肾结核或肾周围脓肿）。

（三）肾肿瘤（含血管瘤）及肾囊肿。

（四）出血性疾病未能纠正者。

（五）肾脏疾病抗凝治疗期间及停止抗凝治疗小于 10 天者。

（六）严重尿毒症 BUN＞35.7mmol/L（100mg/dl）或有严重贫血或出血倾向者。

（七）严重高血压或血压控制正常在一周以内者。

（八）骨骼发育畸形，定位困难者。

（九）中量至大量腹水，肾脏不易压迫固定者。

（十）长期应用大量激素，库欣综合征症状明显者。

（十一）肾盂积水。

【术前准备】

（一）向家长说明肾穿刺检查目的和可能发生的并发症，及采取的预防措施，以征得家长理解和同意并签字。

（二）解除患儿思想顾虑和恐惧心理，进行必要的体位和呼吸屏气动作训练，即训练患儿在腹部放置砂袋，俯卧位时能用腹式呼吸及听口令作屏气动作，以利术时很好配合。

（三）术前检查：

1. B 型超声检查双肾大小、厚度、形态及定位，探测皮肤到肾包囊之深度；

2. 血常规、血小板计数及尿常规检查；

3. 出、凝血时间，凝血酶原时间（PT）及白陶土部分凝血活酶时间（APTT）检查；

4. 血尿素氮，肌酐和肝功能，HBsAg 检查。

【穿刺针的选择】

（一）国产 Menghini 针，该针长 10～12cm，分 16、18 及 20 三种型号，小儿一般 6 岁以下用 16 号，6 岁以上用 18 号。有长短针芯和套管，套管针尖为斜面利刃，其内壁斜面呈嗽叭花样，针外套可通过橡皮吸管与注射器连接。该针优点是获取肾组织较理想，穿刺成功率达 90%～94.7%，且较安全。缺点是穿刺时需两人密切配合。

（二）Tru-Cut 槽状针，该针是由针芯和套管针组成，其上部有塑料柄。内芯有尖刀，其后有 2cm 的取物槽，外配套管，管端锐利，其内壁和针芯紧密接触便于割取组织。此针穿刺时只需一人操作，取材成功率 80%～92%，能取得较多肾组织。缺点是可能对肾的创伤较大，肉眼血尿和血肿发生率较其他种类肾穿针高。

（三）自动穿刺枪（antomatic biopsy gun），该装置是将 Tru-Cut 针装在一个由弹簧支配的枪体上，由一人操作，其穿刺效果与 Tru-Cut 针相同，但穿刺针的直径一般比单独 Tru-Cut 针细。其价格比较昂贵。常用的有 Bard MAGNUM 肾活检针，该装置为 Bard（美国）活检系列产品，包括 Bard 全自动复用型活检枪和一次性活检针，活检枪的长度只有 12cm，体积小、体重轻，强有力的弹簧使发射速度更快，穿刺的深度可以选择为 15mm 或 22mm，以确保获取较好的标本。Bard MAGNUM 一次性活检针有多种规格，有 5 种直径，且分别有多种长度，临床上适合于小儿肾活检的活检针规格为 16G。目前此穿刺针临床运用较广，穿刺速度快，组织损伤小，术后并发症少，适合在儿科推广使用。另有一种简易自动化活组织穿刺针（TEMNO 活组织检验针），设计原理与穿刺效果同自动穿刺枪。简易的单手操作，亦适用于小儿。小儿肾穿刺多选用 T19/15、T18/15、T15/15 型号，长度为 15cm，直径分别为 1.0、1.25、1.6mm。

【器械药品准备】

（一）肾穿针盒（盛器械消毒液）：内有肾穿针 2 根，穿刺深度固定器 2 个，钢尺一把。如用一次性穿刺针，则无需此盒。

（二）皮肤用件包：内有 5ml 注射器一副，手术尖刀 1 把，孔巾 1 块，纱布数块。

（三）无菌手套。

（四）药品：络合碘，2‰利多卡因，1‰肾上腺素，生理盐水，安定注射液，10%水合氯醛，甲紫等。

（五）其他：冰壶 1 只，标本瓶 3 只（分送光镜、免疫荧光、电镜检查标本），多头腹带 1 条，创可贴、砂轮 1 只，砂袋（或盐袋）1 个，棉签 1 包。

【肾穿刺点定位】

经皮肾穿刺活检成功的关键之一即对肾脏穿刺点的准确定位。一般由于右肾下极与大血管、肾盏和其他器官相距较远，故较多选用右肾。对穿刺点定位时，患儿体位必须和活检时一致。即腹下垫有砂袋以固定肾脏，前胸紧贴床面，头部放一小枕，头正中位或向一侧卧位，两臂前伸过头。

目前多采用 B 型超声波切面显像仪进行肾穿刺点定位。通过扫描后，除测得肾脏形态、大小外，尚可同时探测肾厚度与皮肤到肾包囊的深度供进针和穿刺深度的参考。有效穿刺点一般以平静呼吸时定在肾下缘的下外缘内 0.5cm 处为宜。本法具有以下优点：①安全可靠，定位准确；②操作简便，省时经济，避免静脉用药，更适用小儿；③免除患儿接受 X 线辐射及造影剂的危害，并不受肾功能的影响。

【穿刺步骤】

以 Bard MAGNUM 针 B 超定位引导下穿刺为例。

（一）穿刺前患儿排尿，年幼儿童或配合不好的患儿予适当镇静，肌注苯巴比妥或水合氯醛灌肠，必要时予安定；3 岁以下患儿最好全麻。

（二）患儿取俯卧位，腹部垫一砂袋（或盐袋）。

（三）B型超声波切面显像仪进行肾穿刺点定位，并用甲紫做好标志。

（四）用络合碘按常规消毒穿刺点及其周围皮肤。

（五）术者戴无菌手套，铺孔巾。

（六）用2%利多卡因从穿刺点皮内逐层浸润麻醉，直达肾包囊。

（七）肾脏穿刺：①持枪：枪体平放于手掌，手指置于扳机处；②激活：将白色扳机向后拉两次，使活检枪处于待击发状态。此刻可看到枪盖上的状态显示窗完全为红色；③选择穿刺深度：顺/逆时针拨动枪体末端左上方的旋钮来选择取样深度，可为22毫米或15毫米，小儿为15毫米；④安装活检针：打开枪盖，选取适当规格的活检针放入合上枪盖，轻微挤捏固定手柄将之取下，完全扣好枪盖；⑤穿刺：通过定位针或直接穿刺，B超引导下使针尖接近要活检的部位；⑥打开保险：将枪体末端下方的保险杆从水平位的"S"逆时针旋到垂直位的"F"；⑦击发：压下侧面的启动按钮采样，采样后立即拔出穿刺针；⑧收获样本：向后拉动扳机一次，取出组织块；⑨继续取样：如需继续取样，再次向后拉动扳机一次，从步骤③开始。

（八）拔针后术者用手掌大鱼际处垫纱布紧压穿刺点15分钟。

（九）助手将针头内组织用盐水冲入小瓷杯内，所得组织应用放大镜检查，若有肾小球，可见细小红颗粒。然后将肾组织标本用锋利的刀片切成3段，分别装入3个消毒的小标本瓶内（瓶内分别盛有10%福尔马林液，生理盐水，2.5%戊二醛）置冰筒内，即送检做光镜、免疫荧光和电镜检查。

（十）局部伤口再次络合碘消毒，用创可贴覆盖，盐袋压迫固定，以多头腹带包扎，仰卧送回病房。

【术后处理注意事项】

（一）术后至少要平卧24小时，在此期间需密切观察面色、血压、脉搏、腹痛、腰痛和尿色。如肉眼血尿明显，要延长平卧时间，直至肉眼血尿消失。平卧期间，大小便不宜起床，血尿明显尽量不要翻身,受术者回病房后的平卧期间起初每15分钟测1次血压和脉搏,共2次,随后每半小时1次共2次,1小时1次共2次,以后每2~4小时1次。有多功能监护仪则更为方便,一般监测12~24小时。

(二)穿刺后常规补液和碱化尿液,以免血块堵塞输尿管。

(三)术后常规使用止血剂(如止血敏,维生素K_1等),对穿刺不顺利者,应加用立止血一次。术后3天禁用抗凝、活血化瘀类中西药。

(四)术后24小时可撤去腹带,可以起床。但若肉眼血尿明显者,应待肉眼血尿消失后才能起床活动。术后3天严禁肾脏叩诊,予止血抗炎治疗3天左右,观察3~7天可出院。3个月内应避免剧烈活动。

【并发症】

肾穿刺活检是临床肾脏诊断必不可少的手段。但作为一种有创性检查,仍具有一定的风险性。随着肾活检针及穿刺技术的改进,特别是应用B超定位及实时引导穿刺以后,肾穿刺活检并发症的发生率已明显下降。我科已行肾穿刺活检1500余例次,无一例出现严重并发症。

(一)肾穿刺术最常见的并发症为镜下血尿或轻微腰痛或腹痛,多于术后24~28小时消失。肉眼血尿发生率为2‰~12‰,多发生于穿刺后1~2天,大多在1天消失,80%在3天消失。

(二)肾穿刺术后部分病例可发生肾周围血肿。经影像学检查判断的血肿发生率在3.88%~70%。大的血肿可出现腹痛,并放射到同侧腹股沟或睾丸,伴腹胀、恶心、呕吐及尿潴留等。

(三)其他并发症如肾感染,严重腰背痛,肾大血管刺破,肾栓塞,肾绞痛,肾内动静脉瘘形成或损伤肝、脾、肠等脏器,或出现肠梗阻,气胸等,多因定位不准确或技术恶劣,操作不严所致。若严格掌握适应证,做好术前准备,做到定位准确,技术熟练,则并发症大大减少而无死亡病例。

(易著文 焦玉清)

[参考文献]

1. 胡亚美,江载芳主编. 诸福棠实用儿科学. 第7版. 北京:人民卫生出版社,2002
2. 易著文主编. 疑难儿科学. 武汉:湖北科学技术出版社,2002
3. 杨锡强,易著文主编. 儿科学. 第6版. 北京:人民卫生出版社,2004
4. 易著文主编. 儿科疾病诊疗常规. 长沙:中南大学出版社,2005
5. 易著文主编. 实用小儿肾脏病手册. 北京:人民卫生出版社,2005
6. 易著文主编. 小儿临床肾脏病学. 北京:人民卫生出版社,1998

第五章 自身免疫性疾病

第一节 过敏性紫癜

【概念】

(一) 定义

过敏性紫癜（Anaphylactoid Purpura）是儿童时期最常见的血管炎之一。以非血小板减少性紫癜、关节炎或关节痛、腹痛、胃肠道出血及肾炎为主要临床表现。早在 1808 年 Willan 对本病就有描述。1837 年 Schonlein 提出本病的三联症状：紫癜样皮疹、关节炎和尿沉渣异常。1874 年 Henoch 又提出除上述症状外，还可出现腹痛和血便。此后许多学者将这些症状联系起来，称为 Schonlein - Henoch 紫癜或 Henoch - Schonlein 紫癜（Henoch - Schonlein Purpura，HSP）。

(二) 流行病学

本病是一个儿童期的疾病，但也有成人患病的报道。常见发病年龄为 7～14 岁。男女之比为 1.4:1。发病有明显季节性，以冬春季发病为多，夏季较少。

(三) 病因和发病机制

尚不完全清楚。感染（细菌、病毒、寄生虫等）、食物（牛奶、鸡蛋、鱼虾等）、药物（抗生素、磺胺类、解热镇痛剂等）、花粉、虫咬及预防接种等都可以作为致敏因素，使具有敏感素质的机体产生变态反应，主要是速发型变态反应和抗原-抗体复合物反应，从而造成一系列性损伤。然而，除少数患者与食物过敏、昆虫叮咬、药物或接触某些化学药物有直接关系外，大多数病例查不到所接触的抗原。多数患儿在发病前 1～3 周常有上呼吸道感染史。本病也有可能由内源性抗原引起。有人用抗动脉壁内皮细胞的抗血清，诱发实验动物发病，提示血管壁的某些成分也许是自身抗原。

（四）病理学

本病的主要病理变化为血管炎，除毛细血管外，也可累及微动脉和微静脉。皮肤病理变化主要为真皮层的微血管和毛细血管周围可见中性粒细胞和嗜酸性粒细胞浸润、浆液及红细胞外渗以致间质水肿。血管壁可有纤维素样坏死，微血管可因血栓形成而堵塞管腔。肠道改变为出血和水肿，以黏膜下最为显著，重者可发生黏膜溃疡。肾脏改变多为局灶性肾小球病变。毛细血管内皮增生，局部纤维化和血栓形成，灶性坏死，亦可见新月型病变。病变严重时整个肾小球均受累，呈弥漫性肾小球肾炎改变。荧光显微镜检查，肾小球毛细血管有膜性和广泛性增殖性改变，并可见 $IgG-C_3$ 及颗粒纤维蛋白沉积。此外，关节受累时，可见滑膜片状出血。肺、胸膜、心脏、肝及颅内血管受侵犯时，分别出现肺血管周围炎、心肌炎、肝脏损害和颅内出血等改变。

【临床表现】

多数患儿在发病前1～3周有上呼吸道感染史，发病急骤。以皮肤紫癜为首发症状。也可早期表现为不规则发热、乏力、食欲减退、头痛、腹痛及关节疼痛等非特异性表现。紫癜较轻微或缺如，此时往往早期诊断困难。

（一）皮肤症状

皮疹是本病的主要表现。主要分布在负重部位，多见于下肢远端，踝关节周围密集。其次见于臀部。其他部位如上肢、面部也可出现，躯干部罕见。特征性皮疹为高出皮肤，初为小型荨麻疹或粉红色斑丘疹，压之不退色，即为紫癜。皮损部位还可形成出血性水疱，甚至坏死，出现溃疡。紫癜可融合成片，最后变为棕色。一般1～2周内消退，不留痕迹；也可迁延数周或数月。有时发病早期可出现手臂、足背、眼周、前额、头皮及会阴部血管神经性水肿。肿胀处可有压痛。

Osler将各种皮肤症状加以归纳，分为4类：（1）单纯紫癜，可伴有水肿及水疱；（2）紫癜伴有荨麻疹或血管神经性水肿；（3）弥漫性瘀斑，伴或不伴水肿；（4）表皮坏死，继之溃疡形成。后两类较少见。

约半数以上患儿常反复出现皮疹。每次发作时情况相同，但持续时间较前次发作为短且症状较轻。

(二) 消化道症状

较为常见，约2/3患儿出现消化道症状。一般出现在皮疹发生1周以内。最常见症状为腹痛，多表现为阵发脐周绞痛，也可波及腹部任何部位，可有压痛，但很少有反跳痛。同时伴有呕吐。约半数患儿大便潜血阳性，部分患者出现血便，甚至呕血。如果腹痛在皮肤症状之前出现，易误诊为外科急腹症，甚至误行手术治疗。少数患者可并发肠套叠、肠梗阻、肠穿孔及出血性小肠炎，需外科手术治疗。

(三) 肾脏表现

约1/3患儿出现肾脏损害。可为肉眼血尿或显微镜下血尿及蛋白尿，或管型尿。一般于紫癜后2~4周出现，也可出现于皮疹消退后或疾病静止期。病情轻重不等，重症可出现肾功能衰竭和高血压。虽然半数以上患儿的肾脏损害可以临床自愈痊愈，但少数患儿的血尿、蛋白尿及高血压可持续很久。

(四) 关节症状

大多数患儿仅有少数关节疼痛或关节炎。大关节如膝关节、踝关节为最常受累部位。其他关节如腕关节、肘关节及手指也可受累。表现为关节及关节周围肿胀、疼痛及触痛，可同时伴有活动受限。关节病变常为一过性，多在数日内消失而不留关节畸形。

(五) 其他症状

一些少见的症状如中枢神经系统症状，昏迷、蛛网膜下腔出血、视神经炎。此外，还可出现肌肉内、结膜下出血及肺出血、反复鼻衄、腮腺炎、心肌炎及睾丸炎。

【实验室检查】

本病无特异性实验室检查。血小板计数正常或升高，这点可以与血小板减少性紫癜相鉴别。出血时间、凝血时间及血块收缩等均正常。部分患儿白细胞总数增高达 $20.0\times10^9/L$，伴核左移。80%患儿有消化道症状如腹痛，伴大便潜血阳性者，可出现正色素性贫血，可能系消化道失血所致。血沉可增快，C 反应蛋白及抗链球菌溶血素可以阳性，咽培养可见 β 溶血性链球菌。抗核抗体及类风湿因子常阴性。约半数患者在急性期时血清 IgA、IgM 升高。肾脏受累时可出现镜下血尿及肉眼血尿。有时严重蛋白尿可致低蛋白血症。对有消化道症状者可进行腹部 B 型超声波检查，有利于肠套叠的早期诊断。肾组织活检可确定肾炎病变性质，对治疗和预后的判定有指导意义。活检时可见肾小球系膜组织有 IgA 沉积。系膜上还有备解素、纤维素、补体 C_3 沉积，这些改变与 IgA 肾病的改变相似，但二者的关系尚不清楚。皮肤活检有助于疑难病例的诊断。少数患者抗心脂抗体阳性。

【诊断及鉴别诊断】

皮肤症状典型者，如紫癜在大腿伸侧和臀部分批出现，对称分布，大小不等，诊断并不困难。急性腹痛、关节痛及尿液改变对诊断也有较大帮助。

（一）诊断标准（1990 年美国风湿病学会制订的过敏性紫癜新的诊断标准）

1. 可触性紫癜
2. 发病年龄<20 岁
3. 急性腹痛
4. 组织切片显示小静脉和小动脉周围有中性粒细胞浸润

上述 4 条标准中，符合 2 条或以上者可诊断为过敏性紫癜。本标准的敏感性为 87.1%，特异性为 87.7%。

非典型病例，尤其在皮疹出现前出现其他系统症状时，易误诊。

（二）鉴别诊断

1. 特发性血小板减少性紫癜　根据皮疹的形态、分布及血小板数量一般不难鉴别。过敏性紫癜时常伴有血管神经性水肿，而血小板减少性紫癜时则无。

2. 外科急腹症　在皮疹出现以前如出现急性腹痛者，应与急腹症鉴别。过敏性紫癜的腹痛虽较剧烈，但位置不固定，压痛轻，无腹肌紧张和反跳痛，除非出现肠穿孔才有上述情况。出现血便时，需与肠套叠、美克尔憩室作鉴别。过敏性紫癜以腹痛为早期主要症状者大多数为年长儿。因此，对于儿童时期出现急性腹痛者应考虑过敏性紫癜的可能，需对皮肤、关节及尿液等做全面检查。

此外，还需与系统性红斑狼疮、弥漫性血管内凝血及溶血尿毒综合征相鉴别。

3. 细菌感染　如脑膜炎双球菌菌血症、败血症及亚急性细菌性心内膜炎均可出现紫癜样皮疹。这些疾病的紫癜，其中心部位可有坏死。患儿一般情况危重，且血培养阳性。

4. 肾脏症状突出时，应与链球菌感染后肾小球肾炎、IgA 肾病等相鉴别。

【预后】

多数患儿预后良好。部分患儿可复发，复发间隔时间数周至数月不等。消化道出血较重者，如处理恰当，一般可以控制。肾脏受损程度是决定预后的关键因素。约有 2% 的患儿发生终末期肾炎。大多数有轻度肾脏损害者都能逐渐恢复，而有新月体形成的肾小球肾炎患者，80% 以上于 1 年内发展为终末期肾炎。有报道在病初 3 个月内出现肾脏病变或病情反复发作并伴有肾病时常预后不良。

【治疗】

目前尚无特效疗法。主要采取支持和对症治疗，急性期卧床休息。要注意液量、营养及保持电解质平衡。有消化道出血者，如腹痛不重，仅大便潜血阳性者，可用流食。如有明显感染，应给予有效抗生素。注意寻找和避免接触过敏原。

1. 对症疗法　有荨麻疹或血管神经性水肿时，应用抗组织胺药物和钙剂；有腹痛时应用解痉挛药物；消化道出血时，可静脉滴注西米替丁 $20\sim40mg/(kg\cdot d)$。

2. 糖皮质激素　单独皮肤或关节病变时，无需使用糖皮质激素。有严重消化道病变，如消化道出血时，可服泼尼松每日 1～2mg/kg，服用 7 天后逐渐减量，总疗程为 2～3 周。对有肾脏病变者，糖皮质激素无显著疗效。对于严重肾脏病变患儿，有人主张用甲泼尼龙冲击疗法，每次 30mg/kg，于 1 小时内静脉滴入，隔日或隔 2 日 1 次，6 次为 1 疗程，疗效有待进一步观察。

3. 免疫抑制剂　适用于肾型患儿。硫唑嘌呤每日 2～3mg/kg 或环磷酰胺每日 2～3mg/kg，服用数周或数月，用药期间，应严密监测血象及其他副作用。

4. 雷公藤　对肾型者疗效颇佳。大部分患者用药 1.5～2 个月后尿蛋白转阴。血尿于用药 1～3 个月后明显好转，2～6 个月后大部消失。临床上多采用雷公藤总甙片每日 1～1.5mg/kg，分 2～3 次口服，疗程为 3 个月。用药期亦应复查血象和观察其他副作用。

5. 其他药物　有人主张应用尿激酶治疗紫癜性肾损害，可起到利尿、消肿作用。其作用是减少纤维蛋白在肾小球的沉积。用量为每次 1 万～2 万单位，静脉注射，每日 1 次，连用 20 天。

普鲁卡因具有调节中枢神经系统、抑制过敏反应、恢复血管功能的作用。用药前须作过敏试验，阴性者方可使用。剂量为 3～5mg/kg，加入 5％葡萄糖内静脉滴注，每日 1 次，7～10 天为一疗程。

此外，还可用抗血小板凝集药物如阿司匹林 3～5mg/（kg·d），或 25mg～50mg/d，每日一次口服；双嘧达莫 3～5mg/（kg·d），分次服用。

6. 其他治疗

（1）大剂量丙种球蛋白冲击疗法：有报道试用于重症紫癜肾炎，疗效有待进一步观察。

（2）血浆置换：可去除血浆中的抗体、补体、免疫复合物及炎性介质，用于治疗紫癜肾的急进性肾炎。

（何晓琥）

[参考文献]

1. 张碧玉，王文红，范树颖. 儿童过敏性紫癜575例分析. 中华儿科杂志，2001，39（11）：646
2. 何艳燕，潘伟，宋红梅等. 肝素预防过敏性紫癜性肾炎肾损害的临床随机对照研究. 中华儿科杂志，2002，40（2）：99
3. Tizzard ET. . Henoch-Schonlein Purpura. Arch dis Child, 1999, 80：380

第二节 幼年特发性关节炎

儿童时期慢性关节炎是一组疾病，它们的起病方式，病程和转归都各不相同，推测病因也不相同。目前，这一类疾病尚无统一的分类标准。在美国称为"幼年类风湿关节炎"（Juvenile Rheumatoid Arthritis, JRA），而在欧洲则称为"幼年慢性关节炎"（Juvenile Chronic Arthritis, JCA）。这二者包括的内容亦不一样。为了便于国际间协作组对这类疾病的免疫遗传学、流行病学、转归和治疗方案实施等方面进行研究，国际风湿病学联盟儿科常委专家组（Classification Taskforce of Pediatric Standing Committee of International League of Associations for Rheumatology, ILAR）经过多次讨论，将16岁以下儿童时期不明原因关节肿胀持续6周以上的这类关节炎统一定名为幼年特发性关节炎（Juvenile Idiopathic Arthritis, JIA），从而取代了幼年类风湿关节炎和幼年慢性关节炎这两个分类标准（见表5-1）。

表5-1 幼年特发性关节炎与美国和欧洲分类的比较

美国风湿病学会(ACR)	欧洲风湿病联盟(EULAR)	国际风湿病联盟(ILAR)
幼年类风湿关节炎(JRA)	幼年慢性关节炎(JCA)	幼年特发性关节炎(JIA)
全身型	全身型	全身型
多关节炎型	多关节炎型 JCA	多关节炎型(RF 阴性)
	幼年类风湿关节炎	多关节炎型(RF 阳性)
少关节炎型	少关节炎型	少关节炎型
		持续型
		扩展型
	银屑病性关节炎(JpsA)	银屑病性关节炎
	幼年强直性脊柱炎(JAS)	与附着点炎症相关的关节炎
		其他关节炎

【病因及发病机制】

病因至今尚不明确。JRA可能不是一个单独的疾病,而是不同病因所引起的综合征。一般认为本病的病因可能与以下两个因素有关,即免疫遗传的易感性和外源性,推测为环境因素的激发。

1. 感染 由一些病毒(细小病毒B19,风疹病毒及EB病毒)和宿主对特殊的自身抗原(Ⅱ型胶原)所引起的高反应性以及增强的T细胞对细菌和分支杆菌热休克蛋白的反应。

2. 免疫调节异常在JRA的发病机制方面起重要作用 这些异常表现为:①部分病例血清中存在抗核抗体和类风湿因子或隐蔽型类风湿因子,除上述自身抗体外,还可出现抗T细胞抗体和抗心脂抗体;②近年来有报道JRA三个亚型关节滑膜液中可见CD4+细胞减少,造成CD4/CD8比例降低,而在滑膜组织中CD4+细胞增加；③一些病例的血清和滑膜液中可出现肿瘤坏死因子α（TNF-α）及白细胞介素-1（IL-1），IL-2、IL-4和IL-6等因子。

3. **遗传因素** 一些特殊的人类白细胞抗原（Human Leukocyte Antigen，HLA）的亚型在不同程度上与本病的易感性有关，如有HLA-DR4，DR5，DR6及DR8者JRA的发病率明显增高。

某些免疫缺陷病如低丙种球蛋白血症、选择性IgA缺乏症及先天性低补体血症患儿易患本病。此外，关节外伤和创伤，环境影响如潮湿与气候变化，心理刺激等都可作为本病的诱因。

本病的发病机制可能为：在感染及环境因素影响下，易感个体出现体液免疫和细胞免疫异常，如高丙种球蛋白血症、补体活化及自身抗体形成。自身抗体与自身抗原形成免疫复合物沉积于组织而出现病理改变，如滑膜增殖和软骨破坏等。

【临床表现】

1. 全身型关节炎（Systemic JIA）

任何年龄皆可发病，但大部分起病于5岁以前，临床症状特点为：

（1）发热为主要症状，热型特点为弛张高热，每天体温波动在36℃～40℃之间。

（2）皮疹：特点为随体温升降而出现或消退。

（3）关节症状：关节痛或关节炎也是本病的主要症状之一。发生率在80%以上。可为多关节炎或少关节炎。常在发热时加剧，热退后减轻或缓解。关节症状既可首发，又可在急性发病数月或数年后才出现。

其他症状还可有：

（4）肝脾及淋巴结肿大。

（5）胸膜炎及心包炎。

（6）神经系统症状。

2. 多关节型，类风湿因子阴性（Polyarticular JIA, RF negative）

任何年龄都可起病，但起病有两个高峰，即 1～3 岁和 8～10 岁。女孩多见。受累关节 5 个以上，多为对称性。大小关节均可受累。颞颌关节受累时可致张口困难，小颌畸形。约有 10%～15% 患者最终出现严重关节炎。

3. 多关节型，类风湿因子阳性（Polyarticular JIA, RF positive）

本型发病亦以女孩多见。多于儿童后期起病，本型临床表现基本上与成人 RA 相同。关节症状较类风湿阴性组为重，后期可侵犯髋关节，最终约半数以上发生关节强直变形而影响关节功能。除关节炎表现外，可出现类风湿结节。

4. 少关节型（Oligoarticular JIA）

受累关节 4 个以下，以女孩多见。起病多在 5 岁以前。多为大关节受累，膝、踝、肘或腕等大关节为好发部位，常为非对称性。虽然关节炎反复发作，但很少致残。

约 20% 患儿在发病 6 个月后发展成多关节炎。遇此情况，则称为扩展型少关节炎。

约 20%～30% 患儿发生慢性虹膜睫状体炎而造成视力障碍甚至失明。

5. 与附着点炎症相关的关节炎（Enthesitis Related JIA, ERA）

此型相当于原来的幼年强直性脊柱炎。

本型以男孩多见，多于 8 岁以上起病。四肢关节炎常为首发症状，但以下肢大关节如髋、膝、踝关节受累为多见，表现为肿、痛和活动受限。

骶髂关节病变可于起病时发生，但多数于起病数月至数年后才出现。典型症状为下腰部疼痛，初为间歇性，数月或数年后转为持续性，疼痛可放射至臀部，甚至大腿。直接按压骶髂关节时有压痛。在儿童常常只有骶髂关节炎的 X 线改变，而无症状和体征。

随着病情发展，腰椎受累时可致腰部活动受限，向前弯腰时腰部平直（Schober 试验＜5cm）。

严重者病变可波及胸椎和颈椎,使整个脊柱呈强直状态。当胸椎受累时胸廓扩展受限(胸廓扩展<2.5cm)。

此外,患儿还可有反复发作的急性虹膜睫状体炎和足跟疼痛,这是由于跟腱及足底筋膜与跟骨附着处炎症所致。

本型 HLA-B_{27} 阳性者占 90%,多有家族史。

6. 银屑病性关节炎(Psoriatic JIA)

儿童时期罕见。发病以女性占多数。女与男之比为 2.5:1。表现为一个或几个关节受累,常为不对称性。大约有半数以上患儿同时有远端指间关节受累呈腊肠样指(趾)以及指甲凹陷。关节炎可发生于银屑病发病数月或数年后,也可发生先于银屑病。40%患者有银屑病家族史。发生骶髂关节炎或强直性脊柱炎者,HLA-B_{27}阳性。

7. 其他关节炎

不附和以上其他任何一种关节炎。

【诊断】

1. 对 1~4 型 JIA 的诊断依据,可参考幼年类风湿关节炎诊断标准(美国)

(1) 发病年龄在 16 岁以下;

(2) 一个或几个关节炎:如肿胀、渗出或具有以下 2 个或更多体征:如活动受限、触痛、活动痛、局部温度升高;

(3) 病程在 6 周以上;

(4) 病最初 6 月的临床表现确定类型:

①多关节型:受累关节≥5 个;

②少关节型:受累关节≤4 个;

③全身型:间歇发热、类风湿皮疹、关节炎、脏器受累(肝脏肿大、淋巴结肿大,浆膜炎);

(5) 除外其他风湿性疾病。

2. 与附着点炎症相关的关节炎的诊断

此型的诊断需依据仔细的临床观察,常常需要数年之久。应定期作骨骼肌肉检查,内容包括:肌腱端及韧带附着处,外周关节,及中轴骨骼（骨盆、脊柱和胸廓）。

诊断依据：由X线证实的单侧或双侧骶髂关节炎，并分别附加下列条件中2～3项：

(1) 腰背痛史或既往史；
(2) 外周关节炎，尤其是下肢关节炎；
(3) 足跟疼痛或肌腱端附着点炎症；
(4) HLA-B_{27}阳性；
(5) 脊柱关节病的家族史。

3. 银屑病性关节炎的诊断
(1) 关节炎合并银屑病，或
(2) 关节炎合并以下任何2项：
①指（趾）炎；
②指甲凹陷或指甲脱离；
③家族史中一级亲属有银屑病。

【鉴别诊断】

1. 高热、皮疹等全身症状为主者应与以下疾病相鉴别：
全身感染：败血症、结核、病毒感染；
恶性病：白血病、淋巴瘤、恶性组织胞病、其他恶性肿瘤。

2. 以外周关节受累为主者应与风湿热、化脓性关节炎、关节结核、创伤性关节炎相鉴别。

3. 其他风湿性疾病合并关节炎相鉴别：系统性红斑狼疮、混合性结缔组织病、血管炎综合征（过敏性紫癜、川崎病）。

4. 与附着点炎症相关的关节炎需与以下疾病相鉴别：脊髓肿瘤、腰椎感染、椎间盘病变、先天性髋关节病变以及溃疡性结肠炎、局限性小肠炎、银屑病和瑞特氏综合征合并脊柱炎。

【治疗】

治疗原则：
(1) 控制病变的活动度，减轻或消除关节疼痛和肿胀；
(2) 预防感染和关节炎症的加重；
(3) 预防关节功能不全和残废；

(4) 恢复关节功能及生活与劳动能力。

(一) 药物治疗

1. 一线药物　即非甾体类抗炎药，亦称为速效抗炎止痛剂 (Non-steroidal Anti-inflammatory Drugs, NSAIDs)。

(1) 布洛芬

剂量：20~30mg/(kg·d)

副作用：胃部不适、失眠、血尿、尿糖(+)、听力障碍、减弱和色弱。

(2) 萘普生

剂量：10~15mg/(kg·d)，分两次口服。

(3) 双氯芬酸钠（扶他林）

剂量：1~3mg/(kg·d)

副作用：恶心、厌食、腹泻、头晕、头痛、皮疹和水肿。

(4) 吲哚美辛（消炎痛）

剂量：1~3mg/(kg·d)

副作用：头晕、头痛和胃肠道反应。可引起高胆红素血症，故新生儿慎用或禁用。

大剂量还可引起肝功能衰竭。

(5) 尼美舒利　对环氧化酶抑制作用强。

剂量：5mg/(kg·d)，2~3次/日。

副作用：恶心、胃烧灼感、反酸、腹涨、腹痛、水肿、皮疹等。

2. 二线药物

应用这类药物至出现临床疗效之间所需时间较长，故又称慢作用抗风湿药（Slow Acting Anti-Rheumatic Drugs, SAARDs）或改变病情抗风湿药（Disease Modifying Anti-Rheumatic Drugs, DMARDs）。

这类药物可影响异常免疫功能和改变病情的进展。近年来认为在患者尚未发生骨侵蚀或关节破坏时及早使用本组药物，可以控制骨病变的加重，应及早使用这类药物。常用的药物如下：

(1) 羟氯喹

剂量：5~6.5mg/（kg·d），不超过 0.25g/d，分 1~2 次服用。疗程 3 个月至 1 年。

副作用：视网膜炎、白细胞减少、肌无力和肝功能损害。应定期检查。

当视力模糊，白细胞 $<4\times10^9$/L 和肝区疼痛时，应立即停药。

(2) 柳氮磺吡啶

剂量：50mg/（kg·d）。服药 1~2 个月即可起效。

副作用：恶心、呕吐、皮疹、哮喘、贫血、中毒性肝炎和不育症。

(3) 甲氨蝶呤

剂量：10mg/m²，每周一次顿服。服药 3~12 周即可起效。

副作用：恶心、口炎、腹泻等胃肠症状、脱发、肺炎、转氨酶升高及血液学异常等。其中大多数副作用都较短暂，不需要改变或中断治疗。可持续应用 5~6 年以上。

(4) 来氟米特

参考剂量：成人：10~20mg/d。

儿童：0.3~0.5mg/（kg·d），15 岁以上：同成人。

副作用：腹泻、瘙痒、转氨酶升高、脱发、皮疹等。

3. 糖皮质激素

(1) 缺点：

①只能缓解症状而不能使关节炎治愈，也不能防止关节破坏；

②长期使用可发生软骨破坏和无菌性骨坏死及脱钙，严重的生长发育障碍，甚至骨折；

③机会感染；

④青光眼及白内障；

⑤激素性糖尿病。

(2) 激素治疗 JIA 的适应证：

①严重血管炎；

②多脏器损害；

③持续高热；

④严重贫血；

⑤眼及中枢神经系统并发症。

(3) 糖皮质激素的用法：

① 多关节型：

对 NSAIDs 和 DMARDs 未能控制的严重病儿，加用小剂量泼尼松每日顿服，可使原来不能起床或被迫坐轮椅者症状减轻，过基本正常的生活。

②全身型：

若发热和关节炎未能被足量非甾体类抗炎药物所控制时，可加服泼尼松每日 0.5～1mg/kg（≤40mg/d），一次顿服或分次服用。一旦体温得到控制时即逐渐减量至停药。

③少关节型：

不主张用激素全身治疗，对单个关节如膝关节大量积液者，除用其他药物全身治疗外，可在关节腔内抽液后，注入醋酸氢化可的松混悬剂。剂量根据关节大小而异，一般为 10～30mg。每年每个关节内注射不超过 4 次。注射间隔为 4 周，负重关节 8～12 周为宜。

④虹膜睫状体炎：

轻者可用扩瞳剂及激素类眼药水点眼。对严重影响视力患者，除局部注射激素外需加用泼尼松口服，先每日服，继以隔日顿服。

⑤ 银屑病性关节炎：不主张用激素。

4. 中药制剂

正清风痛宁、湿热痹冲剂、尪痹冲剂等。

5. 生物制剂

生物治疗指用生物制剂选择性地针对免疫系统中参与炎症反应的细胞或分子而达到治疗目的。目前生物治疗的研究是一个热门话题，生物制剂有以下分类：

(1) 针对淋巴细胞或抗原递呈细胞（APC）表面的某种抗原分子或受体：如抗 CD20 单克隆抗体（Rituximab，RTX）可以消除后期前B细胞及成熟B细胞。

考虑到B细胞在SLE的发病过程中占关键地位,因此对一些治疗失败的SLE进行RTX的治疗,以减少B细胞达到治疗目的。在临床观察中看到了其安全性和有效性。

(2) 针对免疫反应中细胞因子:肿瘤坏死因子(TNF)-α被认为是类风湿关节炎免疫反应众多细胞中最关键的一个。因此TNF-α阻滞剂治疗RA成为最早和最成功的措施。TNF-α阻滞剂有三类:抗TNF(单克隆抗体(infliximab)、TNF(受体融合蛋白(etanercept)和人TNF(单抗(adalimumab)。

(3) 此外,IL-1和IL-6受体拮抗剂也陆续上市。总之,生物治疗研究任重而道远,但充满希望,它很可能成为治疗风湿性疾病的主流药物。

(二) 一般疗法

应尽早采取综合疗法。急性期应卧床休息,必要时加用夹板固定关节,以减少肌肉挛缩,防止畸形。ERA患儿宜睡木板床或硬床垫,避免睡高枕。加强功能锻炼及体育活动,以改善姿势和增强腰肌力量。

体育疗法和物理疗法:非常重要,特别对活动期,因关节疼痛而被迫卧床的患儿。在急性期,要进行理疗如热疗、电疗和光疗。还可以进行推拿和按摩。加强锻炼以保持关节功能。

此外,心理治疗甚为重要,鼓励患儿参加正常活动和上学,以增强他们的自信心。

(三) 矫正手术

如腱鞘切除术、滑膜切除术、人工关节置换术等。

(何晓琥)

[参考文献]

1. 滕庆,郭玉红,何晓琥等. 幼年类风湿关节炎人类白细胞抗原——DR基因及疾病相关性的研究. 中华儿科杂志,1997,35:183
2. 吴颖,何晓琥,滕庆等. 幼年类风湿关节炎患者隐匿性IgM型类风湿因子

的临床意义. 中华儿科杂志，2001，39：469
3. Petty RE, Southwood TR, Manners P et al. International League of Associations for Rheumatology classification of Juvenile Idiopathic Arthritis: second edition, Edmonton 2001. J Rheumatol, 2004, 31 (2): 390-392
4. 生物制剂在风湿病中应用进展. 中华风湿病杂志，2004，11：695

第三节　儿童系统性红斑狼疮

【概念】

（一）定义

系统性红斑狼疮（Systemic Lupus Erythematosus，SLE）是一种侵犯多系统和多脏器的全身结缔组织的自身免疫性疾病。患儿体内存在多种自身抗体和其他免疫学改变。临床表现多样，除发热、皮疹等共同表现外，因受累脏器不同而表现不同。常常先后或同时累及泌尿、神经、心血管、血液、呼吸等多个系统，有潜在的致命性，如不积极治疗，儿童 SLE 的预后远比成人严重。

（二）流行病学

儿童 SLE 的患病率尚不清楚。国外资料估计，15 岁以前儿童 SLE 的患病率为 0.53/10 万～0.6/10 万。在我国，近年来由于实验室检测技术的发展和临床诊断水平的提高，本病的发病数增多，仅次于儿童类风湿关节炎，居小儿全身性结缔组织病中的第二位。

本病可见于小儿的各个年龄时期，但 5 岁以前发病者很少，至青春期明显增多，但也可见于新生儿。和成人一样，都是女多于男，但小儿中男性患者的比例较成人为高。男女之比在小儿中为 1：4.3，在成人中为 1：8.5。年龄越小，男性与女性之比越高，至性成熟以后，女性发病率显著升高。

（三）病因和发病机制

和成人 SLE 一样，本病的病因及发病机制尚不明了，近年来大量研究证明本病是在遗传易感素质的基础上，外界环境作用激发机体免疫功能紊乱及免疫调节障碍而引起的自身免疫性疾病。

遗传因素方面，国外报道12%的SLE患儿近亲患有同类疾病，同卵双胎发病高达69%。已有资料表明，SLE发病与人类白细胞抗原（Human Leucocyte Antigen，HLA）II类基因DR、DQ位点的多态性相关。Reveille报道，美国黑人SLE患者与DRB1*1503，DQA1*0102和DQB1*0602相关，我国南方汉族人与DRB1*0301及DQB1*0608相关。此外，HLA-B8、DR3、C2、C4与本病的相关性均有报道。这些均提示本病存在遗传倾向。

具有红斑狼疮遗传素质的人群，在外界的环境因素的作用下，如紫外线、药物、感染等，引起体内一系列免疫紊乱，导致发病。患儿细胞免疫功能低下，T-B淋巴细胞之间，T淋巴细胞亚群之间平衡失调，T细胞绝对值减少及T抑制细胞减少，致使B细胞功能亢进，自发产生大量自身抗体。由于抗淋巴细胞抗体的产生，引起淋巴细胞减少，抗淋巴细胞抗体与神经元组织交叉反应，可引起中枢神经系统病变。大量自身抗体与抗原相结合形成抗原抗体复合物沉积在皮肤血管壁、表皮和真皮连接处、肾小球血管壁及其他受累组织，造成多脏器损害。此外，患者还有IL-1、IL-2减少、T细胞表面受体表达减低、IL-4、IL 6分泌增加。脑脊液中高水平的IL-6与中枢神经系统狼疮的活动性有关。

【临床表现】

SLE的特点为多器官、多脏器损害。临床表现多样，首发症状各异。除少数病例呈急性起病外，早期表现多为非特异的全身症状，如发热、全身不适、乏力、体重减轻、关节酸痛等；也可以是某一系统或某一器官的征象为早期表现，如皮疹、雷诺氏现象、口腔溃疡、脱发、淋巴结肿大、贫血、紫癜等。也可能以某一项或几项实验室指标异常为早期表现，如蛋白尿或血尿、不明原因血沉增快、γ球蛋白增高、肝功能某一项或几项数据异常，心电图异常等。上述以某一特殊表现单独出现可能持续数月至数年，而其他系统表现并不出现。

（一）全身症状

绝大多数患儿有发热，可表现为不同热型，高热或低热，持续或间歇。其他表现有食欲不振、乏力和体重下降。

(二) 皮肤黏膜症状

70%患儿可见皮肤症状。典型的蝶型红斑仅见于约50%的病例，皮疹位于两颊和鼻梁，为鲜红色的红斑，边缘清晰，伴有轻度浮肿，很少累及上眼睑。有时可伴毛细血管扩张、鳞片状脱屑。炎性渗出加重时可见水泡、痂皮。这种红斑消退后一般不留瘢痕，但有时可留有棕色色素沉着。其他皮肤表现有红色斑疹、丘疹、急性丹毒样或大疱样皮疹、糜烂、结痂和出血性紫癜等。全身各部位均可见到。手掌、足底和指趾末端常有红斑。口腔黏膜、牙龈、硬腭、软腭可出现红斑和溃疡，类似溃疡也可出现于鼻黏膜。此外，患儿还可出现脱发、雷诺氏征，指（趾）坏疽等。患儿常有日光过敏，暴晒后皮疹加重或出现新皮疹。小儿盘状狼疮较成人少见。约10%~20%病例在整个病程中不出现皮疹。

(三) 肌肉骨骼症状

约70%~80%病例有关节症状。表现为关节炎或关节痛。50%的病例起病时有关节炎，可见于腕、肘、肩、膝、踝以及手指关节。可为游走性，也可呈持续性，但很少引起关节破坏和畸形。部分患儿可出现肌痛和肌无力。

(四) 心脏症状

心包、心肌、心内膜均可受累。其中以心包炎为多见。一般积液量不多，严重者可有大量心包积液，但心包填塞者少见。约10%病例出现心肌炎。轻者仅见心电图异常，表现为异位搏动及各种传导阻滞，重症出现心脏扩大和心力衰竭。心内膜炎常与心包炎同时存在。疣性心内膜炎常发生在二尖瓣，可出现二尖瓣和主动脉瓣狭窄和闭锁不全，在相应部位可听到杂音。近年来已注意到冠状动脉病变，表现为动脉炎，甚至发生心肌梗死。

(五) 血管炎表现

SLE血管炎多侵犯小血管、小动脉和小静脉。狼疮危象 (Lupus Crisis) 是由广泛急性血管炎所致急剧发生的全身性疾病，常常危及生命。儿童较成人尤易发生危象，表现为（1）持续高热，用抗生素治疗无效。(2) 暴发或急性发作,出现以下表现之一者:①全身极度衰竭伴有剧烈头痛;②剧烈腹痛,常类似急腹症;③指尖的指甲下或指甲周围出现出血斑;及④口腔严重溃疡。(3) 肾功能进行性下降,伴高血压。(4) 出现狼疮肺炎或肺出血。(5) 严重神经精神狼疮的表现。

(六) 肾脏症状

狼疮肾炎不仅是小儿 SLE 最常见和最严重的危及生命的主要原因之一,也是影响远期生命质量的关键。与成人相比,儿童更易发生肾损害。临床出现肾脏受累者约占 50%～80%,其中约 22% 病例发展为肾功能衰竭。狼疮肾脏损害多发生在肾外症状出现的同时或起病两年内,少数患儿狼疮肾炎的症状可出现于肾外症状之前。根据 WHO(1995) 病理分型,各型间可转换,临床判定是否转型(由Ⅱ型向Ⅲ型或Ⅳ型的转变)的依据是临床症状和体征的加重,即出现严重的蛋白尿、血尿、肾功能减退和高血压。狼疮肾炎的临床表现可以是无症状蛋白尿和/或血尿(Ⅰ、Ⅱ型)、急性肾炎综合征及急进型肾炎(Ⅳ型)、慢性进展性肾炎(Ⅲ型)、肾病综合征(Ⅴ型)和终末期肾病(ESRD)(Ⅵ型)。其中以Ⅵ型临床症状最为严重。狼疮肾炎临床表现一旦出现持续的氮质血症、血肌酐(SCr)$\geq 88.7 \mu mol/L$(发病 2 个月内)内生肌酐清除率(CCr)明显下降,大量蛋白尿、红细胞管型和蜡样管型或有持续性高血压[舒张压 >12kPa(90mm/Hg),>4 个月],均提示肾脏损害严重,预后不良。狼疮肾炎是引起小儿 SLE 死亡的主要原因之一。

(七) 神经和精神症状

神经精神损害也是儿童 SLE 的严重并发症。其发生率约为 20%～50%。其临床症状可发生在 SLE 病程的任何时期,以在疾病早期发生最为多见。但仍有 5% 的患儿神经精神症状出现于狼疮的其他症状之前数年。其临床表现多种多样,主要分为:(1) 中枢神经系统的弥漫性脑功能障碍(35%～60%),以器质性脑病综合征为代表。患儿表现为意识障碍、定向力障碍、智能减退、记忆差、计算不能等,可伴有异常行为如冲动、伤人、自伤、幻觉、妄想和木僵等。(2) 局灶性脑功能障碍 (10%～35%),以癫痫和脑血管意外为主。其症状为癫痫大发作、头痛、嗜睡、眩晕、视物模糊等。还可出现颅神经麻痹、舞蹈样动作、震颤、偏瘫、失语等。(3) 周围神经损害较少见,表现为多发性神经炎等。

患者脑脊液中蛋白和细胞数可轻度增高。70%～90%患者脑电图有异常,颅脑 CT 和核磁共振(MRI)可检查出局灶病变、梗塞、萎缩、颅内出血等异常改变。MRI 较 CT 更敏感。

神经系统狼疮的血清学诊断比较困难。与其相关抗体中抗神经元抗体、抗淋巴细胞毒抗体、抗神经丝抗体及抗核糖体 P 蛋白抗体在致病性和临床诊断中有一定价值。

(八) 肺部及胸膜症状

临床及亚临床肺胸膜病变是儿童时期 SLE 常见的表现。最常见为胸膜炎伴积液,国外报道发生率为 50%。胸腔积液可为单侧或双侧,一般为少量至中等量,SLE 肺损害可为轻度的无症状的肺浸润,也可严重到危及生命。根据肺部病变性质,可分为急性狼疮性肺炎、广泛性肺泡出血及慢性间质纤维化等。急性狼疮性肺炎及广泛性肺出血因其发生率低,且常呈暴发型而迅速死亡,急性狼疮肺炎的表现是:急性发热、呼吸困难、咳嗽及胸疼。X 线可见双肺弥漫性斑状浸润。但诊断狼疮肺炎时必须与其他肺部感染相鉴别。广泛性肺泡出血须与特发性肺含铁血黄素沉着症鉴别。严重肺出血可迅速死亡。

(九) 胃肠道症状

患儿可有腹痛、腹泻、恶心、呕吐等。剧烈腹痛须与急腹症相鉴别。少数患儿可发生无菌性腹膜炎,出现腹痛和腹水。偶可发生肠道坏死性血管炎而致肠坏死或穿孔,需外科手术治疗。

(十) 肝、脾及淋巴结

约 75%患儿肝脏肿大,半数病例肝功能异常,部分伴有黄疸者系因狼疮性肝炎,溶血所致。约 25%患儿脾脏肿大。半数病例(尤其是危重患者)可有浅表淋巴结肿大,无压痛。

(十一) 血液系统症状

多数患儿有不同程度的贫血,由多种因素引起,包括慢性疾病引起的缺铁性贫血和肾功能不全或出血而引起的贫血。也可是自身免疫性溶血所致,此类患儿除贫血外,还伴有网织红细胞增多和Coomb's试验阳性。约50%患儿白细胞减少,15%～30%出现血小板减少。有些病例以血小板减少引起出血起病,常误诊为血小板减少性紫癜。

(十二) 眼部症状

可出现巩膜炎、虹膜炎、视网膜血管炎和出血。眼底检查可见棉絮状斑 (cotton wool spot)。

【实验室检查】

儿童SLE的实验室改变与成人相同。除尿检查及血象异常外,血沉增快,C反应蛋白阳性,γ球蛋白增高及血清补体降低等。

抗核抗体 (Antinuclear Antibody, ANA) 阳性对SLE有重要诊断意义。用免疫荧光法测定ANA,可见四种图型:均质型 (Homogeneous Pattern, H型)、周边型 (Membranous Pattern, M型)、斑点型 (Speckled Pattern, S型) 和核仁型 (Nucleolar Pattern, N型)。其中周边型对诊断SLE最有意义,因它代表抗双链DNA (抗dsDNA) 抗体,对本病有特异性。

抗双链DNA抗体 (Anti dsDNA Antibody) 对本病有高度特异性,并与疾病活动性密切相关。抗Sm抗体系SLE的标记抗体,对本病也有高度特异性,但具有此抗体的SLE患者仅占30%。因此,一旦出现,则很有诊断价值。

此外,肾活检对了解肾脏病的类型及确定患儿的治疗方案很重要。

【诊断和鉴别诊断】

(一) 诊断标准

儿童SLE的诊断标准与成人相同,须符合美国风湿病学会1997年修订的SLE分类标准11项中的4项才能做出诊断。

1. 面部蝶形红斑。

2. 盘状狼疮。

3. 日光过敏。

4. 口腔鼻腔黏膜溃疡。

5. 关节炎：非畸形关节炎。

6. 浆膜炎：胸膜炎或心包炎。

7. 肾炎：（1）持续性蛋白尿，每日超过 0.5 克或尿蛋白＋＋＋以上，（2）细胞管型。

8. 脑病：（1）癫痫，（2）精神症状。

9. 血液障碍：（1）溶血性贫血：网织红细胞增高，Coomb's 试验阳性。（2）白细胞减少 $<4.0\times10^9/L$（$<4000/mm^3$）。（3）淋巴细胞减少，绝对值 <1500。（4）血小板减少 $<100\times10^9/L$（$100000/mm^3$）。

10. 血清免疫学异常：（1）抗 dsDNA 抗体阳性，（2）抗 Sm 抗体阳性，（3）抗磷脂抗体阳性：①抗心磷脂抗体阳性，或②狼疮抗凝集物阳性，或③梅毒血清实验假阳性。

11. 抗核抗体阳性。

具备以上 11 项中 4 项阳性者，可考虑为 SLE。

（二）鉴别诊断

本病应与其他风湿性疾病如幼年型关节炎、皮肌炎、硬皮病、混合性结缔组织病、血管炎等，其他需要鉴别的疾病有细菌或病毒感染、各种类型的肾脏病、慢性活动性肝炎、血液病如血小板减少性紫癜、溶血性贫血等。

【临床过程和预后】

儿童 SLE 发病急、进展快、开始时即可表现为多系统多脏器同时受累，如不积极治疗，其预后远比成人严重。特别是病情缓解后又易复发，并有不能预料的恶化。部分患儿发病时可能病情很轻，但在治疗过程中可加重。大多数患儿病情维持轻度活动，间断有病情加重，器官相继受累，在病情恶化时可致死亡，因此需要及时处理和强有力的治疗措施。

儿童 SLE 的预后与疾病的活动程度、肾脏损害的类型和进展情况、临床血管炎的表现以及多系统受累的情况有关。弥漫增殖性狼疮肾炎（Ⅳ型）和持续中枢神经系统病变预后最差。近30年来儿童SLE的5～10年病死率有显著下降趋势。在20世纪60年代，5年存活率在30％左右。由于早期诊断水平的提高及糖皮质激素和细胞毒药物的应用，以及有效处理合并症和定期随访，根据病情调整药量及治疗方案，70年代，5年存活率达到75％，而80年代，5年存活率可达到90％，10年存活率为85％左右。

死亡原因：常见为感染、肾功能衰竭、中枢神经系统疾患和脑血管意外、肺出血、肺动脉高压及心肌梗死等。

【治疗】

治疗的目的在于力争短期内抑制自身免疫反应和炎症，恢复和维持损伤脏器的功能和预防组织的损害，消除感染及其诱因以及促使免疫调节功能的恢复。同时应维持儿童和青少年时期正常生长和发育的需要。因此，在制定治疗方案时应注意三个方面的问题：

1. 主要器官或系统损伤的诊断和功能评价，特别时肾脏和神经系统的损伤。

2. 治疗方案的确定（包括近期和远期、联合化疗等），应强调个体化和对症治疗（抗凝、抗癫痫等）相结合的原则。

3. 注意治疗的并发症（特别是与药物相关的某些症状常与原发病病征相混淆）和治疗给儿童至成人过程中带来的健康问题。

每个患儿的治疗方案必须基于主要器官受累的范围和治疗的危险性之间的小心评价，即风险和效益的比率，要考虑提高患儿的生活质量而不断调整治疗方案。

（一）一般治疗

急性期应卧床休息，加强营养，避免日光暴晒。缓解期应逐步恢复日常活动及学习，但避免过劳。积极防治感染，避免服用诱发狼疮的药物（磺胺类、肼苯达嗪、普鲁卡因酰胺、保泰松、对氨基水杨酸等），防止因药物治疗而发生严重反应。局部皮肤损害可涂抹泼尼松软膏。

（二）常用药物

1. 非甾体类抗炎药（Nonsteroidal Anti-inflammatory Drugs, NSAIDs） 对 SLE 患儿的发热、乏力、皮疹、肌痛、关节痛和胸膜炎等轻症临床表现有效。但本类药物易致肝功能损害，同时还可引起肾小球滤过率降低，血清肌酐上升，诱发间质性肾炎，故合并肾脏损害者不宜使用。

2. 抗疟药物 常用药物为羟氯喹，对控制皮肤损害、光敏感及关节症状有较好的效果，如与肾上腺皮质激素同时用可减少肾上腺皮质激素的剂量。羟氯喹的剂量为 5～6mg/（kg·d）。可一次或分两次服用。用药 1～2 个月疗效达到高峰。由于本药有蓄积作用，易沉积于视网膜的色素上皮细胞，引起视网膜变性而造成失明，因此，开始服用和以后每 4～6 个月，需要进行全面眼科检查。

3. 肾上腺皮质激素（以下简称激素） 肾上腺皮质激素是治疗 SLE 的主要药物。小儿 SLE 一般均有主要脏器受累，如肾脏和中枢神经系统，而且病情变化快。因此，绝大多数患儿均需以肾上腺皮质激素作为首选药物。

激素能较快地控制一般症状，不需要太大量就可以收到疗效。对于发热、口腔炎、关节炎及胸膜积液等的剂量为 0.5～1mg/（kg·d），分次服。对于狼疮肾炎、急性溶血性贫血及中枢神经系症状：开始剂量宜大 1.5～2mg/（kg·d），分 3～4 次服。维持用药至临床症状缓解，化验检查（血沉、白细胞、血小板、网织红细胞、补体及尿蛋白）基本正常，一般为 2～4 个月，最少不能少于 4 周逐渐减量，初期每次可减 5～10mg，以后为 2.5～5mg，待病情稳定后以最小维持量如 5～15mg/d，长期维持。

在长期用药过程中应注意激素的副作用，如严重细菌感染、肺结核扩散、真菌感染或病毒感染。此外，还可见高血压、骨质疏松、股骨头无菌坏死、生长发育停滞、消化道出血、白内障、糖尿病和精神症状等，应引起高度警惕和重视。用激素的同时应加服鱼肝油和钙片，如合并有结核感染，应同时服用异烟肼。

对于严重的狼疮肾炎，如弥漫增殖性肾炎及中枢神经系统症状可用甲泼尼龙冲击疗法，剂量为 15～30mg/kg/剂，最大量不超过

1g，每日1剂，连续三天，然后改用泼尼松口服。必要时可隔四日后再重复一个疗程。大剂量甲泼尼龙冲击的副作用为高血压和心律紊乱。因此，需每隔15分钟监测血压和心率。

观察疾病活动度的症状和体征为皮疹加重，关节肿痛和大量脱发。实验室指标为血沉加快、白细胞和/或血小板减少、溶血性贫血（血色素下降、网织红细胞增高及Coomb's试验阳性）和补体降低。而抗核抗体（ANA）、抗Sm、RNP、SS-A、SS-B抗体只是SLE的诊断指标，而不是观察疾病活动度和疗效判断的指标。

4. 免疫抑制剂　常用药物为环磷酰胺、硫唑嘌呤和甲氨蝶呤等。由于此类药物对SLE的活动控制不如激素迅速，因此，不提倡作为治疗SLE的单一或首选药物。

环磷酰胺（CTX）对各类SLE均有效，特别是对严重肾损害如弥漫增殖性肾炎、中枢神经系统和肺损害，早期与激素联合使用是降低病死率和提高生命质量的关键。CTX静脉冲击治疗是减少肾纤维化、稳定肾功能和防止肾功能衰竭的一种有效方法。其剂量为 $0.5\sim 1g/m^2$，每月1次，连用6～8次。首次剂量为 $0.5g/m^2$，如无不良反应，第2个月可增至 $0.8\sim 1g/m^2$。第8次后改为每3个月1次，维持1～3年。同时将强的松减量至 $0.5mg/kg\cdot d$。

注意事项

（1）急性肾功能衰竭当肌酐清除率（Ccr）＜20ml/分时，可在甲泼尼龙冲击获得缓解后，再行环磷酰胺冲击。冲击时应充分水化（每日入量＞2000 ml/m^2）。

（2）近2周内有过严重感染，或WBC＜$4\times 10^9/L$，或对环磷酰胺过敏，或2周内用过其他细胞毒等免疫抑制剂，重症肾病综合征表现，血清白蛋白＜2g/L时，应慎用CTX。

由于儿童SLE的发病高峰在11～15岁，因此，治疗前应考虑青春期发育的问题。目前，在狼疮肾炎，应用CTX冲击治疗尿蛋白消失后可用硫唑嘌呤维持，剂量为1～2.5mg/（kg·d）。

甲氨蝶呤（MTX）与硫唑嘌呤可分别与激素联合应用，MTX的剂量为 $5\sim 10/m^2$，每周1次顿服，对控制SLE的活动及减少激素用量有较好的作用。但这二者不适于重症狼疮肾炎和中枢神经系统狼疮的治疗。

环孢霉素 A（CsA）由于具有肾毒性和可以引起高血压，故在儿童 SLE 尚未广泛应用。

5. 其他疗法　静脉滴注大剂量丙种（免疫）球蛋白对 SLE 有一定治疗作用。因价格昂贵，故主要用于：（1）重症 SLE；（2）常规剂量的激素和/或免疫抑制剂治疗无效者；（3）作为联合治疗的一部分；（4）并发严重感染；（5）顽固性血小板减少的长期治疗。方法为：400mg/（kg·d），连用 2~5 天，以后酌情每月 1 次；或 1g/（kg·d），1 天内滴入。

对重症 SLE 可以使用血浆置换疗法。

附：新生儿狼疮综合征

【概念】

新生儿狼疮综合征（Neonatal Lupus Syndromes，NLSs）多见于患 SLE 的母亲所生育的新生婴儿。主要是母体内与 SLE 相关的自身抗体在孕期第 12~16 周经胎盘传递给胎儿。母体的 IgG 在孕期最后 3 个月通过胎盘，等到足月出生时新生儿体内 IgG 的浓度与母体的 IgG 相等。尽管有上述这些情况，母体的自身抗体很少使胎儿致病。大多数患儿不出现临床症状，而体内的自身抗体在生后数周至数月消失。部分患儿由于母体的自身抗体生后即出现短暂的皮肤及血液改变和持续的心脏异常等。

【临床表现】

新生儿狼疮皮疹的特征为鳞屑状和环形红斑，似盘状狼疮，可见于头顶、面部、躯干和四肢。多于生后几小时或几日内出现，通常持续数周后消退，偶见持续 2~3 年，消退后不遗留任何痕迹。其他皮肤表现为在颧骨部位可见到日光过敏性皮损，常遗留皮肤萎缩和色素沉着，类似盘状狼疮。

先天性完全性心脏传导阻滞（Complete Congenital Heart Block，CCHB）是新生儿狼疮的最严重表现。可于孕期第 22 周发生，引起胎儿心动过缓而导致心力衰竭。胎儿发生 CCHB 与母体内存在抗 Ro/SSA 和 La/SSB 抗体密切相关。CCHB 的组织学特征为传导系统纤维化和钙化。此外，患儿常伴有心内膜弹力纤维增生症和其他先天性心脏病如动脉导管未闭、大动脉转位等。

血液系统可出现暂时性的白细胞减少或血小板减少，于出生时即存在，可持续数日至数周。很少出现临床症状。有时仅出现皮肤出血点。胃肠道出血偶有发生。

此外，还可有肝脏肿大，转氨酶增高和胆汁淤滞性黄疸。

【治疗和预后】

除心脏损害外，新生儿狼疮的临床表现是暂时的，不需治疗可自行消失。伴心脏损害者病死率约 5%～30%。新生儿期出现严重心动过缓，应使用起搏器。如胎儿时期发生心动过缓，如果孕期合适，必要时可引产后使用起搏器。

（李彩凤）

[参考文献]

1. Becker-Merok A, Nossent HC. Damage accumulation in systemic lupus erythematosus and its relation to disease activity and mortality. J Rheumatol, 2006, 33 (8): 1570-1577
2. Houssiau FA, Vasconcelos C, D'Cruz D, et al. Immunosuppressive therapy in lupus nephritis: the Euro-Lupus Nephritis Trial, a randomized trial of low-dose versus high-dose intravenous cyclophosphamide Arthritis Rheum, 2002, 46 (8): 2121-2131
3. Smith EL, Shmerling RH. The American College of Rheumatology criteria for the classification of systemic lupus erythematosus: strengths, weaknesses, and opportunities for improvement. Lupus, 1999, 8 (8): 586-595
4. James T. Cassidy, Ross E. Petty, Textbook of Pediatric Rheumatology, 2001, W. B. Saunders Company
5. 李彩凤，江载芳，何晓琥等. 儿童系统性红斑狼疮与 HLA-DR 等位基因的相关性及编码基因序列分析. 中华儿科杂志, 2001, 39 (11): 654-657

第四节 幼年皮肌炎

【概念】

（一）定义

幼年皮肌炎（Juvenile Dermatomyositis，JDM）是一种以免疫介导的以横纹肌和皮肤急性和慢性非化脓性炎症为特征的多系统受累的疾病。本病早期存在着各种不同程度的血管炎性病变，后期易发生钙质沉着。

（二）流行病学

本病在各年龄均可发病，发病年龄高峰为10～14岁，2岁以前发病者很少。女孩发病较男孩为多，男女之比为1：2。

（三）病因和发病机制

本病病因和发病机制不明。其发病与感染和免疫功能紊乱有关。多种感染，尤其是病毒感染，特别是柯萨奇病毒与皮肌炎发病有关。有报道83％的早期皮肌炎患者有柯萨奇病毒感染的血清学证据。感染引起淋巴细胞释放细胞因子等机制损害肌纤维；同时肌肉蛋白变性而具有了抗原性，产生自身抗原抗体反应也可能起一定作用。一般认为本病为细胞介导的免疫失调所引起的骨骼肌疾病。在皮肌炎患儿HLA-B8和DR3明显增加，但它与家族遗传的关系尚未确定。

（四）病理

广泛血管炎是儿童皮肌炎的主要病理变化。小动脉、小静脉和毛细血管可见血管变性、栓塞、多发性梗塞。在电镜下血管变性以内皮细胞变化为主。内皮细胞肿胀、变性、坏死，引起血小板堆积、血栓形成而造成管腔狭窄和梗阻。这种血管改变可见于皮肤、肌肉、皮下组织、胃肠道、中枢神经系统和内脏的包膜。皮肤改变表现为表皮萎缩、基底细胞液化变性、真皮水肿、慢性炎性细胞浸润、胶原纤维断裂与破碎。甲皱部位可以见到表皮下毛细血管因内皮肿胀而致扩张、增大、数量减少和呈扭曲状。严重者，用肉眼都可见到。肌肉组织由于肌束周围肌纤维小血管病变,使肌纤维粗细不等、变性、坏死。病程较长者,肌纤维萎缩或为纤维性结缔组织替代、钙质沉着。胃肠道血管损害可形成溃疡、出血和穿孔。

【临床表现】

幼年皮肌炎起病多缓慢。症状逐渐明显而引起家长注意。一般症状可有全身不适、食欲减退、体重减轻、易倦乏力、腹痛、关节痛、低热或体温正常。约1/3患儿呈急性起病,伴高热和广泛多系统损伤。个别病例全身症状严重,病情进展迅速,经数周或数月急剧恶化而死亡。

(一)肌肉症状 本病通常累及横纹肌,任何部位的肌肉皆可受累,肢带肌、四肢近端及颈前屈肌往往先被累及。呈对称性肌无力、疼痛和压痛。最初患儿表现为上楼困难、不能蹲下、穿衣困难等,进而发展为坐、立、行动和翻身困难。颈前屈肌无力时表现为平卧时不能将颈部前屈,涉及眼、舌、软腭、腹肌时可致眼睑下垂、斜视、吞咽困难、呛、音弱、腹胀等。肋间肌和膈肌受累时,可引起呼吸困难而危及生命。晚期肌肉萎缩,可致关节屈曲挛缩。

(二)皮肤症状 皮疹可与肌无力同时出现,但常见为出现在肌肉症状发生后数周,偶有皮疹为皮肌炎的首发症状。

典型的皮肤改变为上眼睑或上、下眼睑紫红色斑(Heliotrope Rash)伴轻度浮肿。皮疹可逐渐蔓延及前额、鼻梁、上颌骨部位类似蝶形红斑,颜面尚可见毛细血管扩张。颈部和上胸部"V"字区、躯干部及四肢伸侧等处可出现弥漫性或局限性暗红色斑。皮疹轻重程度及持续时间不等。皮疹消退后可留有色素沉着。

另一类特征性皮肤改变称高春氏征(Gottron's sign 或 Gottron's papules)。此类皮疹见于掌指关节和指间关节伸面及跖趾关节和趾关节伸面,也可出现在肘、膝和踝关节伸侧。皮疹呈红色或紫红色,为米粒至绿豆大多角形、扁平或尖顶丘疹,可融合成斑块,伴有细小鳞屑或出现皮肤萎缩及色素减退。约46%患儿在甲根皱襞可见僵直的毛细血管扩张,其上常见瘀点。

其他一些非特异性改变包括受累肢体的皮肤变薄和外表很光

滑。慢性病例可出现病变部位的皮肤和皮下组织萎缩。严重的和迁延不愈的皮肌炎患儿常发生皮肤溃疡。眼角部、腋窝、肘部或受压部位出现血管炎性溃疡是严重的并发症，特别是它们继发感染后将成为严重问题。

（三）钙质沉着（Calcinosis） 25%～50%的皮肌炎患儿在疾病后期发生钙质沉着。钙沉着是小儿皮肌炎的特殊表现。最早可发生于病后6个月，也可发生于起病后10～20年。它可发生在皮肤和皮下组织或较深层的筋膜和肌肉。表现为皮下小硬块或结节、关节附近呈团块状沉着、肌肉筋膜面片状钙化等。可引起肢体疼痛、关节挛缩和功能障碍。钙化区常形成溃疡，并渗出白色石灰样物质。钙沉着部位也可发生继发感染。广泛钙化最常发生于未治疗或未充分治疗而病程呈迁延和进展的患儿。

（四）其他系统症状 食管和胃肠是最常受累的器官。可因肌肉病变而食道运动不正常。有时X线检查有异常而临床可无症状。由于黏膜下血管炎而形成的溃疡，可发生胃肠出血或穿孔。心脏方面可见心脏增大，心电图异常。严重者可因心肌炎、心律失常、心功能不全而死亡。少数病儿出现间质性肺浸润，偶有肺出血、胸膜炎和气胸。少数患儿出现间质性肺浸润、肺纤维化，偶有肺出血、胸膜炎和自发性气胸。眼部症状可见视网膜绒毛状渗出（cotton wool spot）、色素沉着、视乳头萎缩、水肿、出血或视神经纤维变性。这些变化系眼毛细血管受损所致。偶见肝、脾和淋巴结肿大。一些皮肌炎患者还可并发脂肪代谢障碍（Lipodystrophy），表现为局限性或广泛性皮下脂肪消失。

【实验室检查】

1. 血沉可增快，CRP增高。由于肌肉破坏较多，尿肌酸排泄量增加，病情活动期，24小时尿肌酸在200mg以上，尿肌酸/肌酐比值增高（Creatine/Creatinine Ratio）。ANA可阳性，多为斑点型，一般滴度较低。少数患儿可测到抗Jo-1抗体。

2. 血清肌酶活性增高是皮肌炎的特征之一。肌酶包括肌酸肌酶（CK）、肌酸磷酸肌酶（CPK）、醛缩酶（ALD）、乳酸脱氢酶

(LDH)、谷草转氨酶（GOT）等。一般认为 CK、CPK 最为敏感。其次为 GOT、GPT 和 ALD 增高。CK 同功酶 CKMB 的出现代表再生的横纹肌而不说明心肌损害。

肌酶升高反映肌纤维的活动性损伤或肌细胞膜通透性增加并与肌炎的病情变化相平行。肌酶的改变常出现于病情改变前数周，晚期肌萎缩后不再有 CPK 的释放，故 CPK 可以不高。

3. 肌电图示肌原性损害，即肌肉松弛时出现纤颤波、正锐波、插入激惹及高频放电；轻微收缩时出现短时限低电压多相运动电位；最大收缩时出现干扰相等。

4. 肌肉活检：肌活检部位应选中度受累肢体的近端肌肉，通常在三头肌或股四头肌。病理变化可以是肌肉广泛性或局灶性受损。

炎性浸润为本病的特征性表现。间质、血管周围有炎性细胞浸润（淋巴细胞、巨噬细胞及浆细胞为主）及血管炎表现，血管壁水肿坏死、内膜增厚、管腔狭窄甚至栓塞。肌纤维变性坏死、再生及肌束周围萎缩。肌纤维的损伤和萎缩常集中于肌束周围，横断面上可看到肌束边缘的肌纤维粗细不一。

电镜检查可见肌纤维变性、细胞浆团块，肌原纤维结构破坏、毛细血管基底膜增厚、线粒体异常以及空泡形成增加等。

皮肌炎患者的皮肤病理改变为非特异性，不能作为诊断依据。

5. MRI 检查：这是一种用以诊断肌炎新的非创伤性手段。在肌炎时，四肢出现对称性的异常高密度区的 T2 波，其代表该处肌肉水肿和炎性改变。

【诊断和鉴别诊断】

典型的皮肌炎诊断不困难。有典型皮疹、对称性近端肌无力，再结合血清肌酶、肌电图和肌活检改变，即可作出诊断。目前多应用 Bohan 1975 年提出的标准。

1. 对称性近端肌无力，可伴吞咽困难及呼吸肌无力。

2. 典型的皮肤改变，包括上眼睑皮肤呈紫红色伴眼眶周围浮肿；以及掌指关节和近端指间关节背侧有红色鳞屑样皮疹

(Gottron 氏征)。

3. 血清骨骼肌活性升高，特别是肌酸激酶、谷草转氨酶和醛缩酶。

4. 肌电图异常：肌病性改变。

5. 肌肉活检：肌肉炎症和坏死的组织学证据。

鉴别诊断

1. 感染后肌炎：一些病毒感染，特别是流感病毒 A、B 和柯萨奇病毒 B 感染后可出现急性一过性肌炎。可有一过性血清肌酶增高，大约 3～5 天后可完全恢复。此外，旋毛虫病、弓形体病及葡萄球菌感染均可引起和皮肌炎相似的症状。应予以鉴别。

2. 重症肌无力：应与无皮疹的多发性肌炎相鉴别。本病特征为全身广泛性肌无力，受累肌肉在持久或重复活动后肌无力加重，多伴有眼睑下垂，往往晨轻傍晚重。血清肌酶和肌活检均正常。抗乙酰胆碱受体（AchR）抗体阳性，新斯的明试验可资鉴别。

3. 进行性肌营养不良：本病为男性发病。有典型的鸭型步态及腓肠肌假性肥大。有明显的家族史。

此外，应与风湿性疾病中的系统性红斑狼疮及混合结缔组织病相鉴别，其他还应与表现为肌无力和瘫痪的疾病，如多发性神经根炎、脊髓灰质炎及脊髓炎等相鉴别。

【预后】

在应用肾上腺皮质激素前，本病的死亡率约为 40% 左右，肾上腺皮质激素的应用，已使预后大为改观。早期强有力的治疗可改变皮肌炎的病程，约 90% 的患儿达到完全缓解和正常生活。少数病儿有轻度肌萎缩。5% 患儿有严重后遗症，需用轮椅。20%～40% 患儿发生钙质沉着，严重者可引起运动障碍。

多数患儿疾病活动期为 2 年，经过治疗可达到完全缓解，少数病儿可有多次复发或呈慢性持续状态，病情可持续 3～5 年或更长。本病的死亡原因为软腭及呼吸肌受累、胃肠道出血及穿孔、肺部受累和继发感染等。

【治疗】

(一) 一般治疗

急性期护理工作很重要,特别是咽下肌受累伴吞咽困难时喂食要小心,必要时给以鼻饲。呼吸肌受累时应用人工呼吸器。急性期症状消退后应尽早进行按摩及被动运动,防止肌肉萎缩及肢体挛缩。随着临床症状的改善,应鼓励积极主动运动以增强肌力。

(二) 药物治疗

1. 肾上腺皮质激素:为本病首选药物。早期足量使用皮质激素是治疗本病的关键。泼尼松开始剂量为 2mg/kg·d,分次口服。发病急,全身症状重,肌无力明显,特别是咽下肌及呼吸肌受累者可用甲泼尼龙冲击治疗(剂量参照系统性红斑狼疮部分),待症状好转后改为泼尼松口服,持续用药 2~3 个月,待肌力恢复,血清肌酶降至正常,开始缓慢减量,每 2~4 周调整一次剂量。如出现病情反复,则需重复加大剂量。病情稳定后,可将泼尼松改为每日 1 次顿服。维持剂量以 5~10mg/d 为宜,总疗程不少于 2 年。有些病例需更长时间。

一些激素制剂如地塞米松和去炎松(Triamcinolone)可引起激素性肌炎,应避免使用。

2. 羟氯喹:剂量为 6mg/(kg·d),皮疹严重时,可与激素同用。

3. 免疫抑制剂:激素治疗 2~4 个月无效者,可加用免疫抑制剂如甲氨蝶呤 10~15mg/m²,每周一次,口服。危重病例可采用 0.5~1mg/kg,每周一次皮下注射。此外,还可应用硫唑嘌呤或环孢霉素 A 等。

4. 其他药物:对危重病例可使用大剂量丙种球蛋白静脉注射。

5. 血浆置换:有报道用于一些患者,有一定疗效,但由于同时还应用其他药物,故很难说明本疗法的确切效果。

6. 对于钙质沉着,迄今尚无满意的治疗方法。很多皮肌炎病例,其钙质沉着经过数月或数年后可自然消失。

(李彩凤)

[参考文献]

1. Ravelli A, Ruperto N, Trail L, et al. Clinical assessment in juvenile dermatomyositis. Autoimmunity, 2006, 39 (3): 197-203
2. Brown VE, Pilkington CA, Feldman BM, et al. An international consensus survey of the diagnostic criteria for juvenile dermatomyositis (JDM). Rheumatology (Oxford), 2006, 45 (8): 990-993
3. Huber A, Feldman BM. Long-term outcomes in juvenile dermatomyositis: how did we get here and where are we going? Curr Rheumatol Rep, 2005, 7 (6): 441-446
4. James T. Cassidy, Ross E. Petty, Textbook of Pediatric Rheumatology 2001, W. B. Saunders Company
5. 李彩凤,何晓琥,张俊梅等. 幼年皮肌炎46例临床特征及治疗随访分析. 中国实用儿科杂志, 2007, 22 (7) 560-562

第五节 皮肤黏膜淋巴结综合征

【概论】

(一) 定义

皮肤黏膜淋巴结综合征（muco‐cuta‐neous lymph node syndrome, MCLS）又称川崎病（Kawasaki disease, KD），是一种以全身血管炎为主要病变的急性发热出疹性小儿疾病。1967年日本川崎富作医生首次报道。由于本病可发生严重心血管病变，引起人们重视。目前认为川崎病是一种免疫介导的血管炎。

(二) 流行病学

多种病原包括EB病毒、支原体、疱疹病毒、冠状病毒、微小病毒B19、逆转录病毒、链球菌、丙酸杆菌、葡萄球菌等与KD的发病有关，也有人考虑环境污染或化学物品过敏可能是致病原因。本病在婴儿及儿童均可发病，但80%～85%患者在5岁以内，好发于6～18个月婴儿。男孩较多，男:女为1.3～1.5:1。无明显季节性，或夏季较多。

（三）发病机制

现今多认为川崎病是一定易患宿主对多种感染病原触发的一种免疫介导的全身性血管炎。急性期外周血 T 细胞亚群失衡，CD4 增多，CD8 减少，CD4/CD8 比值增加，使得机体免疫系统处于活化状态，促进 B 细胞多克隆活化、增殖和分化为浆细胞，导致血清 IgM、IgA、IgG、IgE 升高。活化 T 细胞分泌高浓度的淋巴因子、活性介素均可诱导内皮细胞表达和产生新抗原；另一方面又促进 B 细胞分泌自身抗体，如抗内皮细胞抗体、抗中性粒细胞浆抗体及抗心磷脂抗体等，从而导致内皮细胞损伤发生血管炎。IL-1、IL-6、TNF 增高尚可诱导肝细胞合成急性反应性蛋白质，引起本病急性发热反应。基质金属蛋白酶（MMPs）通过细胞外基质降解而参与组织正常发育，组织重建、修复、细胞迁移，血管生成，炎症反应等过程，其在体内的活性受严格调控，调控失衡必然引起异常表达，致组织损伤性疾病。这种损伤作用可能是由于 MMPs 在体内活性调控失衡造成的。

（四）临床病理、生理

本病血管炎变可分为四期

Ⅰ期：1～2周，其特点为：①小动脉、小静脉和微血管及其周围发炎；②中等和大动脉及其周围发炎；③淋巴细胞和其他白细胞的浸润及局部水肿。

Ⅱ期：2～4周，其特点为：①小血管的发炎减轻；②以中等动脉的炎变为主，多见冠状动脉全血管炎，形成动脉瘤及血栓；③大动脉全血管性炎变少见；④单核细胞浸润或坏死性变化较著。

Ⅲ期：4～7周，其特点为：①小血管及微血管炎消退；②中等动脉发生肉芽肿。

Ⅳ期：约7周或更久，血管的急性炎变大多都消失，代之以冠状动脉的血栓形成、狭窄、梗阻、内膜增厚、动脉瘤以及瘢痕形成。关于动脉病变的分布，可分为：①脏器外的中等或大动脉，多侵犯冠状动脉；腋、髂动脉及颈、胸、腹部其他动脉；②脏器内动脉，涉及心、肾、肺、胃肠、皮、肝、脾、生殖腺、唾液腺和脑等全身器官。

血管炎变之外，病理还涉及多种脏器，尤以间质性心肌炎、心包炎及心内膜炎最为显著，并波及传导系统，可在Ⅰ期引致死亡。冠状动脉瘤破裂及心肌炎是Ⅱ、Ⅲ期死亡的重要原因。到了第Ⅲ、Ⅳ期则常见缺血性心脏病变，心肌梗死可致死亡。

（五）危险因素

川崎病的主要危险是心脏并发症，心血管系统并发症是导致患儿死亡的主要原因，并认为与青壮年心源性猝死和成人缺血性心脏病的发生有关。并发冠脉损害的高危评分指标：（1）血钠≤133 mmol/L（2分）；（2）AST≥100 IU/L（2分）；（3）血中性粒细胞分类≥80%（2分）；（4）IV IG开始治疗时间在病程4天内（2分）；（5）CRP≥100mg/L（1分）；（6）血小板计数≤300×10^9/L（1分）；（7）年龄≤1岁（1分）。总积分为11，如果综合评估积分在7分以上，则为KD并发冠脉损害的高危人群。另外，发热＞10天或更长，有双峰热是冠脉瘤形成的高危因素。静脉内免疫球蛋白（IV IG）治疗前的热程长短与冠脉瘤的发生相关，通常认为发热症状＞14天而未使用IV IG者冠脉瘤的发生率显著增高且预后不良。低白蛋白血症是川崎病患儿对IV IG无效的高危因素，而这类患儿极易患冠脉瘤。血浆白蛋白＜30g/L的患儿易发生冠脉瘤。血清钾减低、血清内皮细胞生长因子可作为预测冠脉损伤的独立危险因素。

【临床表现】

症状和体征：持续性发热5天以上，抗生素治疗无效。双侧结膜充血，口唇潮红，有皲裂或出血，见杨梅样舌。急性非化脓性一过性颈淋巴结肿胀，以前颈部最为显著，多于发热后3天内发生。发热2～3天即出现弥漫性充血性斑丘疹或多形红斑样或猩红热样皮疹，偶见痱疹样皮疹，多见于躯干部，但无疱疹及结痂，约一周左右消退。手足呈硬性水肿。特征性指趾端膜状脱皮，出现于甲床皮肤交界处。

其他症状往往出现心脏损害，发生心肌炎、心包炎和心内膜炎的症状。患者脉搏加速，听诊时可闻心动过速、奔马律、心音低钝。可发生瓣膜关闭不全及心力衰竭。偶见关节疼痛或肿胀、咳嗽、流涕、腹泻、腹痛、轻度黄疸、胆囊积液或无菌性脑脊髓膜炎的表现。急性期约 20% 病例出现会阴部、肛周皮肤潮红和脱屑并于 1～3 年前接种卡介苗的原部位再现红斑或硬肿。恢复期指甲可见横沟纹，称 Beau 线。

【相关检查的规范】

（一）实验室检查　急性期白细胞总数及粒细胞百分数增高，核左移。半数以上病人可见轻度贫血。血沉明显增快，C 反应蛋白明显增高。血清蛋白电泳显示球蛋白升高，尤以 α_2 球蛋白增多显著。白蛋白减少。IgG、IgA、IgM 增高。血小板在第 2 周开始增多。血液呈高凝状态。血清补体正常或稍高。尿沉渣可见白细胞增多和/或蛋白尿。在出现无菌性脑膜炎的病例，脑脊液中淋巴细胞可高达 $50\sim70/mm^3$。有些病例可见血清胆红素或谷丙转氨酶稍高。细菌培养和病毒分离均为阴性结果。

（二）影像学检查　心电图可见多种改变，以 ST 段和 T 波异常多见，也可显示 P-R、Q-T 间期延长，异常 Q 波及心律紊乱。二维超声心动图可发现各种心血管病变如心包积液、左室扩大、二尖瓣关闭不全及冠状动脉扩张或形成动脉瘤。

【诊断的规范】

（一）诊断的标准

目前仍采用日本川崎病研究委员会 1984 年修订的诊断标准（MCLS），主要在 6 项主征中满足 5 项即能确诊。①不明原因的发热，持续 5 天或更久；②双侧结膜充血；③口腔及咽部黏膜弥漫充血，唇发红及干裂，并呈杨梅舌；④发病初期手足硬肿和掌跖发红，以及恢复期指趾端出现膜状脱皮；⑤躯干部多形红斑，但无水疱及结痂；⑥颈淋巴结的非化脓性肿胀，其直径达 1.5cm 或更大。

不典型川崎病为仅有 MCLS 标准中 2～3 条主征，有典型冠脉改变可确诊为不典型川崎病。结合：（1）卡疤红肿、阴囊肿胀、肛周潮红；（2）CRP、ESR 明显增高；（3）血小板增高；（4）心脏彩超示冠状动脉扩张或动脉壁回声增强，冠脉内膜粗糙；（5）听到心脏杂音或心包摩擦音。有助于不典型川崎病早期诊断与治疗，减少冠脉病变发生率。

（二）诊断的分期

病程因病情轻重长短不一。病程的第一期为急性发热期，一般病程1～11天，主要症状于发热后即陆续出现，可发生严重心肌炎。第二期为亚急性期，一般为病程11～21天，多数体温下降，症状缓解，指趾端出现膜状脱皮及血小板增多为其特征。重症病例仍可持续发热。发生冠状动脉瘤，可导致心肌梗死、动脉瘤破裂。第三期即恢复期，一般为病程21～60天，临床症状消退，如无明显冠状动脉病变即逐渐恢复；有冠状动脉瘤则仍可持续发展，可发生心肌梗死或缺血性心脏病。少数严重冠状动脉瘤患者进入慢性期，可迁延数年，遗留冠状动脉瘤、狭窄或阻塞，发生心绞痛、心功能不全，缺血性心脏病，可因心肌梗死而危及生命。

（三）鉴别诊断

应与各种出疹性传染病、病毒感染、急性淋巴结炎、葡萄球菌感染、类风湿病以及其他结缔组织病、病毒性心肌炎、风湿性心脏炎互相鉴别。

本症与猩红热不同之点为：①皮疹在发病后第3天才开始出现；②皮疹形态接近麻疹和多形红斑；③好发年龄是婴幼儿及较小儿童时期；④青霉素无疗效。

本症与幼年类风湿病不同之处为：①发热期较短，皮疹较弥漫；②手足硬肿，显示掌跖潮红；③关节表现少见。

与渗出性多形红斑又称Stevens-Johnson病不同之点为：①眼、唇无脓性分泌物及假膜形成；②皮疹不包括水疱和结痂。

与系统性红斑狼疮不同之处为：①皮疹在面部不显著；②白细胞总数及血小板一般升高；③抗核抗体阴性；④好发年龄是婴幼儿及男孩多见。

与出疹性病毒感染的不同点为：①唇潮红、干裂、出血，呈杨梅舌；②手足硬肿，掌跖潮红及后期出现指趾端膜状脱皮；③眼结膜无水肿或分泌物；④白细胞总数及粒细胞百分数均增高，伴核左移；⑤血沉及C反应蛋白均显著增高。

与急性淋巴结炎不同之点为：①颈淋巴结肿大及压痛较轻，局部皮肤及皮下组织无红肿；②无化脓病灶。

与病毒性心肌炎不同之点为：①冠状动脉病变突出；②特征性手足改变；③高热持续不退。

与风湿性心脏炎不同之处为：①冠状动脉病变突出；②无有意义的心脏杂音；③发病年龄以婴幼儿为主。

【治疗方法的规范】

（一）药物

1. 药物的作用机制　静脉注射免疫球蛋白预防川崎病发生冠状动脉瘤的机理尚不清楚，可能与下列作用有关：①大剂量静脉注射丙种球蛋白对免疫调节细胞产生负反馈作用，使CD_8增多；被活化的CD_4减少；从而减少IgG合成；②可能封闭了血管内皮细胞、单核-巨噬细胞和血小板表面的Fc受体，从而阻断了血管内皮的免疫性炎症反应；③可能提供某种特异的抗体，作用于目前尚未清楚的致病病原体或毒素。口服阿司匹林有抗炎、退热、镇痛、抗血小板凝聚作用。作用机制为抑制血小板坏氧化酶产生，阻断血栓素A2产生，达到防止血小板凝集及血栓形成抗凝治疗防止血栓形成。

2. 给药途径　早期静脉输入免疫球蛋白加口服阿司匹林治疗可降低川崎病冠状动脉瘤的发生率。必须强调在发病后10天之内用药。一般用法为单剂静脉滴注免疫球蛋白2g/kg，10～12小时输入。

美国心脏病学会（AHA）推荐的阿司匹林（ASA）剂量为80～100mg/（kg·d），分4次口服。KD患儿退热后，ASA应减为10～30mg/（kg·d），再用2周，根据血沉、CRP等恢复情况，减为小剂量，即3～5mg/（kg·d）。对没有CAL的KD患儿，持续应用6～8周；对有CAL患儿须持续用药，直到冠脉扩张消失。ASA不能耐受时的处理：由于ASA对胃肠道的刺激，或肝功能不好及白细胞低、血小板低的患儿处理方法为：开始用中等剂量

ASA [30～50mg/（kg·d）]，热退3天后即改为3～5mg/（kg·d），同时加服双嘧达莫3～5mg/（kg·d），直至冠脉扩张消失。

耐IV IG KD肾上腺皮质激素（简称糖皮质激素GCs）　应用方法有：(1) 甲泼尼龙2mg/（kg·d），分3次静脉注射，热退并且CRP下降后改为口服逐渐减量停药。(2) 甲泼尼龙冲击疗法，20～30mg/（kg·d），一次静脉滴注，连用1～3d（根据退热情况而定），然后改为泼尼松2mg/（kg·d），分次口服，复查血清CRP正常后，即减至1mg/（kg·d），每日1次，2周逐渐减量至停药。(3) 口服泼尼松，1～2mg/（kg·d），热退后逐渐减量，共用4～6周。GCs治疗可加重血液高凝状态，必须与ASA同用。

3. 药物疗效评价　体温正常，症状消失，心电图正常，心脏彩超恢复正常，血小板下降。

4. 药物的安全性评价　输液反应监测，肝肾功能，凝血情况监测。

（二）手术

主要是冠脉搭桥术。冠状动脉搭桥术的适应症为：①左主干高度闭塞；②多枝高度闭塞；③左前降支近高度闭塞。少数川崎病患儿因严重心肌功能不全，严重室性心律失常，以及严重冠脉损害冠脉搭桥术者，可考虑施行心脏移植术。

（三）其他治疗

对于冠状动脉血栓形成或发生心肌梗死可使用尿激酶以溶解血栓，用法：(1) 5000U/kg，1h内静脉输入，每日3次，与肝素合用，剂量为400U/（kg·d）。(2) 2万U/kg，总量96万～120万U/kg，1h输入，以后3000～4000U/kg，维持3～10h。凝血时间延长1倍或纤维蛋白原<1g/L（正常值为2～4g/L）有出血的危险性。(3) 每次5000U/kg，10min内冠脉内注射，最多3次。

血浆置换：据报道为一项对IV IG抵抗患者的有效治疗，且能降低冠状动脉瘤的发生率。由于其本身的风险，一般不推荐该疗法。

【展望】

乌司他丁（Ulinastatin）是一种人胰岛素抑制物,从人类尿液中提纯,在信使 RNA 水平抑制中性粒细胞弹性蛋白酶及前列腺素 H2 合成酶,被认为对 IV IG 抵抗患者有效。但其有效性未能得到证明。

阿昔单抗（Abciximab）是一种血小板糖蛋白Ⅱb/Ⅲa 受体抑制剂,已经用于巨大冠状动脉瘤的川崎病患者的急性或亚急性期治疗。

英利昔单抗（Infliximab）是一种人 TNF2a 单克隆抗体,可能在难治性川崎病的治疗上发挥一定作用。尽管其降低冠状动脉瘤发生率的有效性未能得到证明,仍可考虑对于 IV IG 及激素抵抗的患者应用 Infliximab 或其他针对 TNF2a 的药物进行治疗。

（韩彤昕　何晓琥）

[参考文献]

1. 马永利. 不典型川崎病 30 例分析. 中国误诊学杂志, 2005, 5 (14): 2707-2708
2. Honkanen VE, McCrindle BW, Laxer RM, et al. Clinicalrelevanceo-ftheri Factors forcoronaryarteryinflammationin Kawasaki disease. Pedia Cardiol, 2003, 24 (2): 122-126
3. Nakamura Y, Yashiro M, Uehara R, et al. Use of laboratory data to identify risk factor of giant coronary aneurysms due to Kawasaki disease. Pediatr Int, 2004, 46 (1): 33-38
4. Inoue T, Kato T, Takayanagi K, et a. l Circulating matrix metalloproteinase-1 and-3 in patients with an acute coronary syndrome. Am J Cardiol, 2003, 92: 1461-1464
5. Durongpisitkul K, Soongswang J, et al. Immunoglobulin Failure and retreatment in Kawasaki disease. Pediatr Cardiol, 2003, 24: 145-148

第六节 风湿热

【疾病的概论】
(一) 定义

风湿热（rheumaticfever）是 A 族 β 溶血性链球菌感染后的一种并发症，其临床表现通常出现在链球菌感染后 3 周左右。当易感个体感染链球菌后产生自身免疫反应，引起弥漫性结缔组织炎性病变，可出现心脏炎、关节炎、舞蹈病、环形红斑和皮下结节等。

(二) 流行病学

据文献报道，许多发展中国家，急性风湿热的发病率接近或超过 100/10 万，而美国低于 2/10 万。多发年龄在 8～13 岁；男/女比例为 1.2：1，风湿性心脏炎男/女比例为 1.25：1，而舞蹈症男/女比例为 0.76：1；高发病季节为 1～6 月份，4、5 月份最突出。A 族溶血性链球菌上呼吸道感染流行与风湿热发病密切相关，感染流行后风湿热的发病率增高。居住条件拥挤，社会经济情况差者发病较多。

(三) 发病机制

一般均认为本病的发生与三个因素的相互作用有关：①A 族 β 溶血性链球菌致病的抗原性；②易感组织器官的特性；③宿主易感性。风湿热的发病是由于链球菌感染引起的免疫反应。链球菌细胞成分及其菌外产物具有高度抗原性及特异性。人体感染链球菌后产生特异性抗体，抗体产生越多，发生风湿热的机会越多。

(四) 临床病理、生理

风湿热基本的病理改变为风湿小体，即 Aschoff 小体。病变的发展过程可分为以下两个阶段。第一期为渗出变性期：表现为渗出、变性和炎症，基质水肿，胶原纤维断裂。T 淋巴细胞、巨噬细胞、B 淋巴细胞及浆细胞浸润。这种渗出变性是风湿热一过性表现，对抗炎药敏感。这种早期表现持续 2～3 周。第二期表现为以 Aschoff 结为特点的增生样改变，见于心肌内的小血管周围和心瓣膜中，中心为肿胀坏死的胶原纤维，边缘为 Aschoff 细胞，此病变可持续数月至数年，对抗炎药可能无反应。第三期在 Aschoff 结处形成瘢痕而硬化，如在慢性风湿性心脏病所见的瓣膜改变。Aschoff 结经历以上变化过程约需 6 个月左右，因风湿性病变的反复发作，故各期病变可同时并存。

（五）危险因素

风湿性心脏炎是风湿热最严重的临床表现，是全世界儿童和青年人获得性心脏病最常见的病因，常常因为风湿热反复急性发作，引起心脏瓣膜纤维化，并发展为慢性心脏瓣膜病而出现血液动力学改变，严重时导致心衰，甚至死亡。

【临床表现】

症状及体征：在发病前 2～6 周可有咽炎、扁桃体炎、感冒等短期发热或猩红热的历史。一般有精神不振，疲倦、食欲减退、面色苍白、多汗、腹痛等。发热一般都不太高且热型多不规则，少数可见短期高热，大多数为长期持续性低热，持续约 3～4 周。

1. 急性风湿性心脏炎

（1）心肌炎：心肌受累时可出现下列征候。心率加快，110～120 次/分以上，与体温升高不成比例。心音减弱，心尖部第一心音低钝，有时出现奔马律。

（2）心内膜炎：以二尖瓣最常受累，主动脉瓣次之。心尖部出现Ⅱ至Ⅲ级吹风样全收缩期杂音，有时音调高，如海鸥鸣，杂音向腋下及左背传导，呼吸与体位对杂音无影响。此杂音提示二尖瓣关闭不全。约有半数心尖部可伴有Ⅱ至Ⅲ级舒张中期杂音（carey-coombs），急性期炎症过后，约半数病儿的杂音可消失。但如急性期已过，病情明显好转，杂音并不减弱或消失，则将来发生二尖瓣关闭不全或狭窄的可能性极大。在主动脉瓣听诊区如听到舒张期杂音，则有重要病理意义，一般很少消失。

（3）心包炎：重症患儿可出现心包炎症状，多与心肌炎及心内膜炎同时存在。患儿表现有心前区疼痛、端坐呼吸及明显呼吸困难。早期于心底部或胸骨左缘可听到心包摩擦音。大量心包积液时听诊呈心音遥远。

发生急性风湿性心脏病变时，往往心肌、心内膜及心包同时受累。临床上很难区分哪些症状及体征是单由心肌炎、心内膜炎或心包炎所引起，故统称为风湿性心脏炎或全心炎。

2. 慢性心脏瓣膜病　风湿热反复发作且病程较久者（1/2～2年），可因炎性病变修复过程在瓣膜或腱索上产生瘢痕挛缩造成器质性瓣膜损害，成为非活动性慢性风湿性心瓣膜病阶段，即风湿性心脏病，其中以二尖瓣受损机会最多，30%～60%的病例最后遗留有永久性瓣膜损害，主动脉瓣次之，一旦受损则恢复正常的机会很少。二尖瓣与主动脉瓣损害共占风湿性瓣膜病病例的90%以上。三尖瓣及肺动脉瓣很少受累，且一般不会单独受损。

3. 关节炎　为游走性及多发性，以膝、踝、腕、肘等大关节为主，局部出现红、肿、热、痛，一般在数日或数周消失，不遗留畸形。关节痛可继气候变冷或阴雨而出现或加重，轻症及不典型病例可呈单关节或少关节受累，可累及一些不常见的关节如髋关节、指关节、下颌关节、胸锁关节、胸肋间关节，后者常被误认为心脏炎症状。有典型关节炎者，多数不发生心脏炎及舞蹈病，而关节痛者常发生心脏炎，因此，关节痛在诊断上有重要意义。

4. 舞蹈病　起病缓慢。其特征为全身或部分肌肉非随意、不协调和无目的的痉挛运动，以四肢动作最多，不能持物，不能解结纽扣，书写障碍，甚至因口舌多动，不能进食，严重影响日常生活。女孩多于男孩。舞蹈病大多在链球菌感染后1～6个月出现，有自限性，可单独存在或与其他风湿热症状同时并存，但通常不合并关节炎或心脏炎。

5. 皮肤病变

（1）皮下小结：是风湿热的一种症状。表现为直径0.5～2cm的圆形小结，可隆起于皮肤，与皮肤无粘连，能自由活动，多无压痛。常见于肘、腕、膝、踝等关节伸侧腱鞘附着处，亦好发于头皮或脊椎突起处。有时呈对称性分布。皮下小结常与心脏炎并存，常在起病后数周出现，为风湿活动的显著标志。

(2) 环形红斑：皮肤渗出性病变可引起环形红斑，诊断意义较大。多见于躯干部及四肢屈侧，呈环形或半环形，边缘稍隆起，呈淡蔷薇色，无痛感及痒感，环内皮肤颜色正常。1天之内可时隐时现，不遗留脱屑及色素沉着，可间歇出现。

肺炎与胸膜炎比较少见。多系非特异性渗出性改变，大都同时有严重心脏炎。

【相关检查的规范】

(一) 实验室检查

血常规检查可有轻度贫血，白细胞增加及核左移现象。血沉加速，而有心力衰竭时则加速不明显。C反应蛋白增高。血清蛋白电泳分析示白蛋白减低，α_2及γ球蛋白增加。免疫球蛋白检查在急性期IgA增高，亚急性或慢性期则为IgG增高。风湿性心脏炎病人55%抗心肌抗体阳性，有心肌炎者血清谷草转氨酶、肌酸磷酸激酶及乳酸脱氨酸可增高。

链球菌感染的证据：

(1) 咽拭子培养有时可培养出A族β溶血性链球菌。

(2) 免疫学研究：风湿热下列检查中之一项常呈阳性：①血清抗链球菌溶血素O（ASO）滴定度增高。在溶血性链球菌感染后2周左右，血清中出现ASO，以后逐渐升高，至4~6周达到高峰，8~10周逐渐恢复正常。ASO下降较慢，在血沉正常后5~6个月仍可持续增高。②其他抗链球菌抗体：血清抗链球菌激酶、抗链球菌DNA酶、抗DNA酶-B和抗透明脂酸酶等滴度增加。这些抗体在链球菌感染1周后升高，可维持数月。抗DNA酶-B维持阳性的时间最长，对舞蹈病及隐匿型心脏炎患者，有诊断价值。

(二) 影像学检查

心包积液时X线检查心影向两侧扩大，呈烧瓶形，卧位时心腰部增宽，立位时心腰部阴影又变窄。心电图急性期可有ST段上升，QRS低电压，以后T波倒置，ST段下降。超声心动图于左室后壁与心包之间出现无回声区。

二尖瓣病变中度以上狭窄时心电图可呈心电轴右偏，右心室肥厚。P波增宽或同时有P波增高。伴有心脏炎或病程较长者可出现心房颤动。超声心动图检查：典型二尖瓣狭窄改变为EF斜率减小，二尖瓣前叶呈方形或城墙样改变，二尖瓣后叶与二尖瓣前叶同向运动，二尖瓣前叶活动幅度低，二尖瓣回声增粗，左心房增大。二尖瓣狭窄合并二尖瓣关闭不全时，如以前者病变突出则二尖瓣前叶舒张早期快速下降，E峰可见，随后为一缓慢下降之平段，形成"骑马样"改变。

心律异常可出现期前收缩，不同程度的房室传导阻滞，尤其是第Ⅰ度最多见。少数出现完全性房室传导阻滞，其他形式的心律失常如加速性结性心动过速和短阵性房性心动过速亦偶可见到。心电图尚可显示Q-T间期延长及T波异常。

【诊断的规范】

（一）诊断的标准

表5-2 Jones诊断标准（1992）

主要指标	诊断方法
心脏炎	2条主要指标
关节炎	或
舞蹈病	1条主要指标加2条次要指标
环形红斑	
皮下小结	加
	近期A组链球菌感染的证据：
次要指标	近期患猩红热或
既往风湿热史	ASO或其他抗链球菌抗体滴度升高或
关节痛	咽培养A组溶血性链球菌阳性
发热	
急性期反应物升高	
Ⅰ°房室传导阻滞	

(二) 诊断的分期

确定风湿有无活动性也是诊断中很重要的。以下三种情况提示风湿活动的持续存在，即：①体温不正常，体重不增加，运动耐量不恢复；②心律不正常，易有变化，脉搏快；③血沉快，C反应蛋白不转阴性，抗链球菌抗体滴定度不下降或白细胞未恢复正常。

(三) 鉴别诊断

发热方面应注意与结核病或其他慢性感染相鉴别。在风湿性心瓣膜病患儿有不规则发热应注意鉴别是风湿热复发或并发感染性心内膜炎所致。

链球菌感染后综合征与不典型风湿热易于混淆。前者是在扁桃体炎或上感后出现低热、关节痛、ASO滴度升高、血沉中等度增快，心电图可有一时过早搏动或轻度ST段及T波改变，但无明显杂音，在应用青霉素或加用小剂量强的松后很快恢复正常，以后也不再复发，与风湿热不同。

1. 心脏方面

心脏功能性杂音：多见于学龄儿童，位于胸骨左线3~4肋间或心尖内侧，一般为Ⅱ级，个别可达Ⅲ级。特点为音调较高，偶可呈乐响性，只限于收缩早中期，传导不广泛。

先天性心脏畸形：如先天性二尖瓣关闭不全，部分房室通道等。一般都在婴幼儿时期即发现杂音，鉴别并不十分困难。

病毒性心包心肌炎：常有一明显的病毒性呼吸道感染史，很快即发现心脏方面的异常，但无明显杂音，而且心律失常较为多见。

左房黏液瘤：可出现与风湿热及风湿性心脏病相类似的临床表现，但超声心动图检查可探得左房异常回声团可资鉴别。乳头肌、腱索断裂，乳头肌功能不全和二尖瓣脱垂均可引起二尖瓣关闭不全，超声心动图可以鉴别。

2. 关节方面

幼年类风湿性关节炎：不规则高热常呈弛张热型，临床一般情况尚可，与体温不相称；侵犯小关节较多，很少呈游走性，经过一定时间可引起关节畸形，手指受累常呈梭状变形；很少侵犯心脏，心瓣膜病更为少见。

结核性风湿病：①有结核病灶，常为原发综合征或支气管淋巴结结核；②结核菌素试验强阳性；③皮肤改变以结节性红斑多见；④可伴有疱疹性角膜结膜炎。

关节过度活动综合征：病因不明，可能与遗传有关。关节肌肉疼痛多在下肢，双膝痛多见，运动后明显。患儿有关节松弛表现：肘、膝关节过度伸展，手指过度背屈或掌屈，伸膝向前弯腰手掌可触地面。幼年时常有习惯性肩关节脱臼。大部分患者随年龄增长症状逐渐好转。

3. 舞蹈病的鉴别

习惯性痉挛：单一动作的重复，分散患儿注意力时可使痉挛消失。手足徐动症的动作较慢，一般仅限于四肢。家族性舞蹈病病程是进行性加重，易于区别。

【治疗方法的规范】

（一）药物

1. 药物的作用机制　风湿热的治疗目标为清除链球菌感染，去除诱风湿热的病因；控制临床症状，使心脏炎、关节炎、舞蹈病及其他症状迅速缓解，解除风湿热带来的痛苦；处理各种并发症和合并症，提高患者身体素质和生活质量，延长寿命。非甾体抗炎药具有解热、止痛。糖皮质激素具有抑制炎症反应，减少血管通透性促使炎症渗出物吸收，抑制体内抗体生成，抗自身免疫反应的作用和抗炎作用，但不能减低心脏瓣膜病的发生率。

2. 给药途径

（1）控制链球菌感染：目前仍首选青霉素，80万～160万U，肌肉注射，每天2～3次，疗程10～14天。或1次肌注苄星青霉素G 120万单位。对青霉素过敏或耐药的患者，可用红霉素每日30mg/kg，分3～4次口服。也可用罗红霉素、阿奇霉素、林可霉素、头孢类或喹诺酮类。

（2）单纯关节炎：首选非甾体抗炎药治疗。乙酰水杨酸（阿司匹林）每天80～100mg/kg，分3～4次饭后服用，症状控制后剂量减半,总疗程 6~8 周,必要时可延长至 12 周或更长。其他非甾体抗炎药也可选用,如吲哚美辛(消炎痛)、双氯芬酸、乐松、西乐葆等。

(3) 心脏炎:对急性风湿性心脏炎一般采用糖皮质激素治疗。常用泼尼松每天 1.0~1.5mg/kg,病情缓解后逐渐减量,直至 10~15mg/d 维持治疗,疗程至少 12 周。合并急性心力衰竭者,静脉滴注地塞米松 0.3~0.5mg/(kg·d) 或甲泼尼龙 2mg/(kg·d),病情改善后,改口服激素治疗;一般在停用激素前 2 周可加用阿斯匹林,停激素 2~3 周后再停,或继续小量维持至 2~3 个月后再停药,以防止激素减量或停用后出现反跳现象。早期大剂量激素治疗是抢救急性风湿性心脏炎伴严重心力衰竭的关键措施。

(4) 舞蹈症:对症治疗及支持疗法。居住环境宜安静,加强护理工作,预防外伤,避免环境刺激。轻症可用苯巴比妥、安定等镇静剂。水杨酸及肾上腺皮质激素疗效不显著。用氟哌啶醇加同量安坦,可较快控制舞蹈动作,并减少氟哌啶醇的副作用,效果较好。

(5) 心力衰竭的治疗:严重心脏炎、心脏扩大者易发生心力衰竭,除用肾上腺皮质激素治疗以外,应加用地高辛或静注毛花苷丙(西地兰)及速效利尿剂如呋塞米(速尿)等。

3. 药物疗效评价　ASO 下降,ESR 下降,心电图好转,超声心动图瓣膜损害减轻或消失。

4. 药物的安全性评价　肝肾功能监测,凝血功能监测,胃肠道反应评估。

(二) 手术

慢性扁桃体炎于风湿热控制后可摘除扁桃体,但在术前 2~3 天及术后 1~2 周注射青霉素,以防止发生感染性心内膜炎。

在心瓣膜严重损害时,可作瓣膜成形术或置换术,从而恢复瓣膜的正常功能,但由于儿童期存在不断生长发育问题,可形成置换瓣膜相对狭窄现象,还要考虑置换瓣膜的耐久性、术后抗凝治疗以及预防感染等问题,须严格掌握适应证。

（三）其他治疗

卧床休息，控制活动量。应给容易消化，富有蛋白质、糖类及维生素 C 的饮食，宜少量多餐。有充血性心力衰竭者可适当地限制盐及水分。应用皮质激素的患儿亦应适当限制食盐。

【展望】

静脉内注射免疫球蛋白作为免疫调节剂，可能对自身免疫性心脏病有益。研究报道，在川崎病患者中，使用大剂量免疫球蛋白静脉内注射，能够显著减少冠状动脉病变的发生。人们希望通过静脉注射免疫球蛋白同样能减少急性风湿性瓣膜炎病变。

总之，应该进一步提高对风湿热的认识，积极预防链球菌感染和风湿热复发，早期诊断，合理治疗，避免因病情进展及反复造成心脏不可逆病变。

（韩彤昕　何晓琥）

[参考文献]

1. Singh S, Bansal A, Gupta A, et al. Kawasaki disease. Int Heart J, 2005, 46: 679-689
2. Martin JM, Green M, Barbadora KA, et al. Erythromycin-resistant group Astreptococci in school children in Pittsburgh. N Engl J Med, 2002, 346: 1200-1206

第六章 心血管系统疾病

第一节 总 论

一、小儿心血管系统解剖生理特点

心血管系统由心脏、动脉、静脉及毛细血管组成,其中,心脏是一个中空的肌性动力器官,为心血管系统的枢纽,正常心脏通过有节律的收缩和舒张,将来自上、下腔静脉的静脉血吸纳入右心房,经右心室泵入肺动脉,在肺循环进行气体交换,然后,氧合血通过肺静脉回流入左心房,经左心室泵入主动脉,继而供应全身组织器官,从而完成血液循环这一复杂而重要的生理过程。其中,心脏的形态及大小随心脏的收缩和舒张而变化,亦随年龄、体型的不同而变化。小儿心血管系统有其自身的解剖及生理特点。

(一) 小儿心血管系统解剖特点

1. 心脏重量 小儿心脏相对比成人的重。新生儿心脏重量约 20~25g,占体重的 0.8%,而成人只占 0.5%。1~2 岁达 60g,相当于新生儿的 2 倍,5 岁时为 4 倍,9 岁时为 6 倍,青春后期增至 12~14 倍,达到成人水平。除青春早期外,各年龄男孩的心脏均比女孩重。

2. 房室增长速度 生后第 1 年心房增长速度比心室快,第 2 年二者增长速度相接近,10 岁之后心室生长超过心房。左、右心室增长也不平衡。胎儿期右室负荷大,左室负荷小而右心占优势。新生儿期左、右室壁厚度为 1:1,约为 0.5cm。随着年龄的增长,体循环的量日趋扩大,左室负荷明显增加,左室壁厚度较右侧增长为快。6 岁时,左室壁厚达 1.0cm,右室则为 0.6cm,即 1.6:1

(成人2.6∶1)。15岁时左室壁厚度增长到初生时2.5倍,但右室仅增长原来厚度的1/3。

3. 心腔容积　自出生至成人四个心腔容积发展的速度是不均衡的。如初生时心腔容积为20～22ml,7岁时为初生时的5倍,约为100～120ml,青春期为140ml,18～20岁达240～250ml,为初生时的12倍。

4. 心脏位置与形态　小儿心脏的位置年龄随增长而发生变化。2岁以下幼儿心脏多呈横位,2岁以后随着小儿的起立行走、肺及胸部的发育和横膈的下降等,心脏由横位逐渐转为斜位。小儿心脏的形状,婴幼儿期为球形、圆锥形或椭圆形;6岁后跟成人心脏的形状相接近,为长椭圆形。成人心脏长径约12～14cm,横径约9～10cm,前后径约6～7cm,而小儿心脏的长径、横径和前后径在不同年龄期有不同的增长率,生后第一年增长最快。

5. 血管特点　小儿的动脉比成人相对粗,如新生儿的动、静脉内径之比为1∶1,而成人为1∶2;冠状动脉也相对比成人粗,心肌供血充分。大血管方面,10～12岁前肺动脉比主动脉粗,之后则相反。婴儿期肺、肾、肠及皮肤的微血管口径较成人粗大,故对以上器官的血液供给比成人为佳。

(二) 小儿心血管系统生理特点

1. 心率　年龄愈小,心率愈速。心率较快的原因是小儿新陈代谢旺盛,身体组织需要更多的血液供给,但心脏每次搏出量有限,只有增加搏动次数来补偿不足。另外,婴幼儿迷走神经尚未发育完臻,中枢紧张度较低,对心脏收缩频率和强度的抑制作用较弱,而交感神经占优势,故易有心率加速。少儿心率的正常值随年龄而异,而且次数不稳定,因此,应在小儿安静时测定心率才为准确。一般体温每增高1℃,心率每分钟增加约15次。睡眠时心率每分钟可减少20次左右。

2. 动脉血压　其高低主要取决于心搏出量和外周血管阻力。小儿年龄愈小,动脉压力愈低。新生儿血压较低,不易测定,采用触诊法或皮肤转红法也只测到收缩压的近似值。新生儿收缩压在

53～71mmHg（7.05～9.44kPa）之间，平均为65mmHg（8.65kPa）。不同年龄的血压不同。为便于推算，小儿上肢血压正常值可按下列公式计算：

1岁以上收缩压＝80＋（2×年龄）mmHg，相当于104＋（0.26×年龄）kPa，舒张压为收缩压的2/3。

高于此标准20mmHg（2.6kPa）以上考虑为高血压，低于此标准20mmHg（2.6kPa）以上可考虑为低血压。正常下肢比上肢血压约高20～40mmHg（2.6～5.2kPa）。脉压为收缩与舒张压之差，正常为30～40mmHg（4.0～5.2kPa）小儿血压受诸多外界因素的影响。如哭叫、体位变动、情绪紧张皆可使血压暂时升高。故应在绝对安静时测量血压。

3. 静脉压　其高低与心搏出量、血管功能及循环血容量有关。上、下腔静脉血返回右心室受阻也影响静脉压。静脉压一般3～5岁时为40～50cmH_2O（0.39～0.49kPa），5～10岁约为50～60cmH_2O（0.49～0.58kPa）。正常小儿坐位或立位时看不到饱满的颈静脉，若见到则提示静脉压升高。在右心衰竭，心包积液、缩窄性心包炎时，或小儿哭叫、体力活动、变换体位时，可以看到颈静脉饱满的体征，即提示有病理性的或暂时性的静脉压升高。

4. 循环时间　小儿常用的循环时间测定方法为5％荧光素静脉注射法。正常婴儿循环时间平均为7秒。儿童为11秒。在充血性心力衰竭则时间延长，先天性心脏病中有右向左分流臂至唇的循环时则缩短。

二、心血管系统疾病的诊断步骤

心血管系统疾病的诊断步骤：心血管疾病的病情估计及治疗正确与否，基于诊断的正确性与完整性，一个完整的诊断应包括以下几个方面。

1. 病因诊断　常见的病因有：先天性心血管病，如心房间隔缺损；感染性心脏血管病，如亚急性细菌性心内膜炎；结缔组织病性心脏血管疾病，如风湿性心瓣膜病，系统性红斑狼疮；动脉粥样硬化，如冠状动脉粥样硬化性心脏病；高血压病及继发性高血压，如肾动脉狭窄；内分泌性心血管病，如甲状腺功能亢进；贫血性心脏病；肺原性心脏病等。

2. 解剖部位诊断　应写明病变部位：先天性心血管疾病的畸形所在部位，如动脉导管未闭、肺动脉瓣狭窄；心内膜病变，如心内膜炎（亚急性或急性）和瓣膜病（瓣膜狭窄或关闭不全）；心包病变，如急性心包炎或慢性缩窄性心包炎；冠状动脉病变，如冠状动脉硬化、栓塞或血栓形成；心肌病变，如心肌炎、心肌病、心肌梗死等；心脏肿瘤，如心房黏液瘤；血管病变，如主动脉窦瘤等。

3. 病理生理诊断　心力衰竭（急性或慢性），周围循环衰竭（休克），心绞痛，阿—斯综合征，高动力性循环，心律失常如窦性心动过速、过缓或不齐、过早搏动、阵发性心动过速、房室传导阻滞、心房（心室）扑动或颤动、预激综合征等。

4. 心功能诊断　根据病人在不同程度的活动量下所产生的主观症状，而将心功能划分为四级，第一级：有心脏血管疾病，但一切活动不受限制且无症状；第二级：能胜任一般轻体力活动，但较重的体力活动可引起心悸、气短等心功能不全症状；第三级：休息时无任何不适，但做一般活动时即有心功能不全表现；第四级：任何活动均有症状，即使在卧床休息时，亦有心功能不全症状，如心悸、呼吸困难及不能平卧等。

为了全面了解病情，心血管疾病的诊断除包括上述四个方面以外，还应列入并发症如脑栓塞等。例如风湿性心脏病，二尖瓣狭窄及关闭不全，风湿活动，心力衰竭Ⅱ度，心功能三级，并发心房颤动，脑栓塞及左侧偏瘫。这是一个完整的诊断，对判断病情，估计预后，指导治疗是很有价值的。

（孙　锟　陈国珍）

第二节 先天性心脏病

一、先天性心脏病总论

【概述】

先天性心脏病（简称先心病）（congenital heart disease，CHD）是由于心脏、大血管在胚胎早期发育失常或发育障碍所引起的心血管解剖结构异常的一组先天性畸形的疾病，包括数十种从简单到复杂的心脏或大血管的发育异常。根据国外有关文献报道，其发病率约占存活婴儿的 0.4%～0.8%。国内根据上海市二个区对先心病的发病率的调查结果证实，杨浦区为占活产新生儿的 0.67%；徐汇区为 0.72%，也就是说我国每年的新生儿中，约有 10 万以上患先心病。

1. 病因与发病机制　胚胎期发育在受孕后第 3～8 周完成。特别需要注意的是：胚胎在母体内形成 2 周时，心脏发育开始，约在第 4 周即有循环作用，到第 8 周心脏外表已有心房、心室形成。在胚胎发育的这个关键时期，任何影响心脏发育的内在或外在因素都能使心脏某一部分发育障碍，从而形成各种类型先心病。近年，由于遗传学、胚胎学和生物学科研究的进展，对先心病的发病原因有了一定的认识。但目前对绝大部分先心病患者的病因还不十分清楚，可以肯定的是先心病的发生与遗传和环境因素有关。据有关资料介绍单纯遗传占 8%，单纯环境占 2%，遗传和环境相互作用占 90%。

2. 病理生理　正常新生儿的心脏，在出生后发生心血管结构的变化（卵圆孔关闭、动脉导管断流、肺血管阻力降低）将体肺循环分开，此时右心压力已低于左心压力，而先心病的转归即有赖于此压力差异。许多先心病并不产生明显的血流动力学改变，有一部分的畸形则可能导致异常的心室容量、心室压力负荷及心房排空，未氧合血和氧合血的混合，或不适当的体循环输出量。

根据血液动力学结合病理生理变化，先心病可发为三类：

（1）左至右分流型（无发绀型）　在左、右心腔或主、肺动脉间有异常通道，左侧压力高于右侧，左侧动脉血通过异常通道进入右侧静脉血中，引起左向右分流，以房间隔缺损、室间隔缺损、动脉导管未闭最多见。

（2）右至左分流型（发绀型）　右心腔或肺动脉内压力异常增高，血流通过异常通道流入左心腔或主动脉。以法洛四联症、大血管错位最多见。

（3）无分流类　左、右两侧无分流，无发绀，以肺动脉狭窄、主动脉缩窄多见，临床男孩多见。

【临床表现】

由于存在病种单一或复杂的不同，临床表现也各不相同。有的平时无任何症状，生长发育正常，活动量也很大。有的经常感冒，反复出现支气管炎、肺炎。喂奶困难或婴儿拒食、呛咳，常出现吃吃停停、呼吸急促、面色苍白、憋气、心力衰竭等。儿童诉说易疲乏，体力较差，平素多汗、口周发青、咯血、胸痛、晕厥等。

【体格检查】

先心病多有较明显的体征，如：①发育状况：可有发育不正常，表现为瘦弱、营养不良、发育迟缓等。②发绀：见于右向左分流类先心病或左向右分流类先心病合并肺动脉高压（艾森曼格综合征）时。③杵状指（趾）：常见于中重度发绀的病人。④血压异常：上下肢血压差别、脉压增大均有重要意义。⑤脉搏异常：见于动脉导管未闭等大量左向右分流先心病。可有水冲脉、颈动脉搏动增强、颈静脉搏动、胸骨上窝强烈搏动等。⑥周围血管征：大动脉枪击音、水冲脉、毛细血管搏动较常见，为脉压增大的结果。见于动脉导管未闭、主动脉窦瘤破入右室、主动脉瓣关闭不全等。⑦心尖搏动增强：见于巨大室间隔缺损、动脉导管未闭等。⑧震颤：胸骨左缘第三、四肋间收缩期，常为室间隔缺损。心尖部舒张期震颤，见于二尖瓣狭窄。⑨心脏杂音：心脏听诊是先心病中最重要的部分。听诊时应注意心音、心律、杂音。杂音最响的部位、强度、时期、持续时间、音调、性质、传导等对诊断有重要意义。胸骨左缘第二肋间收缩期喷射性杂音，见于肺动脉狭窄、房间隔缺损等。胸骨左缘第三、四肋间收缩期喷射性杂音，见于法洛四联症、右室漏斗部狭窄。心尖区全收缩期杂音，见于二尖瓣关闭不全、部分型房室管畸形等。大量左向右分流的先天性心脏病，通过二尖瓣或三尖瓣的血流量增加，相对瓣口狭窄，出现舒张期杂音。连续性杂音，见于动脉导管未闭、主动脉窦瘤破入右室、冠状动静脉瘘、主动脉缩窄、大量侧枝循环形成等。

【辅助检查】

1. 胸部 X 线　可了解心脏的形态、心胸比率、各房室大小、位置，大血管的位置、走行、相互关系。观察肺血管情况、肺血多少、有无肺动脉高压等。

2. 心电图　心电图可提供心律、心率、电轴、心腔大小、心肌劳损、心室肥厚或心房肥大等资料，对临床诊断心脏病有一定的帮助。

3. 超声心动图　是目前应用最广，意义最大的先心病辅助检查方法，不仅能显示心脏形态学改变，而且能实时反应出心脏大血管的血流动力学变化。该检查无创伤、直观、准确性高。由于婴幼儿生理发育的原因，超声心动图成为诊断的主要手段，但超声心动图诊断受超声科医师技术水平影响较大。国外及国内开展先心病外科较好的单位，超声心动图已有逐渐取代心血管造影等创伤性检查的趋势。

4. 心导管检查术　分为右心及左心导管检查两种。右心导管检查术是经皮穿刺股静脉后，将心导管经下腔静脉送至右心房、右心室及肺动脉。左心导管检查术则是经皮穿刺股动脉，导管经降主动脉逆行至左心室。心导管检查术的作用在于：右心导管检查能了解右侧心脏、血管有无异常通道及其压力等心脏血流动力学改变，但不能直接反映左心病变。同样左心导管检查术主要了解左心房、左心室及主动脉压力等病理生理改变情况。因此，心导管检查术有助于明确先心病的诊断，并能准确提供血液动力学资料。

5. 心血管造影检查术　此项检查是借助于心导管（一般在心导管检查后再换造影导管）将造影剂直接快速注入选定的心脏某一部位或大血管进行电影摄片，可清楚显示心脏房室、大血管、瓣膜及心脏内部结构有无异常；心脏与大血管间是否有异常通道；还可反映心脏的功能状态，因而大大提高了先心病特别是复杂型先心病的确诊率并可为外科手术矫正畸形提供可靠的依据。

6. 电子计算机体层摄影（CT）及核磁共振（MRI）　对确定心脏大血管位置关系、有无狭窄、血流动力学改变有一定意义。

7. 放射性核素检查　对心内分流、肺血管发育等诊断有一定意义。

【诊断】

常见典型先心病通过症状、体征、心电图、X线和超声心动图即可作出诊断，并能估计其血液动力学改变，病变程度及范围，以定治疗方案。对合并其他畸形、复杂先心病，可结合心导管、心血管造影、核素扫描、计算机断层扫描、核磁共振等检查，了解其异常病变程度、类型及范围，综合分析，做出明确的诊断，并制定治疗方案。但80％以上的先心病可通过心电图、X线胸片、超声心动图三项基本检查得到确诊。

【治疗、预防、预后】

目前，在先心病治疗上，主要采用外科手术治疗和内科介入治疗两种治疗方法，比如，近年来开展的封堵介入治疗适合于部分先心病患者，而外科手术治疗适合于各个部位、各种类型的室间隔缺损病症治疗。

1. 内科治疗　一般为改善心功能以过渡到外科手术治疗。

2. 内科介入治疗　是当今及今后发展的重点及热点，目前单纯肺动脉瓣狭窄的球囊扩张术已基本替代了手术治疗；动脉导管未闭的各种闭合器，如双伞式、纽扣式、弹簧圈、螺帽式等各种方法可闭合大到10毫米的未闭动脉导管；直径20毫米以下中央型房间隔缺损的导管介入关闭，临床已取得良好效果；室间隔缺损封堵术亦用于临床，但尚不广泛。另外，近年来通过心导管术还可进行心内膜心肌活体组织检查，安装心脏临时或永久性起搏器等，为先心病的治疗开辟了新途径。

3. 外科手术治疗　从大的分类来讲，先心病手术分为闭合式手术及体外循环下心脏直视手术。闭合式手术用于动脉导管未闭结扎术、主动脉缩窄成形术等。在胸外侧切口术中，患者心脏、肺仍执行各自的功能。体外循环下心脏直视手术又称心脏开放手术，为最常采用的方法，胸正中切口，劈开胸骨，术中使用体外循环代替心、肺功能，将心脏停止跳动，修补后再复跳，恢复心、肺功能。如室间隔缺损修补术、房间隔缺损修补术、法洛四联症根治等，目前尚有在体外循环辅助下，保持心脏仍跳动下进行手术，如房间隔缺损修补术等，更有利于手术后心肌创伤恢复。除了心内缺损修补、瓣膜成形等手术外，对于复杂先心病尚有各种特殊的术式，往往以发明者的名字命名，如 Rastelli 手术、Fontan 手术等，以解决右室双出口、单心室、三尖瓣闭锁等复杂先天畸形的矫治。

4. 预后　随着心脏诊断方法及心内、外科治疗技术的进展，目前绝大多数先心病均能获得明确的诊断和矫正治疗，预后较前有明显的改观。一般取决于畸形的类型和严重程度，适合手术矫正者的手术时机及术前心功能状况，有无合并症而定。无分流类或者左向右分流类，轻者无症状、心电图和 X 线无异常者，以及中、重度均可通过手术矫正，预后较佳，若已产生严重肺动脉高压双向分流则预后较差，右至左分流或复合畸形者，病情较重者，应争取早日手术。轻者可选择手术时机，以 3~6 岁左右为佳。

【展望】

在医疗技术的飞速进展的今天，我们对先心病的认识越来越深刻，处理也越来越趋向于理性化和科学化。分子基因学和组织胚胎工程的研究为我们开启了一扇新的大门。利用基因检测对先心病进行遗传预测或早期诊断在未来将成为可能，而胚胎发育和组织工程学的研究也为先心病的自愈和同种组织瓣的移植等提供了启发性意义。核磁共振及多层螺旋 CT 等影像学技术的进步和三维超声的发展将为先心病提供更为便利、精确的诊断,减少不必要的创伤。而内外科联合治疗的开展打破了过去心内科和胸外部分对立的格局,具有重要的里程碑意义。但同时,有更多的现实问题还有待于我们去解决。比如,如何建立规范化的诊断标准和适应症标准?如何加快国产装置及仪器的研发?如何考察和保证先心患者术后的生活质量?是否需要建立大型先心病数据库及随访体系?这些问题都值得我们去探索和努力。

二、先天性心脏病各论

(一) 房间隔缺损

【概述】

房间隔缺损(atrial septal defect,ASD)是先心病中最常见的,占先心病总数的 20%~25%,女性较多见。

1. 病理解剖 按胚胎发育及病理解剖部位不同,分为三型:

(1) 继发孔型:最多见。

(2) 原发孔型:约占 5%~10%。

(3) 共同心房:即原发及继发房间隔不发育,形成单个心房腔。

2. 病理生理 正常时,婴幼儿右心房、室壁较成人厚,顺应性差,随年龄增长,左心房压力高于右心房。血流由左心房经房间隔缺损口流入右心房,因此,三尖瓣口右心室和肺循环血流量增多,右心室舒张期负荷增加,早期肺小动脉痉挛形成动力性肺动脉高压,随病程推移,肺小动脉硬化,血管管腔变小,肺动脉高压加重,形成阻塞性肺动脉高压,出现右心室和右心房肥厚与扩张。肺动脉高压晚期出现右心衰竭,右心房压高于左心房,可出现双向分流或右至左分流,发绀出现,通称艾森曼格综合征,左至右分流量大小与缺损大小和左、右心房间压差成正比。

【临床表现】

1. 症状 与缺损大小、有无合并其他畸形有关。若为单纯型且缺损小,常无症状。缺损大者多数病例由于肺充血而有劳累后胸闷、气急、乏力。婴幼儿易发生呼吸道感染。原发孔型缺损或共同心房症状出现早且严重，进展快。

2. 体格检查　缺损大者可影响发育、心前区隆起，心尖搏动向左移位呈抬举性搏动。心界向左扩大，胸骨左缘Ⅱ～Ⅲ肋间有2～3级柔和吹风样收缩期杂音，不伴细震颤，三尖瓣区有短促舒张期杂音，肺动脉瓣区第二音亢进及有固定性分裂。若已有肺动脉高压，部分病人有肺动脉喷射音及肺动脉瓣区有因肺动脉瓣相对性关闭不全的舒张早期泼水样杂音（Graham Steel）。若为原发孔型缺损，在心尖部可听到全收缩期吹风样杂音。

【辅助检查】

1. X线　心脏外形轻至中度扩大，以右心房、右心室为主，肺动脉段明显突出，肺门血管影增粗，肺动脉干凸出且搏动增强，可有肺门"舞蹈"，肺野充血，主动脉影缩小。原发孔型缺损而伴有二尖瓣关闭不全者，则左心室亦增大。

2. 心电图　典型表现为电轴右偏和不完全性或完全性右束支传导阻滞，后者可能为室上嵴肥厚和右心室扩张所致。部分病例尚有右心房和右心室肥厚。原发孔型缺损的病例常见电轴左偏及左心室肥厚。

3. 超声心动图　右心房、右心室增大，右室流出道增宽，室间隔与左室后壁呈矛盾运动。肺动脉增宽，主动脉内径较小。扇形切面可显示房间隔连续中断位置、大小。多普勒彩色血流显像可观察到分流的位置、方向，且能估测分流的大小。声学造影可见有异常分流。

4. 心导管检查及心血管造影　右心导管检查可发现右心房血氧含量高于上、下腔静脉平均血氧含量（1.9％容积），70％病例心导管可通过缺损口由右心房进入左心房。通过右心导管可测量各个部位压力及计算分流量和肺动脉阻力。如疑有原发孔缺损，肺动脉口狭窄，肺静脉畸形引流等异常，可考虑作心血管造影。一般如临床典型，X线、心电图检查结果符合，经超声心动图检查确诊者，术前可不必做心导管检查。

【诊断及鉴别诊断】

典型者依据 X 线、心电图和超声心动图，以及心导管检查可以做出诊断，但需注意与室间隔缺损、肺动脉瓣狭窄、部分肺静脉畸形引流入右心房、原发性肺动脉扩张、原发性肺动脉高压等疾病鉴别。

【治疗、预防、预后】

凡 X 线与心电图有异常，右心导管检查计算分流量已达肺循环血流量 40% 以上，临床上已有明显症状者，有条件者应尽早施行手术。年龄以 4~6 岁为理想。手术时应注意在心房内探查，如发现有部分肺静脉畸形回流，可一并予以纠正。亦可通过介入性心导管用扣式双盘堵塞装置（Sideris）、蚌状伞（CardioSeal）或蘑菇伞（Amplazer）关闭缺损。至于分流量较小而无心脏增大或症状表现的患儿可以作临床观察，然而，支持对小型房间隔缺损作手术修补的理由之一在于考虑小缺损可能引起成人期的肺高压，另一原因在于防止右向左分流而引起体循环栓塞的可能。

（二）室间隔缺损

【概述】

室间隔缺损（ventricular septal defect，VSD）约为先心病总数 20%，可单独存在，也可与其他畸形并存。

1. 病理解剖　根据缺损的位置，可分为五型：

（1）嵴上或干下缺损：从右室看位于右室流出道（或漏斗部）、室上嵴之上，紧贴肺动脉瓣之下。

（2）高位或膜部缺损：最多见，约占 60%~70%。

（3）房室道或隔瓣后缺损：缺损位于膜部缺损下后方的右室流入道，室间隔的最深处，三尖瓣隔瓣之下，与隔瓣之间没有肌肉组织。

（4）肌部缺损：位于肌部室间隔的任何部位，包括流入道、流出道或右室小梁部位。

（5）共同心室：室间隔膜部及肌部均未发育，较少见。

2. 病理生理　在心室水平产生左至右的分流，分流量多少取决于缺损大小。缺损小者以左室增大为主，若缺损＜0.5cm则分流量较小，多无临床症状。缺损大者，肺循环血流量明显增多，流入左心房、室后，在心室水平通过缺损口又流入右心室，进入肺循环，因而左、右心室负荷增加，左、右心室均增大，肺循环血流量增多导致肺动脉压增加，右心室收缩期负荷也增加，最终进入阻塞性肺动脉高压期，可出现双向或右至左分流。

【临床表现】

决定于缺损的大小。小型缺损，即所谓Roger病，多发生于室间隔肌部，可无明显症状，仅活动后稍感疲乏，生长发育一般不受影响。缺损大者，症状出现早且明显，以致影响生长发育。患儿多消瘦、乏力、气短、多汗，易患肺部感染，易导致心力衰竭。有时因扩张的肺动脉压迫喉返神经，引起声音嘶哑。晚期（多见于儿童或青少年期）或缺损很大且伴有明显肺动脉高压者，可出现右向左分流，呈现青紫，并逐渐加重。

体格检查：心尖搏动增强并向左下移位，心界向左下扩大，典型体征为胸骨左缘Ⅲ～Ⅳ肋间有3～5级响亮粗糙全收缩期杂音，向心前区传导，伴收缩期细震颤。若分流量大时，心尖部可有功能性舒张期杂音。肺动脉瓣第二音亢进及分裂。严重的肺动脉高压，肺动脉瓣区有相对性肺动脉瓣关闭不全的舒张期杂音，原间隔缺损的收缩期杂音可减弱或消失。室间隔缺损易并发支气管炎、充血性心力衰竭、肺水肿及亚急性细菌性心内膜炎。膜部和肌部的室间隔缺损均有自然闭合的可能（约占20%～50%），一般发生于5岁以下，尤其是1岁以内。干下型室间隔缺损未见自然闭合者，且容易发生主动脉瓣脱垂。

【辅助检查】

1. X线　缺损小者心影多无改变，或只有轻度左心室增大或肺充血。缺损中度大时，心影有不同程度增大，以左心室为主。缺损大者，左、右心室均增大，左心房往往也增大，肺动脉段明显凸出，肺血管影增粗，搏动强烈，主动脉弓影较小。严重肺动脉高压时，肺野外侧带反而清晰。

2. 心电图　缺损小者心电图可正常或表现为轻度左心室肥大。缺损中度大以上者，示左心室或左、右心室肥大。症状严重、出现心力衰竭者，多伴有心肌劳损。

3. 超声心动图　左心房和左心室内径增宽，右心室内径也可增宽，室间隔活动正常，主动脉内径缩小。连续扫描室间隔回声有连续中断，但阴性不能否定缺损的存在。扇形切面显像在心脏长轴和四腔切面常可直接显示缺损。多普勒超声由缺损右室面向缺损处和左室面追踪可探测到最大湍流。多普勒彩色血流显像可直接见到分流的位置、方向和区别分流的大小，还能确诊多个缺损的存在。

4. 心导管检查　右心室水平血氧含量高于右心房0.9%容积以上，小型缺损增高不明显。偶而导管可通过缺损到达左心室。依分流量的多少，肺动脉或右心室压力有不同程度的增高。伴有右向左分流的患者，动脉血氧饱和度降低。肺动脉阻力显著高于正常值。

【诊断及鉴别诊断】

根据典型体征，X线、心电图，超声心动图及心导管等检查可以确诊，但需注意当本病合并有动脉导管未闭时，后者的杂音往往被室间隔缺损的响亮杂音所掩盖，而易于漏诊，或者室间隔为肺动脉下型缺损时，由于左至右分流的血液直接流入肺动脉，致肺动脉血氧含量高于右心室，易于误诊为动脉导管未闭。故必要时可作升主动脉造影明确诊断。此外，尚需与房间隔缺损原发孔型、肺动脉口狭窄、梗阻性肥厚型心肌病、动脉导管未闭、主动脉窦瘤破入右心、主肺动脉缺损等疾病鉴别。

【治疗、预防、预后】

1. 内科治疗　主要防治感染性心内膜炎、肺部感染和心力衰竭。通过给予洋地黄类、利尿剂，限制盐分摄入和/或降低后负荷，以及积极处理呼吸道感染等能够使患儿心力衰竭得到控制，并保证其正常生长发育。至于通过介入性心导管术关闭膜周部等缺损，因操作难度较高，且易引起并发症，目前尚未在国内推广。

2. 外科治疗　直视下行缺损修补术，缺损小，X线与心电图正常者可暂不手术，若有/或无肺动脉高压，以左至右分流为主，手术效果最佳，以 4~10 岁为宜，若症状出现早或有心力衰竭，也可在婴幼儿期手术，显著肺动脉高压，有双向或右至左分流为主者，不宜手术。缺损小者，不一定需手术治疗。中型缺损临床上有症状者，宜于学龄前期在体外循环心内直视下作修补术。大型缺损在 6 个月以内发生内科难以控制的充血性心力衰竭，包括反复罹患肺炎和生长缓慢，应予手术治疗；6 个月至 2 岁的婴儿，虽然心力衰竭能控制，但肺动脉压力持续增高、大于体循环动脉压的 1/2，或者 2 岁以后肺循环量与体循环量之比＞2∶1，亦应及时手术修补缺损。

（三）动脉导管未闭

【概述】

动脉导管未闭（patent ductus arteriosus，PDA）较多见，占先心病总数 15%，女性多见。婴儿出生后 10~15 小时，动脉导管即开始功能性闭合。生后 2 个月至 1 岁，绝大多数已闭。1 岁以后仍未闭塞者即为动脉导管未闭。未闭动脉导管位于肺动脉干和左锁骨下动脉开口远端的降主动脉外，长度在 0.2~3cm 间，未闭动脉导管可呈管型、窗型或漏斗型。本病也可合并其他畸形，如肺动脉口狭窄、主动脉缩窄、房室间隔缺损、大血管错位等。

【临床表现】

1. 症状　分流量小，常无症状。中度分流量以上，有劳累后心悸、气喘、乏力和咳嗽。少数病例有发育障碍，易并发呼吸道感染和感染性心内膜炎，晚期可发生心力衰竭，如已发生阻塞性肺动脉高压，则出现呼吸困难且日渐加重，发绀等。

2. 体格检查　心尖搏动增强并向左下移位，心浊音界向左下扩大。胸骨左缘第Ⅱ肋间偏外侧有响亮的连续性杂音，向左上颈背部传导。伴有收缩期或连续性细震颤。出现肺动脉高压后，可能仅听到收缩期杂音。肺动脉第二音亢进及分裂，肺动脉瓣可有相对性关闭不全的舒张期杂音。分流量较大时，由于通过二尖瓣口血流增多。增速，心尖部有短促的舒张中期杂音。可有周围血管体征，包括颈动脉搏动增强、脉压加大、水冲脉、毛细血管搏动、枪击音及杜氏征等。

【辅助检查】

1. X线　轻型可正常。分流量大者，左心房、左、右心室增大，肺血管影增多，肺动脉段凸起，搏动增强，主动脉结突出，有漏斗征。

2. 心电图　中度分流者有左心室肥厚，较大分流者有左、右心室肥厚，左心房肥大。

3. 超声心动图　左心房、左心室增大，主动脉增宽，并可显示未闭动脉导管管径与长度。多普勒超声可于主、肺动脉远端测出收缩与舒张期湍流频谱。彩色多普勒血流显像可直接见到分流的方向和大小。

4. 心导管检查　典型的动脉导管未闭一般可不必做心导管检查，只是在确诊困难时选用。肺动脉平均血氧含量高于右心室0.5％容积以上。肺动脉高压有不同程度增高，有时心导管可自肺动脉通过未闭动脉导管进入降主动脉。必要时作逆行主动脉造影，可见主动脉与肺动脉同时显影，并能明确未闭导管位置、形态及大小。

【诊断及鉴别诊断】

根据典型杂音，X线与心电图常可做出诊断。超声心动图及右心导管检查能进一步明确畸形部位、形态及大小。但需注意与主、肺动脉隔缺损，主动脉窦瘤破入右心，室间隔缺损伴主动脉瓣关闭不全等能引起连续性杂音的疾病进行鉴别。

【治疗、预防、预后】

1. 内科治疗　防治呼吸道感染、心力衰竭及感染性心内膜炎。早产儿或新生儿早期动脉导管未闭，可用消炎痛 0.2～0.3mg/kg 或阿司匹林 20mg/kg，每日 4 次口服，以抑制前列腺素合成，使导管闭合。对较大儿童或成人，可通过心导管行非开胸动脉导管栓塞术。

2. 外科治疗　手术结扎与切断缝合手术。手术最佳年龄 1～6 岁。1 岁以内反复肺炎不能控制者可提前手术。动脉导管未闭合并细菌性心内膜炎者，应在感染完全控制后数月施行手术，对无法控制者，也可在大剂量抗生素的治疗下，闭合未闭之导管，但危险性较大。

（四）法洛四联症

【概述】

法洛四联症（tetralogy of Fallot，TOF）在发绀型先心病中最常见（占70%～75%），为复合性先天性畸形，包括肺动脉狭窄、室间隔缺损、主动脉骑跨于缺损的室间隔上及右心室肥厚四种畸形。男女发病率类似。

1. 病理解剖　本病的基本病理改变为室间隔缺损和肺动脉狭窄，右心室肥厚和主动脉骑跨为前两种畸形的后果。肺动脉狭窄以漏斗部狭窄多见，由于右心室流出道发育不良，心内膜增厚及漏斗部组织弥漫性或局限性增厚等，形成第三心室。室间隔缺损多位于升主动脉起源部之下方，大小类似主动脉瓣口，为室上嵴下型。主动脉骑跨为一相对畸形，随着主动脉发育，骑跨可逐渐加重。右心室肥厚是肺动脉狭窄的代偿性结果，室壁增厚，可接近与超过左心室。本病20%～25%有右位主动脉弓，约15%伴有卵园孔未闭或房间隔缺损，称法洛氏五联症。其临床表现类似法洛四联症，本病尚可与动脉导管未闭、双侧上腔静脉、肺静脉畸形引流、右位心等畸形并存。

2. 病理生理　病情严重程度主要决定于肺动脉狭窄程度和室间隔缺损的大小。肺动脉狭窄引起右心室收缩期负荷增加及右心室肥厚，当右心室收缩压超过左心室时，右心室静脉血通过室间隔缺损流入左心室和骑跨的主动脉，使动脉血氧饱和度下降而出现发绀和继发性红细胞增多，肺动脉口狭窄愈重和室间隔缺损愈大，则右至左的分流量也愈大，发绀也愈重。由于右心室压力增高，可导致右心房肥大，肺动脉压减低。

【临床表现】

大多数于出生后6个月内出现发绀，严重者生后不久即出现。轻者在1岁左右时由于肺动脉瓣口狭窄加重和动脉导管闭合而渐出现发绀，活动后气喘，乏力，喜蹲踞位，后者可使体循环阻力增加，而减少右至左分流和回心血量，使症状稍缓解，发绀严重者，可由于缺氧较重引起发作性昏厥癫痫样抽搐，意识障碍，甚至死亡，其原因可能由于内源性儿茶酚胺水平一时性增高，右心室漏斗部肌肉痉挛，肺动脉血流进一步减少，使右向左分流突然增加所致。少数病例可有鼻衄，咯血，栓塞及脑出血。

体格检查：发绀及杵状指（趾）为本病常见体征。发育较差，心前区隆起，大部分病例在胸骨左缘第Ⅲ～Ⅳ肋间有2～3级收缩期杂音，杂音为肺动脉狭窄所致，杂音最响部位高低与肺动脉狭窄类型有关，杂音的响度和狭窄程度呈反比，狭窄愈重则右心室血流分流至骑跨的主动脉增多，进入肺动脉血流越少之故。肺动脉瓣第二音减弱或消失。法洛四联症常见并发症为脑血栓、脑脓肿及亚急性细菌性心内膜炎。

【辅助检查】

1. X线　心影正常或稍大，心尖圆钝上翘，肺野清晰，肺血管影稀少，肺动脉段凹陷，构成"靴状"心影。若肺动脉狭窄为瓣膜型，则肺动脉干凸出，主动脉弓增宽，右心室增大，有时右心房也增大，20%有右位主动脉弓。

2. 心电图　右心室肥厚与劳损，部分人也有右心房肥大。电轴右偏。

3. 超声心动图　主动脉前壁与室间隔连续中断，室间隔位于主动脉前后壁间，主动脉增宽，右心室增大，右心室前壁增厚，流出道狭窄。左心室内径缩小。多普勒彩色血流显像可见右心室直接将血液注入骑跨的主动脉。

4. 心导管检查　可有以下特征：①导管可自右心室经室间隔缺损进入主动脉。②右心室与肺动脉间有收缩期压力阶差，分析连续压力曲线，可判断狭窄的部位、类型和程度。③右心室血氧含量高于右心房，说明心室水平有左至右分流。④动脉血氧量减低，说明有右至左的分流。⑤若主动脉、左心室和右心室收缩压相近，说明室间隔缺损大且主动脉右跨明显。⑥红细胞计数与血红蛋白浓度均有增高。

5. **心血管造影** 右室造影可见主动脉与左、右心室同时显影，主动脉增宽且位置偏前、稍偏右，对判断肺动脉狭窄部位、程度和类型，肺动脉分支情况，室间隔缺损的部位及大小，和升主动脉骑跨程度有很大价值。造影对制订手术方案有较大帮助。必要时还需作左室或冠状动脉造影。

【诊断及鉴别诊断】

根据临床症状、X线、心电图、超声心动图，并结合右心导管检查及造影可确定诊断。需注意与法洛三联症、艾森曼格（Eisenmenger's）综合征、三尖瓣闭锁、完全性大血管转位等发绀型先心病鉴别。

【治疗、预防、预后】

1. **内科治疗** 及时控制呼吸道感染，防治感染性心内膜炎，重症病例可用 β-受体阻滞剂以减轻右心室流出道梗阻，预防缺氧发作。缺氧发作的处理方法包括：吸氧，置胸膝体位，肌注吗啡 0.1～0.2mg/kg，普萘洛尔 0.25～1.0mg/kg 每 6 小时口服，可预防再次缺氧发作。

2. **外科治疗** 直视下行根治术，包括切除右心室流出道肥厚肌束，分离狭窄的瓣膜，修补室间隔缺损，此手术较为彻底。手术年龄以 5～8 岁为宜。若症状严重，亦可在 3 岁内选用分流术，作锁骨下动脉、主动脉或上腔静脉与肺动脉吻合术，建立体一肺循环交通，以改善缺氧，为日后根治术准备条件。个别不能作根治术的病例亦可考虑作狭窄肺动脉瓣口或漏斗部切开术，以减轻右心室梗阻，增加肺血流量，减少右至左分流。

（孙 锟　陈国珍）

第三节　病毒性心肌炎

【概述】

病毒性心肌炎（viral myocarditis）是由多种病毒侵犯心脏，

引起局灶性或弥漫性心肌间质炎性渗出和心肌纤维变性、坏死或溶解的疾病，有的可伴有心包或心内膜炎症改变。可导致心肌损伤、心功能障碍、心律失常和周身症状。可发生于任何年龄，近年来发生率有增多的趋势，是儿科常见的心脏疾病之一。据全国九省市"病毒性心肌炎协作组"调查，其发病率占住院病儿总数的5.97%，占门诊病人总数的0.14%。

（一）病因

近年来由于病毒学及免疫病理学的迅速发展，通过大量动物实验及临床观察，证明多种病毒皆可引起心肌炎。其中柯萨奇病毒B_6（1～6型）最常见，其他如柯萨奇病毒A、ECHO病毒、脊髓灰质炎病毒、流感及副流感病毒、腮腺炎病毒、水痘病毒、单纯疱疹病毒、带状疱疹病毒及肝炎病毒等也可能致病。由于柯萨奇病毒具有高度亲心肌性和流行性，据报道在很多原因不明的心肌炎和心包炎中，约39%系由柯萨奇病毒B所致。

尽管罹患病毒感染的机会很多，而多数不发生心肌炎，在一定条件下才发病。例如当机体由于继发细菌感染（特别是链球菌感染）、发热、缺氧、营养不良、接受类固醇或放射治疗等，而抵抗力低下时，可诱发发病。

病毒性心肌炎的发病原理至今未完全了解，目前提出病毒学说、免疫学说、生化机制等几种学说。

（二）病理

急性心肌炎病理改变轻重不等。轻者常以局灶性病变为主，而重者则多呈弥漫性病变。局灶性病变的心肌外观正常，而弥漫性者则心肌苍白、松软，心脏呈不同程度的扩大、增重。镜检可见病变部位的心肌纤维变性或断裂，心肌细胞溶解、水肿、坏死。间质有不同程度水肿以及淋巴细胞、单核细胞和少数多核细胞浸润。病变以左室及室间隔最显著，可波及心包、心内膜及传导系统。

慢性病例心脏扩大，心肌间质炎症浸润及心肌纤维化并有瘢痕组织形成，心内膜呈弥漫性或局恨性增厚，血管内皮肿胀等变化。

【临床表现】

病情轻重悬殊。轻症可无明显自觉症状，仅有心电图改变。重型可出现严重的心律紊乱、充血性心力衰竭、心源性休克，甚至个别患者因此而死亡。大约有 1/3 以上病例在发病前 1～3 周或发病同时呼吸道或消化道病毒感染，同时伴有发热、咳嗽、咽痛、周身不适、腹泻、皮疹等症状，继而出现心脏症状如年长儿常诉心悸、气短、胸及心前区不适或疼痛、疲乏感等。发病初期常有腹痛、纳差、恶心、呕吐、头晕、头痛等表现。3 个月以内婴儿有拒乳、苍白、发绀、四肢凉、两眼凝视等症状。心力衰竭者，呼吸急促、突然腹痛、发绀、浮肿等；心源性休克者，烦躁不安。面色苍白、皮肤发花、四肢厥冷或末梢发绀等；发生窦性停搏或心室纤颤时可突然死亡；高度房室传导阻滞在心室自身节律未建立前，由于脑缺氧而引起抽搐、昏迷称为心脑综合征。如病情拖延至慢性期。常表现为进行性充血心力衰竭、全心扩大，可伴有各种心律失常。

体格检查：多数心尖区第一音低钝。一般无器质性杂音，仅在胸前或心尖区闻及 I～II 级吹风样收缩期杂音。有时可闻及奔马律或心包摩擦音。心律失常多见如阵发性心动过速、异位搏动、心房纤颤、心室扑动、停搏等。严重者心脏扩大，脉细数，颈静脉怒张，肝肿大和压痛，肺部啰音等；或面色苍白、四肢厥冷、皮肤发花、指（趾）发绀、血压下降等。

【辅助检查】

1. 实验室检查

白细胞总数 $10.0 \times 10^9/L \sim 20.0 \times 10^9/L$ 之间，中性粒细胞偏高。血沉、抗链"O"大多数正常。

血清肌酸磷酸激酶、乳酸脱氢酶及其同功酶、谷草转氨酶在病程早期可增高。超氧化歧化酶急性期降低。

若从心包、心肌或心内膜分离到病毒，或用免疫荧光抗体检查找到心肌中有特异的病毒抗原，电镜检查心肌发现有病毒颗粒，可以确定诊断；咽洗液、粪便、血液、心包液中分离出病毒，同时结合恢复期血清中同型病毒中和抗体滴度较第 1 份血清升高或下降 4

倍以上，则有助于病原诊断。

补体结合抗体的测定以及用分子杂交法或聚合酶链反应检测心肌细胞内的病毒核酸也有助于病原诊断。部分病毒性心肌炎患者可有抗心肌抗体出现，一般于短期内恢复，如持续提高，表示心肌炎病变处于活动期。

2. 心电图检查　心电图在急性期有多变与易变的特点，对可疑病例应反复检查，以助诊断。其主要变化为ST-T改变，各种心律紊乱和传导阻滞。

恢复期以各种类型的早搏为多见。少数为慢性期病儿可有房室肥厚的改变。

3. X线检查　心影正常或不同程度的增大，多数为轻度增大。若反复迁延不愈或合并心力衰竭，心脏扩大明显。后者可见心搏动减弱，伴肺淤血、肺水肿或胸腔少量积液。有心包炎时，有积液征。

4. 心内膜心肌活检　心导管法心内膜心肌活检，在成人患者中早已开展，小儿患者仅是近年才有报道，为心肌炎诊断提供了病理学依据。据报道：原因不明的心律失常、充血性心力衰竭患者，经心内膜心肌活检证明约40%为心肌炎；临床表现和组织学相关性较差。原因是EMB取材很小且局限，以及取材时不一定是最佳机会；心内膜心肌活检本身可导致心肌细胞收缩，而出现一些病理性伪迹。因此，对于心内膜心肌活检活检病理无心肌炎表现者不一定代表心脏无心肌炎，此时临床医师不能忽视临床诊断。此项检查一般医院尚难开展，不作为常规检查项目。

【诊断与鉴别诊断】

1. 诊断要点

（1）病原学诊断依据　确诊指标：自患儿心内膜、心肌、心包（活检、病理）或心包穿刺液检查，发现以下之一者可确诊心肌炎由病毒引起。①分离到病毒；②用病毒核酸探针查到病毒核酸；③特异性病毒抗体阳性。参考依据：有以下之一者结合临床表现可考虑心肌炎系病毒引起。①自患儿粪便、咽拭子或血液中分离到病毒，且恢复期血清同抗体滴度较第一份血清升高或降低4倍以上；

②病程早期患儿血中特异性 IgM 抗体阳性；③用病毒核酸探针自患儿血中查到病毒核酸。

(2) 临床诊断依据　①心功能不全、心源性休克或心脑综合征；②心脏扩大（X 线、超声心动图检查具有表现之一）；③心电图改变以 R 波为主的 2 个或 2 个以上主要导联（Ⅰ、Ⅱ、aVF、V_5）的 ST-T 改变持续 4 天以上伴动态变化，窦房传导阻滞、房室传导阻滞，完全性右或左束支阻滞，成联律、多形、多源、成对或并行性早搏，非房室结及房室折返引起的异位性心动过速，低电压（新生儿除外）及异常 Q 波；④CK-MB 升高或心肌肌钙蛋白（cTnI 或 cTnT）阳性。

(3) 确诊依据　①具备临床诊断依据 2 项，可临床诊断为心肌炎。发病同时或发病前 1～3 周有病毒感染的证据支持诊断者；②同时具备病原学确诊依据之一，可确诊为病毒性心肌炎，具备病原学参考依据之一，可临床诊断为病毒性心肌炎；③凡不具备确诊依据，应给予必要的治疗或随诊，根据病情变化，确诊或除外心肌炎；④应除外风湿性心肌炎、中毒性心肌炎、先天性心脏病、结缔组织病以及代谢性疾病的心肌损害、甲状腺功能亢进症、原发性心肌病、原发性心内膜弹力纤维增生症、先天性房室传导阻滞、心脏自主神经功能异常、β 受体功能亢进及药物引起的心电图改变。

(4) 临型分期　①急性期：新发病，症状及检查阳性发现明显且多变，一般病程在半年以内；②迁延期：临床症状反复出现，客观检查指标迁延不愈，病程多在半年以上；③慢性期：进行性心脏增大，反复心力衰竭或心律失常，病情时轻时重，病程在 1 年以上。

2. 鉴别诊断　在考虑九省市心肌炎协作组制订的心肌炎诊断标准时，应首先除外其他疾患，包括风湿性心肌炎、中毒性心肌炎，结核性心包炎、先天性心脏病、胶元性疾病或代谢性疾病或代谢性疾病的心肌损害（包括维生素 B_1 缺乏症）、原发性心肌病、先天性房室传导阻滞、高原性心脏病、克山病、川崎病、良性早搏和神经功能紊乱，电解质紊乱及药物等引起的心电图改变。

【治疗、预防、预后】

本症尚无特殊治疗。应结合患儿病情采取有效的综合措施，可使大部患儿痊愈或好转。

1. 一般治疗

(1) 休息　急性期至少应卧床休息至热退 3～4 周，有心功能不全或心脏扩大者，更应强调绝对卧床休息，以减轻心脏负荷及减少心肌耗氧量。

(2) 抗生素　虽对引起心肌炎的病毒无直接作用，但因细菌感染是病毒性心肌炎的重要条件因子，故在开始治疗时，均主张适当使用抗生素。一般应用青霉素肌注 1～2 周，以清除链球菌和其他敏感细菌。

(3) 保护心肌　大剂量维生素 C，具有增加冠状血管血流量、心肌糖原、心肌收缩力、改善心功能、清除自由基，修复心肌损伤的作用。剂量为 100～200mg/（kg·d），溶于 10%～25% 葡萄糖液 10～30ml 内静脉注射，每日 1 次，15～30 天为一疗程；抢救心源性休克时，第一日可用 3～4 次。

至于极化液、能量合剂及 ATP 等均因难进入心肌细胞内，故疗效差，近年来多推荐：

辅酶 Q_{10}　1mg/（kg·d），口服，可连用 1～3 个月。

1,6-二磷酸果糖　0.7～1.6ml/kg 静脉注射，最大量不超过 2.5ml/kg（75mg/ml），静注速度 10ml/min，每日 1 次，10～15 日为一疗程。

2. 激素治疗

肾上腺皮质激素可用于抢救危重病例及其他治疗无效的病例。口服泼尼松 1～1.5mg/（kg·d），用 3～4 周，症状缓解后逐渐减量停药。对反复发作或病情迁延者，依据近年来对本病发病机制研究的进展，可考虑较长期的激素治疗，疗程不少于半年，对于急重抢救病例可采用大剂量，如地塞米松 0.3～0.6mg/（kg·d），或氢化可的松 15～20mg/（kg·d），静脉滴注。

3. 免疫治疗

动物及临床研究均发现丙种球蛋白对心肌有保护作用。从1990年开始，在美国波士顿及洛杉矶儿童医院已将静脉注射丙种球蛋白作为病毒性心肌炎治疗的常规用药。

4. 抗病毒治疗

动物试验中联合应用三氮唑核苷和干扰素可提高生存率，目前欧洲正在进行干扰素治疗心肌炎的临床试验，其疗效尚待确定。

环孢霉素A、环磷酰胺目前尚无肯定疗效。

5. 控制心力衰竭　心肌炎患者对洋地黄耐受性差，易出现中毒而发生心律失常，故应选用快速作用的洋地黄制剂如毛花苷丙（西地兰）或地高辛。病重者用地高辛静脉滴注，一般病例用地高辛口服，饱和量用常规的1/2～2/3量，心力衰竭不重，发展不快者，可用每日口服维持量法。利尿剂应早用和少用，同时注意补钾，否则易导致心律失常。注意供氧，保持安静。若烦躁不安，可给镇静剂。发生急性左心功能不全时，除短期内并用毛花苷丙（西地兰）、利尿剂、镇静剂、氧气吸入外，应给予血管扩张剂如酚妥拉明0.5～1mg/kg加入10%葡萄糖液50～100ml内快速静脉滴注。紧急情况下，可先用半量以10%葡萄糖液稀释静脉缓慢注射，然后将其余半量静脉滴注。

6. 抢救心源性休克

镇静、吸氧、大剂量维生素C、扩容、激素、升压药、改善心功能及心肌代谢等。

近年来，应用血管扩张剂硝普钠取得良好疗效，常用剂量5～10mg，溶于5%葡萄糖100ml中，开始0.2μg/kg·min滴注，以后每隔5min增加0.1μg/kg，直到获得疗效或血压降低，最大剂量不超过每分钟4～5μg/kg。

7. 纠正严重心律失常　心律失常的纠正在于心肌病变的吸收或修复。一般轻度心律失常如早搏、I度房室传导阻滞等，多不用药物纠正，而主要是针对心肌炎本身进行综合治疗。若发生严重心律失常如快速心律失常、严重传导阻滞都应迅速及时纠正，否则威胁生命。

【展望】

近年来，由于对心肌炎的病原学进一步了解和诊断方法的改进，心肌炎已成为常见心脏病之一，对人类健康构成了不同程度的威胁，因而对此病的诊治研究也正日益受到重视。其中，胸闷、心悸常可提示心脏波及，心脏扩大、心律失常或心力衰竭为心脏明显受损的表现，心电图 ST-T 改变与异位心律或传导阻滞反映心肌病变的存在。但对于怀疑为病毒性心肌炎的患者，提倡进行心脏活检以行病理学检查。

但分离病毒检查或特异性荧光抗体检查存在以下几个问题：

患者不宜接受；

炎性组织在心肌中呈灶状分布，由于活检标本小而致病灶标本不一定取到；

提取 RNA 的质量和检测方法的敏感性不同；

心脏上有病毒存在，而血液中不一定有抗原或抗体检出；心脏上无病毒存在，而心脏中有抗原或抗体检出；即使二者构成阳性反应也不足以证实有病毒性心肌炎存在；只有当感染某种病毒并引起相应的心脏损害时，心脏和血液检查呈阳性反应才有意义。在检查血液中抗原或抗体时，也会因检测试剂、检查方法、操作技术的不同而使结果迥异。

因此，病毒性心肌炎的确诊相当困难。

治疗上由于抗病毒药物的疗效不显著，目前建议采用中西医结合疗法。有人用黄芪、牛磺酸及一般抗心律失常等药物为主的中西医结合方法治疗病毒感染性心肌炎，取得了比较满意的效果，如中药黄芪除具有抗病毒、调节免疫、保护心肌的作用，还可拮抗病毒感染心肌细胞对 L 型钙通道的增加，抑制内向钠钙交换电流，改善部分心电活动，清除氧自由基，而广泛应用于临床。牛磺酸是心肌游离氨基酸的重要成分，也可通过抑制病毒复制，抑制病毒感染心肌细胞引起的钙电流增加，使受感染而降低的最大钙电流膜电压及外向钾电流趋于正常，使心肌细胞钙内流减少，在病毒性心肌炎动物模型及临床病毒性心肌炎患者中，具有保护心肌、改善临床症状等作用。

(孙　锟　陈国珍)

第四节　充血性心力衰竭

【概述】

充血性心力衰竭（简称心衰）(congestive heart failure)，是指各种原因引起心排量减少和心室充盈压升高，临床上以组织血液灌注不足及肺循环和/或体循环淤血为主要特征的一种综合征。心衰是小儿时期尤其是婴幼儿期较常见危重症之一，如不及时诊断，采取适当的治疗措施，可严重威胁患儿的生命。

（一）病因和发病机制

心衰的病因很多，小儿时期以1岁以内发病率最高，其中以先心病引起者最多见，其次有心内膜弹力纤维增生症、扩张型心肌病、病毒性心肌炎等；幼儿期以感染、贫血、心脏手术后引起的多见；4岁后因先心病引起的少见，多数为后天性心脏病引起。诱因常为支气管肺炎、重度贫血、电解质紊乱和缺氧等。心衰的发病机制复杂，基本机制为心肌收缩和心肌舒张功能障碍全心脏工作能力下降，即心排血量绝对或相对不足，不能满足全身组织代谢需要的病理状态。

（二）病理生理

心脏可以被看作是一个泵，其排出量与充盈量成正比，并与其排血时所遇的阻力成反比。当心室的舒张末容量增加时，健康的心脏将增加其心输出量直至最大，以后则不能再继续增大（Frank - Starling定律）。以这种形式所得到的每搏量增加是由于心肌纤维拉长的原故，但这也使心肌的耗氧量增加。在不同类型应力下工作的心脏会依循不同的Frank - Starling曲线运作。随着内在收缩力的受损，心肌为了增加每搏量而需要更大程度的扩张，然而不再能达到心肌正常时相同的最大心输出量。如果由于使前负荷增加的病变（如左向右分流或瓣膜关闭不全）已经使心腔扩张时，则其几乎没有进一步扩张和增加心输出量的余地了。导致心室后负荷加重的病变（主动脉口或肺动脉口狭窄，主动脉缩窄）也会使心脏功能减退，从而使 Frank-Starling 曲线压低。对于前负荷增加而反应性增加心排血量的能力，未成熟的心脏要略小于成熟的心脏。因此，早产婴儿要比足月产者更易受到左向右分流的损害。

心输出量与体循环动脉的氧含量的乘积即为体循环输氧量。而根据心率与每搏量的乘积就能得出心输出量。每搏量的主要决定因素是后负荷（压力功）、前负荷（容量功）和收缩力（心肌的内在功能）。心率异常也能影响心输出量，包括缓慢性心律失常和快速心律失常，后者缩短舒张期的心室充盈时间。血液携氧能力的改变（如贫血或低氧血症）也会引起体循环输氧量的下降，如果代偿机制不充分，这种改变也能导致向组织输氧减少。在有些心衰病例中，其心输出量正常或增加，然而由于体循环动脉的氧含量减少（继发贫血）或需氧量增加（继发过度通气、甲状腺功能亢进或代谢过盛），因此所运送的氧不能满足机体的需求，即高排出量心力衰竭是在没有基础性心肌功能异常的心输出量大于正常时引起充血性心力衰竭的症状和体征，也可见于体循环中大的动静脉瘘患者。这些疾病使周围血管阻力和心脏的后负荷降低，并增加心肌的收缩力。当对心输出量的需求超过心脏的反应能力时，便导致心脏的"衰竭"。在心肌自身的代谢需要也不能得到满足时，严重的慢性高排出量心力衰竭最终可能会导致心肌功能的减退。

使心输出量增加的主要代偿机制之一就是交感神经张力的提高，或者是肾上腺分泌循环性肾上腺素增加和神经释放去甲肾上腺素增加的结果。交感神经兴奋的最初有利作用包括心率增快和心肌收缩力增强，此两者都能使心输出量增加。由于局部性血管收缩，可能使血流从皮肤、内脏及肾血管床重新分布到心脏和脑部。但是，交感神经兴奋性的长期增加也会产生有害的影响，包括代谢过盛、后负荷增加、致心律失常作用、心肌需氧量增加以及直接的心肌毒性。周围血管收缩能导致肾脏、肝脏和胃肠道的功能减退。

【临床表现】

取决于不同情况下的心脏储备能力。当重症的婴儿或儿童已经耗尽其代偿机制,心脏不能再排出足够血量来满足机体的基础代谢需要时,就会在静息状态下出现症状。其他病人则在安静时尚可无明显症状,但即是在不出现明显症状的轻微活动时,也无能力反应性地增加心排出量。反之,在不太严重的心脏病患儿中,可能在做相当剧烈的活动时才能累及心脏功能。在儿童中,心衰的症状和体征与成人者相似,包括乏力、活动耐量下降、食欲减退、腹痛、呼吸困难和咳嗽。但是较大的儿童和青年最初可能表现出消化道症状,而缺乏呼吸方面的主诉。在婴儿中,心衰可能较为难以确定。突出的表现有呼吸急促、喂养困难、体重增加不足、过度出汗、兴奋性增高、啼哭无力以及吵闹,呼吸费力,并伴有肋间隙和肋骨下凹陷及鼻翼扇动。心原性肺充血的体征可能与支气管炎者难以区别,包括作为最突出表现的哮鸣音。伴有或不伴有肺不张的肺炎常见,尤其是在右肺中、下叶,这是由于扩大的心脏压迫支气管所致。几乎都有肝脏肿大,心脏扩大也无一例外。尽管有显著的心动过速,但经常还是能发现奔马律。其他听诊发现是由基础性心脏病所产生。体静脉压的升高可根据颈静脉压和肝脏肿大来判断。可出现端坐呼吸和肺底部湿啰音;通常在身体的下垂部分可发现水肿或全身水肿。

【辅助检查】

1. X线胸片 心影呈普遍性扩大,心搏动减弱。肺纹理增多,叶间胸膜明显,少量胸腔积液,显示肺瘀血。根据各心腔大小及肺血情况可协助病因诊断。小婴儿正常胸腺心脏影可误诊心脏增大,应予注意。

2. 心电图检查 可示房室肥厚、复极波及心律的变化,有助于病因诊断及应用洋地黄药物的参考。在心肌病患者中,左室或右室的缺血性改变与临床和心室功能的其他无创伤性参数有着良好的相关性。伴有ST-T波异常的QRS波低电压还可能提示心肌的炎性病变,但是能见于心包炎患者。心律失常可以是心衰的一种病因，心电图是对其评价的最佳工具。

3. 超声心动图检查　对心脏、大血管的解剖结构、血液动力学改变及心功能情况提供精确的资料，有助于病因诊断及病理生理、心脏收缩及舒张功能的评价。最常采用的参数是缩短分数，它是收缩末期与舒张末期心室直径差除以舒张末期心室直径的商。正常的缩短分数在28%～40%之间，可与心血管造影术所测的正常射血分数（测定容量）55%～65%相对照。射血前期/射血期之比不应小于40%，这是由M型超声测算出的。射血前期延长而射血期显著缩短通常表示心肌衰竭。Dopplar检查可用于计算心输出量。

4. 血气分析及pH测定　当肺水肿继发通气/血流比例失调时，动脉血氧浓度可能下降。当心衰时，可出现呼吸性和/或代谢性酸中毒。严重心衰，组织灌注不良，酸性代谢产物积蓄，可导致代谢性酸中毒。

5. 血生化及血糖测定　了解血清钠、钾、氯水平。新生儿低血糖可导致心衰。尚可检查心肌缺血、肾功能及贫血等情况，有助于判断病因及指导治疗。充血性心力衰竭的患婴常出现低钠血症，这是由于肾性水潴留所致。实际上总的体钠可能是增加的。长期应用利尿剂治疗能使血清钠浓度进一步降低。

6. B型钠利尿肽测定　B型钠利尿肽是一种由室壁张力增加所刺激释放的心神经激素。在心力衰竭性呼吸困难的患者中其测值是升高的，故其快速测定有助于心力衰竭与呼吸困难等其他病因鉴别。

【诊断与鉴别诊断】

1. 心力衰竭的分类

按心衰发生的急缓分为：急性心衰，慢性心衰；

按心衰发生的部位分为：左心力衰竭、右心力衰竭、全心力衰竭；

按血流动力学改变分为：低排血量心力衰竭、高排血量心力衰竭；

按心脏功能分为：收缩功能衰竭、舒张功能衰竭。

2. 心力衰竭的分度　据临床表现，心功能障碍的严重程度分4级、心衰分3度：

Ⅰ级：一般体力活动不受限；

Ⅱ级：活动轻度受限，休息时无症状，但中等体力活动时即出现症状。亦称Ⅰ度心衰；

Ⅲ级：活动明显受限，活动稍多即出现明显症状，亦称Ⅱ度心衰；

Ⅳ级：任何活动均有症状，在休息时也有症状，亦称Ⅲ度心衰。

婴儿的心功能分级：

Ⅰ级：无症状，吸乳和活动与正常儿无异；

Ⅱ级：在乳儿吸乳时，可有轻度呼吸急促或多汗，较大婴儿活动时有异常的呼吸困难，但生长发育正常；

Ⅲ级：吸乳和活动有明显的呼吸急促，喂哺时间延长，生长发育因心衰而落后；

Ⅳ级：休息时也有症状，呼吸急促，有三凹、呻吟和多汗。

3. 心力衰竭诊断标准

(1) 具备以下4项考虑心力衰竭：①呼吸急促：婴儿>60次/分，幼儿>50次/分，儿童>40次/分；②心动过速：婴儿>160次/分，幼儿>150次/分，儿童>140次/分；③心脏扩大：体检、X线或超声心动图证实；④烦躁、喂哺困难、体重增加、尿少、水肿、多汗、发绀、呛咳、阵发性呼吸困难（2项以上）。

(2) 具备以上4项加以下1项或以上2项加以下2项，可确诊心力衰竭：①肝脾肿大：婴幼儿肝脏在右肋下≥3cm，儿童>1cm，进行性肝脏肿大或伴触痛更有意义；②肺水肿；③奔马律。

(3) 严重心力衰竭可出现周围循环衰竭。

4. 鉴别诊断

婴幼儿心力衰竭应与重症支气管肺炎、毛细支气管炎、发绀型先天性心脏病等；年长儿心力衰竭应与急性心包炎、心包积液及慢性缩窄性心包炎，肝、肾疾病引起明显腹水等疾病鉴别。

【治疗、预防、预后】

1. 治疗原则是去除病因，减轻心脏负荷，改善心脏功能（收缩及舒张功能），保护衰竭心脏。

急性心衰以循环重建和挽救生命为目的；慢性心衰应包括提高运动耐量，改善生活质量，降低病死率。

2. 治疗对策

（1）一般治疗 ①休息：取平卧或半卧位卧床休息以减轻心脏负担，尽力避免患儿烦躁，必要时适当应用镇静剂；②饮食：给予易消化和富有营养的食物，少量多餐，限制钠盐入量；③限制液量：每日控制在60~80ml/kg；④吸氧；⑤病因治疗。

（2）洋地黄类药物 洋地黄类药物抑制心肌细胞膜上的Na-K-ATP酶活性，使细胞内Na^+浓度升高，通过Na-Ca交换使细胞内Ca^{2+}升高，增强心肌收缩。通过正性肌力作用、负性传导作用及负性频率作用起效应。适用于左心系瓣膜反流、心内膜弹力纤维增生症、扩张型心肌病和某些先心病等所致的充血性心力衰竭，尤其合并心室率增快、房扑、房颤者更有效。常用地高辛，饱和量法（全效量法）：<2个月 30μg/kg，2个月~2岁 40μg/kg，>2岁 30μg/kg，首次予饱和量的1/2~1/3剂量，余量分2~3次间隔6~8小时给予。24小时达饱和，末次用药后12小时按维持量用药。维持量法：维持量按饱和量的1/4~1/5计，每日分2次，每12小时1次。

（3）非洋地黄类正性肌力药物 均与改善心肌细胞钙动力学有关，短期治疗均可改善症状及血流动力学，但长期应用副作用较多，故多用于急性心衰。①β-受体激动剂，主要包括多巴胺和多巴酚丁胺。多巴胺的生物学效应与剂量有关，小剂量2~5μg/（kg·min）主要兴奋多巴胺受体，能增加肾血流；中等剂量5~15μg/（kg·min）主要兴奋β-受体，增加心肌收缩力及肾血流；大剂量>15μg/（kg·min）主要兴奋$α_1$-受体使肾血流减少，可引起周围血管和肺血管阻力增加及心率加快，增加心肌氧耗量。中等剂量对小儿较为适宜。多巴酚丁胺主要作用于 β_1-受体，亦作用于 β_2-受体，其特点为临床应用的血流动力学效应优于多巴胺，但新生儿及婴幼儿效果差；易产生耐药性，一般用药不超过 24~72 小时；不伴有低血压的急性心衰，尤其是手术后低心排血量综合征宜选用。二者联合应用，常取得较好疗效。对心源性休克患者各 7.5μg/(kg·min)，肺毛细血管楔压不升高，心排血量增高，血压上升。②磷酸二酯酶抑制剂，具有正性肌力及血管扩张作用，能明显改善心衰患者的血流动力学，不影响心率，也不增加心肌氧耗量，适用于心脏手术后右心衰竭或持续肺动脉高压者。短期治疗可使临床症状及血流动力学改善。长期应用可能会对长期生存率有不利影响。米力农，对急慢性心衰均有较好效果，且口服和静脉均无严重副作用。小儿用量为 1mg/(kg·d)，分 3~4 次口服；静脉首剂 25μg/kg，10min 后以 0.25~0.5μg/(kg·min) 静脉维持 24~48 小时，或停药 16 小时后改为口服。依诺昔酮，治疗心衰可改善症状和血流动力学，对急性肺水肿和心源性休克亦有效，对术后低心排血量综合征降低肺毛细血管锲压疗效优于多巴酚丁胺，口服剂量每次 3mg/kg，每日 3 次；静注 0.5mg/kg，每隔 15min 1 次，每次递增 0.5mg/kg，最大剂量为 3mg/kg。

（4）利尿剂 主要通过作用于肾小管不同部位，阻止钠和水的再吸收产生利尿作用，减轻水肿，减少血容量，降低回心血量。降低左室充盈压，减轻心脏前负荷。应用利尿剂治疗充血性心力衰竭应根据病情轻重，及利尿剂的作用机制及效应力，合理选择或联合应用。

（5）血管扩张药 选药原则：肺淤血症状严重，肺毛细血管楔压明显升高（>2.40~2.66kPa），而心排血量仅适度下降者宜选扩张静脉药，如硝酸甘油及硝酸异山梨醇酯；当心排血量明显降低，全身血管阻力增加，而肺毛细血管楔压正常或略升高时宜选扩张小动脉药，如硝普纳、肼苯达嗪、酚妥拉明；当心排血量明显降低，全身血管阻力增加，肺毛细血管楔压升高时，宜用均衡扩张小动脉和静脉药，如卡托普利。

（6）β-肾上腺素受体阻滞剂　近几年的临床和实验表明，β-肾上腺素受体阻滞剂对一部分扩张性心肌病患者切实有效，能缓解症状，改善心脏功能，提高生活质量。其作用机理为：①可阻止儿茶酚胺毒性对心机损害，减少儿茶酚胺引起的心肌细胞内钙负荷过重，减少儿茶酚胺代谢过程中产生的氧自由基；②可使β-肾上腺素受体数量及密度上调，恢复β-肾上腺素受体正常的敏感性；③减慢心率，减少氧的消耗及增加心肌能量的储备；④通过抑制儿茶酚胺直接对血管的收缩作用，间接改变肾素-血管紧张素-醛固酮系统，扩张血管，减轻水钠潴留；⑤可改善心脏舒张功能。但目前小儿β-肾上腺素受体阻滞剂应用经验十分有限，目前多限于扩张性心肌病引起的心衰，但不能作为常规治疗，在利尿剂、正性肌力药物和血管扩张剂无效时应用。

（7）心肌代谢赋活药　心肌缺血时及心衰时伴有明显的能量代谢异常，心肌代谢赋活药多可促进心肌能量代谢，常用的 ATP 疗法，难以进入细胞内，因而治疗效果差，近年来多推荐用辅酶 Q_{10} 及 1, 6-二磷酸果糖等药物。

【展望】

心衰是个极复杂的较长期的过程，不同阶段各有其主要的病理生理过程，精微的观察可使治疗更加合理、更具针对性。随着生物科学的发展，随着基础和临床研究的深入，人们已改变一种病因引起一种疾病，采用一种针对性治疗这种较简单和笼统的思维定势，而趋向多元互动的探讨思路。目前 CHF 治疗的研究热点包括：

1. 有血管扩张作用的非选择性β阻断剂如 Carvidelol 和 Buncidlol 对心衰的治疗作用及其与选择性β阻断剂的疗效比较。

2. 血管紧张素Ⅱ受体阻断剂单独使用或与血管紧张素转换酶抑制剂联合应用在心衰治疗中的作用与地位。

3. 心衰的非药物治疗研究：扩张性心肌病的左室减切术、心衰的右室起搏、双室起搏和左室起搏及干细胞移植等治疗正在临床研究之中。

（孙　锟　陈国珍）

第五节 心律失常

一、窦性心动过速

【概述】

儿童的心率与其年龄密切相关,当窦性心率超过以下范围均被诊断为窦性心动过速:<1岁时心率>140bpm;1~6岁心率>120bpm;>6岁心率>100bpm。导致窦性心动过速的原因很多,最常见的原因为生理性,如:精神紧张、运动、疼痛、恐惧、饮酒或咖啡等交感神经兴奋所致。其次为病理性,如:发热、感染、出血、休克、心力衰竭、甲亢、嗜铬细胞瘤、不适当的窦性心动过速等。药物(如肾上腺素、异丙肾上腺素、去甲肾上腺素、麻黄素等)导致的少见。

【临床表现】

临床表现轻重不等,多数患儿无任何自觉症状,尤其是生理性的窦性心动过速;伴有原发病和窦性心动过速的频率偏快者,可诉心悸、胸闷等症状。

【辅助检查】

心电图:窦性心动过速;超声心动图:持续窦性心动过速频率明显增快者、有原发性心脏病者可出现左室扩大,EF值下降。

【诊断和鉴别诊断】

需要和室上性心动过速、房性心动过速、窄QRS的室性心动过速鉴别。

1. 房性心动过速 P'波与窦P不同;房速速率不能通过刺激迷走神经的方法终止;终止时有代偿间歇;注射ATP后可出现房室传导阻滞;多伴有房性早搏出现。

2. 室上性心动过速 P'波与窦P不同,紧跟在QRS波之后;突发突止;绝对匀齐。

3. 室性心动过速 可见室房分离现象,窦性心律夺获,形态和频率不绝对匀齐。

【治疗、预防、预后】

主要治疗原发病。以交感神经兴奋为主的患者,主要是解除交感神经张力增高的因素,如果自觉症状重者,可选用β-受体阻滞剂。以往不适当的窦性心动过速主张行射频消融治疗,目前不主张射频消融治疗。

二、窦性心动过缓

【概述】

儿童的心率与其年龄密切相关,当窦性心率慢于以下范围均被诊断为窦性心动过缓:<1岁心率<100bpm;1～6岁心率<80bpm;>6岁心率<60bpm。导致窦性心动过缓的原因很多,最常见的为生理性,如:张力增高如呕吐、晕厥、屏气、胃扩张、颅压高、腹痛、高血压以及刺激迷走神经咽部、压迫眼球等。其次为病理性,如:感染恢复期、甲低、病态窦房结综合征、高血钾、心肌病等。药物洋地黄、心得安、苯妥英钠等可以引起。

【临床表现】

多数患儿无自觉症状,当窦性心动过缓的频率过慢时,可诉心悸、胸闷,甚至头晕、乏力等症状,严重者可出现急性心源性脑缺血综合征(阿-斯综合征)发作。

【辅助检查】

心电图:窦性心动过缓。

【诊断和鉴别诊断】

需要和窦房传导阻滞鉴别。窦房传导阻滞的P-P间期渐短突长或长P-P间期为短的P-P间期的倍数。房性早搏未下传,仔细辨认可见P'融于T波中。窦性心动过缓明显合并窦性停搏、窦房传导阻滞、快速心律失常等,须注意窦房结功能障碍。

【治疗、预防、预后】

主要治疗原发病。对心率过慢者伴有临床症状可给予阿托品、异丙肾上腺素等药物。对明确诊断窦房结功能障碍者,需及时保心肌、安装永久起搏器等治疗。

三、早搏

【概述】

儿童的早搏包括房性早搏、交界区早搏、室性早搏，可有多种原因引起，常见：生理性早搏：正常儿童可有少量无症状的早搏。病理性早搏分为：心脏疾患：感染性心肌炎、原发性心肌病、贫血性心脏病、高原性心脏病、各种原因导致心脏扩大、心力衰竭、先天性或后天性长 Q-T 综合征、二尖瓣脱垂、左室假腱索；缺氧窒息、呼吸道梗阻、肺部实变疾患、麻醉、胆道及泌尿道感染、甲亢；心导管检查及心脏介入手术；药物洋地黄、抗心律失常药、麻醉药引起；电解质紊乱：高钾、高钙、低钾、低钙、酸中毒；自主神经功能紊乱、精神紧张、情绪激动、恐惧、过度劳累、吸烟、饮酒或咖啡等。

【临床表现】

多数病人无症状。年长儿可有心悸、心前区不适等。短期内出现的早搏容易出现症状。

【诊断和鉴别诊断】

根据心电图可明确诊断。

1. 房性早搏　提前出现的 P'波，P'形态与正常窦性 P 波略有不同；QRS 正常，伴有差异性传导时可有右束支阻滞图形，房性早搏未下传时 P'波后可出现 QRS 脱落；代偿间歇不完全。

2. 交界区早搏　提前出现的正常 QRS 波，伴有差异性传导时可有右束支阻滞图形，P'波在Ⅱ、Ⅲ、aVF 导联倒置，可位于 QRS 前、融于 QRS 中、或位于其后，P'R<0.12s；代偿间歇完全或不完全。

3. 室性早搏　提前出现的宽大畸形 QRS 波，T 波方向与主波相反；其前无异位 P'波；代偿间歇完全。

4. 病理意义的早搏　早搏频发（每分钟大于 5 次的早搏），短期内出现，有成对、短阵速的早搏，有明显心前区症状，有并行心律,来源于左室,来源于右室非流出道,早搏后的T波改变明显等,须注意病理意义。

【治疗、预防、预后】

治疗原发病。

1. 室性早搏

(1) 无症状单发的室性早搏,不必用抗心律失常药。

(2) 室性早搏频发引起明显症状影响生活可用β受体阻滞剂,如心律平等。

(3) 有器质性心脏病伴轻度心功能不全(LVEF为40%～60%)原则上仅处理基础心脏病,不必针对早搏用药。但室性早搏症状明显者可参考(2)治疗。

(4) 有器质性心脏病伴较重心功能不全(LVEF<40%),尤其室性早搏成对、成串出现者,选用心律平、胺碘酮、莫雷西嗪等。

2. 房性早搏和交界区早搏　成对、成串出现者可试用β受体阻滞剂或加用心律平。

3. 射频消融术　用于药物治疗效果不佳、不愿接受长期药物治疗、病灶稳定的频发早搏。具体见小儿射频消融。

四、房室传导阻滞(AVB)

【概述】

房室传导阻滞是儿童时期常见的心律失常,分为以下三种,病因:Ⅰ°房室传导阻滞:迷走神经张力增高或房室结双径路、感染、风湿热、病毒性心肌炎、先天性心脏病、低血钾、洋地黄毒性反应。Ⅱ°Ⅰ型AVB:迷走神经张力增高、风湿性心肌炎、洋地黄毒性反应。Ⅱ°Ⅱ型AVB:心肌疾病。Ⅲ度(完全性)房室传导阻滞:先天性、病毒性心肌炎、心肌病、先心病术后。

【临床表现】

Ⅰ°AVB无临床症状,偶有第一心音低钝,常不伴有临床不适;Ⅱ°AVB者出现漏搏较多时可有心悸、胸闷、疲乏、头晕、嗜睡等；Ⅲ°AVB者取决于是否合并先心病、起病急缓、心室率快慢等，严重者可出现阿-斯综合征发作、心衰或猝死。

【诊断】

1. Ⅰ°AVB ①按年龄及心率，P-R间期超过正常高值。②心率未变或增快时，P-R较前延长0.04s以上。

2. Ⅱ°AVB Ⅰ型：P-R期间逐次延长，R-R间期逐渐缩短至QRS脱落，且最长R-R间隔小于2倍最小R-R间隔之和；Ⅱ型：P波按比例下传，部分QRS脱落，且R-R间期基本恒定。

3. Ⅲ°AVB ①P、QRS波各有其规律；②房率大于室率，略不齐；③QRS波正常或增宽，多匀齐。

【治疗、预防、预后】

1. 心室率＞60次/分，无临床症状者无须治疗。

2. 心室率慢可用阿托品、异丙肾上腺素。

3. 心衰或发生阿-斯综合征先静滴异丙肾上腺素0.1～0.25μg/（kg·min），提高心室率。然后安装永久起搏器。

4. 永久起搏器适应证

(1) 高度房室阻滞伴症状性心动过缓、充血性心力衰竭或低排血量；

(2) 窦房结功能障碍伴症状性心动过缓；

(3) 术后高度房室阻滞无缓解趋势或持续至术后7日；

(4) 先天性Ⅲ度房室传导阻滞伴宽QRS逸搏节律或心室功能异常；

(5) 先天性Ⅲ度房室传导阻滞，婴儿心室率＜50～55次/分或伴先心病，心室率＜70次/分；

(6) 持续长间歇依赖性室性心动过速伴或不伴Q-T间期延长。

五、房性心动过速

【概述】

房性心动过速在儿童较为常见，病因可见：后天性感染性心肌炎、心肌病、风湿性心脏病、高血压性心脏病等。伴有心房扩大的先天性心脏病。洋地黄中毒、电解质紊乱、缺氧、心脏手术后。分为：

1. **折返性** 可由电生理刺激诱发及终止；可拖带；诱发心动过速刺激的配对间期至心动过速的第一次心搏间期呈负相关。

2. **自律性** 程序刺激不能诱发及终止，可被静滴异丙肾上腺素所诱发；有温醒及冷却现象；可被超速抑制所终止。

3. **触发激动** 房性期前刺激或快速心房起搏可诱发；诱发心动过速刺激的配对间期至心动过速的第一次心搏间期呈正相关；腺苷或刺激迷走神经可终止发作。

【临床表现】

烦躁、气促、多汗、心悸或无症状。持续房性心动过速可导致快速心律失常性心肌病。

【辅助检查】

心电图可见异位 P'波代替了正常的窦性 P 波，中间可有数个窦性 P 波下传；P'波的频率不完全等，可有温醒现象和冷却现象。QRS 形态正常，频率增快；伴有心率明显增快时可出现差异性传导。

超声心动图可正常或伴有左心室扩大，EF 值下降。

【诊断和鉴别诊断】

需要和下列心动过速鉴别：

1. **阵发性室上性心动过速** 突发突止，QRS 波形态正常，绝对匀齐，仔细辨认可见到紧跟于 QRS 后的 P'波。

2. **室性心动过速** 可见室房分离现象，窦性心律夺获，形态和频率不绝对匀齐。

3. **窦性心动过速** 为窦性 P 波，心室率不匀齐。

【治疗】

1. 首选地高辛和/或 β 受体阻滞剂。个别患者心律平也有效。

2. 上述药物无效时可选用胺碘酮。

3. 抗心律失常药物治疗无效、伴有快速心律失常心肌病者可行射频消融术。

六、阵发性室上性心动过速

【概述】

多发生于正常心脏结构、无器质心脏病的儿童，由于心脏的传导系统多一条传导速度不等的旁道或双径路，而引起的折返性心动过速。

【临床表现】

发作时为阵发性，突发突止，心率可达160～300次/分，与年龄有关，心律多匀齐。婴儿可表现面色苍白、气促，烦躁不安；儿童常诉心悸、胸闷、头疼、无力等。发作时间长、年龄小、伴有先后天心脏病者易出现心衰。

【诊断和鉴别诊断】

1. 心电图：①R-R间期绝对匀齐，心室率160～300次/分；②QRS正常；伴室内差异性传导时，QRS宽大畸形呈右束支型；房室折返逆传型，QRS呈预激图形；③多数P'波位于QRS波后。

2. 心电生理学：阵发性室上性心动过速大多数由折返引起，其中房室折返最多见，平素心电图可见P-V和/或预激δ波图形。

【治疗、预防、预后】

有循环衰竭者首选电击复律。无循环衰竭者首选刺激迷走神经，无效无心衰者选用心律平、异搏定、β受体阻滞剂，也可用快速洋地黄化。药物治疗仅可以得到暂时的终止心动过速发作，而射频消融介入手术是折返性心动过速的根本治疗方法，其有效、创伤小，已广泛开展。

七、室性心动过速

【概述】

特发性室性心动过速多发生在无器质性心脏病的儿童。器质性心脏病的室性心动过速多为多形性的室速，原发病：心肌病、重症心肌炎等心力衰竭的晚期。

【临床表现】

发作时为阵发性，特发室速可突发突止，与年龄有关，心律多不匀齐，可有心室夺获。婴儿可表现面色苍白、气促、烦躁不安；儿童常诉心悸、胸闷、头疼、无力等。特发室速者发作时间长、年龄小、伴有先后天心脏病者易出现心衰；器质性心脏病的室速临床症状重，可出现心源性休克、阿-斯综合征发作，甚至猝死。

【诊断和鉴别诊断】

1. 心电图：R-R 间期相对匀齐，心室率 150～250 次/分；QRS 波宽大畸形；P、QRS 波分离，P 波频率较 QRS 频率快；伴心室夺获及室性融合波；呈多源性、单源性、尖端扭转型、反复短阵发作等。

2. 特发室速分为右室速：电轴右偏，呈左束支阻滞图形；左室速：电轴左偏，呈右束支阻滞图形。

3. 尖端扭转室速时注意长 Q-T 综合征。

4. 多源性室速注意暴发心肌炎、扩张性心肌病晚期等。

【治疗、预防、预后】

有循环衰竭者，首选电击复律；无循环衰竭者首选利多卡因、苯妥英钠、心律平、乙胺碘呋酮等。洋地黄中毒者，首选苯妥英钠或利多卡因，避免电击复律。右室型特发室速首选 β 受体阻滞剂；左室型特发室速首选维拉帕米，两者对心律平亦有效。射频消融是治疗特发性室性心动过速的根本有效的方法。

八、小儿射频消融

【概述】

射频消融技术是 20 世纪治疗心律失常最重要的进展之一，曾获诺贝尔生理与医学奖。1986 年应用于临床，我国自 1992 年始在成人开展，该项技术取得快速发展。随电生理研究深入，标测方法和导管工艺改进，射频消融的适应证不断扩大。儿童射频消融术得以开展，并迅速发展，已成为目前儿童抗心律失常治疗的根本有效的方法。

【适应证】

1. 房室结折返性心动过速
2. 房室折返性心动过速
3. 房性心动过速
4. 频发房早伴短阵房速
5. 峡部依赖性心房扑动
6. 室性心动过速
7. 频发室性早搏

【术前准备】

1. 病史，体检，血液化验（肝、肾功能，出、凝血时间），超声心动图，控制血压、心衰。
2. 分析发作时心电图等相关资料，做到心中有数。
3. 术前停用抗心律失常药物至少 5 个半衰期。
4. 术前谈话和签字，说明手术过程、成功率、并发症风险及复发率等。

【术中监护与术后处理】

1. 保持静脉通道，血压和/或血氧饱和度及心电监测，X 线影像变化，除颤器准备等。
2. 穿刺动脉者卧床 12 小时，沙袋压迫 6 小时；穿刺静脉者卧床 6 小时。注意观察血压和心电图变化及心包填塞、气胸、血管并发症的发生，警惕肺栓塞。
3. 术后随访，穿刺动脉者口服阿司匹林 1~3 个月。

【并发症】

1. 心包填塞
2. 完全性房室传导阻滞、束支阻滞
3. 肺栓塞
4. 迷走反射
5. 与血管穿刺有关的并发症
6. 严重过敏反应
7. 死亡

【成功率】

房室结双径路和房室旁路成功率达90%以上，复发率1.7%～3.2%，并发症0.8%～1.0%；房速、特发性室速成功率80%以上，复发率5.4%，并发症0.8%。典型房扑成功率90%以上，复发率10%以下。

(袁 越)

第六节 血管迷走性晕厥

【概述】

晕厥是儿童的常见病症，据一项美国的流行病学调查发现，其发病率呈上升趋势。20世纪50年代为71.9/10万，到80年代末～90年代初则上升为125.8/10万。女孩比男孩发病率高，发病的高峰年龄为15～19岁之间。晕厥病因复杂，血管迷走性晕厥(vasovagal syncope，VVS)是引起儿童晕厥的最常见基础疾病，约占所有晕厥患儿的60%～80%。

【临床表现】

小儿血管迷走性晕厥的主要临床表现是反复发作的不明原因的晕厥，根据我们的研究发现，该病患儿主要临床特点是：多见于青春期女孩，平均年龄在12岁左右，男孩和女孩的比例为1∶2～3。患儿发生晕厥的次数可从1次到几十次不等，晕厥发生时持续时间一般较短，为数秒～几分钟左右，但是晕厥后大多数患儿会出现乏力、精神差、头痛等晕厥后状态，大多数患儿晕厥发作时不伴有肢体的抽搐和肌张力的改变。晕厥前大多数患儿具有明显的诱因，如在晨起急速站立、持久站立、做早操、洗澡、情绪紧张、恐惧等。而且大部分患儿在晕厥前有晕厥先兆，主要包括头晕、面色苍白、视物模糊或眼前发黑、恶心、多汗，少见者包括胸闷、心悸、头痛、呕吐、耳鸣、腹痛等。

【辅助检查】

直立倾斜试验(head-up tilt test，HUT)是目前国内外公认的诊断和鉴别诊断血管迷走性晕厥患者的主要方法。但是由于该试验为激发试验,有时有一定危险性,所以在试验前要做好一切抢救准备。在1996年,美国心脏病协会制订了直立倾斜试验在评价血管迷走性晕厥患者的建议。对于进行直立倾斜试验的适应证如下:反复晕厥或接近晕厥者;一次晕厥发作,但从事高危职业者。此外对于那些在心理上和感情上强烈要求明确诊断者亦是其相对适应证。直立倾斜试验包括基础站立倾斜试验以及药物激发直立倾斜试验。

1. 基础站立倾斜试验 是指让患儿站立在具有一定倾斜角度(多为60°~80°)的倾斜板床上,在一定的时间内(多为45分钟)观察患儿是否出现阳性反应。HUT一般分两种:基础直立倾斜试验及药物激发的直立倾斜试验。试验要求应在安静的房间内,光线暗淡,温度适宜,试验前应让患儿平卧20~45分钟。要准备好急救药品和心肺复苏的设备。患儿至少禁食3个小时,停用血管活性药物至少5个半衰期以上,要具有同步监测心率和血压的设备。在试验方法上,关于倾斜的角度,推荐为60°。关于试验的时间,国内外多推荐为45分钟。关于结果的判断,国内外一致认为当患儿出现以下情况之一者为阳性(1)晕厥;(2)晕厥先兆伴血压下降和/或心率减慢;(3)晕厥先兆伴窦性停搏、交界性逸搏心率、一过性Ⅱ度或Ⅱ度以上房室传导阻滞及长达3秒的心脏停搏。

血压下降标准为收缩压≤80mmHg或舒张压≤50mmHg或平均压下降≥25%。如患儿未达到以上标准,但已出现晕厥者仍为阳性。心率减慢包括心动过缓:4~6岁,心率<75次/分;6~8岁,心率<65次/分;大于8岁,心率<60次/分。根据患儿在试验中的反应可分为三种类型:(1)心脏抑制型;(2)血管抑制型;(3)混合型。

2. 药物激发直立倾斜试验 异丙肾上腺素多阶段刺激试验为药物激发直立倾斜试验之一,该试验容易诱发心律紊乱,所以目前已不常用。舌下含化硝酸甘油激发直立倾斜试验是近年来的研究热点,因硝酸甘油为血管扩张剂,主要影响静脉系统的容量血管,所以应用硝酸甘油能增加体位直立后血液在下肢及腹部的淤积，从而激发血管迷走性晕厥的发作。应用硝酸甘油具有不用建立静脉通道，减少了建立静脉通道而影响患者的自主神经的稳定性及避免了患者在实验中的来回体位变化的优点。

【诊断和鉴别诊断】

儿童血管迷走神经性晕厥的诊断是临床上颇为棘手的问题之一。主要依赖于（1）发病年龄多为年长儿（一般在5岁以上）；（2）晕厥发作前可有某些精神刺激，疼痛刺激或持久站立等诱因；（3）晕厥发作前部分病人可伴有先兆，如头晕、恶心、多汗等；（4）晕厥发作时间短暂，意识丧失，肌张力丧失；（5）直立倾斜试验阳性；（6）除外中枢神经系统疾病、心血管系统疾病以及代谢性疾病。并需与以下疾病鉴别。

1. 体位性心动过速综合征（postual orthostatic tachycaidia syndrome，POTS） POTS是指直立后心率过度增快，可发生晕厥。主要症状有轻度的头疼、头晕、疲乏、晕厥先兆等。

2. 直立性低血压（orthostatic hypotension，OH） 这种患儿一般有头晕，有时会发生晕厥或晕厥先兆。但该病患儿往往有无症状的直立后血压的下降，因此很难将其晕厥的发生归之为血压下降。但此类患儿应进一步做直立倾斜试验来评价。一些此类患儿在做直立倾斜试验的过程中表现为进行性的持续血压下降，从而出现明显的低血压和晕厥的发生。

【治疗、预防、预后】

尽管大多数人认为血管迷走性晕厥是一种很少威胁生命的疾病，但很多人研究表明，反复发作的晕厥患者的生活质量明显下降。因此血管迷走性晕厥患儿进行治疗是必须的也是必要的。从以上的血管迷走性晕厥发病机理上可以看出，血管迷走性晕厥是一种神经反射介导的晕厥，因此各种药物都是针对其发生机理中的某一环节而发挥作用的。

1. 盐及液体疗法 饮食中增加盐的摄入和增加液体的摄入是治疗血管迷走性晕厥的基础。因为增加盐类的摄入能增加细胞外液量和血浆,从而减少由于体位变化而引起的血流动力学改变。

2. 药物疗法　β受体阻滞剂:这类药物能通过减少对心脏压力感受器的刺激,和阻滞循环中高水平的儿茶酚胺来发挥作用。尽管世界上应用β受体阻滞剂治疗 VVS 患者的研究非常多,但真正的随机的对照研究很少。目前,对该药确切的疗效还存在争议。

氟氢可的松:该药通过增加肾脏对钠盐的重吸收来发挥其扩充血容量的作用,从而治疗血管迷走性晕厥患者。此外该药可影响压力感受器的敏感性,增加血管对缩血管物质的反应,减低副交感神经活性。

α受体激动剂:该药通过增加外周血管的收缩和减少静脉的血容量来发挥治疗作用。米多君为一选择性受体激动剂,至今已有多项研究表明米多君对于治疗难治性血管迷走性晕厥有效,在国内外儿科中首先应用米多君治疗血管迷作性晕厥,取得良好疗效。此类药物的副作用有皮疹、感觉异常、尿潴留和平卧高血压等。

3. 因为血管迷走性晕厥大多发作不频繁或仅在特定环境下发作,所以对于仅发作过 1～2 次的儿童,可以通过训练,减少其心理负担,并告之尽量避免特定发病环境和可能诱发晕厥发作的药物,一般可不需急于特殊治疗。药物治疗仅适用于那些反复发作者(一般认为,半年内至少有 2～3 次发作者)。

4. 起搏治疗　北美血管迷走神经性晕厥起搏治疗研究组采用随机、对照、前瞻性的研究,表明安装永久性的起搏器能够减少血管迷走性晕厥患者的晕厥发作,能够提高患者的生存质量,减少危险事件的发生。但关于应用起搏器治疗儿童血管迷走性晕厥,经验尚少。

5. 发作时紧急处理　紧急治疗包括发作时将患儿仰卧、头低脚高位。解开衣领保持呼吸道通畅,并给予经鼻吸氧。应迅速建立静脉通道,及时描记心电图,对心电图、血压、氧饱和度进行监测。根据病情变化及时给予处理。在病情允许的情况下,尽快完善有关检查,以便早期做出正确诊治。

【展望】

血管迷走神经性晕厥是儿童晕厥最常见的病因,在国家"十五"攻关计划的支持下,我们在国内开展了血管迷走神经性晕厥的多中心诊断与治疗研究,取得极大进展。但至今为止其发病机理、诊治手段还不十分确切,我国还缺乏儿童流行病学相关资料。今后尚需进一步开展多中心、大样本、随机对照研究,以进一步探寻我国儿童血管迷走神经性晕厥的病因、发病机理以及诊治手段。

(杜军保)

[参考文献]

1. Anderson RH, Wilcox BR. Understanding Cardiac Anatomy: The Prerequisite for Optimal Cardiac Surgery. Ann Thorac Surg, 1995, 59 (6) 1366~1375
2. Dees E, Baldwin HS. New frontiers in molecular pediatric cardiology. Curr Opin Pediatr, 2002, 14 (5): 627-633
3. Pham P, Silberbach M. What's new in pediatric cardiology. Pediatr Rev, 2004, 25 (11): 381-387
4. Frommelt PC. Update on pediatric echocardiography. Curr Opin Pediatr, 2005, 17 (5): 579-585
5. 朱铭. 小儿心脏病影像诊断新技术的临床应用. 放射学实践, 2005, 20 (2): 175-178
6. Stocker CF, Shekerdemian LS. Recent developments in the perioperative management of the paediatric cardiac patient. Curr Opin Anaesthesiol, 2006, 9 (4): 375-381
7. Samanek M, Voriskova M. Congenital heart disease among 815, 569 children born between 1980 and 1990 and their 15-year survival: a prospective Bohemia survival study. Pediatr Cardiol, 1999, 20 (6): 411~417.
8. Hoess K, Goldmuntz E, Pyeritz RE. Genetic counseling for congenital heart disease: new approaches for a new decade. Curr Cardiol Rep, 2002, 4 (1): 68-75
9. 陈国珍,孙锟. 三维超声诊断复杂型先天性心脏病的研究进展. 国外医学·

儿科学分册, 2002, 29 (3): 113-115
10. Goldmuntz E. The genetic contribution to congenital heart disease. Pediatr Clin North Am, 2004, 51 (6): 1721-1737
11. 陈国珍, 孙锟, 黄国英, 等. 圆锥动脉干畸形的三维超声病理形态学诊断研究. 中华儿科杂志, 2005, 43 (9): 681-684
12. Chen GZ, SUN K, Huang GY. In vitro validation of right ventricular volume and mass measurement by real-time three-dimensional echocardiography. Echocardiography, 2006, 23 (5): 395-399
13. Sreeram N. Transhepatic approach for catheter interventions in infants and children with congenital heart disease. Clin Res Cardiol, 2006, 95 (6): 329-333
14. Levi D, Alejos J. Diagnosis and treatment of pediatric viral myocarditis. Curr Opin Cardiol, 2001, 16 (2): 77-83
15. Baboonian C, McKenna W. Eradication of viral myocarditis: is there hope? J Am Coll Cardiol, 2003, 42 (3): 473-476
16. Calabrese F, Thiene G. Myocarditis and inflammatory cardiomyopathy: microbiological and molecular biological aspects. Cardiovasc Res, 2003, 60 (1): 11-25
17. Canter CE. Therapy for pediatric myocarditis. Curr Treat Options Cardiovasc Med, 2005, 7 (5): 411-417
18. Schwartz SM, Wessel DL. Medical cardiovascular support in acute viral myocarditis in children. Pediatr Crit Care Med, 2006, 7 (6 Suppl): S12-S16
19. Kay JD, Colan SD, Graham TP Jr. Congestive heart failure in pediatric patients. Am Heart J, 2001, 142 (5): 923-928
20. Bruns LA, Canter CE. Should beta-blockers be used for the treatment of pediatric patients with chronic heart failure? Paediatr Drugs, 2002, 4 (12): 771-778
21. Hoch M, Netz H. Heart failure in pediatric patients. Thorac Cardiovasc Surg, 2005, 53 Suppl 2: S129-134
22. 孟祥春, 孙锟. 超声应变率显像在心功能检测中的应用. 心血管病进展, 2005, 26 (2): 127-130
23. 武育蓉, 陈树宝, 黄美蓉, 等. 氨基末端脑利钠肽前体在室间隔缺损合并

心力衰竭诊断中的价值. 中华儿科杂志，2005，43（3）：161-164
24. Odland HH, Thaulow EM. Heart failure therapy in children. Expert Rev Cardiovasc Ther, 2006, 4 (1): 33-40
25. Moffett BS, Chang AC. Future pharmacologic agents for treatment of heart failure in children. Pediatr Cardiol, 2006, 27 (5): 533-551
26. Dubin AM, Berul CI. Electrophysiological interventions for treatment of congestive heart failure in pediatrics and congenital heart disease. Expert Rev Cardiovasc Ther, 2007, 5 (1): 111-118
27. 郭继红，张萍. 动态心电图学. 北京：人民卫生出版社，2003. 582-529
28. 王慧深，曾少颖，石继军，等. 射频消融术治疗小儿间隔部位心动过速的临床研究. 中华儿科杂志，2004，42（4）：291-293
29. 李芳，吕惠民，邓必俊，等. 青少年夜间房室传导阻滞的动态心电图监测及其临床意义. 临床医学，2005，25（11）：28-30
30. Arya A, Haghjoo M, Davari P, et al. Resolution of tachycardia-induced cardiomyopathy following ablation of verapamil-sensitive idiopathic left ventricular tachycardia. Pediatr Cardiol, 2006, 27 (1): 146-148
31. 杜军保，李万镇，陈建军. 基础直立倾斜实验对儿童不明原因晕厥的诊断研究. 中华儿科杂志，1997，35：309-312
32. Zhang QY, Du JB, Chen JJ, et al. Association of clinical characteristics of unexplained syncope with the outcome of head-up tilt tests in children. Pediatr Cardiol, 2004, 25 (4): 360-364
33. Zhang QY, Du JB, Tang CS. The efficacy of midodrine hydrochloride in the treatment of children with vasovagal syncope. J Pediatr, 2006, 149: 777-780
34. Chen L, Yang YY, Wang C, et al. A multi-center study of hemodynamic characteristics exhibited by children with unexplained syncope. Chin Med J, 2006, 119 (24): 2062-2068

第七章 血液系统疾病及常见肿瘤

第一节 小儿贫血

一、缺铁性贫血

【概论】

(一) 定义

缺铁性贫血 (Iron Deficiency Anemia, IDA) 是由于人体内矿物质铁元素的缺乏所引起的一种以血红蛋白合成减少为主要表现的营养性贫血。临床上以小细胞低色素性贫血、血清铁蛋白减少、总铁结合力增高和铁剂治疗有效为特点。

(二) 流行病学

IDA 是儿童时期最常见的一种贫血,以 6～24 个月婴幼儿发病率最高。不同国家、不同地区发病率不一,据世界卫生组织(WHO)的调查报告,全世界约有 10%～30% 的人群有不同程度的缺铁,尤其在育龄妇女(特别是孕妇)和婴幼儿中,这种贫血的发病率很高,在发展中国家这个问题更为严重。20 世纪 80 年代以前国内婴幼儿发病率曾高达 50% 以上,曾经是我国卫生部明确要求严控的"四病"之一。由于经济状况的改善和卫生知识的普及,20 世纪 90 年代后我国城乡 IDA 发生率已明显降低,城市儿童发病率多在 15% 以下,极少严重病例出现,但农村地区、尤其是偏远落后的乡村地区仍有较高的患病率,并不时有极重度病例出现,甚至有因严重贫血造成死亡的病例。通常发病率高低与当地经济发展状况、父母文化程度、喂养习惯和喂养方式有关。该病严重危害儿童健康,目前仍是我国重点防治的儿童常见病,因此铁剂成为婴幼儿食品中常见的添加剂。

(三) 发病机制

1. 对血液系统的影响　铁是合成血红蛋白的主要原料之一。正常情况下一分子的铁与一个原卟啉分子结合形成一个血红素分子，后者进一步与珠蛋白肽链结合，4个血红素分子与4条珠蛋白肽链共同构成一个血红蛋白分子。每一个血红素的铁可以结合一个分子的氧。当体内铁缺乏时，血红素生成不足，进而引起血红蛋白合成减少。由于正常成熟红细胞胞浆中99%的成分是血红蛋白，铁缺乏后将导致新生红细胞内血红蛋白含量不足，使红细胞内胞浆量减少，成熟红细胞体积变小；此外，缺铁本身对细胞的分裂、增殖影响较小，因此缺铁时红细胞数量减少的程度不如血红蛋白明显，使这种贫血时红细胞表现为特殊的小细胞低色素性：在血液参数方面表现为平均红细胞体积（MCV）减小，平均红细胞血红蛋白含量（MCH）下降，平均红细胞血红蛋白浓度（MCHC）降低，细胞涂片显示红细胞多为小细胞且存在中空淡染（中央苍白区扩大）现象。缺铁需要经过以下三个阶段才会发生贫血：

(1) 铁减少期（ID）：此阶段体内储存铁已减少，但合成血红蛋白的铁尚未减少，铁代谢检查提示血清铁蛋白下降，骨髓铁染色检查显示细胞内外铁颗粒减少。

(2) 红细胞生成缺铁期（IDE）：此期储存铁进一步耗竭，红细胞生成所需的铁亦不足，但循环中血红蛋白的量尚未减少，铁代谢检查提示血清铁蛋白进一步下降，红细胞内游离原卟啉浓度升高，骨髓铁染色检查显示细胞内外铁颗粒基本消失。

(3) 缺铁性贫血期（IDA）：此期出现小细胞低色素性贫血的典型表现，即循环中血红蛋白的量减少，红细胞量通常也减少，但程度低于血红蛋白量的减少，同时出现贫血时的苍白、缺氧征候及一些非造血系统的临床症状。

2. 缺铁对其他系统的影响　缺铁可影响肌红蛋白的合成。人体内有多种酶（如细胞色素C、单胺氧化酶、琥珀酸脱氢酶等）均含有与蛋白质结合的铁，这些含铁酶与生物氧化、组织呼吸、神经介质分解与合成有关。当铁缺乏时，这些含铁酶的活性减低，造成细胞功能紊乱，因而产生一些非造血系统的表现：如体力减弱、易疲劳、表情淡漠、注意力减退和智力减低等。缺铁还可引起组织器官的异常，如口腔黏膜异常角化、舌炎、胃酸分泌减少，脂肪吸收不良和反甲等。此外，缺铁还可引起细胞免疫功能降低，对感染的易感染性增高。

（四）临床病理、生理

体内铁的来源包括外源性（食物中的血红素铁和非血红素铁）及内源性（体内红细胞衰老或破坏所释放的血红蛋白铁）两个方面。食物中的铁主要以 Fe^{2+} 形式在十二指肠和空肠上段被吸收，吸收后在肠黏膜细胞内被氧化成 Fe^{3+}，其中一部分与细胞内的去铁蛋白结合，形成铁蛋白，暂时保存在肠黏膜细胞中，该部分铁具有调节后续铁吸收的作用；另一部分 Fe^{3+} 与细胞浆中载体蛋白结合后移出胞外进入血液，与血浆中的转铁蛋白结合，随血液循环将铁运送到需铁和贮铁组织，通过相应组织转铁蛋白受体（TfR）的转运供给机体利用或与去铁蛋白结合形成铁蛋白，作为贮存备用铁。红细胞破坏后释放出的铁，同样与转铁蛋白结合并被运送到骨髓等组织进行利用或贮存备用。

正常情况下血浆中的转铁蛋白仅 1/3 与铁结合，称为血清铁；其余 2/3 的转铁蛋白仍具有与铁结合的能力，在体外加入一定量的铁可使其成饱和状态，所加的铁量即为未饱和铁结合力。血清铁与未饱和铁结合力之和称为血清总铁结合力。血清铁在总铁结合力中所占的百分比称为转铁蛋白饱和度。

铁到达骨髓造血组织后即进入幼红细胞，在线粒体中与原卟啉结合形成血红素，血红素与珠蛋白结合形成血红蛋白。此外，铁还参与肌红蛋白和某些酶（如细胞色素C、单胺氧化酶等）的合成。

铁缺乏的主要危害是贫血引起的机体缺氧症状，其次是肌红蛋白和某些氧化还原酶的缺乏所引起的非特异性症状。

（五）危险因素

早产、双胎或多胎、胎儿失血和孕母严重缺铁等均可使胎儿储铁减少；生长发育过快、没有及时添加辅食或添加的含铁食物较少、膳食结构不合理（如以素食为主）、母亲的营养知识缺乏、经常患呼吸道感染或腹泻、过敏性体质（如对牛奶过敏）等均为缺铁性贫血的危险因素。其他如肠发育畸形、肠息肉病、钩虫病等易引起慢性肠道出血的情况也是缺铁性贫血的危险因素。

【临床表现】

（一）症状

缺乏特异性，主要表现为缺铁及贫血（皮肤黏膜苍白及缺氧症候群）的症状。

1. 一般表现　易疲乏（通常较相应贫血程度更明显），不爱活动。年长儿可诉头晕、眼前发黑、耳鸣等，学习能力可逐渐降低。

2. 消化系统症状　食欲减退，少数有异食癖（如嗜食墙皮、煤渣、泥土等）；可有呕吐、腹泻；可出现口腔炎、舌炎；重者可出现萎缩性胃炎或吸收不良综合征。

3. 神经系统症状　烦躁不安或萎靡不振，精神不集中、记忆力减退，智力多数低于同龄儿童。

4. 心血管系统症状　贫血明显时，年长儿童可有心悸、胸闷等。

5. 其他　易患各种感染，如反复上呼吸道感染。

（二）体征

1. 贫血外貌　皮肤黏膜逐渐苍白，以唇、口腔黏膜及甲床较明显，严重贫血病例表现为皮肤苍黄。

2. 髓外造血表现　肝、脾轻度肿大；年龄愈小、病程愈久、贫血愈重，肝脾肿大愈明显。

3. 其他　舌乳头萎缩、反甲、匙状甲、可有心率增快或心脏扩大等，重症病例可出现心力衰竭的体征。

【相关检查的规范】（方法、正常值、安全性）

（一）实验室检查

1. 血象　血红蛋白降低比红细胞数减少明显，呈小细胞低色素性贫血。外周血涂片可见红细胞大小不等，以小细胞为多，中央淡染区扩大。MCV<80fl，MCH<26pg，MCHC<31%。网织红细胞数正常或轻度减少。白细胞、血小板一般无改变。血象检查安全可靠，是必须的基本检查项目。

2. 骨髓象　呈增生活跃，以中、晚幼红细胞增生为主。各期红细胞均较小，细胞浆少，染色偏蓝（血红蛋白量少），显示胞浆成熟程度落后于胞核。粒细胞和巨核细胞系一般无明显异常。铁染色显示细胞外铁减少或消失（+/-），细胞内铁减少<15%。骨髓象检查有一定的危险性，属参考检查项目，主要用于排除其他疾病。

3. 铁生化检查　安全性好，是确诊缺铁性贫血的重要参考指标。

(1) 血清铁蛋白（SF）能敏感地反映体内贮存铁情况，在缺铁的 ID 期即已降低，IDE 和 IDA 期降低更明显，是诊断缺铁 ID 期的敏感指标。放射免疫法测定的正常值：<3 个月婴儿为 194～238μg/L，3 个月后为 18～91μg/L；低于 15μg/L，提示缺铁。在感染、肿瘤、肝脏和心脏疾病时 SF 也可升高，判断结果时需加以甄别。

(2) 红细胞游离原卟啉（FEP）当 FEP>0.9μmol/L（500μg/dl）即提示细胞内缺铁。如 SF 值降低、FEP 升高而未出现贫血，这是缺铁 IDE 期的典型表现，FEP 增高还见于铅中毒、慢性炎症和先天性原卟啉增多症。由于检验困难，此检查主要用于科研目的。

(3) 血锌原卟啉测定（ZPP）采用血锌原卟啉仪测定，方法简单，取血量少，安全可靠，是取代 FEP 检查的临床实用方法，参考正常值>3μg/L，ZPP 通常不受感染的影响。

(4) 血清铁（SI）、总铁结合力（TIBC）和转铁蛋白饱和度（TS）这三项检查均反映血浆中铁含量，通常在缺铁的 IDA 期才出现异常：即 SI 和 TS 降低，TIBC 升高。SI 正常值为 12.8～31.3μmol/L（75～175μg/dl），<9.0～10.7μmol/L（50～60μg/dl）有意义，但其生理变异大，并且在感染、恶性肿瘤、类风湿性

关节炎等多种疾病时也可降低。TIBC＞62.7μmol/L（350μg/dl）有意义；其生理变异较小，在病毒性肝炎时可增高。TS＜15％有诊断意义。

（5）血清转铁蛋白受体（serum transferrin receptor，sTfR）通过酶联免疫吸附试验测定，正常临界值7.26 mg/L，是反映体内铁贮存状况的敏感指标，尤其在红细胞生成缺铁期（IDE）是非常有用的检测指标，也能用于铁剂治疗疗效的监测。

（二）影像学检查

无特殊价值，但对鉴别特发性肺含铁血黄素沉着症有一定作用。

（三）其他检查

根据患者情况选择，如肝肾功能、心肌酶谱等。

【诊断的规范】

（一）诊断的标准

1. 贫血为小细胞低色素性

（1）红细胞形态有明显低色素小细胞的表现，MCHC＜31％，MCV＜80fl，MCH＜27pg。

（2）贫血诊断标准 新生儿期血红蛋白＜145g/L，1～4个月因生理性贫血因素的影响，血红蛋白＜90g/L，4～6个月血红蛋白＜100g/L，6个月～6岁血红蛋白＜110g/L，6～14岁血红蛋白＜120g/L。

2. 有明确的缺铁病因 如供铁不足、吸收障碍、需要增加或慢性失血等。

3. 血清铁＜10.7μmol/L（60μg/dl）。

4. 总铁结合力＞62.7μmol/L（350μg/dl）。转铁蛋白饱和度＜15％～10％。

5. 骨髓细胞外铁明显减少或消失，铁粒幼细胞＜15％。

6. 红细胞原卟啉＞500μg/L。

7. 血清铁蛋白＜16μg/L。

8. 铁剂治疗有效。

符合第1条和第2~8条中至少2条者可诊断缺铁性贫血。

(二) 诊断的分期

根据实验室检测的缺铁程度及临床表现分为铁减少期（ID）、红细胞生成缺铁期（IDE）、缺铁性贫血期（IDA）。

(三) 鉴别诊断

需与各种小细胞低色素性贫血鉴别，包括特发性肺含铁血黄素沉着症、珠蛋白生成障碍性贫血（地中海贫血）、铅中毒、维生素B_6缺乏性贫血、铁粒幼红细胞性贫血等。

1. 特发性肺含铁血黄素沉着症　病因不明，可能与体液免疫功能紊乱有关，近年有发病逐渐增多的趋势。临床表现通常与缺铁性贫血相同，但在没有明显外出血的情况下表现为贫血发生更快（发作性苍白），血红蛋白波动幅度大，患儿可能有咳嗽、咯血或痰中带血、呼吸急促等症状，X线胸片或胸部CT可能有肺出血（肺野中可见网点状阴影）、空洞形成、肺纤维化或正常等不同时期的表现，确诊依赖痰液或清晨胃液中发现含铁血黄素细胞。

2. 珠蛋白生成障碍性贫血　主要包括β或α地中海贫血，有家族史，临床表现为慢性血管外溶血（贫血、黄疸、肝脾大），有特殊面容，血涂片见靶形红细胞，溶血检查可以发现HbF、HbA_2或HbH、Hb Barts升高，网织红细胞升高，铁生化检查显示铁负荷过高，尿中可能找到含铁血黄素细胞。

3. 铅中毒　红细胞中可见嗜碱性点彩，血清中铅含量增高。

4. 铁粒幼细胞性贫血　临床少见，骨髓中铁粒幼红细胞增多，血清铁蛋白升高。

【治疗方法的规范】

(一) 药物

主要是补充铁剂，辅以维生素C的补充。

1. 药物的作用机制　铁剂是特效药，补充体内铁元素的不足。

2. 给药途径　主要采用口服方法，不能口服用药时采用肌肉深部注射（随着口服药剂型的改善，目前基本屏弃肌肉注射法）。

3. 药物疗效评价　二价铁盐容易吸收。常用制剂有硫酸亚铁（如健脾生血冲剂）、富马酸铁、葡萄糖酸亚铁、琥珀酸亚铁（速力菲）、生血宁片等。口服铁剂与维生素 C 同时服用可以增加铁剂吸收。使用剂量为元素铁每日 $4\sim6mg/kg$，分 $2\sim3$ 次口服。为减少对胃黏膜的刺激，最好于两餐之间服用。注射铁剂常用的有右旋糖酐铁或山梨醇铁，需深部肌肉注射。

4. 药物的安全性评价　口服铁剂安全，而注射铁剂较容易发生不良反应，甚至可发生过敏性休克导致死亡。

5. 疗效观察和随访　铁剂治疗 $3\sim4$ 天后网织红细胞开始上升，$7\sim10$ 日达高峰，$2\sim3$ 周后下降至正常；治疗 2 周后血红蛋白逐渐上升，开始 $1\sim3$ 周每天上升 $1\sim3g/L$，以后减慢，通常于治疗 $3\sim4$ 周达到正常，如 3 周内血红蛋白上升不足 $20g/L$，应注意寻找原因，如剂量不足、制剂不良、影响铁吸收的因素存在或有继续失血。如治疗反应满意，血红蛋白恢复正常后再继续服用铁剂（半量）$1\sim2$ 个月，以增加铁储存。采用铁剂后应随访 $2\sim3$ 个月。

（二）手术

除非只能通过手术才能控制出血（如肠道息肉、肠道畸形），否则没有手术指征。

（三）其他治疗

1. 一般治疗　加强护理，保证睡眠充足；避免并积极控制感染；重度贫血者注意保护心脏功能。根据患儿消化能力，适当增加含铁丰富的食物，如蛋黄、瘦肉、豆制品等。注意饮食的合理搭配，以增加铁的吸收。

2. 去除病因　对饮食不当者应纠正不合理的饮食习惯和食物组成，有偏食习惯者应予纠正。有慢性失血性疾病，如钩虫病、肠道畸形等，应予及时治疗。

3. 输血　一般没有必要。输血指征：①极重度贫血（血红蛋白$<30g/L$）或发生贫血性心力衰竭者；②合并严重感染并有重度以上（血红蛋白$<60g/L$）贫血者；③急需外科手术者。贫血愈严

重，每次输血量愈少。目前均采用浓缩红细胞输注，每次 4~6ml/kg，贫血在中度以上不必输血。

（金润铭）

[参考文献]

1. Cook JD, Skikne BS, Baynes RD. Serum transferrin receptor. Annu Rev Med，1993，44：63-74
2. Kohgo Y, Niitsu Y, Kondo H, et al. Serum transferrin receptors as a new index of erythropoiesis. Blood，1987，70：1955-1958
3. 李强，廖清奎. 不同贫血患儿血清可溶性转铁蛋白受体变化及其临床意义. 中华血液学杂志，1995，16（1）：29-31
4. 张之南. 血液病诊断及疗效标准，第2版. 北京：科学出版社，1998
5. 杨锡强. 易著文主编. 儿科学. 第6版. 北京：人民卫生出版社，2004

二、巨幼红细胞性贫血

【概论】

（一）定义

巨幼红细胞性贫血（megaloblastic anemia）又称大细胞性贫血，是由于体内脱氧核糖核酸（DNA）合成障碍所致的一组贫血，约95%的病例因缺乏维生素 B_{12} 和/或叶酸引起，少数因遗传性或获得性因素如药物等引起。本病呈大红细胞性贫血，骨髓内出现巨幼红细胞系列，并且细胞形态的巨型改变也见于粒细胞、巨核细胞系列，甚至某些增殖性体细胞。该巨幼红细胞易在骨髓内破坏，出现无效性红细胞生成。主要临床特点是贫血、神经精神症状、多用维生素 B_{12} 和/或叶酸治疗有效。

（二）流行病学

营养性巨幼红细胞性贫血具有地区性，以叶酸缺乏为主，我国以西北地区较多见，主要见于山西、陕西、河南、山东等省份，常有营养缺乏病史，新鲜蔬菜及肉食摄入少，患病率可达5.3%。早期阶段，单纯表现为叶酸或维生素 B_{12} 缺乏者临床上不少见。本病好发于妊娠期和婴幼儿期，约1/3妊娠妇女有叶酸缺乏，而婴幼儿好发于6个月到2岁，尤以羊乳及煮沸后牛奶喂养者多发。母亲有营养不良、患儿并发感染及维生素C缺乏易发生本病，维生素C有保护叶酸免受破坏的作用。恶性贫血在我国罕见，系不明原因的胃黏膜萎缩导致内因子分泌障碍，造成维生素B_{12}吸收不良所致。

（三）发病机制

体内叶酸经叶酸还原酶的还原作用和维生素B_{12}的催化作用变成四氢叶酸，后者是体内转移"一碳基团"如甲基（-CH_3）、甲酰基（-CHO）、甲烯基（-CH_2）、次甲基（-CH）及羟甲基（-CH_2OH）等的辅酶，参与胸腺嘧啶核苷酸和嘌呤的合成，因此也是DNA合成过程中必需的辅酶。维生素B_{12}或叶酸缺乏都可致四氢叶酸减少，进而引起DNA合成减少。

幼稚红细胞内的DNA减少使其分裂和增殖时间延长，导致细胞核的发育落后于胞浆（血红蛋白的合成不受影响），使红细胞的胞体变大，形成的巨幼红细胞在骨髓内易被破坏，进入血循环的成熟红细胞寿命也较短，从而造成贫血。DNA的不足也可引起粒细胞及巨核细胞核成熟或发育障碍。

维生素B_{12}为含钴的维生素，化学名钴胺（cobalamin），仅某些微生物能合成，人体所需的维生素B_{12}主要来源于动物性食物，如肉类、肝、鱼等。具有代谢活性的钴胺有两种：甲基钴胺和腺甙钴胺，而药用维生素B_{12}系氰钴胺，它必须在体内转变为活性形式才能被组织利用。甲基钴胺为蛋氨酸合成酶的辅酶，腺甙钴胺是L-甲基丙二酰辅酶A变位酶的辅酶。当维生素B_{12}缺乏时，蛋氨酸合成减少，使胆碱和含磷脂的胆碱合成障碍，而腺甙钴胺缺乏，导致大量甲基丙二酰辅酶A及其前身丙酰辅酶A堆积，由此干扰三羧酸循环过程，造成脂肪酸合成障碍，进一步影响神经髓鞘中脂蛋白的形成。异常合成的脂肪酸进入神经脂质，导致神经纤维脱髓鞘病变，轴突变性，最后可引起神经细胞死亡。受累的神经系统包括中枢神经和外周神经髓鞘、脊髓后侧索及大脑，因而出现神经精神症状。神经精神症状可以先于贫血出现，严重程度与贫血不相平行，此容易被临床忽略而造成误诊。

叶酸缺乏通常不造成神经受损,但可引起情感改变,偶见深感受障碍,其机制尚未明了。

(四)临床病理、生理

叶酸和维生素 B_{12} 缺乏的直接后果是 DNA 合成障碍,造成生长旺盛的造血细胞发生巨型改变,其中尤以幼红细胞系列最显著,具有特征性,称巨幼红细胞系列。巨幼红细胞形态巨大,核染色质疏松,呈点网状结构。巨原红细胞核仁大而蓝,巨晚幼红细胞核染色质浓集差,核常靠边呈分叶状,胞浆内充满血红蛋白。成熟红细胞巨大而厚,常呈卵圆形,缺乏中心苍白区,可伴有大小不等、嗜多色性或嗜碱性点彩、卡波氏环等红细胞。巨型细胞改变也见于粒细胞和巨核细胞系列,尤以晚幼粒细胞最突出。晚幼粒和杆状核粒细胞形态巨大,核形肿大、畸形,核染色质疏松,胞浆中颗粒较粗,称巨晚幼粒和巨杆状核粒细胞。分叶核粒细胞分叶过多,常在5叶以上,甚至达 16 叶,称巨多叶核粒细胞。巨核细胞体积也增大,核分叶过多,核间可不相连接,使血小板生成障碍,出现巨大和形态不规则的血小板。骨髓增生活跃或明显活跃(增生性骨髓象),而血象却表现为全血细胞减少(反常性血象),主要病理生理原因是无效性红细胞、粒细胞和血小板生成,称为髓内溶血。巨幼细胞和大型红细胞的生存期均较正常为短,可出现血清间接胆红素增高。

(五)危险因素

1. 摄入量不足　胎儿可通过胎盘获得维生素 B_{12},如孕妇缺乏维生素 B_{12},可致婴儿维生素 B_{12} 储存不足。单纯母乳喂养而未及时添加辅食的婴儿,尤其是乳母长期素食或患有吸收障碍疾病者,可致维生素 B_{12} 摄入不足。食物中以动物性食物含维生素 B_{12} 最为丰富,而植物性食物一般不含维生素 B_{12},偏食或仅进食植物性食物可出现维生素 B_{12} 不足。羊乳含叶酸量很低,牛乳中的叶酸如经加热也遭破坏,故单纯用这类乳品喂养而未及时添加辅食的婴儿可致叶酸缺乏。

2. 吸收和运输障碍　维生素 B_{12} 的吸收需通过胃底部壁细胞分

泌的糖蛋白（内因子）实现，二者结合成 B_{12}-糖蛋白复合物后由末端回肠黏膜吸收，进入血循环后需与转钴蛋白结合，再运送到肝脏贮存，此过程任何一个环节异常均可引起维生素 B_{12} 缺乏。

3. 需要量增加　婴儿生长发育较快，对维生素 B_{12} 的需要量也增加，严重感染时维生素 B_{12} 的消耗量增加，如摄入量不足即可致病。

4. 药物作用　长期应用广谱抗生素可使正常结肠内细菌所含的叶酸被清除而减少叶酸的供应。抗叶酸代谢药物（如甲氨蝶呤、巯嘌呤等）能抑制叶酸的进一步转化造成相对叶酸缺乏。长期服用抗癫痫药（如苯妥英钠、苯巴比妥、扑痫酮等）也可导致叶酸缺乏。

5. 代谢障碍　慢性腹泻可影响叶酸的吸收。先天性叶酸代谢障碍（如小肠吸收叶酸缺陷及叶酸转运功能障碍）也可致叶酸缺乏。

【临床表现】

（一）症状

1. 一般表现　易疲乏、虚胖、皮肤出血点或瘀斑。

2. 消化系统症状　常出现较早，如厌食、恶心、呕吐、腹泻和舌炎等。

3. 精神神经症状　可出现烦躁不安、易怒等症状。维生素 B_{12} 缺乏者表现为表情呆滞、对周围反应迟钝，嗜睡、少哭不笑，智力、动作发育落后甚至退步。重症病例可出现不规则性震颤，手足无意识运动，甚至抽搐、感觉异常、共济失调等。叶酸缺乏不发生神经系统症状，但可存在神经精神异常。

（二）体征

1. 贫血外貌　皮肤黏膜苍白或蜡黄，颜面轻度水肿，毛发纤细稀疏、淡黄。

2. 髓外造血表现　肝、脾轻度肿大。

3. 舌质红、舌乳头萎缩、表面光滑，俗称"牛肉舌"。

4. 神经系统　踝阵挛和 Babinski 征可为阳性。

【相关检查的规范】（方法、正常值、安全性）

（一）实验室检查

1. **血象**：红细胞数减少比血红蛋白降低明显，呈大细胞性贫血，MCV>94fl，MCH>32pg。血涂片可见红细胞大小不等，以大细胞为多，易见嗜多色性和嗜碱性点彩红细胞，可见巨幼变的有核红细胞，中性粒细胞呈分叶过多现象。网织红细胞、白细胞、血小板计数常减少。本项检查安全可靠，是必须检查的基本项目。

2. **骨髓象**：增生明显活跃，以红细胞系增生为主，粒、红系统均出现巨幼变，表现为胞体变大、核染色质粗而松、副染色质明显。中性粒细胞胞浆空泡形成、核分叶过多。巨核细胞核有过度分叶现象。此项检查有一定危险性，是确定诊断的必须过程，应在用药前实施。

3. **血清维生素 B_{12} 和叶酸测定**：血清维生素 B_{12} 与叶酸均采用放射免疫法测定，敏感度和特异度均较高，安全性好，维生素 B_{12} 正常值为 200～900 ng/L，缺乏时低于 100ng/L。叶酸正常值为 6～20 μg/L，缺乏者常<3μg/L。

4. **维生素 B_{12} 吸收试验（Schilling 试验）** 空腹口服 ^{57}钴标记的维生素 B_{12} 0.5μg，2 小时后肌注未标记的维生素 B_{12} 1mg，收集 24 小时尿测定排出的放射性。正常人应超过 7%，低于 7%表示维生素 B_{12} 吸收不良，恶性贫血常在 4%以下。

（二）影像学检查

无特殊诊断价值，X 线胸片可能提示心脏扩大（贫血性心脏病时）。

（三）其他检查

根据患者情况选择，如肝肾功能、心肌酶谱等，乳酸脱氢酶和血清溶菌酶可能增高，尤其是乳酸脱氢酶同功酶 1、2（LDH_1、LDH_2）比例可能升高。

【诊断的规范】

（一）诊断的标准

根据临床表现、血象和骨髓象可诊断为巨幼红细胞性贫血。在此基础上，如精神症状明显考虑为维生素 B_{12} 缺乏。有条件时测定血清维生素 B_{12} 或叶酸水平以进一步确诊。

（二）诊断的分期

限于血清维生素 B_{12} 或叶酸检查不是常规项目，目前没有诊断分期标准。

（三）鉴别诊断

1. 骨髓异常增生综合征（MDS）　本综合征系克隆性恶性疾病，也可表现为大细胞性贫血及骨髓细胞巨幼样改变，但病程相对较长，骨髓细胞病态造血更明显，骨髓活检出现前体细胞异常定位现象，骨髓细胞染色体发现异常。

2. 溶血后状态　是急性溶血后的短时现象，表现为大细胞性贫血，溶血消除后细胞很快恢复正常大小，急性溶血病史有助于诊断。

3. 红白血病　尤其是红血病期，起病急，进展快，外周血中易见幼稚有核红细胞，血红蛋白 F 升高，骨髓象呈红白血病样表现，主要以原始或幼稚细胞增生为主而巨幼样改变不突出，治疗反应差，预后差。

4. 脑发育不全　主要与存在神经精神症状的维生素 B_{12} 缺乏相鉴别。通常有异常妊娠史或生产史，生后智力及运动发育即落后，非进行性发展，维生素 B_{12} 治疗无效。

【治疗方法的规范】

（一）药物

1. 药物的作用机制　维生素 B_{12} 和叶酸是特效药，补充体内维生素 B_{12} 和叶酸的不足。

2. 给药途径　尽量采用口服用药（腺苷维生素 B_{12} 及叶酸片），维生素 B_{12} 缺乏者也可肌肉或静脉注射（弥可保）给药。维生素 B_{12} 每次肌注 100μg，每周 2～3 次，连用数周，直至临床症状好转，血象恢复正常为止。当有神经系统受累表现时，每日可给予 1mg，连续肌注 2 周以上；由于维生素 B_{12} 吸收缺陷（恶性贫血）所致的患者，每月肌注 1mg，长期应用。

叶酸口服剂量为 5mg，每日 3 次，连续数周至临床症状好转、血象恢复正常为止。同时口服维生素 C 有助于叶酸的吸收。

3. 药物疗效评价　目前所用的口服或注射药物均安全有效且疗效满意。

4. 药物的安全性评价　有精神神经症状者，应以维生素 B_{12} 治疗为主，如单用叶酸反有加重症状的可能。

5. 疗效观察和随访　用维生素 B_{12} 治疗后 6～7 小时骨髓内巨幼红细胞可转为正常幼红细胞，精神症状 2～4 天后好转；网织红细胞 2～4 天开始增加，6～7 天达高峰，2 周后降至正常；精神神经症状恢复较慢。凡恶性贫血、胃切除患者及先天性内因子缺陷者需终身维持维生素 B_{12} 治疗。服叶酸后 1～2 天食欲好转，骨髓中巨幼红细胞转为正常；2～4 天网织红细胞增加，4～7 天达高峰；2～6 周红细胞和血红蛋白恢复正常。因使用抗叶酸代谢药物而致病者，可用甲酰四氢叶酸钙治疗。先天性叶酸吸收障碍者，口服叶酸剂量应增至每日 15～50mg 才有效。

（二）其他治疗

1. 病因治疗　应积极去除病因，治疗原发疾患。

2. 一般治疗　注意营养，及时添加辅食；加强护理，防止感染；震颤明显不能进食者可用鼻饲数天。

3. 合并缺铁或其他维生素缺乏时应及时补充，有神经精神症状者应同时补充其他 B 族维生素如 B_1、B_6 等，也可使用神经营养剂如神经生长因子等。

（金润铭）

[参考文献]

1. 杨锡强，易著文主编. 儿科学. 第 6 版. 北京：人民卫生出版社，2004
2. 胡亚美等主编. 诸福棠实用儿科学. 第 7 版. 北京：人民卫生出版社，2002
3. Davenport J. Macrocytic anemia. Am Fam Physician, 1996, 53 (1)：155-162
4. Babior BM. The megaloblastic anemias. In: Beutler E, Lichtman MA,

Coller BS, Kipps TJ, eds. Williams Hematology. 5th ed. New York, NY: McGraw-Hill, 1995, 471-489
5. Green R, Miller JW. Folate deficiency beyond megaloblastic anemia: hyperhomocysteinemia and other manifestations of dysfunctional folate status. Semin Hematol, 1999, 36 (1): 47-64

三、铁粒幼细胞性贫血

【概论】

（一）定义

铁粒幼细胞性贫血（sideroblastic anemia，SA）是一组因血红素合成障碍和铁利用不良，造成骨髓中出现大量环形铁粒幼红细胞和高铁血症为特征的小细胞低色素性贫血。分为遗传性（HSA）和获得性（ASA）二大类，后者又分为特发性（原因不明）和继发性（继发于药物使用、接触毒素或其他疾病）。无论遗传性或获得性的患儿均以对吡哆醇（维生素 B_6）治疗反应的好坏而进一步分为效应性（疗效好）或无效性，其中以遗传性者对维生素 B_6 反应较佳。

（二）流行病学

各种铁粒幼细胞贫血均为少见病，在儿童尤其罕见，相对多发于老年人，具体发病率不详。各种类型中遗传性、原发性病例更为罕见，而继发性者相对多见。HAS 中绝大多数呈 X 连锁隐性遗传，致病基因位于 Xp11.21，表现为男性发病，女性为携带者，偶有纯合子的女性病人。极少数 HSA 呈常染色体隐性遗传，此时男女性均可发病。

（三）发病机制

血红素合成有关的各种酶和辅酶的缺乏、活性减低和活性受阻是本病的发病机理。临床较常见的有 δ 氨基 γ 酮戊酸合成酶 2（aminolevulinate synthase，ALAS2）、血红素合成酶缺乏或功能不足。任何原因影响这些酶的活性均可导致铁利用不良和血红素合成障碍，使幼红细胞内非血红素铁过量蓄积于线粒体内，沿细胞核排列呈"环状"而产生病态性铁粒幼红细胞（环状铁粒幼细胞），结果形成小细胞低色素性贫血。铁在红细胞及各组织内大量堆积，使红细胞形态及功能受损，导致幼红细胞在骨髓内过早破坏，即"无效红细胞生成"。铁大量沉积于各组织器官内，形成血色病，严重影响各组织器官的功能。

（四）临床病理、生理

铁粒幼细胞性贫血的主要病理改变是血红素合成障碍和红细胞无效性生成，同时由于体内铁负荷过高造成组织器官功能障碍（血色病）。共同的血液学特点为：①骨髓内铁粒幼细胞含有许多非血红素铁小粒，至少部分铁粒幼细胞的铁小粒在核周围呈环状分布，这种细胞称为环状铁粒幼红细胞；②红细胞中血红蛋白含量减少，表现为小细胞低色素型贫血，血涂片可见红细胞大小不等，以小细胞为多，中央淡染区扩大，MCV<80fl，MCH<26pg，MCHC<31%；③血清铁浓度和血清转铁蛋白饱和度均增高，在单核-巨噬细胞系统和许多器官的主质细胞内有过多的铁积聚；④骨髓内红系细胞增生过多，但血液中网织红细胞计数不增高，铁动力学检查显示有红细胞无效性生成。主要生理异常是贫血征候群及器官功能障碍。

（五）危险因素

包括近亲结婚、接触某些药物如维生素 B_6 拮抗剂（异烟肼最常见）或毒物（如铝中毒）、过量饮酒等。

【临床表现】

根据病因不同，临床表现存在差异。通常起病缓慢，贫血为本病主要症状与体征。常有皮肤苍白，部分病人皮肤呈暗黑色，感乏力、软弱，动则心悸、气促，肝脾轻度肿大，后期发生血色病（即含铁血黄素沉积症）时肝脾肿大显著，可出现心、肺、肝、肾功能不全，少数发生糖尿病。遗传性铁粒幼细胞性贫血多见于青少年男性，有家族史，如存在 ALAS2 基因突变的 X 连锁铁粒幼细胞性贫血（XLSA）有如下特征：（1）常在 20 岁左右出现贫血和其他症状；（2）由于不适当的输血和补铁造成过度的铁负荷，中年期易出现继发性血色病，并由此引起糖尿病、肝硬化和心肌病等改变；

(3) 血清铁和铁蛋白明显增高；(4) 骨髓出现大量环形铁粒幼细胞。获得性铁粒幼细胞性贫血常无家族史，其中原发性病例多于50岁以上发病，目前认为是一种原因不明的多能干细胞缺陷引起的细胞克隆性疾病，FAB分类将其归入骨髓增生异常综合征Ⅱ型（环形铁粒幼细胞性难治性贫血，RAS）；其他获得性（继发性）病例多见于使用异烟肼、吡嗪酰胺、氯霉素及抗癌药物后发病，亦可见于某些肿瘤或骨髓增生性疾病，停药后通常预后良好。

【相关检查的规范】（方法、正常值、安全性）

（一）实验室检查

1. 血象　一般为中度贫血（血红蛋白 70～90g/L），少数为重度贫血（血红蛋白 30～60g/L）或极重度贫血（血红蛋白＜30g/L），红细胞大小不等，可见幼稚红细胞。网织红细胞减低或升高不明显，白细胞及血小板多正常。本项检查安全可靠，是必须检查的基本项目。

2. 骨髓象　红系增生明显活跃，出现病态造血现象（如红细胞巨幼样改变），胞浆可见空泡，胞浆量少，血红蛋白形成减少，亚铁氰化钾铁染色（普鲁士蓝反应）可见铁粒幼红细胞增多，出现环状铁粒幼红细胞＞15％，是本病特征性改变，具有诊断意义。粒系及巨核系多正常。

3. 血清铁增高（多高于 35.8μmol/L）

4. 转铁蛋白饱和度升高（可达 90％以上）

5. 红细胞内游离原卟啉增高（血红素合成酶或铁螯合酶缺陷）或降低（ALA合成酶或粪卟啉原氧化酶缺陷），血清总铁结合力和/或不饱和铁结合力降低。

6. 中性粒细胞碱性磷酸酶积分减低，血中未结合胆红素轻度升高。

（二）影像学检查

晚期血色病时可能出现 X 线胸片异常（如纤维化样改变）。

（三）其他检查

1. 疑诊 X 连锁遗传性铁粒幼细胞性贫血时可行基因分析。

2. 细胞遗传学检查　RAS病例中约50%患者有染色体异常，常见的染色体异常包括5q-、+8、-7、+19、20q+、11q+、7q-等。

【诊断的规范】

（一）诊断的标准

1. 发病缓慢，贫血为主要症状。

2. 可有肝脾肿大。

3. 血象显示低色素性贫血，可见幼红细胞，网织红细胞正常或轻度升高。白细胞和血小板正常。

4. 骨髓增生明显活跃，红细胞形态有异常，出现环状铁粒幼红细胞≥15%。粒系、巨核系正常。

5. 血清铁、转铁蛋白饱和度增高，血浆总铁结合力及铁利用率降低。

6. 中性粒细胞碱性磷酸酶积分减低。

（二）诊断的分期

目前尚无分期标准。

（三）鉴别诊断

主要与其他小细胞低色素性贫血鉴别（参见"缺铁性贫血"）。

【治疗方法的规范】

（一）药物

目前尚无满意的一致性治疗方法，治疗原则包括：①大剂量使用维生素B_6；②使用雄性激素；③适当使用肾上腺皮质激素或其他免疫抑制剂；④使用除铁制剂，减少体内过多铁的堆积；⑤贫血重者可酌情输注红细胞。

1. 药物的作用机制　大剂量维生素B_6对部分HSA及少数PSA（原发性铁粒幼细胞性贫血）有效，可使贫血有所改善，但不易恢复正常；用维生素B_6治疗无效者改用磷酸吡哆醛常可获得疗效。这可能由于病人吡哆醇激酶有缺陷，不能使维生素B_6转变为磷酸吡哆醛而发挥生理作用。

2. 给药途径　维生素B_6 200~300mg/d，口服，至少持续3个月以上。显效时,以小剂量长期维持。停药后数月贫血往往复发,再以维生素 B_6 治疗仍可能有效。磷酸吡哆醛皮下注射 50～100mg/次,每日 4 次。两周后如有效,改为每次 100mg,每周 2～3 次维持治疗。

3. 药物疗效评价　尚无疗效判断标准,参考标准为①缓解:临床症状明显改善,血红蛋白明显升高,铁生化检查基本正常,环状铁粒幼红细胞明显减少;②进步:临床症状有所改善,血红蛋白有所提高,铁生化检查有所好转,环状铁粒幼红细胞减少;③无效:临床症状及实验室检查无进步。

4. 药物的安全性评价　维生素 B_6 毒性很小,应作为首选药物使用。

5. 疗效观察和随访　本病起效慢,需长期随访。

(二) 其他治疗

1. 去除病因　对继发性铁粒幼细胞性贫血 (SSA),首先停用诱发药物,去除铅污染,停止饮酒,多可以完全恢复。

2. 叶酸　SA 常有叶酸代谢紊乱,多数患者血清叶酸减低。加服叶酸 (1～5mg/d) 与维生素 B_6 合用,特别是对骨髓出现巨幼红细胞者,改善贫血更快。

3. 雄激素　对少部分病人有一定疗效。可选用丙酸睾丸酮 (50mg/d) 肌注或安雄 (40～80mg/d) 口服,应用至少 3～4 个月以上。

4. 色氨酸　对维生素 B_6 疗效不明显者或复发后再治病例,加用色氨酸可能有效。剂量为每次 250mg 口服,每日 3 次。

5. 输血　输血会加重铁负荷过度,应尽量避免。但对严重贫血危及生命者,可输浓集红细胞。

6. 去铁胺　有利于减轻铁负荷过度。可于每次输血后给予 1～2g,按 15mg/kg/h 的速度静滴。维持治疗可用 20～25mg/(kg·d),使尿排铁量达 20～40mg/(kg·d)。可同时口服维生素 C 500～1500mg/d 以增加尿铁排泄。但不应单独服用维生素 C,否则可增加肠道对铁的吸收。

7. 免疫抑制剂　对少数 PSA 伴骨髓增生低下的儿童，如有细胞毒抗体或 CFU-E 抑制物存在，使用细胞毒类免疫抑制剂可以有效。常用制剂有：①环磷酰胺 2mg/（kg·d），3～4 周有效后改维持量，至少用药 2 个月；②硫唑嘌呤 2～3mg/（kg·d），口服 3～6 个月。应注意这类药物能抑制免疫系统和骨髓造血功能，副作用大，须严格掌握用药指征。

8. 基因治疗　对 HSA 患者，若确实因 ALAS2 基因缺陷引起，以后有可能进行 ALAS2 基因替代治疗。

（金润铭）

[参考文献]

1. 胡亚美等主编. 诸福棠实用儿科学. 第 7 版. 北京：人民卫生出版社，2002
2. Bottomley SS, Wise PD, Wassson EG, et al. X-linked sideroblastic anemia: Update of molecular detects and mechanism of the associated iron overload. Acta Haematologica, 1997, 98 (2)：95-103
3. Astrin KH, Bishop DF. Assignment of human erythroid delta-aminolevulinate synthase (ALAS2) to the X chromosome. Cytogenet Cell Genet, 1989, 51 (4)：953-954
4. 朱平. 遗传性铁粒幼细胞贫血的致病基因与基因治疗. 中华血液学杂志, 1999, 20 (1)

四、遗传性球形红细胞增多症

【概论】

（一）定义

遗传性球形红细胞增多症（Hereditary spherocytosis，HS），也称为先天性溶血性黄疸，是一种红细胞膜缺陷性慢性溶血性疾病。红细胞破坏的决定因素是遗传性红细胞内在缺陷，脾脏成为加重红细胞破坏的场所。临床上主要表现为贫血、间歇性黄疸、不同程度的（肝）脾肿大、血液中球形红细胞增多和红细胞渗透脆性增高，脾脏切除疗效显著。

（二）流行病学

本病属常染色体显性遗传，偶为常染色体隐性遗传；少数病例没有阳性家族史，初发病例为家族成员发生了基因突变。男女均可发病且患病几率相同，致病基因位于 8 号染色体短臂上，全球均有病例发现，总的发病率约 20/10 万～30/10 万。

（三）发病机制

正常细胞膜由双层脂质和膜蛋白质组成。本病患儿的红细胞膜骨架蛋白（如锚蛋白、膜收缩蛋白、膜动蛋白等）由于遗传缺陷，导致膜脂质不稳定而丢失，使红细胞膜表面积减少，同时受累红细胞的钠离子通透性异常增强，使钠离子大量进入细胞内，随钠离子进入细胞内的水分亦增加，使红细胞由双凹盘形变成球形，形成了本症红细胞的特征形态。为了维持红细胞内、外钠离子的正常平衡，就必须动用"离子泵"将细胞内增多的钠离子排出，结果导致 ATP 的消耗增加。ATP 的相对缺乏使细胞膜上调节红细胞内外钙、镁离子浓度平衡的钙- ATP 酶受到抑制，钙就容易沉积于膜上，使膜变硬，其变形性和柔韧性降低。当僵硬的球形红细胞通过脾窦内直径较其小得多的微循环时，大量红细胞在脾内被滞留、破坏。由于脾是破坏红细胞的主要器官，所以脾切除后尽管本症的生化及形态学异常依然存在，但溶血程度明显减轻。

（四）临床病理、生理

本症患者的红细胞膜结构异常是由不同的膜支架蛋白异常所引起。部分患者膜的收缩蛋白缺乏，对蛋白水解酶极为敏感，可将变性的膜收缩蛋白降解为小肽，从红细胞膜上丢失，使膜表面积减少而变为球形。膜收缩蛋白与蛋白区带 4.1 结合能力减少 30% 左右，致使膜收缩蛋白与肌动蛋白结合能力明显减弱。红细胞蛋白质激酶缺乏，使收缩蛋白的磷酸化减弱，影响变形性能。因此球形红细胞的直径虽然小于 6μ，但由于细胞膜变形性和柔韧性减退，不能通过内皮细胞间空隙（直径仅为 3μ 左右）进入脾窦而被阻留在脾索内，加之 ATP 及葡萄糖进一步消耗，代谢缺陷更为加剧，最终造成球形红细胞破坏、溶解。

（五）危险因素

家族中有病患者或近亲结婚、感染（尤其是能进一步引起脾大的病毒感染）是本病发生、发作的危险因素。

【临床表现】

常染色体显性遗传，起病缓慢，婴儿及儿童期发病。

（一）症状

1. 贫血　婴儿和儿童患者的贫血严重程度变化很大，但在同一家族中贫血程度一般相似。

2. 黄疸　黄疸常较轻，病程中常因劳累、受惊或感染等因素诱发"溶血危象"，使贫血和黄疸突然加重，并伴有发热、寒战、呕吐、肝脾疼痛等症状。

3. 再生障碍危象　与微小病毒感染有关，是儿童期的严重并发症之一。表现为以红系造血受抑为主的骨髓造血功能暂时性抑制，出现严重贫血，可有不同程度的白细胞和血小板减少，持续数天或1～2周自然缓解。

（二）体征

1. 肝脾肿大　随年龄增长逐渐明显，通常脾肿大更为突出。

2. 面色苍白或苍黄，发作性眼结膜或皮肤黄染。

【相关检查的规范】（方法、正常值、安全性）

（一）实验室检查

1. 血象　呈正细胞性贫血，MCV80～94fl，MCH28～32pg；网织红细胞计数升高大多在5%～20%之间，即使贫血不明显时大多也是增高的。外周血中球形红细胞增多（可占红细胞的0.20～0.40），这些球形红细胞较正常细胞小，染色深，无中央淡染区。血常规和血涂片检查安全可靠，是必须检查的基本项目，有时需要多次检查才能确诊。

2. 骨髓象　红细胞系统明显增生，其中以中、晚幼红细胞居多，可占所有有核细胞的25%～60%，有丝分裂象多见，可能出现巨幼细胞，但有核红细胞形态多无异常，通常有球形红细胞增多现象。

3. 血清间接胆红素　在溶血时增高。

4. 红细胞渗透脆性试验　增高。正常红细胞开始发生溶血的氯化钠溶液浓度为 0.45%～0.50%，HS（及其他有球形细胞的溶血性贫血）在 0.70% 甚至更高浓度的氯化钠溶液中即开始溶血，说明红细胞渗透性增高。

5. 温育后渗透脆性试验　阳性。如果将血液在 37℃ 无菌条件下温育 24 小时，红细胞的渗透脆性将显著增加。因为温育时红细胞内代谢加速，葡萄糖和 ATP 的消耗加速，所以正常红细胞和 HS 红细胞的渗透脆性均增高。但 HS 球形细胞较正常红细胞间渗透脆性的差别更明显，HS 细胞可能在 0.80% 氯化钠溶液中即开始溶血。HS 轻者红细胞的渗透脆性试验结果可以正常，但经过温育就容易检出异常。

6. 红细胞自溶试验　阳性。将红细胞置于本人的血浆或血清中，经 37℃ 温育后，红细胞逐渐会发生溶血。这可能与膜部分丧失和不能维持阳离子平衡有关。做红细胞自溶血试验对 HS 的诊断有一定价值。在血浆或血清中先加或不加葡萄糖，然后加入红细胞作 37℃ 温育 48 小时，观察溶血程度。在先加葡萄糖的条件下，正常红细胞的溶血 <0.6%，而 HS 的红细胞溶血一般也可减少至 3%～6%，但可以有例外。在不加葡萄糖的条件下，正常红细胞的溶血一般 <4%，而 HS 患者的红细胞溶血增至 10%～30%。

（二）影像学检查

腹部 B 超或 CT 检查可能发现（肝）脾增大，通常脾增大更为显著。

（三）其他检查

红细胞的生存时间明显缩短，T1/2（^{51}Cr）一般为 4～8 天，脾区表面的放射性增高，表示 HS 细胞在脾内破坏增多。

【诊断的规范】

（一）诊断的标准

典型病例具有脾大、黄疸、贫血、球形细胞增多（在 15% 以上）与红细胞渗透脆性增加，诊断一般不难，家族调查可以帮助确立诊断。轻型病例血涂片中球形红细胞数量增多不显著者，可作孵育后红细胞渗透脆性试验和自溶试验，阳性有诊断意义。

（二）诊断的分型

根据患者病情轻重可以大致分为轻型、中间型、重型三型。

1. 轻型　多见于儿童，约占全部病例的 1/4，由于骨髓代偿功能好，可无或仅有轻度贫血及脾肿大；

2. 中间型　约占全部病例 2/3，多成年发病，有轻及中度贫血及脾肿大；

3. 重型　少见，贫血严重，常依赖输血，生长迟缓，面部骨结构改变类似海洋性贫血，偶尔或一年内数次出现溶血性或再生障碍性危象。

（三）鉴别诊断

血片中球形红细胞不多的病例，应与自身免疫性溶血性贫血相鉴别，后者 Coomb's 试验阳性。

【治疗方法的规范】

（一）药物

无有效治疗药物。

（二）手术

脾切除对本病有显著疗效。持续多年的黄疸和贫血在手术后大都很快消失，但一定程度的球形红细胞依然存在，红细胞渗透性脆性仍然增高。

1. 手术方式（手术适应证和禁忌证）　脾切除（同时切除可能存在的副脾）。手术适应证：①症状较重或屡有急性发作；②症状在幼年期出现，即使病情较轻，为防止日后急性发作或并发症；③无特殊必要，手术最好在 5 岁后进行。手术禁忌证：1 岁以下的患儿。

2. 术前准备（术前评估、手术计划）　根据患儿的病情严重程度决定手术时机，尽可能在 5 岁以后做脾切除手术，以免发生致命性肺炎双球菌或大肠杆菌感染，术前应输血纠正严重的贫血状态。

3. 术后随访　术后定期随访一年以上。

(三) 其他治疗

1. 口服叶酸　在溶血、贫血严重可加用以防止贫血加重。

2. 输血　发生再生障碍危象、术前准备和溶血危象时应输血，但输血疗效不持久。

(金润铭)

五、葡萄糖-6-磷酸脱氢酶缺乏症

【概论】

(一) 定义

红细胞葡萄糖-6-磷酸脱氢酶（glucose-6-phosphate dehydrogenase，G-6-PD）缺乏症是一种遗传性急性溶血性疾病，俗称"蚕豆黄"，以进食蚕豆或伯氨喹啉类药物后突发贫血、血红蛋白尿、黄疸等为临床特征，严重病例可因休克或急性肾功能衰竭造成患儿死亡。

(二) 流行病学

本病分布遍及世界各地，估计全世界约有2亿人患有G-6-PD缺乏症，但各地区、各民族间的发病率差异很大。高发地区为地中海沿岸国家、东印度、菲律宾、巴西和古巴等。在我国则主要见于长江流域及其以南各省，以四川、广东、广西、云南、福建、海南等省（自治区）的发病率较高，北方地区较为少见。此病呈X连锁不完全显性遗传，致病基因位于Xq28，男性发病率显著高于女性，男性杂合子和女性纯合子均发病；女性杂合子亦可发病，取决于其缺乏G-6-PD的红细胞数量在细胞群中所占的比例。按照世界卫生组织标准化的生化方法研究，迄今已发现400多种G-6-PD变异型，其中有20多种能发生溶血，其余则酶活力正常且无临床症状。我国人群中已发现的变异型达40种以上，如香港型、广州型等。

(三) 发病机制

本病发生溶血的机制尚未完全明了。目前认为服用氧化性药物

（如伯氨喹啉）诱发溶血的机制为：G-6-PD 是红细胞葡萄糖酸戊糖旁路代谢中所必需的脱氢酶，它使 6-磷酸葡萄糖释出 H^+，从而使辅酶 Ⅱ（NADP）还原成还原型辅酶 Ⅱ（NADPH）。NADPH 是红细胞内抗氧化的重要物质，它能使红细胞内的氧化型谷胱甘肽（GSSG）还原成还原型谷胱甘肽（GSH）并维持过氧化氢酶（Cat）的活性。GSH 的主要作用是：①保护红细胞内含巯基（-SH）的血红蛋白、酶蛋白和膜蛋白的完整性，避免过氧化氢（H_2O_2）对含-SH 基物质的氧化；②与谷胱甘肽过氧化酶（GSHPx）共同作用使 H_2O_2 还原成水（H_2O）。Cat 是还原 H_2O_2 成水的还原酶。G-6-PD 缺乏时，NADPH 生成不足，GSH 和 Cat 减少，因此，当机体受到氧化性物质侵害时，氧化作用产生的 H_2O_2 不能被及时还原成水，过多的 H_2O_2 作用于血红蛋白的-SH 基，使血红蛋白氧化成高铁血红蛋白和血红蛋白二硫化合物（Hb-SSG），导致血红蛋白变性、沉淀，形成不溶的变性珠蛋白小体沉积于红细胞膜上，改变了红细胞膜的电荷、形态及变形性；过多的 H_2O_2 亦作用于含-SH 基的膜蛋白和酶蛋白，膜脂质成分也发生变化。上述作用最终造成红细胞膜的氧化损伤和溶血。这种溶血过程是自限性的，因为新生红细胞的 G-6-PD 活性较高，对氧化剂药物有较强的"抵抗性"，当衰老红细胞因酶活性过低而被破坏后，新生红细胞即代偿性增加，故不再发生溶血。

蚕豆诱发溶血的机理未明，蚕豆浸液中含有多巴、多巴胺、蚕豆嘧啶类、异脲咪等类似氧化剂物质，可能与蚕豆病的发病有关，但很多 G-6-PD 缺乏者在进食蚕豆后并不一定发病，故认为还有其他因素参与，这尚有待进一步研究。

（四）临床病理、生理

当有基因缺陷或酶缺陷的患儿接触蚕豆或氧化性药物后发生血管内急性溶血，过多破坏的红细胞释放血红蛋白到血液中并迅速从肾脏排泄，形成血红蛋白尿并可能引起急性肾损伤，导致急性肾功能衰竭，临床出现乏力、腰痛、黄疸等征候，过多破坏的红细胞膜磷脂部分可以激活凝血系统引起弥漫性血管内凝血，从而出现休克症状并因此威胁患儿生命。

(五)危险因素

感染、过度疲倦、缺氧、接触具有氧化性质的物质(如食物、药物及部分家用日用品)、近亲结婚等是发病的危险因素。

【临床表现】

根据诱发溶血的原因不同,可以分为五种临床类型。

(一)伯氨喹啉型药物性溶血性贫血

由于服用某些具有氧化特性的药物而引起的急性溶血。此类药物包括:抗疟药(伯氨喹啉、奎宁等),镇痛退热药(安替比林、非那西汀),硝基呋喃类(呋喃西林、呋喃唑酮),磺胺类药,砜类药(氨苯砜等),萘,苯胺,维生素K_3、K_4,奎尼丁,丙磺舒等。常于服药后1~3天出现急性血管内溶血。有头晕、厌食、恶心、呕吐、疲乏等症状,继而出现黄疸、血红蛋白尿,溶血严重者可出现少尿、无尿、酸中毒和急性肾功能衰竭。溶血过程呈自限性是本病的重要特点,轻症的溶血持续1~2天或1周左右,临床症状逐渐改善而自愈。需要注意的是溶血程度与酶缺陷程度及药物剂量有关,如果药物剂量不断增加,可发生第二次溶血。反复和持续用药可发生慢性溶血性贫血。感染、糖尿病性酸中毒或肾功能不全可诱发或加重溶血。

(二)蚕豆病

常见于10岁以下的儿童,3岁以上占病例的70%左右,男性显著多于女性。多在蚕豆成熟季节流行,进食蚕豆或蚕豆制品(如粉丝)均可致病,母亲食蚕豆后哺乳可使婴儿发病。通常于进食蚕豆或其制品后24~48小时内发病,表现为急性血管内溶血,其临床表现与伯氨喹啉型药物性溶血相似。值得注意的是同一地区G-6-PD缺乏者仅部分人发病,患者并不每年食蚕豆都有发病,且发病程度与食蚕豆量并不一定成比例。

(三)新生儿黄疸

在广东、香港等地由G-6-PD缺乏引起的新生儿黄疸并不少见。感染、病理产、缺氧、给新生儿哺乳的母亲服用氧化剂药物、新生儿穿戴有樟脑丸气味的衣服等均可诱发溶血，但也有不少病例无诱因可查。主要症状为苍白、黄疸，大多于出生 2～4 天后达高峰，半数患儿可有肝脾肿大。贫血大多数为轻度或中度。血清胆红素含量增高，重者可导致胆红素脑病。

（四）感染诱发的溶血

细菌、病毒感染如沙门菌感染、细菌性肺炎、病毒性肝炎和传染性单核细胞增多症等均可诱发 G-6-PD 缺乏者发生溶血，一般于感染后几天之内突然发生溶血，溶血程度大多较轻，黄疸多不显著。

（五）先天性非球形细胞性溶血性贫血（CNSHA）

可分为两型，磷酸己糖旁路代谢酶缺陷所致者称为Ⅰ型，其中以 G-6-PD 缺乏所致者较为常见；糖无氧酵解通路中酶缺乏所致者称为Ⅱ型，以丙酮酸激酶缺乏较为常见。Ⅰ型患者自幼年起出现慢性溶血性贫血，表现为贫血、黄疸、脾肿大，可因感染或服药而诱发急性溶血。

【相关检查的规范】（方法、正常值、安全性）

（一）实验室检查

1. 血象　正细胞正色素性贫血，网织红细胞计数明显升高，可见红细胞碎片或幼红细胞，白细胞计数可能反应性升高，血小板一般正常或升高，也可降低（弥漫性血管内凝血），本项检查安全可靠，是必须检查并需及时复查的项目。

2. 红细胞 G-6-PD 缺乏的筛选试验

（1）高铁血红蛋白还原试验　正常值＞0.75；中间型为 0.74～0.31；显著缺乏者＜0.30。

（2）荧光斑点试验　在波长 340nm 紫外线激发下荧光减弱或不发生荧光，因红细胞内 NADPH 减少所致。正常 10 分钟内出现荧光，中间型 10～30 分出现荧光；显著缺乏者 30 分钟仍不出现荧光。

（3）硝基四氮唑蓝（NBT）纸片法　正常滤纸片呈紫蓝色，中间型呈淡蓝色，显著缺乏者呈红色。

3. 红细胞 G-6-PD 活性测定 特异性直接诊断法，正常值随测定方法而不同。

4. 变性珠蛋白小体生成试验 溶血时阳性细胞＞0.05，溶血停止后呈阴性。

（二）影像学检查

无特殊诊断价值。

（三）其他检查

1. 骨髓象 增生活跃或明显活跃，红系、粒系均增生。

2. 血清间接胆红素增高，血清结合珠蛋白减少或消失，血浆游离血红蛋白增高。尿含铁血黄素阳性。

3. 基因突变分析 有条件并有明确家族史的病例可以选做。

【诊断的规范】

（一）诊断的标准

阳性家族史或既往发病史有助于诊断。凡男孩出现急性溶血特征，并有进食蚕豆或特殊用药史者多为本病；新生儿黄疸或自幼即出现原因未明的慢性溶血者，也应考虑本病，结合实验室检查可以确诊。

（二）诊断的分期

无分期诊断标准。

（三）鉴别诊断

1. 自身免疫性溶血性贫血 没有阳性家族史，男女患病几率相同，红细胞 G-6-PD 活性正常或高铁血红蛋白还原试验正常，Coomb's 试验多为阳性。

2. 阵发性睡眠性血红蛋白尿 发作性夜间血红蛋白尿，红细胞 G-6-PD 活性正常或高铁血红蛋白还原试验正常，酸、热、糖水试验异常，流式细胞仪检测有特殊的红细胞膜单克隆抗体表达异常。

【治疗方法的规范】

（一）药物

没有特效的治疗药物，重点在于保持红细胞膜的稳定性（皮质激素)、疏通微循环、碱化尿液、防止急性肾功能衰竭。

1. 去除诱因　贫血较轻者在去除诱因后溶血大多于1周内自行停止而不需输血治疗。

2. 保持水及电解质平衡、碱化尿液　供给足够水分、使用碳酸氢钠保持尿液碱性、用低分子右旋糖酐疏通循环以防止急性肾功能受损及休克；对出现肾功能衰竭者应及时采取相应治疗措施。

3. 皮质激素　可能具有稳定红细胞膜的作用，但疗效存在争议，重症病例可以大剂量短程使用。

4. 输血治疗　对进展快速的重症溶血性贫血可输给 G-6-PD 正常的红细胞1~2次。

(二) 其他治疗

新生儿黄疸可用蓝光治疗，严重者应考虑换血疗法。

(张志泉　金润铭)

[参考文献]

1. 胡亚美等主编. 诸福棠实用儿科学. 第7版. 北京：人民卫生出版社，2002
2. Pai GS, Sprenkle JA, Do TT, et al. Localization of loci for hypoxanthine phosphoribosyl transferase and glucose-6-phosphate dehydrogenase and biochemical evidence of nonrandom X chromosome expression from studies of a human X-autosome translocation. Proc Natl Acad Sci USA, 1980, 77 (5): 2810-2813
3. 杜传书等著. 蚕豆病. 北京：人民卫生出版社，1987

六、再生障碍性贫血

【概论】

(一) 定义

再生障碍性贫血 (aplastic anemia) 简称再障，是一组由于化学、物理、生物因素及不明原因所致的骨髓干细胞和/或造血微环境损伤，以致红骨髓向心性萎缩，被脂肪代替，外周血中全血细胞减少的综合征。

(二) 流行病学

再障在我国一般综合性医院占住院总人数的 0.02%～0.14%，急性再障发病率为 0.14/10 万人年，慢性再障为 0.6/10 万人年。小儿时期较多见，近年来随着环境污染的加剧，发病似有上升趋势。

(三) 发病机制

1. 造血干/祖细胞内在缺陷　造血干/祖细胞存在量和质的异常，主要表现为造血干/祖细胞数量降低，尤其是 $CD34^+ CD38^-$ 早期造血祖细胞显著减少，$CD34^+$ 细胞凋亡增加，造血祖细胞集落形成明显减少。

2. 异常免疫因素损伤造血干/祖细胞　大量研究资料显示，骨髓内 T 淋巴细胞功能活化是导致再障造血干/祖细胞缺陷的重要原因。去除淋巴细胞后再障患者骨髓 $CD34^+$ 细胞集落形成基本正常，再障患儿骨髓单个核细胞培养上清液中 IFN-γ、TNF-α 增高，$CD4^+$、$CD8^+$ 细胞内 IFN-γ、TNF-α 基因表达增强，体外实验证实，IFN-γ、TNF-α 可诱导 $CD34^+$ 细胞表达凋亡抗原（Fas）增加，上调 Fas-FasL 凋亡途径。多数再障患儿经免疫抑制后骨髓和外周血指标恢复正常，进一步支持儿童再障主要是免疫介导性骨髓造血功能衰竭。

3. 造血微环境缺陷　某些再障致病因素（如氯霉素）在损害造血干/祖细胞的同时也累及了造血微环境中的基质细胞。骨髓基质细胞通过分泌胞外基质支持和调节造血细胞生长发育，与骨髓造血功能密切相关。

(四) 临床病理

红骨髓被脂肪组织所替代，其间质中可见网状细胞、淋巴细胞、浆细胞、嗜碱组织细胞。巨核细胞不易发现，粒细胞系和幼红细胞系均明显减少。

【临床表现】

本病是一组综合征，临床表现多种多样。慢性起病者常出现皮下瘀点、瘀斑或鼻衄，面色苍白、疲乏、气促等；由于粒细胞减少而反复发生口腔黏膜溃疡、坏死性口炎及咽峡炎，甚至并发败血症；肝脾和淋巴结一般不大。慢性病例病情常起伏，迁延数年，在缓解期贫血与出血可不明显。急性者往往突然发病，进展迅速，表现为高热、出血症状重、便血及血尿，面色苍白，精神不振，严重者可发生脑出血或消化道出血危及生命，感染灶可为皮肤、胃肠道、呼吸道、泌尿道等，可发生严重感染如败血症等。急性者死亡率达80%～90%，自然病程中4～5个月为死亡高发时间。

【实验室检查】

呈全血细胞减少。诊断时血红蛋白多已降至30～70g/L。红细胞和血红蛋白一般呈比例的减少，呈正细胞正色素性贫血。少数病例可出现大红细胞。网织红细胞减少，重症和急性病例血片中找不到网织红细胞；个别慢性型可见网织红细胞轻度增高。白细胞总数明显减少，多在 $(1.5～4)\times10^9$/L之间，主要是粒细胞减少。约半数在诊断时已有严重的血小板减少，出血时间延长，血块收缩不良。

血清铁增高，转铁蛋白饱和度增高，口服铁吸收减低，与贫血程度不成比例。

骨髓检查：多部位穿刺可见骨髓增生减低或明显减低，骨髓涂片可见脂肪滴增多，细胞成分常<25%～50%，细胞成分中造血细胞<30%，红细胞和巨核细胞多找不到，粒系、红系均示减低，而淋巴细胞相对增多。红系中以晚幼红细胞为主；粒系也以成熟的中性粒细胞多见。在骨髓小粒中非造血细胞如浆细胞、组织嗜碱细胞、网状细胞较正常时比例相对增高。骨髓细胞外铁染色增加常呈（＋＋）～（＋＋＋），而正常对照多为（＋）；铁粒幼细胞亦增多。

骨髓活检：为判断再障增生程度的重要指标，可见脂肪组织取代大部分造血组织，粒系、红系明显减少，巨核细胞常缺如，淋巴细胞、浆细胞、组织嗜碱细胞、网状细胞、肥大细胞等非造血细胞增多。

骨髓培养：骨髓培养示 CFU‑GM，CFU‑E 和 CFU‑Meg 均严重减少。

【诊断】

(一) 诊断标准

1987年第四届全国再生障碍性贫血学术会议修订意见如下:

(1) 全血细胞减少,网织红细胞绝对值减少。

(2) 一般无脾肿大。

(3) 骨髓至少1个部位增生减低或重度减低(如增生活跃,需有红系中晚幼红比例升高,巨核细胞明显减少),骨髓小粒非造血细胞增多及脂肪细胞增加(有条件应作骨髓活检)。

(4) 除外其他全血细胞减少的疾病,如夜间阵发性血红蛋白尿、骨髓增生异常综合征、急性白血病等。

(5) 一般抗贫血药物治疗无效。

根据上述标准诊断再生障碍性贫血后,再进一步分型为急性型再障或慢性型再障。

(二) 分型标准

1. 急性型再生障碍性贫血(重型再障Ⅰ型、SAA-Ⅰ型)

(1) 临床:起病急,贫血呈进行性加剧,常伴严重感染、出血。

(2) 血象:除血红蛋白进行性下降外须具下列3项中2项:①网织红细胞<1%,绝对值<$15×10^9$/L。②白细胞明显减低,中性粒细胞绝对值<$0.5×10^9$/L。③血小板<$20×10^9$/L。

(3) 骨髓象:①多部位增生减低,三系造血细胞明显减低,非造血细胞明显增多,淋巴细胞增多(>70%)。②骨髓小粒中非造血细胞明显增加。

2. 慢性型再障(CAA)

(1) 临床:起病慢,病情进展缓慢,贫血轻度或中度,感染和出血均较轻。

(2) 血象:网织红细胞、白细胞、血小板3项中至少有2项减低(包括血小板减低)。

(3) 骨髓象:①二至三系细胞减低(巨核细胞系必须减低),淋巴细胞增多(>30%)。②骨髓小粒中非造血细胞增多。

3. 重型再障Ⅱ型（SAA-Ⅱ型）

如慢性型再障病情加重，网织红细胞、白细胞、血小板减少达到 SAA-Ⅰ型者。

近年来，对中性粒细胞 $<0.2\times10^9/L$ 的重型再障称为极重型再障（VSAA）。

（三）鉴别诊断

1. **营养性巨幼细胞性贫血** 有叶酸和/或维生素 B_{12} 缺乏的病史，呈大细胞性贫血，骨髓检查增生活跃或明显活跃，红系有巨幼样变，叶酸和维生素 B_{12} 治疗有效。

2. **脾功能亢进** 脾功能亢进有明显脾脏肿大，骨髓增生明显活跃，切脾治疗有效。

3. **阵发性睡眠性血红蛋白尿（PNH）** PNH 是一种后天获得性红细胞膜异常引起的慢性血管内溶血性疾病，网织红细胞升高，尿含铁血黄素试验阳性，蔗糖水试验和酸溶血试验阳性，血细胞的 CD59 阴性率超过 10%。但临床上有的再障病人可出现 PNH 表现，亦有的 PNH 病人有再障表现，称再障-PNH 综合征。

4. **低增生性白血病** 临床表现贫血、感染、出血和全血细胞减少与再障相似，当外周血见不到幼稚细胞时更容易与急性再障混淆，若无肝、脾肿大和胸骨压痛等白血病浸润表现时，临床更难以鉴别，但低增生性白血病骨髓中原始细胞明显增加，一般均大于 30%，因此必须通过骨髓检查进行鉴别。

5. **骨髓增生异常综合征（MDS）** MDS 是一组因骨髓异常病态造血引起的难治性的以全血细胞减少或任一、二系血细胞减少为特征的综合征。根据外周血和骨髓中原始细胞数量的不同又分为不同类型，其中难治性贫血型（RA 型）与再障相似，但 MDS-RA 型的骨髓增生一般均活跃或明显活跃，有病态造血如红系巨幼样变、粒系胞胞浆中颗粒增多或减少及出现小巨核细胞等，部分病人可转变成急性白血病，这些均与再障不同。但有时鉴别比较困难，若骨髓活检发现"幼稚前体细胞异常定位"（ALIP）和骨髓造血干/祖细胞培养发现粒、单核巨噬细胞的集落形成单位的增多及染色体检查有异常者均支持 MDS，而有利于与再障的鉴别。

【治疗】

（一）一般治疗

1. 避免进一步接触引起再障的因素（如毒物等）。

2. 血制品的应用：可通过输入各种成分输血作为替代治疗。但对准备作骨髓移植的患儿尽可能避免输注，以免影响移植的成功。必要时血制品照射 25Gy 后输注。

（1）红细胞输注：使患儿血红蛋白维持在一定水平。一般当患儿血红蛋白低于 30～40g/L 或因贫血而发生心衰时给以输血。

（2）血小板输注最好使血小板维持在 20×10^9/L 水平以上。出血倾向明显者加用肾上腺皮质激素。

（3）感染的处理：应迅速寻找感染源和感染病菌。在细菌未明确前经验性广谱抗生素肠道外给药可降低病死率。继发性的霉菌感染、病毒感染、原虫感染也可见。应注意针对病原进行治疗。慎用粒细胞输注。可应用粒细胞刺激因子。

（二）特殊治疗或药物治疗

1. 重型再障（SAA-Ⅰ型及SAA-Ⅱ型）治疗

本型病死率极高，治疗除造血干细胞移植外，目前以免疫抑制疗法为主，取得较好疗效，预后已经明显改善。

（1）异基因造血干细胞移植：应首选治疗方法，是目前 SAA 的唯一根治疗法。应尽可能选择 HLA 相合的供者进行异基因外周血、脐血或骨髓造血干细胞移植。

（2）免疫抑制剂治疗：适合于无合适供体作造血干细胞移植的重型再障。

①抗胸腺球蛋白（ATG）或抗淋巴细胞球蛋白（ALG）。适应证及用法：适用于血小板>20×10^9/L 者。剂量：马 ATG 5～10mg/（kg·d）×5d。猪 ATG 20～30mg/（kg·d）×5d，兔 ATG 2.5～5.0mg/（kg·d）×5d。用前需做过敏试验，具体方法根据不同类型而不同。治疗前宜建立两条静脉通道，一条缓慢滴 ATG，另一条同时缓慢输注氢化可的松 5mg/（kg·d）。用药前 1

小时给异丙嗪（非那根）1次，滴注前地塞米松5mg入壶。副作用及处理：即刻反应可视病情给予地塞米松、异丙嗪或止痒洗剂等治疗。血清病可发生于用药第1周末至第3周，轻重不一，应严密监护，仅有皮疹者可给予异丙嗪、止痒洗剂等对症治疗。重者可给甲泼尼龙10mg/（kg·d），一次静脉推注，连用3～4天。禁忌证：患急性感染者；对相应动物蛋白过敏者。由于ATG/ALG可导致血小板减少，对于血小板少的患者应避免使用。

②环胞菌素A（CSA）：适应证及用法：适用于病情不适宜应用ATG或无效者。剂量：4～6mg/（kg·d），连用1～2个月，出现疗效后应维持一段时间，总疗程3～6个月，作者曾对不少病例应用超过1年。有效血浓度谷值：血浆200～500μg%，全血500～800μg%。服药时可将CSA溶液掺入牛奶或果汁等饮料内摇匀后服用。用药期间应避免应用含钾药物、保钾利尿剂及高钾食物。副作用及处理：主要为肾毒性，其次为肝脏损害，其他可见多毛、齿龈增生、水钠潴溜、感觉异常、震颤、肾性高血压等，长期服油剂溶液可厌食、呕吐及腹泻。疗程中每月复查肝、肾功能1次。减量或停药后副作用逐渐消退。

③大剂量丙种球蛋白（IIDIG）：剂量：1g/（kg·次），每4周1次，连用4～6次；或0.4g/（kg·d），连用5d，以后1g/（kg·次），间隔4周，可重复3～4次。副作用：过敏反应少，可在静脉滴注前肌注异丙嗪或静脉滴注地塞米松进行预防。

免疫抑制剂疗效：一般采用联合应用上述2～3种免疫抑制剂。总的有效率在40%～70%左右。用药后疗效反应时间不一，约半数发生于治疗后3个月内，部分起效于治疗3～6个月间。先有网织红细胞上升，随之血红蛋白、白细胞上升，血小板回升缓慢。对免疫抑制剂无效病例中，25%患儿可对第2疗程治疗发生反应。

2. 慢性型再障（CAA）的治疗

目前多以雄激素加中药综合治疗为主，同时可配合其他药物。

（1）雄激素：近期认为雄激素仅适用于慢性型再障或与其他免疫抑制剂同用。显效时间多数在用药后2～4个月，丙酸睾酮不少于6个月。其疗程长短因不同制剂可有较大差异。总有效率在70%～80%左右。下列剂型可随病情选择：复康龙（羟甲雄酮）0.25～4.0mg/（kg·d）或1～5mg/d，分次口服。康力龙0.1～0.3mg/（kg·d）或1～4 mg/d，分服。大力补0.25～0.5mg/（kg·d）或1～5mg/d，分次口服。苯乙酸睾丸素（长效睾丸素）1～2mg/（kg·d），隔日肌注1次。丙酸睾酮1～2mg/（kg·d），每日或隔日肌注1次。苯丙酸诺龙0.5～1.0mg/（kg·d）或5～15mg/次，1～2次/周。副作用：雄性化，肝损害。定期复查肝功能。

(2) 中药。

(3) 肾上腺皮质激素：剂量：0.5～1.0mg/（kg·d），口服与雄激素合用可减轻出血倾向。

(4) 促红素和粒单集落刺激因子：单用促红素治疗再障不理想，如与粒单集落刺激因子合用可提高疗效。

(三) 疗效标准

1. 基本治愈　贫血和出血消失。血红蛋白：<6岁达110g/L，≥6岁达120g/L；白细胞达$4.0×10^9$/L；血小板达$80×10^9$/L。随访1年以上无复发。

2. 缓解　贫血和出血消失。血红蛋白：<6岁达110g/L，≥6岁达120g/L；白细胞达$3.5×10^9$/L左右；血小板有一定程度增加。随访3个月以上病情稳定或继续进步。

3. 进步　贫血和出血明显好转，不需输血；血红蛋白较治疗前增加30g/L以上，并能维持3个月以上。

4. 无效　经正规治疗无明显进步。

（唐锁勤　高晓宁）

[参考文献]

1. Davies JK, Guinan EC. An update on the management of severe idiopathic aplastic anaemia in children. Br J Haematol, 2007, 136：549-564
2. Scheinberg P, Nunez O, et al. Treatment of severe aplastic anaemia with

combined immunosuppression: anti－thymocyte globulin, ciclosporin and mycophenolate mofetil. Br J Haematol, 2006, 133: 606-611
3. Fuhrer M, Rampf U, Baumann I. Immunosuppressive therapy for aplastic anemia in children: a more severe disease predicts better survival. Blood. 2005, 106: 2102-2104

七、骨髓增生异常综合征

【概论】

(一) 定义

骨髓增生异常综合征 (myelodysplastic syndrome, MDS) 是一组起源于骨髓多能造血干细胞或定向干细胞的异质性克隆性疾病。主要特征是无效病态造血和高危演变为急性白血病。

(二) 发病情况

MDS 总体的发病率大约 4/10 万，儿童较少见；多见于 40 岁以上，在年龄大于 70 岁的群体中，发病率上升为 30/10 万。

(三) 病因及发病机制

本病病因尚未明确。

研究发现 50% 以上的 MDS 有染色体核型异常，主要有 -5、-7、5q-、+8、20q 等。由于染色体缺失、易位等改变，引起癌基因的异常表达，发生于早期 ras 基因突变约占 30%～53%，且易发展为白血病。C-myc 和 bcl-2 高表达抑制细胞凋亡，促进细胞恶变。C-myb、C-mos、C-abc 和 C-etc 等基因的过度表达或重排等造成 MDS 细胞凋亡紊乱及病程演变。MDS 无效造血与造血细胞的高凋亡有关。

【临床表现】

症状：贫血为主要症状，可有不同程度的出血或发热。

体征：贫血貌，部分病例有肝脾或淋巴结肿大。

【实验室检查】

(一) 血常规 90% 以上有贫血，50% 全血细胞减少。

(二) HbF 可增加

（三）骨髓象　骨髓增生活跃，有病态造血：红细胞系巨幼变明显，呈"老浆幼核"，双核、多核化、核碎裂及核形态怪异，尤以奇数核和巨大核红细胞具特征性。粒系成熟停滞，核浆发育不平衡和双核粒细胞常见。巨核细胞多有异常，小巨核细胞为特征。

（四）骨髓活检　可见粒系不成熟前期细胞异常定位（ALIP）。单核细胞增多。淋巴样小巨核为典型表现。

（五）染色体　50％患者异常，如-7、5q-、+8等。

（六）干祖细胞体外培养　呈丛落多/集落少型或无生长型。

【诊断】

（一）儿童MDS的最低诊断标准

至少具有下列两项：

1. 持续的不能解释的血细胞减少症（中性粒细胞减少症，血小板减少症或贫血）。

2. 至少两系细胞形态的病态造血。

3. 造血细胞获得性的克隆细胞遗传学异常。

4. 原始细胞增加（≥5％）。

（二）临床分型

1. 难治性血细胞减少症（RC）：外周血原始细胞<2％，骨髓原始细胞<5％。

2. 难治性贫血伴原始细胞增多（RAEB）：外周血原始细胞2％～19％，骨髓原始细胞5％～19％。

3. 难治性贫血伴原始细胞增多在转变中（RAEB-T）：外周血及骨髓原始细胞20％～29％。

4. 难治性贫血伴环状铁粒幼细胞（RARS）在儿童极为罕见；慢性粒单细胞白血病（CMML）在儿童与幼年型粒单细胞白血病（JMML）为同一疾病。

（三）鉴别诊断

1. 除外其他引起病态造血的疾病：红白血病、白血病化疗后、慢性粒细胞白血病、巨幼细胞贫血、风湿性疾病等。

2. 再生障碍性贫血：无肝脾肿大；骨髓增生低下，无原始细胞增多，无奇数核或巨大红细胞和淋巴样小巨核等。染色体核型异常极少见。

【治疗】

无特效治疗方法。可以遵循按阶段施治的原则，即：

1. 支持治疗　包括刺激和调节造血、抗感染、成分输血等，主要针对难治性血细胞减少症的病人。

2. 免疫抑制剂　包括有 ALG 及 CsA，认为对低增生型 MDS 有疗效。

3. 化疗　针对 RAEB 及 RAEB-T 的病人可用化疗方案，但效果不肯定。

4. 骨髓移植　是最有效的治疗方法，约有半数获长期生存。如果有供者，要尽量采用 BMT 治疗。

(石慧文)

八、地中海贫血

【概论】

(一) 定义

地中海贫血又称"海洋性贫血"、"珠蛋白生成障碍性贫血"，是一组常染色体遗传性疾病，由于珠蛋白链基因缺陷导致一种或几种珠蛋白的合成减少甚至缺如，导致体内正常的血红蛋白类型、含量发生改变的病理状态。临床主要表现为慢性血管外溶血、小细胞低色素性贫血、肝脾肿大及典型的骨骼改变。主要分为两类：由于β珠蛋白异常所致称为β-地中海贫血；由于α珠蛋白所致称为α-地中海贫血。

(二) 流行病学

1. β-地中海贫血　地中海人群、中东、印度和巴基斯坦、俄罗斯南部、中国，非洲罕见。所有种族均有散发病例。

2. α-地中海贫血　广泛分布于非洲、地中海、中东和东南亚人群。Hb-Bart 胎儿水肿综合征和 HbH 病大部分发生于南亚和地中海人群。

(三) 发病机制

1. 基因控制与血红蛋白的合成　每种血红蛋白（Hb）分子包含独立的两对同一的珠蛋白链，成人血红蛋白96%为HbA（$\alpha_2\beta_2$），2.5%为HbA$_2$（$\alpha_2\delta_2$）。胎儿期以HbF（$\alpha_2\gamma_2$）为主，还有Hb Gower1（$\zeta_2\varepsilon_2$），Hb Gower 2（$\alpha_2\varepsilon_2$）和HbPortland（$\zeta_2\gamma_2$），出现于前8周的宫内胎儿。在胎儿期，ζ-逐渐转变为α-，而ε-逐步转变为γ-，生后则生成β链和δ链。

2. 珠蛋白基因家族　α-基因族（染色体16）包含了一个功能性ζ基因和两个α基因（α_1和α_2）。β-基因族（染色体11）包含了一个功能性ε基因、一个$^G\gamma$、一个$^A\gamma$、一个δ和一个β基因。

3. 珠蛋白基因族的调节　首先生成一个包含了内含子和外显子的大的mRNA前体，而后在核中进行进一步加工，最终生成mRNA。珠蛋白基因的表达由复杂的调控机制调节。

4. 珠蛋白基因表达的发展变化　在怀孕8～10周时胎儿β-珠蛋白水平低下，大约在怀孕36周后起生成迅速上升。γ-珠蛋白开始时合成水平高，从36周后生成水平开始下降。出生时，β-珠蛋白和γ-珠蛋白水平相当。1岁时，γ-珠蛋白的生成量不到非α珠蛋白的1%。转变机制不明，可能与造血干细胞"时钟"有关。当成人面临造血压力时，胎儿血红蛋白合成可能会再次激活。

5. 地中海贫血的不同类型

(1) β-地中海贫血：β链不能合成或合成减少，δ链和γ链合成代偿增加，包括两个主要类型：β^0-地中海贫血（β^0/β^0型）（无β链合成）、β^+-地中海贫血（β/β^0、β^+/β^+、β^+/β^0）（β链合成部分减低）。两者的特点在杂合子均表现为HbA$_2$合成增加。

(2) α-地中海贫血：α链不能合成或合成减少，HbA和HbF合成均减少或不能形成。通常为4个α基因中一个或更多的基因缺失导致。如果染色体上的两个α基因位点之一缺失，为α-型，如两者均缺失，为--型。重型为--/--基因型，称为HbBart's胎儿水肿综合征，中间型为-α/-或α-/α-或$\alpha\alpha$/--，称为HbH。

(3) 其他：$\delta\beta$-地中海贫血为部分无δ链或β链生成，其余的非α链为δβ结合体：δ链的N末端残基与β链的C-末端残基结合，变异的结合体又称为Lepore血红蛋白。杂合子HbF水平升高。遗传性胎儿血红蛋白持续存在综合征可有地中海贫血的轻微表现。

(四) 临床病理、生理

1. 珠蛋白链合成失衡

(1) β-地中海贫血

纯合子型β-地中海贫血：β珠蛋白链合成缺如或显著下降，生成小细胞低色素的红细胞；红细胞内有过多的α链沉积，导致红细胞在骨髓内破坏，发生溶血。

杂合子型β-地中海贫血：HbA2生成增多，通常只有轻微的小细胞低色素性贫血。由于Hb结合力低且不稳定，导致红细胞内部存在α链过多的同时β链也有沉积，因此部分病例会更严重。

(2) α-地中海贫血

α链生成缺陷：新生儿生成过多的γ链，导致可溶性$γ_4$四聚体形成——Hb-Bart。婴儿期后，随着γ链转变为β链，过多的β链可形成$β_4$四聚体——HbH，该血红蛋白不稳定，在红细胞中容易形成包涵体。Hb-Bart和HbH均有较高的氧亲和力，但造成的无效红细胞生成（骨髓内破坏）要轻于β-地中海贫血。

2. 疾病并发症发生机制

(1) 组织乏氧及红细胞破坏：

严重贫血和高的HbF/Hb-Bart/HbH‰氧亲和力高导致组织严重缺氧，由于贫血、乏氧引起可以增加促红素产生，参与红系造血的骨髓扩张，骨皮质变薄、骨板障增厚，骨髓结构异常造成颅骨畸形，合并频繁的鼻窦和耳部感染，长骨变得多孔，易发生病理性骨折。

异常肽链，往往不稳定，容易发生沉淀，在幼红细胞及红细胞中形成包涵体。包涵体附着于红细胞膜，红细胞僵硬、变形差，部分幼稚红细胞未成熟即在骨髓内被破坏，造成无效造血。部分红细胞虽然进入血液循环，但容易被扣留于单核-巨噬系统，形成血管外溶血和黄疸。广泛的红细胞破坏和增生的造血消耗了能量，造成高尿酸血症、痛风和叶酸缺乏。

(2) 脾大及功能亢进：

由于清除沉积异常珠蛋白的红细胞，脾脏逐渐肿大，过度增大的脾脏可以阻留细胞、扩张血容量、加重贫血，出现脾功能亢进。

(3) 铁代谢异常：

由于贫血造成肠道过多铁吸收以及由于输血造成体内铁堆积，大量铁堆积并沉着于内分泌系统、肝脏及心脏；久而久之造成糖尿病、甲状旁腺功能低下、性腺功能低下，及死于心力衰竭。

【临床表现】

(一) β-地中海贫血

1. 重度β-地中海贫血　临床症状严重，需要输血治疗。病人为纯合子或复合杂合子状态。出生时婴儿状态良好，在半岁前开始出现贫血，进行性加重。输血不足的儿童常发育迟缓、骨髓扩张导致头大、颌骨扩张、板障骨增宽——"蒙古人面容"。肝脾明显肿大，继发脾功能亢进。皮肤色素沉着，慢性下肢溃疡。同时患儿常发热、消瘦、高尿酸、反复感染、自发性骨折、牙齿疾患。青春期出现血色病，病人生长缓慢、内分泌系统出现问题：糖尿病、肾上腺功能低下，常30岁左右死于心肌铁沉积症。适当输血的病人生长发育尚可，10岁左右出现血色病。

2. 中度β-地中海贫血　疾病的严重程度各异，常在1岁以后才有症状，重者同重度病人表现，轻者可无症状，不依赖输血，血红蛋白水平在100~120g/L。

3. 轻度β-地中海贫血　通常没有症状，血涂片检查发现。

(二) α-地中海贫血

由于α-地中海贫血单倍体的相互组合产生了4种表现类型：

1. 不发病的携带者（α-/αα）。

2. α-地中海贫血特征型（α-/α-）或（--/αα）：轻度血液学改变，但无临床异常。

3. HbH病型（--/α-）：小细胞低色素性红细胞，中-重度溶血性贫血,伴有脾大,临床表现类似中度β-地中海贫血,红细胞内有HbH（β4）沉淀,是一种不稳定血红蛋白。

4. Hb-Bart胎儿水肿综合征（--/--）:死胎或生后不能存活。是东南亚地区妇女流产的常见原因。患儿苍白、全身浮肿,肝脾肿大,尸体解剖可见弥漫性髓外造血。母亲妊娠中毒症发生率高,胎盘增大。

【实验室检查】

（一）β-地中海贫血

1. 重型　严重贫血:血红蛋白20～30g/L。血涂片：明显的异性红细胞、低色素、靶型、嗜碱性点彩,可同时出现大的异性红细胞,涂片中有核红细胞增多,网织红细胞中度增加,红细胞内含有Hb包涵体（可被甲基紫染色）。白细胞和血小板正常。骨髓检查：红系增生明显活跃,异常点彩红细胞、镰状细胞增多,铁储存明显增多。红细胞寿命缩短。HbF明显增多,10%～90%不等。$β^0$-地中海贫血HbA缺如,HbA_2/HbA增高。

2. 中-轻度　贫血程度较轻,小细胞低色素性,HbF增高,HbA_2可在正常范围。

（二）α-地中海贫血

1. Hb-Bart胎儿水肿综合征　血涂片：严重的地中海贫血改变,有核红细胞明显增多,血红蛋白以Hb-Bart为主,Hb-Portland（$ζ_2γ_2$）为10%～20%。

2. HbH病　血涂片示小细胞低色素性红细胞,嗜多染性增加；网织红细胞轻度增加（约15%）；红细胞内HbH包涵体易见。

3. α-地中海贫血特征型（α-/α-或αα/--）　血涂片所见及细胞计数基本同β-地中海贫血,出生时Hb-Bart 5%～15%,成年后消失,诊断时需血红蛋白电泳提示。

4. 无症状的携带者（αα/α-）　基因图谱分析是唯一的诊断方法。

（三）其他检查

1. 生化　血清总胆红素和间接胆红素增高,铁及铁蛋白增加。

2. 尿 尿胆原和尿胆素增加。

3. 红细胞渗透脆性 降低。

4. 血红蛋白分析 β-地中海贫血：HbF增加30%～90%，HbA_2可正常。HbH病和Hb-Bart胎儿水肿综合征，分别在血红蛋白电泳时可以见到特殊区带。

（四）影像学检查

骨骼改变常在中、重度β-地中海贫血中见到，表现为：颅骨骨髓腔增大，板障增宽，骨皮质间髓梁有垂直条纹，呈短发状改变。短骨又有骨小梁变薄而呈花边或嵌花样间隔，以指骨及掌骨出现较早，长骨皮质变薄而髓腔变宽，以股骨远端较明显。

【诊断】

（一）诊断的步骤

1. 首先询问病史 包括居住地区、家族史、发病年龄、发育情况，确定是否有发病的可能；

2. 临床查体 如果有苍白、黄疸、脾大、骨骼畸形、色素沉着则高度怀疑本病；

3. 血细胞计数和涂片 小细胞低色素贫血伴网织红细胞增加，红细胞中有血红蛋白包涵体沉积是诊断的重要依据；

4. 最后要进行血红蛋白电泳和HbA_2/HbF明确诊断和分类。

（二）诊断的标准和分度

1. β-地中海贫血

（1）重度：临床表现：有贫血、黄疸、肝脾肿大；发育不良、智力迟钝、骨骼改变；实验室：Hb<60g/L，小细胞低色素，可见靶形红细胞，网织红细胞增多，骨髓红系极度增生，血红蛋白电泳，HbF>30%。家系调查：患者父母均为轻型β-地中海贫血。

（2）中度：症状体征介于重度和轻度之间，实验室检查同重度病人。

（3）轻度：临床上无症状或轻度贫血，无或轻度肝脾肿大。实验室血红蛋白正常或稍低，少量靶形红细胞，红细胞轻度大小不均。HbA_2>3.5%，HbF正常或轻度上升（不超过5%）。除外其他珠蛋白生成障碍性贫血或缺铁性贫血。

2. α-地中海贫血

（1）Hb-Bart 胎儿水肿综合征：胎儿在宫内死亡或早产或生后数小时内死亡。发育差，全身水肿、皮肤苍白、剥脱，轻度黄疸，肝脾肿大。孕妇可有妊高症和既往分娩类似病人病史。实验室：Hb 明显减少，靶型增多，有明显的溶血表现，血红蛋白电泳：Hb-Bart＞80%，HbF 减少，少量 Hb Portland 或 HbH。遗传学：父母均为标准型 α-地中海贫血或 HbH。

（2）HbH 病：轻度-中度贫血，可有肝脾肿大和黄疸。实验室有溶血特征红细胞形态基本同重型 β-地中海贫血，红细胞内可见包涵体。骨髓红系增生极度活跃，血红蛋白电泳可见 HbH 区带。遗传学提示父母均为 α 珠蛋白生成障碍。

进一步确定诊断可作 α、β 珠蛋白链合成比率和基因分析。

（三）鉴别诊断

要同其他血红蛋白异常性疾病鉴别，如遗传性镰状细胞贫血（骨髓检查可以鉴别）、其他罕见类型的地中海贫血鉴别。年长儿要同慢性髓细胞性白血病或骨髓增生异常综合征，年幼儿要同幼年型粒单细胞白血病鉴别，此时 HbF 会增高，骨髓检查可以鉴别。

【治疗】

（一）β-地中海贫血

一般无贫血症状者不需治疗，重度、中度病人需要治疗。

1. 一般治疗：积极防治感染，补充叶酸。由于有颅脑的骨骼畸形，要注意呼吸道和牙齿的护理。当出现血色病时要考虑内分泌腺的替代治疗。

2. 造血干细胞移植：对于重度病人应在出现危险因素前考虑早期的 HLA 配型相合同胞供者的骨髓移植。

3. 输血：每 6～8 周输红细胞治疗维持血红蛋白在轻度贫血范围，保证儿童病人的生长发育需要。应使用洗涤、过滤的红细胞，避免输血反应。

4. 铁螯合剂：可皮下注射祛铁敏并确定可达到足够尿铁排泄

量的药物剂量。

5. 基因治疗：是未来治疗的方向，还在研究中。

(二) α-地中海贫血

1. Hb-Bart 没有治疗药物，应进行遗传咨询和产前诊断防止出生。

2. HbH 避免使用氧化性药物，如果发生严重的贫血和巨脾，可考虑切脾。

(三) 预防

1. 在首次产前检查时，对母亲进行产前筛选诊断，如果母亲是携带者，则进一步对父亲进行检查。如果两者均是携带者，则要进行产前诊断并终止妊娠。

2. 怀孕 9～10 周取胎儿绒毛膜进行 DNA 分析。

【预后】

(一) β-地中海贫血

1. 重型 15 岁后死亡率显著上升，如果铁负荷明显下降，生存期可延长。早期进行 HLA 相合的同胞供者造血干细胞移植可以治愈本病，延长生存时间；没有危险因素（不规律铁螯合剂使用、肝大、门脉纤维化）存在时，3 年无病生存率为 93%，死亡危险为 4%；有 1～2 项危险因素，无病存活率为 82%，有 3 项时为 51%。

2. 中度 在 30～40 岁内可能发生铁负荷过重和严重的骨病。同时由于铁沉积在胰腺中，糖尿病也可发生。

(二) α-地中海贫血

Hb-Bart 常宫内死亡、早产或生后数小时内死亡，预后差。HbH 多数病人病情相对稳定，仅需要对症治疗，生存期较长。

（吴润辉 张永红）

[参考文献]

1. 竺晓凡主编. 小儿血液病学. 天津：天津科学技术出版社，2005. 224-230
2. Chul D. H. K, Fucharoen S, Chan V. Hemoglobin H disease: not necessarily a benign disorder. Blood，2003，101 (3)：791-800

3. Cohen A. R, Galanello R, Pennell D. J, et al. Thalassemia. Hematology, 2004, 14-34
4. Malik P, Arumugam D. I. Gene therapy forβ—thalassemia. Hematology, 2005, 45-50

九、自身免疫性溶血性贫血

自身免疫性溶血性贫血（autoimmune hemolytic anemia, AIHA）是一种获得性溶血性疾病，患者由于免疫功能紊乱产生抗自身红细胞的抗体，抗体与红细胞表面的抗原结合或激活补体使红细胞加速破坏而致溶血性贫血。该病以青壮年为多，女性多于男性，其临床表现复杂，常导致误诊和漏诊，在小儿时期也并不少见，尤其10岁以下小儿。

【分类】

根据患者自身抗体作用于红细胞时所需温度的不同可分为温抗体型、冷抗体型和温冷抗体混合型。

1. 温抗体型AIHA 患者自身抗体与抗原反应的最适宜温度是37℃，主要为IgG，多数是不完全抗体。

2. 冷抗体型AIHA 自身抗体主要为IgM，大多是完全抗体。冷抗体型AIHA包括冷凝集素病和阵发性冷性血红蛋白尿症2种。冷凝集素与红细胞结合的最适宜温度是2～4℃，温度上升则结合力减弱；冷溶血素在16℃时与红细胞结合，温度升高时结合力也无明显减弱。

3. 温冷抗体混合型AIHA 约35J的温抗体AIHA兼有低效价的冷凝集素（4℃时≥1∶64），在20℃时可凝集红细胞，30℃时失去活性，对红细胞无明显破坏作用。但少数AIHA除温抗体外，存在有活性的冷IgM抗体，在4℃时效价高，且30℃甚至37℃时仍有活性，发病以大于50岁者居多。

【病因】

1. 原发AIHA 无明确病因的AIHA为原发性AIHA，国内报道占39.7%～58.7%，小儿患者原发性居多。

2. 继发 AIHA 可继发于下列疾病

(1) 自身免疫性疾病：系统性红斑狼疮、类风湿关节炎、硬皮症、溃疡性结肠炎、重症肌无力、自身免疫性甲状腺炎、低丙种球蛋白血症、异常球蛋白血症、恶性贫血、免疫相关性纯红细胞再生障碍、自身免疫性肝病等。

(2) 肿瘤性疾病：淋巴瘤、白血病、浆细胞病、组织细胞增生症、某些实体瘤等。

(3) 感染：各种病毒感染、支原体肺炎、结核、亚急性细菌性心内膜炎、梅毒等。

(4) 药物：青霉素、异烟肼、甲基多巴等。

【发病机制】

AIHA 发病机制并不完全清楚。一般认为是自身抗体吸附于红细胞表面，导致红细胞被单核巨噬细胞识别而破坏，抗体结合的红细胞上亦可结合补体，经过补体途径使红细胞破坏，此外，结合抗体的红细胞易发生凝集、变形和破裂而破坏。

【临床表现】

小儿以急性型多见。

1. 温抗体型　急性型婴幼儿多见，发病前1～2周多有急性感染史，起病急，伴有发热、寒战、进行性贫血、黄疸、脾肿大，常发生血红蛋白尿，少数合并血小板减少，临床自限性，起病1～2周溶血自行停止，对激素疗效好。亚急性型9岁以下小儿多见，发病前1～2周多有急性感染或疫苗接种史，起病缓慢，有贫血、黄疸和肝脾肿大，多反复发作，病程约2年，部分迁延。慢性型年长儿多见，起病缓慢，呈进行性或间歇发作溶血，反复感染可加重溶血，主要为贫血、黄疸和肝脾肿大，常伴血红蛋白尿。症状反复发作，病程长。

2. 冷抗体型　冷凝集素病　小儿多为急性型，继发于感染后，起病急，肢端发绀和雷诺氏现象，伴贫血和黄疸，临床呈自限性。阵发性冷性血红蛋白尿症（paroxysmal cold hemoglobinuria，PCH）：多继发于先天性梅毒、麻疹、腮腺炎、水痘等，病儿受冷后发病，突然出现急性血管内溶血，表现为发热、寒战、腹痛、腰背痛、贫血和血红蛋白尿，多持续数小时后缓解，受冷后复发。

【诊断】

溶血表现+Coomb's Test 阳性可诊断免疫性溶血，AIHA 的一般检查包括确定被检查者是否贫血、是否溶血、有无自身免疫迹象或其他原发病。

1. 血象　贫血或伴有血小板、白细胞数下降，网织红细胞计数升高（再障危象时可明显降低）。

2. 骨髓　多呈增生性贫血（红系以中幼红为主）骨髓象；再障危象时可呈再生障碍性贫血的骨髓改变。

3. 血浆或血清　高血红蛋白症和/或高胆红素血症。

4. 尿　高尿胆原或高游离 HB 或高含铁血黄素。

5. 抗人球蛋白试验（Coomb's Test）　多阳性，2%～4%可阴性。

6. 免疫指标　丙种球蛋白量可升高，C_3 水平可下降，可出现抗O、血沉、类风湿因子、抗核抗体、抗 DNA 抗体等指标的异常。

7. 其他　包括心、肺、肝、肾功能等检查，不同原发病可能在不同脏器有不同表现。

【治疗】

1. 病因治疗　积极寻找病因，治疗原发病，感染所致的 AIHA 大多可治愈。

2. 肾上腺皮质激素　治疗的机理是皮质激素抑制了巨噬细胞清除被附抗体红细胞的作用，或抗体结合到红细胞的作用降低，或抑制抗体的产生。对于温抗体型为首选。重者甲泼尼龙 40mg/($m^2 \cdot d$)，稳定后改为泼尼松口服，轻者可口服泼尼松 40～60mg/($m^2 \cdot d$)，分 3～4 次，一周后减为顿服。若血红蛋白稳定在 100g/L 以上，网织红细胞下降，激素可渐减量。

3. 免疫抑制剂治疗　适用于激素无效或依赖者，脾切除无效或复发者。常用环磷酰胺［1.5～2mg/（kg·d）］、硫唑嘌呤［2～2.5mg/（kg·d）］、6-硫基嘌呤、CsA等。

4. 脾脏切除 适用于原发性温抗体型AIHA，年龄在4岁以上，激素治疗无效或有依赖者，免疫抑制剂治疗无效或有明显的毒副作用者。脾内栓塞的远期疗效不如脾切除。

5. 造血干细胞移植 毒副作用较大，相关死亡率高，临床上并未广泛应用。

【展望】

近年来，随着免疫学技术的发展和AIHA发病机制的深入研究，单克隆抗体和细胞因子治疗已进入临床实践，为该病治疗带来了新的希望。

美罗华（Rituximab）是基因工程技术合成的人鼠嵌合型抗CD20的单克隆抗体，为IgGⅠ型，可能去除正常和恶性的B细胞、去除与自身红细胞反应的B细胞，并且该清除作用可以维持6.9个月，但其具体的免疫调节机制尚不清楚。临床采用的方法：$375mg/m^2$，1周2次，连续2周，一般都有效，儿童应用$300mg/m^2$。美罗华治疗AIHA 6～9个月B细胞完全恢复时溶血是否会再次复发？目前缺乏大系列病例随访报道。

Cammpath-1H是人源化的针对CD52的单克隆抗体，IgGⅠ型。CD52表达在人淋巴细胞和单核细胞上，其他血细胞上缺乏，单克隆抗体结合CD52＋细胞后通过补体依赖的或抗体依赖的细胞毒作用，或通过细胞凋亡的机制清除CD52＋的细胞，它可以长时间、严重地抑制外周血中的T、B细胞。

Eculizumab是补体C_5的人源化的单克隆抗体，其Fc段几乎没有功能，与补体C_5的亲和力高，Eculizumab与C_5结合后能够抑制C_5的裂解，抑制炎症介质C_5a的释放和C_5b-C_9复合物的形成；保留了补体激活过程中的早期成分，因而补体对微生物的调理和清除免疫复合物的作用不受影响。

AIHA患者体内IL-10水平明显升高，认为其是一种致病性细胞因子。可以应用IL-12拮抗IL-10的功能达到治疗目的，并且发现 IL-12 可以产生继发的和独立的抑制 B 细胞的作用。对于难治及复发的患者可以应用血浆置换结合细胞毒药物，使患者尽快恢复机体的免疫平衡。

此外，有些学者应用霉酚酸酯也能够取得比较好的疗效。

总之，目前 AIHA 的治疗主要是针对自身抗体产生细胞及其调控。对多种新疗法的认识将随着临床治疗病例的增多而不断完善。

【预后与转归】

原发初治患者多数用药后反应良好、月余至数月血象可恢复正常，但需维持治疗。反复发作者疗效差，病程数月至数年不等，病死率约 50%。继发者预后随原发病而异，继发于感染者控制感染后即愈；继发于胶原系统疾病或肿瘤者预后较差。

(王天有)

[参考文献]

1. 胡亚美，江载芳主编. 诸福棠实用儿科学. 第 7 版. 北京：人民卫生出版社，2002. 1774 1779
2. 符仁义，刘玉峰主编. 儿童血液与肿瘤疾病. 郑州：河南科学技术出版社，124-125
3. 邢莉民，邵宗鸿. 自身免疫性溶血性贫血治疗进展. 国外医学（输血及血液学分册），2005，28（5）：1001-1013
4. 邢莉民，邵宗鸿. 自身免疫性溶血性贫血发病机制的研究进展. 国外医学（输血及血液学分册），2005，28（2）：1001-1013
5. Reardon JE, Marques MB. Laboratory evaluation and transfusion support of patients with autoimmune hemolytic anemia. Am J Clin Pathol, 2006, 125 Suppl: S71-77
6. King KE, Ness PM. Treatment of autoimmune hemolytic anemia. Semin Hematol, 2005, 42 (3): 131-136

第二节 出血性疾病

一、特发性血小板减少性紫癜

特发性血小板减少性紫癜（idiopathic thrombocytopenic purpura，ITP）又称自身免疫性血小板减少性紫癜，是小儿最常见的出血性疾病。目前认为它是一种免疫性疾病。其主要临床特点是：皮肤、黏膜自发性出血和束臂实验阳性，血小板减少、出血时间延长、血块收缩不良及凝血象检查正常。目前认为发病机制是由于病毒感染后使机体产生相应的抗体，这类抗体可与血小板膜发生交叉反应，使血小板受到损伤而被单核—巨噬细胞系统所清除；此外，在病毒感染后，体内形成的抗原—抗体复合物可附着于血小板表面，使血小板易被单核—巨噬细胞系统吞噬和破坏，使血小板的寿命缩短，导致血小板减少。

【临床表现】

本病见于小儿各年龄时期，多见于1~5岁小儿，男女发病数无差异，春季发病数较高。急性型患儿于发病前1~3周常有急性病毒感染史，如上呼吸道感染、流行性腮腺炎、水痘、风疹、麻疹、传染性单核细胞增多症等，偶见接种减毒活疫苗后发生。大多数患儿发病前无任何症状，部分可有发热。患儿以自发性皮肤和黏膜出血为突出表现，多为针尖大小的皮内或皮下出血点，或为瘀斑和紫癜，少见皮肤出血斑和血肿。皮疹分布不均，通常以四肢为多，在易于碰撞的部位更多见。常伴有鼻衄或齿龈出血，胃肠道大出血少见，偶见肉眼血尿。青春期女性患者可有月经过多。少数患儿可有结膜下和视网膜出血。颅内出血少见，一旦发生，则预后不良。出血严重者可致贫血，肝脾偶见轻度肿大，淋巴结不肿大。大约80%~90%的患儿于发病后1~6个月内痊愈，10%~20%的患儿呈慢性病程。病死率约为0.5%~1%，主要致死原因为颅内出血。

【实验室检查】

1. 外周血象　血小板计数$<100\times10^9$/L，出血轻重与血小板数多少有关，血小板$<50\times10^9$/L时可见自发性出血，$<20\times10^9$/L时出血明显，$<10\times10^9$/L时出血严重。慢性型者可见血小板大小不等，染色较浅。失血较多时可致贫血，白细胞数正常。出血时间延长，凝血时间正常，血块收缩不良。血清凝血酶原消耗不良。

2. 骨髓象　为了排除白血病或再生障碍性贫血时须行骨髓检查。急性病例骨髓巨核细胞数增多或正常。慢性者巨核细胞显著增多；幼稚巨核细胞增多，核分叶减少，核—浆发育不平衡，产生血小板的巨核细胞明显减少，其胞浆中有空泡形成、颗粒减少和胞浆量少等现象。

3. 血小板抗体测定　主要是 PAIgG 增高，但 PAIgG 增高并非 ITP 的特异性改变，其他免疫性疾病亦可增高；如同时检测 PAIgM 和 PAIgA，以及测定结合在血小板表面的糖蛋白、血小板内的抗 GPⅡb/Ⅲa 自身抗体和 GPⅠb/Ⅸ 自身抗体等可提高临床诊断的敏感性和特异性。另有报告 ITP 患儿血小板相关补体 C_3（PAC_3）增高。

4. 血小板寿命测定　经同位素^{51}Cr 或^{111}In 标记血小板测定其寿命，发现病人血小板存活时间明显缩短，甚至只有数小时（正常为8~10天），一般不作为常规检查。

5. 其他　束臂试验阳性；慢性 ITP 患者的血小板粘附和聚集功能可以异常；疑诊 ITP 的年长女童应查 Coomb's 试验和核心抗体，排除其他自身免性疾病。

【诊断与鉴别诊断】

根据病史、临床表现和实验室检查，即可做出诊断。临床诊断前应排除各种继发性血小板减少，如再生障碍性贫血、白血病、SLE等。临床上主要根据病程的长短将本症为两型：≤6个月为急性型，>6个月为慢性型，两者的鉴别见表7-1。

表7-1 急性与慢性特发性血小板减少性紫癜的鉴别

	急性型	慢性型
发病年龄	1~5岁多见	学龄期多见
起病	较急	较缓
出血程度	较重	较轻
病程	≤6个月	>6个月
血小板数	大多$<20\times10^9/L$	一般$(30\sim80)\times10^9/L$
骨髓巨核细胞	计数正常或增多，胞体大小不一，以小型为多，幼稚巨核细胞比例正常或稍高，产血小板巨核细胞减少	计数明显增多，核浆发育不平衡，胞浆出现空泡变性，产血小板巨核细胞明显减少

【治疗】

1. 一般治疗 在急性出血期间以住院治疗为宜，尽量减少活动，避免外伤，明显出血时应卧床休息。应积极预防及控制感染，避免服用影响血小板功能的药物（如阿司匹林等）。为减轻出血倾向，常给大量维生素C及P。一般病例不需给予特殊治疗。

2. 糖皮质激素 可用于皮肤出血点多，血小板$<30\times10^9/L$的患儿。其主要作用是：降低毛细血管通透性；抑制血小板抗体产生；抑制单核-巨噬细胞系统破坏有抗体吸附的血小板。常用泼尼松，剂量为每日1.5~2mg/kg，分3次口服。出血严重者可用冲击疗法：泼尼松每日4mg/kg，口服，连用4天后停药；地塞米松每日0.5~2mg/kg，或甲泼尼龙每日20~30mg/kg，静脉滴注，连用3天，症状缓解后改服泼尼松。用药至血小板数回升至接近正常水平即可逐渐减量，疗程一般不超过4周。停药后如有复发，可再用泼尼松治疗。

3. 大剂量静脉丙种球蛋白 多用于危重患儿或激素治疗无效者。其主要作用是：①封闭巨噬细胞受体，抑制巨噬细胞对血小板的结合与吞噬，从而干扰单核—巨噬细胞吞噬血小板的作用；②在血小板上形成保护膜抑制血浆中的 IgG 或免疫复合物与血小板结合，从而使血小板避免被吞噬细胞所破坏；③抑制自身免疫反应，使抗血小板抗体减少。单独应用大剂量静脉滴注丙种球蛋白的升血小板效果与激素相似，常用剂量为每日 0.4g/kg，连续 5 天静脉滴注；或每次 1g/kg 静脉滴注，必要时次日可再用 1 次；以后每 3~4 周 1 次；副作用少，偶有过敏反应。

4. 血小板输注　因患儿血循环中含有大量抗血小板抗体，输入血小板很快被破坏，故通常不主张输血小板；只有在发生颅内出血或急性内脏大出血、危及生命时才输注血小板，并需同时予以大剂量肾上腺皮质激素，以减少输入血小板被破坏。

5. 抗-D免疫球蛋白（anti-D immunoglobulin）　又称抗 Rh 球蛋白，其作用机制尚未完全清楚，主要作用是封闭网状内皮细胞的 Fc 受体。其升高血小板作用较激素和大剂量丙种球蛋白慢，但持续时间长。常用剂量为每日 25~50μg/kg，静脉注射，连用 5 天为 1 疗程。主要副作用是轻度溶血性输血反应和 Coomb's 试验阳性。

6. 脾切除　脾切除有效率约 70%，适用于病程超过一年，血小板持续 $<50\times10^9/L$（尤其是 $<20\times10^9/L$），有较严重的出血症状，内科治疗效果不好者，手术宜在 6 岁以后进行。10 岁以内发病的患者，其 5 年自然缓解机会较大，尽可能不作脾切除。术前必须作骨髓检查，巨核细胞数减少者不宜作脾切除。术前 PAIgG 极度增高者，脾切除的疗效亦较差。

7. 部分性脾栓塞术　介入放射学选择性插导管至脾门部脾动脉，经导管向脾动脉内注入直径 300~550μm 的聚乙烯微粒，阻断脾脏外周皮质的供血动脉，保留脾脏中心部的髓质供血动脉，使脾脏皮质缺血、坏死、液化并逐渐吸收，达到部分切除脾脏之目的。部分性脾栓塞术后 2 小时血小板即可明显升高。由于保留了脾脏的髓质即保留了脾脏的免疫功能，部分性脾栓塞术尤适应于儿童期激素治疗无效的 ITP。

8. 免疫抑制剂　也有学者提出用免疫抑制剂治疗慢性型 ITP，

如长春新碱、环磷酰胺和环孢素 A 等,单药或联合化疗。免疫抑制剂的副作用较多,应用过程中应密切观察。

9. 其他　达那唑(danazol)是一种合成的雄性激素,对部分病例有效,剂量为每日 10~15mg/kg,分次口服,连用 2~4 个月。干扰素-a2b 对部分顽固病例有效,剂量为每次 5~10 万单位/kg,皮下或肌肉注射,每周 3 次,连用 3 个月。

10. 中枢神经系统出血的治疗　疑有中枢神经系统出血时应进行 CT 检查以确定出血部位。若大脑后部出血,应作急症脾切除,然后做开颅术。术前应先输大剂量丙种球蛋白及血小板,术后还要用,使血小板维持在 $100 \times 10^9 /L$ 以上至少 7 天。如出血部位在侧脑,手术与否取决于神经系统的状况及对治疗的反应。

(盛光耀)

[参考文献]

1. 杨锡强,易著文. 儿科学. 第 6 版. 北京:人民卫生出版社,2004
2. 侯明,秦平. 欧美国家特发性血小板减少性紫癜诊治意见介绍,中华血液学杂志,2005,26(3):191-192
3. Ronald Hoffman et al. Hematology-basic principles and practice,3rd ed. 2102-2104,Science Press,Harcourt Asia,Churchill Livingstone

二、血友病

血友病(hemophilia)是一组遗传性凝血功能障碍的出血性疾病,包括:①血友病甲,即因子Ⅷ(又称抗血友病球蛋白,AHG)缺乏症;②血友病乙,即因子Ⅸ(又称血浆凝血活酶成分,PTC)缺乏症;③血友病丙,即因子Ⅺ(又称血浆凝血活酶前质,PTA)缺乏症。其发病率为 5/10 万~10/10 万,以血友病甲较为常见,血友病乙次之,血友病丙罕见。血友病甲和乙为 X-连锁隐性遗传,由女性传递、男性发病。血友病丙为常染色体不完全性隐性遗传,男女均可发病或传递疾病。

【临床表现】

出血症状是本组疾病的主要表现,其特点是未发生出血时与正常人无异,但轻微外伤即可引起长期甚至致命的流血不止。血友病丙的出血症状一般较轻。血友病甲和乙大多在2岁前发病,亦可在新生儿期即发病。

1. 切割伤或针刺伤皮肤、肌肉出血　皮肤出血形成瘀斑、青块或血肿,罕见皮肤出血点。出血斑中央可触及硬核。如血肿过大,可产生相应的压迫症状。患儿如发生小的出血,经压迫可止血。但错综伤口,如唇、舌咬伤,即使伤口很小,也可长期渗血不止。

2. 关节出血　是血友病最常见的临床表现之一,多见于膝关节,其次为踝、肘、肩等大关节,且经常反复发生在某个固定的关节。出血的急性期关节肿胀、疼痛、活动受限。初次关节血肿可完全被吸收,功能恢复正常。多次出血后血肿吸收不完全,关节产生慢性炎症,且不断有新的出血,最终关节强直、畸形、肌肉萎缩。

3. 其他部位的出血　如鼻出血、咯血、呕血、血便和血尿等;也可发生颅内出血,是最常见的致死原因之一。

血友病乙的出血症状与血友病甲相似,绝大多数患儿为轻型。血友病丙较为少见,杂合子患儿无出血症状,只有纯合子才有出血倾向。出血多发生于外伤或手术后,自发性出血少见。患儿的出血程度与因子Ⅺ的活性高低并不相关。本病患儿常合并Ⅴ、Ⅶ等其他因子缺乏。

【实验室检查】

1. 血友病甲、乙和丙实验室检查的共同特点是:①凝血时间延长(轻型者正常);②凝血酶原消耗不良;③活化部分凝血活酶时间延长;④凝血活酶生成试验异常。出血时间、凝血酶原时间和血小板正常。

2. 当凝血酶原消耗试验和凝血活酶生成试验异常时,为了进一步鉴别三种血友病,可作纠正试验,其原理为:正常血浆经硫酸钡吸附后尚含有因子Ⅷ和Ⅺ,不含因子Ⅸ,正常血清含有因子Ⅸ和

Ⅺ，不含因子Ⅷ。三种血友病纠正试验见表7-2。

表7-2　血友病甲、乙和丙凝血纠正试验

患者血浆加入	血友病甲	血友病乙	血友病丙
正常血浆	纠正	纠正	纠正
正常血清	不能纠正	纠正	纠正
正常人硫酸钡血浆	纠正	不能纠正	纠正

测定因子Ⅷ：C、因子Ⅸ：C的活性，对血友病甲或血友病乙有确诊意义。正常新鲜血浆所含因子Ⅷ：C或因子Ⅸ：C平均活性均为1U/ml（以100%表示），根据因子Ⅷ：C或因子Ⅸ：C活性水平的高低，将血友病甲或血友病乙分为重型（<1%）、中型（>1%～5%），轻型（>5%～25%）及亚临床型（>25%～45%）4种临床类型。

3. 基因诊断　利用分子生物学技术发现血友病患者基因突变位点和形式，并可于产前进行胎儿基因诊断。

【诊断和鉴别诊断】

根据病史、出血症状和家族史，即可考虑为血友病，进一步确诊须作有关实验室检查。基因序列分析除可确诊本病外，尚可发现轻症患者和疾病携带者。血友病须与血管性血友病鉴别，后者为常染色体显性遗传、出血时间延长、阿司匹林耐量试验阳性、血小板黏附率降低、血小板对瑞斯托霉素无凝集反应、血浆Ⅷ：C减少或正常、血浆vWF减少或缺乏。

【治疗】

本组疾病尚无根治疗法。

1. 预防出血　自幼养成安静生活习惯，以减少和避免外伤出血，尽可能避免肌肉注射，如因患外科疾病需作手术治疗，应注意在术前、术中和术后补充所缺乏的凝血因子。

2. 局部止血　对表面创伤、鼻或口腔出血可局部压迫止血，或用纤维蛋白泡沫、明胶海绵沾组织凝血活酶或凝血酶敷于伤口处。早期关节出血者,宜卧床休息,并用夹板固定肢体,放于功能位置,亦可用局部冷敷,并用弹力绷带缠扎。若关节血肿严重,可在注射浓缩Ⅷ因子后穿刺关节腔,抽出积血。关节出血停止、肿痛消失时,可作适当体疗,以防止关节畸形。严重关节畸形可用手术矫形治疗。

3. 替代疗法 本疗法的目的是将患者所缺乏的因子提高到止血水平,以治疗或预防出血。

(1) 因子Ⅷ和因子Ⅸ制剂:近年国外临床上已广泛应用基因重组人因子Ⅷ和因子Ⅸ制剂。因子Ⅷ的半衰期为8～12小时,需每12小时输注1次,每输入1U/kg可提高血浆因子Ⅷ活性约2%。因子Ⅸ的半衰期为18～24小时,常24小时输注1次,每输入1U/kg可提高血浆因子Ⅸ活性约1%。各种出血情况时因子Ⅷ和因子Ⅸ用量参见表7-3。

表7-3 因子Ⅷ和因子Ⅸ的剂量和使用方法

出血程度	因子Ⅷ	因子Ⅸ
早期轻度出血	10～15U/kg,q12h;共1～3次	15～30U/kg,qd,共1～3次
中度出血(明显关节出血轻度创伤)	20U/kg,q12h,连用2日后可隔日应用,直至止血	30U/kg,qd,直至止血
重度出血(颅内出血、严重出血、严重创伤,大手术等)	首日每次50U/kg,q12h,然后维持因子Ⅷ活性>50%5～7日,必要时再维持因子Ⅷ活性>30%5～7日	首日80U/kg,以后维持因子Ⅳ活性>40%5～7日;必要时再维持因子Ⅳ活性>30%5～7日

(2) 冷沉淀物:系从冰冻新鲜血浆中分出,各药厂产品浓度和用量不一,用前应详细阅读说明书。国产冷沉淀制剂通常以200ml

血浆制成,每袋容量为 20ml,含因子Ⅷ和因子ⅩⅢ各 80～100U、纤维蛋白原 250mg、一定量的 vWF 及其他沉淀物。用于血友病甲和血管性血友病(vWD)等的治疗,要求与受血者 ABO 血型相同或相容,剂量和方法参阅表 7-3。

(3)凝血酶原复合物:含有因子Ⅱ、Ⅶ、Ⅸ、Ⅹ,可用于血友病乙的治疗。

(4)输血浆或新鲜全血:血友病甲患者需输给新鲜血浆或冰冻新鲜血浆,按 1ml 血浆含因子Ⅷ1U 计算;血友病乙患者可输储存 5 天以内血浆,一次输入量不宜过多,以每次 10ml/kg 为宜。无条件时,可输给 6 小时内采集的全血,每次 10ml/kg,可提高患者血中因子Ⅷ活性 10%。输血的疗效只能维持 2 天左右,仅适用于轻症患儿。

因子替代疗法的副作用主要有过敏、发热、溶血反应、弥散性血管内凝血、感染病毒性疾病等;大量反复应用者可出现肺水肿。

约 15%血友病甲患者经反复因子Ⅷ替代治疗后,血浆中会出现抗因子Ⅷ抗体,如输注常规剂量因子Ⅷ后无效者,常提示有因子Ⅷ抗体存在。对这些患者治疗方法是:①增加因子Ⅷ剂量达原剂量一倍以上,其中部分用于中和抗体,余下部分发挥止血作用;②活化因子Ⅶ(Ⅶa)或活化凝血酶原复合物,因Ⅶa 可直接与组织因子共同作用活化因子Ⅹ(Xa),从而促使凝血活酶的形成;③大剂量丙种球蛋白静脉输注;④免疫抑制剂,如环磷酰胺;⑤用链球菌蛋白 A 吸附抗体。因子Ⅸ抗体发生率低,如发生时,可加大因子Ⅸ剂量,即达到止血目的。

4. 药物治疗

(1) 1-脱氧-8-精氨酸加压素(DDAVP):有提高血浆内因子Ⅷ活性和抗利尿作用,常用于治疗轻型血友病甲患者,可减轻其出血症状,剂量为 $0.2\sim0.3\mu g/kg$,溶于 20ml 生理盐水中缓慢静注,此药能激活纤溶系统,故需与 6-氨基己酸或止血环酸联用。

(2) 性激素:雄性化激素达那唑和女性避孕药复方炔诺酮均有减少血友病甲患者的出血作用,但其疗效均逊于替代疗法。患儿正处于生长发育阶段,选用时宜严密观察对性发育的影响。

5. 基因治疗　正在进行动物实验和临床前期验证。

【展望】

血友病的基因治疗在动物实验和临床试验中度取得了突破性进展，其被列入实施基因治疗的首选遗传性疾病之一。有许多因素会影响到基因治疗的效果，尤其是基因治疗的安全性问题，需要进一步研究和探讨，但是，可以预见实现完全治愈血友病的愿望已为时不远了。

（盛光耀）

[参考文献]

1. 邓家栋，杨崇礼，杨天楹，等. 邓家栋临床血液学. 上海：上海科技出版社，2005. 1394~1413
2. 袁凯锋，廖小梅. 血友病的诊断和治疗. 现代临床医学，2007，33（3）：219-222
3. Mannucci P M, Duga S, and Peyvandi F. Recessively inherited coagulation disorders，Blood，104（5）：1243-1252

三、弥散性血管内凝血

弥散性血管内凝血（disseminated intravascular coagulation, DIC）是由多种病因所引起、发生于许多疾病过程中的一种获得性出血综合征。其主要特征是在某些致病因素作用下，血液凝固机制被激活，凝血功能亢进，在毛细血管和/或小动、静脉内有大量纤维蛋白沉积和血小板凝集，形成广泛的微血栓。由于凝血过程加速，消耗了大量的血浆凝血因子和血小板，同时激活了纤维蛋白溶解系统，引起继发性纤维蛋白溶解亢进，从而导致广泛性出血、循环障碍、栓塞和溶血等一系列临床表现。

许多疾病或理化因素都可诱发 DIC，主要有：各种感染、组织损伤、免疫性疾病、白血病等恶性肿瘤和巨大血管瘤等。

【临床表现】

由于基础疾病的不同和疾病的发展缓急不一，因而临床上将

DIC 分为 3 型：①急性型：大多数 DIC 表现为本型，常见于严重感染或大手术后，起病急，病情凶险，出血严重，持续数小时至数天；②亚急性型：病程持续数天或数周，常见于急性白血病、恶性肿瘤转移等；③慢性型：起病慢、病情轻，出血不严重，病程可长达数月，见于慢性疾病如巨大血管瘤、系统性红斑狼疮等。

DIC 的主要临床表现：

1. 出血　最常见，常为首发症状。在高凝状态一般无出血；在消耗性低凝状态，出血明显并逐渐加重；在发生继发性纤溶时，出血更加严重。出血轻者仅见皮肤出血点或大便隐血试验阳性，重者则为自发性多部位出血。皮肤出血表现为出血点、瘀点或片状瘀斑；鼻黏膜、牙龈、胃肠道出血亦较常见；穿刺部位或伤口渗血不止，且渗出血液往往不凝固；严重者泌尿道出血或颅内出血。

2. 休克　表现为一过性或持久性血压下降。幼婴常表现为面色青灰或苍白、黏膜青紫、肢端冰冷和发绀、精神萎靡和尿少等。休克使血流进一步缓慢，加重缺氧和酸中毒，从而加重 DIC，两者互为因果，形成恶性循环，如不及时治疗，常为致死的原因。

3. 栓塞　组织和脏器的微血栓使血流阻滞，导致受累器官缺血、缺氧、代谢紊乱和功能障碍，甚至坏死。肺受累时可出现呼吸困难、发绀、咯血、呼吸衰竭，也可因肺动脉高压而引起右心衰竭；肾脏受累时表现为尿少、血尿，甚至肾功能衰竭；胃肠道受累时出现恶心、呕吐、腹痛和胃肠道出血等；脑栓塞时可出现昏迷、惊厥等。其他如肝功能障碍，四肢末端坏死，皮肤坏疽等。

4. 溶血　急性溶血表现为发热、黄疸、苍白、乏力、腰背酸痛、血红蛋白尿等。如溶血严重、超过骨髓代偿能力时即出现贫血，称为微血管病性溶血性贫血（microangiopathic hemolytic anemia）。

【实验室检查】

实验室检查为确诊 DIC 的依据。

（一）反映消耗性凝血障碍的检查

1. 血小板计数减少　常降至 100×10^9/L 以下，如呈进行性下降则更有诊断意义。

2. 出血时间和凝血时间延长　但在高凝状态时，出血时间可缩短。

3. 凝血酶原时间（PT）延长　超过正常对照 3 秒以上有意义（出生 4 天内的新生儿超过 20 秒才有意义）。

4. 纤维蛋白原减少　低于 1.6g/L 有意义，个别高凝期病例反可升高超过 4.0g/L。

5. 活化部分凝血活酶时间（APTT）延长　年长儿正常值为 42 秒，新生儿为 44～73 秒，早产儿范围更宽。APTT 比正常对照延长 10 秒以上才有临床意义。高凝期 APTT 可缩短，低凝期及继发性纤溶期 APTT 延长。

6. 抗凝血酶Ⅲ（AT-Ⅲ）测定　AT-Ⅲ是重要生理抗凝物质，它使凝血酶、激活的因子 X 失去活性而起抗凝作用，在此过程中 AT—Ⅲ被消耗，故 DIC 早期血浆中 AT—Ⅲ明显减少。正常值为 80%～100%（活性）。

7. 因子Ⅷ测定　DIC 时因子Ⅷ：C 减少。

（二）反映纤维蛋白形成和纤维蛋白溶解亢进的检查

1. 血浆鱼精蛋白副凝试验（plasma protamine paracoagulation，3P 试验）在 DIC 早期时多阳性，但晚期以纤溶亢进为主时 3P 试验常为阴性。此外，约 20% 脐带血 3P 阳性，第 2 天后转阴性，故新生儿 3P 试验应在出生 2 天以后才有诊断价值。有些疾病如恶性肿瘤、肝、肾疾病及手术创伤后也可出现 3P 阳性。

2. 优球蛋白溶解时间　正常值＞120 分钟，DIC 纤溶亢进时缩短，常＜70 分钟。

3. FDP 含量测定　正常人血清 FDP＜10mg/L；超过 20mg/L 提示纤溶亢进，但不能作为诊断 DIC 的指标。肺栓塞或动、静脉栓塞病人也可升高。

4. 凝血时间（TT）测定　正常值为 20±1.6 秒，比正常对照延长 3 秒以上有诊断意义。

5. D-二聚体（D-dimer）测定　DIC 患者 D-二聚体异常升

高，此试验对 DIC 有特异性。

（三）其他检查

除上述检验项目外，近年来还开展了一些对 DIC 有诊断价值的方法：

1. **反映血管内皮细胞损伤的分子标志物** 如组织因子（TF）和内皮素-1（ET-1）等。

2. **反映血小板激活的分子标志物** 如血小板因子 4（PF-4）、β-血栓球蛋白（β-TG）和 α-颗粒膜糖蛋白（GMP-140）等。

3. **反映凝血和纤维蛋白溶解激活的分子标志物** 如纤维蛋白肽 A（FPA）和纤维蛋白 B-β15-42 肽等。

此外，观察外周血涂片中红细胞呈盔状、皱缩、三角形、新月形及碎片等有一定诊断价值；涂片中有大型血小板或有核红细胞亦有一定意义。

【诊断】

必须依据临床表现和实验室检查结果进行综合性分析，才能明确诊断。①临床特点：患儿有诱发 DIC 的原发病存在，并在此基础上呈现出血倾向、微血管栓塞、休克和溶血等临床征象，或对抗凝治疗有效，即应高度警惕 DIC 的可能性；②实验室检查：是诊断的重要依据，应根据病情及实验室条件选择检查项目，对化验结果的分析应结合患儿年龄、原发病性质、DIC 不同病程等特点作出判断，动态观察其结果变化对确立诊断的意义更大。如在血小板计数减少、凝血酶原时间延长、纤维蛋白原含量降低、3P 试验阳性这 4 项中有 3 项阳性，结合临床特点即可作出诊断；如仅有 2 项阳性，则需加测血清 FDP 含量、优球蛋白溶解时间和凝血酶时间，如其中有 1 项阳性，结合临床特点也可作出诊断。条件许可时，测定 AT-Ⅲ、因子Ⅷ活性和 D-二聚体等指标均较为可靠。

【治疗】

早期诊断、及时治疗是提高 DIC 治愈率的关键。

1. **治疗原发病** 积极治疗原发病、去除诱发因素是终止 DIC 病理过程的重要措施。

2. 改善微循环　低分子右旋糖酐能扩充血容量、疏通微循环、降低血液黏稠度、减低血小板黏附和抑制红细胞凝集等作用。首次剂量为10ml/kg静滴，以后每次5ml/kg，每6小时1次，全日量不超过30ml/kg。

3. 纠正酸中毒　DIC多伴有酸中毒，往往也是肝素治疗失败的原因之一。因此，应及时发现酸中毒并予纠正，常用5%碳酸氢钠。

4. 应用血管活性药物　血管扩张剂可解除血管痉挛，改善微循环，常用山莨菪碱（654-2）、异丙基肾上腺素和多巴胺等。

5. 抗凝治疗　其目的在于阻断或减缓血管内凝血过程的发展。

(1) 抗血小板凝集药物：临床上对轻型DIC、疑似DIC而未肯定诊断者、或高凝状态者，在控制原发病的基础上可单独应用此类药物治疗。常用阿司匹林、双嘧达莫（潘生丁）。

(2) 肝素的应用：肝素可与AT-Ⅲ结合成复合物而起抗凝作用，对凝血3个阶段均有抑制作用，并可抑制血小板聚集、裂解和促使纤维蛋白溶解。通常在给药1～3小时后约50%因灭活而失效，4～6小时即经肾脏排完。

肝素多在DIC早期应用，凡有以下指征者即可使用：①处于高凝状态者；②有明显栓塞症状者；③消耗性凝血期表现为凝血因子、血小板、纤维蛋白原进行性下降，出血逐渐加重，血压下降或休克者；④准备补充凝血因子（如输血、血浆等）或应用纤溶抑制药物而未能确定促凝物质是否仍在发生作用时，可先应用肝素。

以下情况禁用或慎用肝素：①颅内或脊髓内出血、肺结核空洞出血、溃疡出血；②伴有血管损伤或新鲜创面的患儿；③DIC晚期以继发性纤溶为主者；④原有重度出血症如血友病等；⑤对合并有严重肝脏病的患者，尚有争议，较多作者认为弊多利少。

常用方法为：每次60～125U/kg（1mg=125U）加入等渗氯化钠或10%葡萄糖溶液50～100ml中静滴，约1小时滴完，每4～6小时1次；或先以50～75U/kg静滴，然后按每小时15～25U/kg速度持续静滴；或每次50～100U/kg皮下注射，每4～6小时

1次。

在应用肝素期间必须密切观察病情并监测凝血功能,在每次用药前测凝血时间(试管法),用药4小时后再测定1次凝血时间,要求凝血时间控制在20~30分钟内,如<20分钟可加大肝素剂量,如>30分钟且出血加重可能是用量过大,应停用,必要时静脉缓慢注射鱼精蛋白中和之,其用量与最后1次肝素用量相等(1mg鱼精蛋白可中和125U肝素),若出血仍不减轻,15分钟后可再注射1次鱼精蛋白。

停药指征为:①诱发DIC的原发病已控制或缓解;②用药后病情好转,出血停止,血压稳定;③凝血酶原时间和纤维蛋白原恢复正常或接近正常(前者一般于24小时内恢复,后者于1~3天恢复)时,即可逐渐减量至停药。用药时间一般可持续3~7天。

6. 抗凝血因子的应用　已应用临床的有:①抗凝血酶Ⅲ(AT-Ⅲ)浓缩剂:用于DIC早期补充AT-Ⅲ并可提升肝素的疗效;②蛋白-C浓缩剂:主要用于革兰阴性杆菌感染合并DIC,同肝素联合应用取得了较好的效果。

7. 补充疗法　目前认为在活动性DIC未控制之前,补充下列成分是安全的:经洗涤的浓缩红细胞、浓缩血小板和不含凝血因子的扩容剂(如血浆蛋白、白蛋白和羧基淀粉等)。如果DIC过程停止(指征是AT-Ⅲ测定值正常)或肝素化后仍持续出血,此时有必要补充凝血因子,可输注新鲜冰冻血浆、凝血酶原复合物等。

8. 抗纤溶药物　DIC时继发性纤溶亢进是机体防止血管内凝血的一种生理性保护机能,有助于防止或消除血管内纤维蛋白栓塞,因此在DIC时,特别是在早期高凝状态,应禁用抗纤溶药物;若病情发展并出现以纤溶为主时,最好在肝素化的基础上慎用纤溶抑制剂,可能有助于DIC后期的治疗。一般可选用6-氨基己酸(EACA),每次剂量为0.08~0.12g/kg,缓慢静注或稀释后静滴,亦可采用对羧基苄胺(PAMBA)或止血环酸。

9. 糖皮质激素的应用　在DIC时是否应该使用糖皮质激素尚未取得一致意见。一般认为如果因治疗原发病需要时,可在肝素化的基础上慎用。

(盛光耀)

[参考文献]

1. 杨锡强,易著文. 儿科学. 第6版. 北京：人民卫生出版社,2004
2. 张国材. 弥散性血管内凝血的实验室检查及其临床价值. 新医学,2007,38 (4)：269-272
3. Cheng‐Hock Toh and Colin Downey：Back to the future：testing in disseminated intravascular coagulation, Blood Coagulation and Fibrinolysis, 2005, 16：535-542

第三节 白血病

一、总论

急性白血病是造血系统的恶性疾病,居小儿恶性肿瘤发病率的首位,亦是儿童时期的主要死亡原因之一。小儿白血病发病率约为34/100万,每年新发生的白血病患儿为15000～20000名。其中90%以上为急性白血病,急性淋巴细胞白血病（acute lymphoblastic leukemia, ALL）约占2/3。急性髓性细胞白血病（acute myeloid leukemia, AML）占1/3。近20年来,小儿白血病的疗效有了很大进步,目前国内外先进治疗组用化疗方法已使ALL的5年无病生存率达70%～80%。AML化疗及造血干细胞移植的效果可达40%～50%。

（一）定义

白血病是造血系统的恶性疾病,主要是造血器官内白血病细胞恶性增生和非造血器官内的白血病细胞侵润。白血病细胞分别由造血系统的粒、红、巨核、淋巴及单核系细胞恶性转化而来。根据白血病发病的单克隆学说,白血病是由一个最先突变的干细胞经过不断增殖和发展而形成。它具有异常形态、代谢及功能,它呈无限制的生长,失去分化成熟的能力及相应的功能。

(二)病因和发病机制

病因尚未明确,但可能与遗传和环境因素都有关系。

1. **遗传因素** 研究发现,Down综合征患者患巨核细胞白血病(AMKL)的几率比非Down综合征的患者高600倍。其他遗传性基因结构的病变如Fanconi贫血、Bloom综合征、神经纤维瘤病、Noonan综合征、先天性中性粒细胞减少症,都与髓细胞性肿瘤的高危险性有关。10岁以下的同卵双生儿如果有一个患急性白血病(通常是ALL),则另一个一年内发生率为20%~25%。如果家庭中有一个成员发生白血病时,近亲发病率比一般人高3~5倍。

2. **环境因素** 非遗传性危险因素包括电离辐射、烷化剂、拓扑异构酶Ⅱ抑制剂。一项大型的综合分析显示,生后暴露于超过 $0.4\mu T$ 电磁场中的儿童患急性白血病的危险度增加2倍。另外一些因素尚不确定,如孕期饮酒和使用娱乐性毒品,接触杀虫剂、苯或高浓度的氡。

由于有些证据表明导致AML发病的关键过程发生在宫内,且一些遗传学上的改变与由拓扑异构酶Ⅱ抑制剂诱导的AML相同,因此有学者提出在宫内接触拓扑异构酶Ⅱ抑制剂能导致儿童期患急性白血病。

(三)临床表现

1. 症状

(1)起病多较急,发热常为首见症状,热型不定。贫血为进行性加重,常见乏力、苍白、气促等。出血为常见的早期症状,皮肤出血点或瘀斑、口腔黏膜出血及鼻出血,也可有消化道出血及尿血,个别严重者可有颅内出血。

(2)白血病细胞浸润表现:

①70%~80%的病人有不同程度的肝、脾、淋巴结肿大。

②当白血病细胞浸润皮肤可有结节、肿块及斑丘疹等。

③骨髓及关节浸润可伴关节痛、胸骨压痛。

④中枢神经系统白血病:早期通常仅在脑脊液检查中发现白血

病细胞,晚期可见颅神经麻痹、偏瘫、脑炎、脑膜炎、脊髓炎或末梢神经炎等症状。

⑤睾丸肿大可单侧或双侧,局部肿硬,多见于急性淋巴细胞白血病缓解期。还可有腮腺肿大,视网膜出血,眼底水肿等白血病浸润症状。

2. 体征

(1) 贫血貌:面色、甲床、眼睑结膜苍白;

(2) 皮肤、黏膜出血点;

(3) 常见肝、脾、淋巴结不同程度肿大;

(4) 可见胸骨、长骨的压痛;

(5) 特殊类型表现:AML 中 M2 型可见眼眶骨侵润形成绿色瘤,M4、M5 型多见齿龈增生。

(四)实验室检查

1. 血常规检查 外周血白细胞计数多增高,但可正常或减低,通常涂片可见原始及幼稚细胞,血红蛋白及红细胞下降,血小板呈现不同程度降低。

2. 骨髓形态学 多见骨髓增生活跃至极度活跃,也可见骨髓增生减低,骨髓中某一系的白血病细胞恶性增生,原始及幼稚细胞≥30%,高者达90%以上。其他系明显减少或缺如。根据白血病细胞形态学的特点将 ALL 分为 L1、L2、L3。将 AML 分为 M0-M7。

3. 细胞化学染色

(1) ALL:糖原染色(PAS)可呈现粗颗粒阳性反应,过氧化酶(POX)阴性。

(2) AML:PAS 可呈现细颗粒阳性反应,积分值不高,POX 阳性。非特异性脂酶粒系可以阳性。氯醋酸脂酶氟化钠抑制反应阳性对鉴别单核细胞有意义。

(五)鉴别诊断

1. 类白血病反应 发生在婴幼儿中,可有肝、脾大,血小板减少,末梢血像中偶见中晚幼粒及有核红细胞,但本病往往存在慢性感染灶。

2. 传染性单核细胞增多症　为 EB 病毒感染所致,可有肝、脾、淋巴结肿大,发热,血清嗜异凝集反应阳性,EBVIgM 阳性,白细胞增高并出现异型淋巴细胞,但血红蛋白及血小板计数可为正常,骨髓检查无白血病改变。

3. 再生障碍性贫血　出血、贫血、发热和全血细胞减少与白血病低增生表现有相似点,但本病不伴有肝、脾、淋巴结肿大,骨髓增生低下,无幼稚细胞增多。

4. 风湿与类风湿关节炎　风湿与类风湿关节炎常见发热、关节痛为游走性及多发性,轻者仅有关节痛而无局部关节红、肿、热、痛。这与首发症状为关节痛而无明显血液学改变的急性淋巴细胞白血病易混淆,遇不典型病例需要做骨穿鉴别。

二、急性淋巴细胞白血病诊疗常规

(一) 诊断标准

细胞形态学、免疫学、细胞遗传学 (MIC)

1. 细胞形态学　根据细胞大小、核浆比例、核仁大小及数目、细胞浆嗜碱程度等将急淋白血病细胞分为 L1、L2、L3 型,见表 7-4。

表 7-4　急性淋巴细胞白血病细胞分型

	L_1	L_2	L_3
细胞大小	小	大细胞为主	大,大小一致
核染色质	粗细一致	疏松	细点,均匀
核型	规则	不规则	规则
核仁	少	1个或多个	明显,一个或多个
胞浆量	少	不定	较多
胞浆嗜碱性	轻	不定	深蓝
胞浆空泡	无	不定	蜂窝状

2. 免疫学分型　利用单抗（McAb）检测白血病细胞的细胞膜和细胞浆抗原，分析其表型。

ALL可分B细胞系和T细胞系两大类。前者为HLA-DR+、CD19+、CD10+、CD20+；后者为CD7+、CD5+、CD2+、CD3+、CD4+、CD8+、CD1a+。儿童以B系为主占80%，B系又分4个亚型：早前B型、普通型、前B型、成熟B细胞型。其中普通型约占70%，T细胞约占15%。

3. 细胞遗传学及融合基因检查

（1）数量异常：超二倍体，约占ALL的1/4，B系-ALL多见。虽然二倍体可累及任何一条染色体，但以4、6、10、14、17、18、20、21及X染色体最常见。假二倍体，即伴有结构异常的46条染色体，常表现为染色体易位。以L2型多见。亚二倍体，较少见，约占3%～8%，以45条者居多，一般为20号染色体缺失。

许多研究表明超二倍体（染色体＞50条或DI＞1.16）的ALL预后较好。

（2）结构异常及相应融合基因：儿童ALL中，已发现近40种非随机的染色体结构异常，其中约50%为染色体易位，多数已明确其基因定位。

ALL中最常见t（12；21）（p13；q22）产生TEL/AML融合基多预后好；t（1；19）（q23；p13）产生E2A/PBX1融合基因多见于儿童pre-B ALL。t（9；22）（q34；q11）见于95%的CML和3%～5%的儿童ALL预后差；涉及MLL基因的染色体畸变包括t（1；11）、t（4；11）、t（6；11）、t（9；11）、t（10；11）、t（11；17）、t（x；11）等，多见于婴儿白血病（包括ALL、AML）。

（二）临床分型

1. 危险因素

（1）诊断时白细胞数；

（2）诊断时年龄；

（3）泼尼松预治疗及MTX单独鞘注，第8天时白血病细胞数；

(4) 诱导治疗第33天时骨髓缓解状态；

(5) 染色体 t（9；22）易位或 BCR/ABL 融合基因；

(6) 染色体 t（4；11）易位或 MLL/AF4 融合基因；

(7) T‐ALL。

2. 分型

各治疗组有不同的分型根据及标准，目前常根据以上高危因素将 ALL 分为三型。如 BFM 协作组分型根据：

(1) 标危（SR）

①第8天（经过1周泼尼松预治疗后）外周血白血病细胞$<1\times10^9$/L（即泼尼松反应良好）；

②WBC$<20.0\times10^9$/L，同时年龄$\geqslant$1岁且$<$6岁；

③治疗第33天骨髓象完全缓解（CR）；

④细胞遗传学上无 t（9；22）或 BCR/ABL 融合基因；

⑤无 t（4；11）或 MLL/AF4 融合基因；

⑥非 T‐ALL。

必须符合以上全部6条。

(2) 中危（MR）

①第8天（经过1周泼尼松预治疗后）外周血白血病细胞$<1\times10^9$/L；

②治疗第33天骨髓象完全缓解；

③无 t（9；22）或 BCR/ABL 融合基因；

以上3条必须完全符合同时至少符合以下其中之一：

④白细胞$\geqslant20.0\times10^9$/L；

⑤年龄$<$1岁；

⑥年龄$\geqslant$6岁；

⑦T‐ALL；

⑧t（4；11）或 MLL/AF4 融合基因。

(3) 高危（HR）

①第8天（经过7天泼尼松预治疗）外周血白血病细胞$\geqslant1\times$

10^9/L（为泼尼松反应不良）；

②治疗 33 天骨髓象未缓解；

③t（9；22）或 BCR/ABL 融合基因。

不论年龄和白细胞数，只要符合以上条件之一即可诊断为 HR 型。

（三）治疗

化疗原则：按型选方案，采用强烈化疗方案，多种药物联合。总疗程 2 年半～3 年。

程序：依次进行诱导缓解，巩固治疗、早期强化，维持治疗。

1. 泼尼松实验治疗　在诊断 ALL 开始治疗先采用泼尼松敏感试验 d 1～7 及 d 1 MTX 单独鞘注，第 8 天时外周血白血病细胞数评估如$<1\times10^9$/L 为反应好的。

2. 诱导缓解治疗：

一般采用 VDLP＋CAT 方案：VDLP 即泼尼松（Pred）60mg/（$m^2\cdot d$）于 d8～28；长春新碱（VCR）1.5 mg/（$m^2\cdot$次）d8、15、22、29（共 4 次）；柔红霉素（DNR）30mg/m^2 d8、15（中、高危加 d22、d29）；左旋门冬酰胺酶（L-Asp）5000U/（$m^2\cdot d$）d12、15、18、21、24、27、30、33（共 8 次）；三联鞘注 d15、33（若 CNSL 则增加 d8、22）。

当 d33 CR，ANC≥500，PLT≥5 万时，开始 2 疗程 CAT 方案：即 CTX1000mg/（$m^2\cdot d$）静点 1 小时 d1（水化、碱化及 Mesna 400mg/（$m^2\cdot$次）静点，于 0、4、8h）；Ara-C 75mg/（$m^2\cdot d$）静点 d3～6，d9～12；6-MP 50 mg/（$m^2\cdot d$）口服 d1～14。三联鞘注 d9。

3. 巩固治疗　HD-MTX：B 系-ALL（除成熟 B）HD-MTX 2 g/（$m^2\cdot$次），T-ALL 用 HD-MTX 5 g/（$m^2\cdot$次）。持续静点 24 小时，静点开始 2 小时后鞘注。每 2 周一次，一般共 4 次。根据 MTX 血药浓度采用四氢叶酸钙解救，剂量 15mg/（$m^2\cdot$次），于 MTX 后 42、48、54h 解救。用 HD-MTX 期间用 6MP 25mg/（$m^2\cdot d$）每晚口服 d1～56。

4. 再诱导治疗 VDLD 和 CAT（同前）

Dex 8mg/（$m^2 \cdot d$）口服，一日三次，足量 d1～21，d 22 开始减量；VCR 1.5 mg/（$m^2 \cdot$ 次）静推 d8、15、22、29（共 4 次）；阿霉素 30mg/（$m^2 \cdot d$）静点 1 小时 d8、15、22、29（共 4 次）；L‐Asp 5000U/（$m^2 \cdot d$）肌注 d8、11、14、17、20、23（共 6 次）。

5. 维持治疗　6‐MP＋MTX。

6‐MP 50mg/（$m^2 \cdot d$）每晚口服；MTX 20mg/m^2 肌注每周一次。于第 12 周叠加 Dex 6mg/（$m^2 \cdot d$）d1～7 及 VCR 1.5mg/（$m^2 \cdot$ 次）d1。维持治疗期间每 8 周一次鞘注直到 2 年半。

以上治疗适用于标危及中危 ALL，高危 ALL 则需采用更强烈的化疗或造血干细胞移植。

6. 高危型 ALL 治疗

（1）强烈的化疗及多药的合理组合。可参考德国 BFM2002 ALL 高危方案。

（2）造血干细胞移植适应证：

由于儿童 ALL 的化疗疗效可达 70～80％，ALL 造血干细胞移植适应证很严。即使一些停药复发 ALL 继续化疗仍有不少可获长期生存。因此只有难治、早期复发、费城染色体阳性伴高白细胞的 ALL 患需要 HLA 配型相合的异基因造血干细胞移植。移植的生存率约为 40％～50％。

三、急性粒细胞白血病诊疗常规

（一）诊断标准

细胞形态学、免疫学、细胞遗传学（MIC）分型

1. 细胞形态学

（1）急性粒细胞白血病未分化型（M1）：原粒细胞≥90％。

（2）急性粒细胞白血病部分分化型（M2）：又分两个亚型。

①M2a：30％＜原粒细胞＜90％，单核细胞＜20％，早幼粒细胞以下阶段＞10％。

②M2b：原粒及早幼粒细胞明显增多，以异常的中性中幼粒细胞增生为主，其胞核常有核仁，明显核浆发育不平衡，此类细胞>30%。

(3) 急性早幼粒细胞白血病（APL，M3）：颗粒增多的异常早幼粒细胞增生>30%。按胞浆的颗粒大小分为两个亚型：粗颗粒型（M3a）和细粗颗粒型（M3b）。

(4) 急性粒-单核细胞白血病（M4）：

①M4a 原、早幼粒细胞增生为主，原幼单和单核细胞>20%。

②M4b 原、早幼单核细胞增生为主，原始及早幼粒细胞>20%。

③M4c 原始细胞具有粒系及单核系特征>30%。

④M4Eo 除以上特点外，嗜酸细胞及嗜碱细胞占5%～30%。

(5) 急性单核细胞白血病（M5）：未分化型（M5a）原始单核细胞≥80%。部分分化型（M5b）原始和幼稚单核细胞>30%，原始单核细胞<80%。

(6) 红白血病（M6）：原红细胞系>50%，原始粒细胞>30%。

(7) 巨核细胞白血病（M7）：原巨核细胞≥30%。

2. 免疫学 常用单抗有：CD117，MPO、CD13、CD33、CD14、CD15、CD34、HLA-DR等。

(1) 诊断标准：没有淋系特异性抗原的表达，如：cyCD79a、cyCD3或TCR；抗髓过氧化物酶（MPO）阳性是AML特有的，而ALL没有。表达一项髓系特异性抗原（CD117，MPO）或至少两项髓系相关抗原。M1-M5尚无亚型特异性抗原，需要结合FAB形态及细胞化学染色诊断。CD14与单核系有关，主要见于M4或M5；M3的特点为HLA-DR和CD34都为阴性；M6：抗血型蛋白H和C对M6红系特异。CD41对M7巨核系特异。

(2) 急性杂合细胞性白血病（HAL）是一组免疫表型复杂的疾病，反映了白血病细胞的异质性及细胞分化发育过程中表面标记表达的复杂性。有双表型、双克隆和双系列之分。HAL与伴有淋巴分化抗原的 AML（Ly+- AML）或伴有髓系分化抗原的 ALL（My+- ALL）区别关键在于：HAL 的白血病细胞同时表达至少 2 种淋系（包括 cyCD79a 或 cyCD3）或 2 种髓系抗原（包括 MPO）。

3. 细胞遗传学及融合基因

AML 中预后好的融合基因有 t（8；21）（q22；q22）产生 AMLex5/ETO 融合基因，主要见于 AML - M2；t（15；17）（q24；q21）形成 PML/RARα 融合基因，见于 AML - M3，并已证明有这种易位的对全反式维甲酸治疗较敏感；inv（16）（p13；q22）产生了 CBFβ/MYH11 融合基因见于 AML - M4Eo。

4. AML-微分化型（M0）　此亚型儿童患者预后较差。

（1）形态学上呈原始细胞特征：胞浆大多透亮或中度嗜碱，无嗜天青颗粒及 Auer 小体，核仁明显，类似急淋 L2 型。

（2）细胞化学：髓过氧化酶及苏丹黑 B 染色<3%。

（3）免疫学：髓系标志 CD33 及/或 CD13 可阳性；淋系抗原阴性，分别由 $CD7^+$、TdT^+。大约 50% 儿童患者表达 CD56（为 NK 细胞的标记）。

（4）细胞遗传学：未发现与 AML - M0 相关染色体异常，30% 病例为正常核型，20% 表现为多种染色体改变（复合核型），如四倍体、-5、-7、+8 以及 11q23。

（5）电镜：髓过氧化酶阳性。在儿童发生率为 6%～8%，多发于女童及 3 岁以下的幼儿。

（二）预后因素与分型

1. 预后好因素　AML 伴 t（15；17）(q22；q12-21)、AML 伴 inv（16）(p13q22) /t（16；16）(p13；q22)、AML 伴 t（8；21）(q22；q22)、AML 伴 t（9；11）(p22；q23)、唐氏综合征发生的 AML、1 岁以下的 AML。

2. 预后不良因素　AML 伴染色单体 7 or - 7（q）、AML 伴 t（6；9）(p23；q34)、AML 伴复杂核型、MDS 转化的 AML、两疗程后的持续的白血病、治疗相关性 AML。

3. 中危或未确定因素　急性巨核细胞白血病、伴随其他染色体异常的 AML、染色体核型正常、FLT3 突变、MLL 扩增、ATP-结合转运子的表达、CCAAT 增强子结合蛋白α基因突变、嗜环境病毒整合位点 1 的过度表达。

根据以上预后因素及诱导缓解治疗第一疗程反应临床分型常分为三危：

(1) 低危：具有良好核型 t (8；21)，inv (16)，t (9；11) 的病人。

(2) 中危：介于低危和高危之间的病人。无良好核型，第一疗程后白血病细胞<20%。

(3) 高危：核型-5，-7，t (6；9)。诱导第一疗程后白血病细胞>20%；MDS 转为 AML；继发 AML。

（三）治疗

在过去 40 年中，AML 生存率由<10%增至 40%以上，这归因于化疗强度的加大，造血干细胞移植的增加，以及支持治疗的改进。AML 的治疗包括两个基本的阶段：诱导缓解治疗和缓解后巩固治疗（或称强化治疗）。一些试验还包括维持阶段，但其在 AML 治疗中的作用尚未肯定。

1. 诱导治疗

现代 AML 诱导治疗主要是阿糖胞苷和蒽环类药物或再加上依托泊苷（VP-16）的联合用药。

(1) DA "3-7" 方案：柔红霉素 45～60mg/（m^2·d），快速注射，连续 3 天和阿糖胞苷 100～200mg/m^2 静脉注射，连续 7 天。一般应用两个疗程，使 AML 患者获得 60%～70%的缓解率。

(2) DAE 方案 "3-10-5"：通过延长柔红霉素、阿糖胞苷的作用时间提高诱导治疗强度，缓解率可达 85%。北京儿童医院05-AML 方案中诱导治疗即采用 DAE 方案。

Ara-C 100mg/（m^2·次）d1～d10，每 12 小时一次静注，共 20 剂；DNR 50mg/（m^2·d）d1、3、5 每次静点 6 小时，共 3 次；VP-16 100mg/（m^2·d），每次静点 4 小时，共 5 次。

2. 缓解后治疗

已有多个研究发现采用 HDAC（大剂量阿糖胞苷）或 HAM（米托蒽醌和阿糖胞苷）方案，可以提高 AML 患儿的预后。因此目前认为强化的缓解后治疗方案可降低复发率、提高无病生存率和总生存率。HDAC 对于伴 t(8；21) 或 inv(16) 的 AML 患者疗效最为显著，接受多疗程 HDAC 者的预后比仅接受一个疗程 HDAC 者好得多。

北京儿童医院 05‐AML 方案巩固治疗依次采用以下三个疗程的强化治疗：

ACE 方案：安吖啶 100mg/(m^2·d)，静点 1 小时 d1～d5；Ara‐C 200mg/(m^2·d)，静点 d1～d5；VP‐16 100mg/(m^2·d)，每次静点 4 小时 d1～d5。

MMA 方案：米托蒽醌 10mg/(m^2·d)，每次静点 6 小时 d1～d5；Ara‐C 1g/(m^2·次)，每 12 小时静点一次，每次 2 小时，d1～d3 共 6 剂。

CLASP 方案：低、中危 Ara‐C 2g/(m^2·次)静点，每 12 小时一次，共 6 次；最后一次 Ara‐C 后用 L‐ASP 6000U/m^2 一次。

高危用 Ara‐C 3g/(m^2·次)静点，每 12 小时一次，共 4 次。最后一次 Ara‐C 后用 L‐ASP 6000U/m^2 一次。

3. 造血干细胞移植适应证

异体骨髓移植（BMT）对 AML 来说是一种替代化疗、行之有效的缓解后治疗方法。CCG 2891 研究表明，获得 CR 的患者中，异基因造血干细胞移植组的预后显著好于自体 BMT 组和化疗组。目前，自体 BMT 不再广泛用于 AML 的治疗。COG 的研究者认为只要有合适供体，所有患者均可在第一次缓解后行异基因造血干细胞移植。大多数欧洲研究者认为中危和高危 AML 患者应该在第一次缓解后并有相合供体时行 BMT，而低危患者及 M_3 却并不是必须的。

（四）CNS 预防性治疗

儿童 AML 有关 CNS 预防性治疗现在基本上采用鞘内注射化

疗。鞘注用药包括阿糖胞苷、甲氨蝶呤，或二者和泼尼松龙三联用药。可以使 CNS 复发率＜5％。颅脑放疗已被认为可造成远期死亡、继发第二肿瘤、长期内分泌失调和神经系统后遗症的发生，因此 CNS 预防性放疗逐渐被放弃。有些治疗方案中，在鞘注后给予 CNS 放疗，通常在将近系统的化疗结束时予鞘注和剂量为 24Gy 的放疗。

（五）APL 的治疗

1. 维甲酸诱导缓解治疗

自从 1992 年以来，儿童及青少年 APL 患者就已经运用和成人一样的治疗方案。经全反式维甲酸（ATRA）联合化疗的 CR 率为 79％～88％；长期 EFS 为 64％～76％。APL 白血病细胞对蒽环类抗生素非常敏感，可能是 P-糖蛋白和其他耐药性标记物的表达比其他 AML 亚型低的多。欧洲 APL 组进行了一项前瞻性随机试验，对患者（包括成人和儿童）分别用联合化疗：ATRA＋化疗和序贯化疗，先用 ATRA 诱导缓解后再用化疗。两组的 CR 率相同，但是 2 年 EFS 分别为 84％：77％，2 年复发率分别为 6％：16％。

APL 患者开始诱导治疗时即联合 ATRA 和化疗已经成为一种引人瞩目的方案。这种方法还具有减少维甲酸综合症的发生。在 ATRA 服用 2～4 天凝血异常改善后，如果白细胞数＜10×10^9/L 即可以开始化疗。诱导缓解过程应用 ATRA 联合蒽环类抗生素。巩固化疗以蒽环类抗生素为主。大剂量阿糖胞苷（HDAC）在巩固治疗中的作用很微弱。研究提示含 ATRA 的维持治疗是很有意义的。缓解后的患者接受为期一年每日 ATRA 维持治疗疗效显著。在诱导期和维持期均接受 ATRA 的患者预后最好，5 年 EFS 为 74％。

2. 三氧化二砷 一般用于复发或难治的 APL 的治疗。

（六）诊断及化疗中并发症及处理

1. 出血 白血病患者严重血小板减少并不罕见，血小板＜20.0×10^9/L 发生出血的风险增大。可以考虑给这些患者和正在出血的 AML 患者输注血小板。

2. 肿瘤融解综合征　白细胞数高的患者可能会发生白血病幼稚细胞在小血管中沉积，导致肺或 CNS 梗死或出血。对这样的患者可以在化疗开始前给予白细胞分离术或交换术迅速降低白细胞数。高白细胞患者，尤其在诱导缓解治疗早期发生肿瘤融解综合征风险很大，白血病细胞循环的速度超过机体代谢和排泄死亡细胞残留物的能力时，可导致致命性的代谢紊乱。释放过多的核酸代谢引起的高尿酸血症可能导致肾衰竭。接着高钾血症可导致致命性的心律失常。高磷血症和低钙血症可引起癫痫发作。血尿素氮水平升高可导致血小板功能失活，更加重已存在的凝血障碍。应立即予大剂量静脉水化和使用碳酸氢盐及静脉用别嘌呤醇或尿酸氧化酶，来减少不溶性尿酸盐的形成，增加溶解和肾脏排泄。密切监测血清电解质、尿量、血浆尿素氮和肌酐水平很重要。

3. 感染　无论在诊断或治疗中，感染并发症都是 AML 患者致死的重要原因，约 40% 的白血病患者具有发热，当中性粒细胞计数 $<0.5\times10^9$/L 时，患严重细菌感染的危险性很大。所有 AML 患者如果发生发热性的中性粒细胞减少症，则需应用静脉注射广谱抗生素，3 或 4 代头孢菌素（如头孢他啶、头孢吡肟）。而且，由于接受大剂量阿糖胞苷的 AML 患者草绿色链球菌感染发生率的增加，一般经验性的使用万古霉素。有脓毒血症或假单孢子菌感染应用氨基糖苷类药物如托普霉素。患有严重腹痛的患者，影像学支持盲肠炎的诊断，已知蜡样芽胞杆菌感染者应该用碳（杂）青霉烯而不是头孢霉素治疗。

AML 患者患真菌感染的几率在增加，以念珠菌和曲霉菌感染多发。因此如果患者接受 3~5 天抗生素治疗后仍然发热时就要接受经验性的抗真菌治疗。目前有效的抗真菌药有制霉菌素 B、二性霉素 B 脂质体注射剂、唑类（依曲康唑、伏立康唑等）、棘球白素（卡泊芬净、FK463 等）。

4. 白血病细胞浸润　白细胞 $>200.0\times10^9$/L 的患者发生白血病细胞浸润的危险性大。白血病细胞浸润引起白血病细胞血管内聚集，导致血液流动缓慢，继而缺氧、出血、组织梗死。如果白血病细胞浸润发生在脑和肺则会危及生命。肺浸润可出现明显的缺氧和呼吸急促，可很快进展为呼吸衰竭。CNS浸润可引起意识不清、头痛、嗜睡，导致昏迷、中风甚至死亡。对高白细胞的患者需立即采取治疗以减少循环中的白血病细胞，防止严重的并发症。白细胞分离术或交叉输血虽然疗效短暂，但能快速减少循环中的白血病细胞，同时应尽快使用降低白细胞的药物治疗。水化疗法是一种简单有效的措施。

5. 化疗过程合并粒缺 细胞因子类如粒-单核集落刺激因子(GM-CSF)和G-CSF已经被用来化疗后加速中性粒细胞的恢复来尝试减少死亡率、改善预后。

6. APL并发症及处理

(1) DIC和出血：APL患者在诊断时和诱导化疗期间易发生DIC，明显的出血常发生在口腔黏膜、CNS、消化道、鼻衄，月经过量也时有发生。在诱导化疗中应用ATRA可使细胞毒性化疗引致的凝血紊乱减轻，但是致死性的出血并发症仍然存在。血小板输注的目的是能维持止血，并没有提高血小板数量，DIC患者还应适当输注新鲜冰冻血浆或浓缩的凝血因子。

(2) 维甲酸综合征：在诱导缓解治疗中应用ATRA的主要毒性是维甲酸综合征的发生，表现为发热、体重增加、呼吸抑制、间质性肺炎、胸膜心包渗出、间断性的低血压以及急性肾衰竭。单用ATRA诱导至缓解的APL患者发生维甲酸综合征的几率更高，为25%。近年来采用早期监测及应用地塞米松，此综合征的死亡率已经有所下降。与ATRA同时运用化疗可能会减少维甲酸综合征的发生率，有研究表明：高白细胞患者预防性应用泼尼松75mg/日。维甲酸综合征发生为16%，仅3%死亡。然而，应用数周皮质类激素治疗有潜在的毒性，故主张短期应用。

(3) 神经毒性反应：儿童患者尤其是10岁以下者应用ATRA的还会使神经毒性的增加。头痛和假肿瘤综合征在儿童比在成人发生频率要高。处理这种症状可以停用ATRA一段时间，用地塞米松和/或乙酰唑胺，或调低ATRA剂量。儿童维持治疗期用

ATRA 和乙酰唑胺者需定期接受眼科检查及电解质监测。在一些欧洲研究组中，15 岁以下患儿应用 ATRA 25 mg/(m^2·d) 会比更高剂量效应更好，更容易耐受。在儿童和青少年 APL 治疗中还需考虑到柔红霉素的总剂量如果大于 400 mg/m^2 者易患心肌病。

（吴敏媛）

[参考文献]

1. 胡亚美，江载芳主编. 实用儿科学. 第 7 版. 北京：人民卫生出版社，2002
2. 张之南主编. 血液病诊断及疗效标准. 北京：人民卫生出版社，2007
3. 李志刚，吴敏媛，朱平等. 多重 RT-PCR 方法同时检测 29 种白血病融合基因. 中华血液学杂志，2003，24（5）：256-258
4. 吴敏媛，耿兰增，张永红等. 高危型急性淋巴细胞白血病三种化疗方案的疗效研究. 中华实用医学，2002，4（24）：64-66
5. Pui CH, Boyett JM, Rivera GK, et al. Long-term results of total studies11, 12 and 13A for childhood acute lymphoblastic leukemia at St Jude children/s Research Hospital, Leukemia, 2000, 14 (12): 2286-2994
6. Schrappe M, Teiter A, Zimmermann M, et al. Long-term results of four consecutive trial in childhood ALL performed by the ALL-BFM study group from 1981-1995. Leukemia, 2000, 14 (12): 2205-2222
7. Pui CH, Campana D, Evans WE. Childhood acute lymphoblastic leukemia-current status and future perspectives. Lancet Oncol, 2001, 2 (10): 579-607
8. Ferrando AA, Nerberg DS, Staunton J, et al. Gene expression signatures define novel oncogenic pathways in T cells acute lymphoblastic leukemia. Cancer Cell, 2002, 1 (1): 75-87
9. Pui CH, Gaynon PS, Boyett JM, et al. Outcome of treatment in children acute lymphoblastic leukemia with rearrangements of the 11q23 chromosomal region. Lancet, 2002, 359 (9321): 1909-1915
10. Schrappe M, Teiter A, Ludwiq WD, et al. Improves outcome in childhood ALL despite reduced use of anthracyclines and of cranial radiotherapy: results of trial ALL-BFM 90. Blood, 95, (11): 3310-3322

第四节 淋巴瘤

【概述】

淋巴瘤是起源于淋巴结或结外淋巴组织的恶性肿瘤,在儿童及青少年时期的恶性肿瘤中占第三位(仅次于白血病及脑瘤),约占儿童恶性肿瘤病例的15%左右。其发病率约1.63/10万,按病理和临床特点可将恶性淋巴瘤分为两大类:非霍奇金淋巴瘤(Non-Hodgkin's Lymphoma,NHL)和霍奇金淋巴瘤(Hodgkin's Lymphoma,HL)。二者虽均发生于淋巴组织,但它们之间在流行病学、病理特点和临床表现方面有明显的不同点。恶性淋巴瘤临床上多以无痛性的浅表淋巴结肿大为特点,其中尤以颈部淋巴结肿大为多见。其中非霍奇金淋巴瘤的比例远远多于西方国家,约占我国儿童淋巴瘤的80%~85%,霍奇金淋巴瘤占15%~20%。

一、非霍奇金淋巴瘤(NHL)

【病因和发病机制】

病因及发病机理未完全明确,因起源于免疫系统的构成细胞,因此病因常与机体免疫功能异常相关,因此病毒感染特别是重症EB病毒感染所致的Ⅰ型潜伏状态与Burkitt淋巴瘤相关;原发及继发的免疫缺陷病常与本病密切相关。

淋巴瘤患者常可见到染色体或基因异常,如B细胞NHL常见的t(8;14)易位和t(2;8)(p12;q24)和t(8;22)(q24;q11)等异常的表达。T细胞淋巴瘤多见TCR基因重排,而80%大细胞间变性淋巴瘤可见t(2;5)(p12;q35)异位产生的ALK基因。

【组织病理类型】

2003年世界卫生组织(WHO)制定的淋巴瘤新的分类方案中强调形态学、免疫学、染色体核型和基因变异以及临床特征的综合分型。尽管2003年WHO的淋巴瘤分型相当复杂,但对儿童NHL

病例来说大多数为弥散型，高度恶性、高侵袭性型，主要分为以下几种常见病理类型。

1. 淋巴母细胞性淋巴瘤/白血病（Lymphoblastic）　包括前驱B淋巴母细胞淋巴瘤/白血病（B-LBL/B-ALL）；前驱T淋巴母细胞淋巴瘤/白血病（T-LBL/T-ALL）。占儿童NHL的35%～40%。

2. B细胞淋巴瘤　包括伯吉特或伯吉特样淋巴瘤（Burkitt or Burkitt like）；弥漫大B细胞淋巴瘤（DLBCL）等。占儿童NHL的40%～45%。

3. 间变性大细胞淋巴瘤（Anaplastic large cell lymphoma）占儿童NHL的15%左右。

4. 外周T/NK细胞淋巴瘤、脂膜炎T细胞淋巴瘤等，占儿童NHL的5%～6%。

【临床表现】

恶性淋巴瘤的全身症状因疾病类型及所处的时期不同而差异很大。淋巴结肿大为本病特征，浅表淋巴结的无痛性、进行性肿大常是首发表现。结外病变则可发生于肝、脾、胃肠、扁桃体、肺、肾、骨骼、骨髓、中枢神经系统、皮肤等不同部位，表现不同的症状和体征。根据不同病理类型，临床特点也不同。

1. T（B）淋巴母细胞型淋巴瘤/白血病　约占儿童淋巴瘤的35%～40%，其临床特点为多发于年龄较大之男性儿童，除表现多部位淋巴结肿大之外常有巨大的前纵隔肿块及胸腔积液，由于肿物压迫常引起上腔静脉压迫综合征及呼吸困难较常见，也是淋巴瘤病人的急症及早期死亡的主要原因。此外，本型淋巴瘤极易扩散到骨髓、外周血及中枢神经系统，颈及腹腔淋巴结肿大也较常见。临床进展快，通常诊断时70%病人已经发生骨髓转移—淋巴肉瘤白血病。淋巴肉瘤白血病的病人除淋巴瘤的表现之外，还常有贫血、出血、肝脾肿大等白血病的表现。

2. 伯吉特或伯吉特样淋巴瘤　约占儿童淋巴瘤的30%～35%，原发部位以腹腔淋巴结肿大或腹部肿物为最常见，故临床常表现腹痛、腹水、腹膜炎、复发性肠套叠或肠穿孔、肠出血等急腹症表现。本型临床凶险，进展快，极易扩散到肝、脾、肾、骨髓及中枢神经系统，颌面部及鼻咽腔、扁桃体也为本型常侵犯的部位。

3. 间变性大细胞淋巴瘤 是一组异质性很强的淋巴瘤，由于临床表现特殊很容易误诊。其临床表现特点为结外淋巴瘤多见，可发生在骨骼导致骨缺损，皮肤侵犯表现皮下结节或皮疹，肺间质改变也较常见。还可见回盲部肿块、侧颈部、腋部或腹股沟部淋巴结肿大，偶见前纵隔或鼻咽部肿块，罕见 CNS 转移及进展为白血病，但骨髓常表现淋巴组织细胞的变异。

4. 外周 T/NK 细胞淋巴瘤、脂膜炎 T 细胞淋巴瘤 多有发热等全身症状，皮肤特异性皮肤损害较多见，表现多样化，包括肿块、皮下结节、浸润性斑块、溃疡、丘疹、斑疹等，也可见肝脾肿大等临床表现。

【相关检查的规范】

辅助检查的目的包括以下几个方面：

1. 确诊淋巴瘤的检查 淋巴瘤的确诊主要依靠病理检查，因此，如何取材、取材时机及病理科医生的经验非常重要。取材可以做病灶的穿刺针吸，优点是简单易行，缺点是假阴性率高。如果有骨髓转移，可做骨髓涂片或活检确诊。在胸水或腹水中找到肿瘤细胞也可以确诊。最好的方法还是淋巴结或病灶部位手术取活组织做病理检查。要指出的是由于淋巴瘤病理的异质性强，误诊率高，最好将同一份病理切片送两家以上的病理科，由病理专家做出一致的诊断再治疗。

2. 鉴别诊断的检查 由于淋巴瘤发生的部位不同，其临床表现各异，易与其他发热、胸腹腔内的肿瘤、淋巴结肿大的疾病、引起骨破坏的其他疾病等有相同的表现，故应做相关检查以鉴别。常需鉴别的疾病包括：传染性单核细胞增生症、结核病、组织胞浆菌病、霍奇金病、胸腺瘤、神经母细胞瘤、髓母细胞瘤、间皮瘤、组织细胞病等。检查项目可根据病人情况具体定。

3. 淋巴瘤的分级、分型的检查 在确诊淋巴瘤后，应根据医院条件进一步做全身影象学检查：包括 X 光片、CT、MRI、骨扫描、PET、骨髓穿刺等，以确定瘤灶的转移情况，进一步作出分型和分级。

4. 病因学检查　如病毒抗体、基因、染色体等。

5. 化疗前的常规检查　应做各脏器功能及生化的检查，做好化疗前的准备工作。

【诊断的规范】

（一）诊断的标准

1. 有淋巴结或结外淋巴组织侵犯的表现。

2. 有病理检查依据（包括免疫组化和基因学检查）是最重要的诊断条件：最好有两家以上三级甲等医院病理专家确定一致的病理诊断。病理取材最好为活体组织，特殊原因可考虑针吸穿刺。

3. 有骨髓侵犯的可以依据骨髓的形态学、免疫学和分子生物学结果确诊。

4. 如病情危重不能行麻醉或手术者，在做好知情签字后可暂时给予小化疗缓解病情后再取病理。

（二）临床分期（St. Jude 分期）

以往的分期多采用成人的 Ann Arbor 分期，由于儿科病人有其特殊性，一些特殊部位的肿瘤进展快，预后不佳。1996 年美国 St. Jude 儿童肿瘤研究院提出了儿科的淋巴瘤分期即 St. Jude 分期，目前在国际上已被普遍采用。

Ⅰ期：单个淋巴结区或结外肿瘤，但纵隔及腹部肿块除外。

Ⅱ期：单个结外肿瘤伴局部淋巴结受累；膈肌同侧 2 个或 2 个以上淋巴结区受累，原发于胃肠道肿瘤，常在回盲部伴或不伴有肠系膜淋巴结受累。

Ⅲ期：膈肌两侧有单独的结外肿瘤，膈肌两侧有 2 个或更多的淋巴结病变，所有原发于胸腔的肿瘤（纵隔、胸膜、胸腺）；所有广泛原发于腹腔内的病变及所有脊柱旁或硬膜下肿物。

Ⅳ期：以上任何病变加中枢神经系统和骨髓侵润。

（三）鉴别诊断：

常需鉴别的疾病包括：传染性单核细胞增生症、结核病、组织胞浆菌病、霍奇金病、胸腺瘤、神经母细胞瘤、髓母细胞瘤、间皮瘤、郎格罕细胞组织细胞增生症等。

【治疗方法的规范】

1. 治疗策略　目前国际上儿童淋巴瘤的治疗主要采用化疗。手术主要用于诊断及腹部肿物及其他部位巨大肿物的切除；放射治疗被证明不增加疗效反而增加近期的副作用。高危病人及复发病人可考虑生物治疗及骨髓移植。早期合并症的处理非常重要，直接关系病人的疗效和总体生存率。

2. 化疗　化疗原则：针对病人不同危险程度采用不同的治疗方案——即个体化治疗。恰当的评价临床及生物学的预后因素十分重要，评价的内容包括：诊断时病变侵犯的程度、侵犯的部位、免疫分型、肿瘤的形态学和组织化学染色及治疗的早期反应等，有条件的可行基因染色体类型检查来评估预后。

3. 治疗方案　我们参照国外治疗中心的先进方案，推荐几套化疗方案，可结合病人具体的病理类型及所在医院条件进行治疗。

(1)（前）T/B 淋巴母细胞淋巴瘤/白血病：

建议采用急性淋巴细胞白血病（ALL）的 BFM-90 方案（详见 ALL 方案）

BFM-90 方案的 5 年无事件生存率 90% 左右（ReiterA, et, al. Blood, 2000, 95: 416）

(2) B 细胞淋巴瘤（包括伯吉特、伯吉特样和弥漫大 B)

目前国际上通常是按不同分期及危险度采用不同强度的方案。最常用的方案为 POG9219（CHOP）方案（LINK MP NEJM, 1997, 337: 1259）

VCR 1.5mg/m^2　每周一次，共 7 次

Pred 40mg/(m^2·d)　分两次口服 d1~28, d43~47

CTX　750mg/(m^2·次)　d1, d22, d43

ADR　40mg/(m^2·次)　d1, d22, d43

疗效最好的为 LMB 协作组和 BFM 协作组的方案。

LMB89 方案（本方案 5 年 EFS：79%～96% Patte C，et al. Blood，2001，97：3370）

Group A

所有完全切除的 I 期和腹部的 II 期

方案：2 疗程 COPAD

Group B

除外 A 和 B 组外的所有病人

方案：COP

COPADM1

COPADM2

CYM1 和 2

COPADM3

Group C

任何有 CNS 浸润和/或有骨髓浸润幼稚细胞≥25%

方案：COP

COPADM1

COPADM2

CYVE1 和 2

COPADM3

维持治疗 1～4

（3）间变性大细胞淋巴瘤

目前国际上通常是按不同分期及危险度采用不同强度的方案。

其中疗效最好的为 BFM-90 方案和 APO-POG 协作组的方案。

BFM-90 方案（Seide-mann K，et al. Blood，2001；本方案不同分组的 3 年无事件生存率 76%）

1组：2 疗程 A-B

2组：4 疗程 A-B-C-D

3组：5 疗程 AA-BB-CC-AA-BB

4组:6疗程 AA-BB-CC-AA-BB-CC

APO-POG方案(Laver 2005,本方案不同分组的3年无事件生存率72%)

4. 其他治疗:对难治性和复发的病人可考虑做免疫靶向治疗,如抗CD20抗体治疗和造血干细胞移植。

【并发症及处理】

1. 呼吸道梗阻:原因是气道受压和纵隔侵犯,治疗措施为变换体位,保持通气;必要时气管插管,机械通气;应用激素或小剂量化疗、局部放疗等均可起到减轻及解除梗阻的作用,但最好在完成病理检查后再给予激素或化疗。

2. 肿瘤溶解综合征:强化疗作用下,大量肿瘤细胞溶解坏死,引起高尿酸血症、高磷酸血症、低钙血症、低镁血症及尿酸结晶堵塞肾小管导致的急性肾功能衰竭。治疗原则是水化($3000\sim4000ml/m^2$)、碱化尿液($5\%Na_2CO_3\ 100\sim130ml/m^2$),利尿[呋塞米$0.5\sim1mg/(kg\cdot 次)$],别嘌呤醇口服[$10mg/(kg\cdot d)$,分3次],纠正存在的电解质紊乱。少尿、无尿的肾衰严重者可行肾透析。

3. 急腹症:小无裂型细胞淋巴瘤(Burkitt's及Burkitt's like)80%原发于腹腔内,以消化道症状和急腹症表现为主,常出现肠套叠或肠穿孔。可有腹腔积液、乳糜腹,应注意外科急诊手术及病理取材。

4. 化疗合并症及处理:详见"白血病"化疗中并发症及处理。

【预后】

尽管非霍奇金淋巴瘤临床进展快,过程凶险,易发生远处转移如骨髓转移和中枢神经系统的转移等,但如诊断和治疗及时预后尚好。平均5年的EFS70%~80%。国际水平淋巴母细胞淋巴瘤/白血病5年的EFS约70%~80%;伯吉特或伯吉特样淋巴瘤5年的EFS约80%~90%;大细胞间变性淋巴瘤5年的EFS约70%。初治时为Ⅳ期病人、有巨大瘤块或伴有CNS侵犯、病史短进展快、LDH水平2倍以上升高、有活动性EBV感染、治疗早期评估反应不好等因素为预后不良相关因素。

二、霍奇金淋巴瘤

【病因和发病机制】

同非霍奇金淋巴瘤一样，病因及发病机理未完全明确，因起源于免疫系统的构成细胞，因此病因常与机体免疫功能异常相关。霍奇金淋巴瘤病人80%～90%存在EB病毒感染，病理检查60%～70%病人EBER阳性，研究证明EBV的Ⅱ型潜伏状态与霍奇金淋巴瘤相关。原发及继发的免疫缺陷病也常与本病密切相关。

【诊断】

（一）病理分型

目前新的WHO分类标准将霍奇金病（HD）归为霍奇金淋巴瘤（HL）。免疫表型的研究纳入考虑范畴，特别是CD3，CD15，CD20，CD30，CD40和CD45。形态学与生物学的标准相结合将传统的霍奇金病与间变性、大细胞性、外周T细胞淋巴瘤区别开来，也与轻度和巨型B细胞淋巴瘤、T细胞富集型B细胞淋巴瘤及N-LPHD区别开来。

其主要病理分类仍按Rye分类法分成四个亚型：①淋巴细胞为主型（LP）；②结节硬化型（NS）；③混合细胞型（MC）；④淋巴细胞削减型（LD）。

（二）临床表现

约1/3 HL患者有全身症状，包括发热（T39℃）、消瘦（体重减轻10%以上）、盗汗等较为常见，我们通常称为B症状；其次有食欲减退、易疲劳、皮肤瘙痒等，无全身症状者预后较有症状者好。

其他临床表现与NHL类似，表现为无痛性、进行性淋巴结肿大，好发部位依次为：颈、颌下、锁骨上、腹腔淋巴结、纵隔淋巴结等。也可以发生于结外淋巴组织，如发生于骨引起骨破坏、病灶也可在肺、胃、肠壁、肝脾等引起相应部位的症状，很少引起中枢神经系统的侵犯。但通常临床进展相对缓慢，病程较长。

（三）临床分期：目前仍采用 Ann Arbor 分期：

Ⅰ期：单个淋巴结区病变（Ⅰ）或单个结外肿瘤（ⅠE）。

Ⅱ期：单个结外肿瘤伴局部淋巴结受累；膈肌同侧2个或2个以上淋巴结区受累（Ⅱ）或单个淋巴结外肿瘤及其区域≥2个淋巴结区病变（ⅡE）。

Ⅲ期：横膈两侧有2个或更多的淋巴结病变（Ⅲ），或横膈两侧有单独的结外肿瘤或/和脾受累（ⅢE）。

Ⅳ期：一个或一个以上的淋巴结外器官或组织的弥漫性病变，伴或不伴有淋巴结区病变；或单个结外病变伴有远端淋巴结转移。

【相关检查的规范】

包括以下几个方面：(1) 确诊淋巴瘤的检查。(2) 鉴别诊断的检查。(3) 淋巴瘤的分级、分型的检查。(4) 病因学检查。(5) 化疗前的常规检查。检查内容与 NHL 类似。

【治疗方法的规范】

1. 治疗策略　目前国际上淋巴瘤的治疗主要采用联合化疗＋放疗。手术主要用于诊断及腹部肿物及其他部位巨大肿物的切除；尽管放射治疗对儿童的生长发育有很大影响，但研究证明化疗＋放疗方案优于单纯放疗或单纯化疗。目前多药物联合化疗＋小剂量局部放疗被视作霍奇金病患儿的标准方案。

与非霍奇金淋巴瘤相同，我们参照国外先进治疗中心的方案，推荐几套化疗方案辅以低剂量放疗，可结合病人对治疗的反应及所在医院条件进行治疗。

2. 推荐治疗方案

A 组：COPP（Baez 1997）

环磷酰胺　　600mg/m^2　　iv　d1, d8

长春新碱　　1.4mg/m^2　　iv　d1, d8

甲基苄肼　　100mg/m^2　　po　d1～15

泼尼松　　　40mg/m^2　　po　d1～15

B 组：ABVD（Santoro 1982）

柔红霉素　　25 mg/m^2　　iv　d8, d15

博来霉素　10U/m² 　iv 　d8, d15
长春碱　　6mg/m² 　iv 　d8, d15
氮酰米胺　375mg/m² 　iv 　d1, d15

C组：COPP/ABV 方案：（Nachman 2002）
环磷酰胺　600mg/m² 　iv 　d1
长春新碱　1.4mg/m² 　iv 　d1
甲基苄肼　100mg/m² 　po 　d1～7
泼尼松　　40mg/m² 　po 　d1～14
柔红霉素　35 mg/m² 　iv 　d8
博来霉素　10U/m² 　iv 　d8
长春碱　　6mg/m² 　iv 　d8

D组：VAMP（Donaldson 2002）
长春碱　　6mg/m² 　iv 　d1, d15
柔红霉素　25 mg/m² 　iv 　d1, d15
甲氨蝶呤　20mg/m² 　iv 　d1, d15
泼尼松　　40mg/m² 　po 　d1～14

3. 其他治疗

放射治疗：化疗结束后可进行侵犯野放疗，建议放疗量：20～25Gy。

对难治性和复发的病人也可考虑做免疫治疗和造血干细胞移植。

【并发症及处理】

见"非霍奇金淋巴瘤"并发症及处理。

【预后】

相对 NHL，霍奇金淋巴瘤有更好的预后。目前，美国 14 岁以下的霍奇金患儿 5 年相对生存率已达 94%，北京儿童医院的疗效 5 年 EFS 率均在 90% 以上。多中心分析提示，男性；ⅡB期，ⅢB期，或Ⅳ期；巨大纵隔病和直径超过 10cm 的巨大瘤灶均为预后不良的单因素。

（张永红）

[参考文献]

1. Percy CL, Smith MA, et al. Cancer incidence and survival among Children and Adolescents: United States SEER Program 1975-1995. (Bethesda, MD: National Cancer Institute, SEER Program, 1999) 35-48
2. Magrath IT. Non-Hodgkin's lymphomas: epidemiology and treatment. Ann N Y Acad Sci, 1997, 834: 91-106
3. ChanJK. The new World Health Organization classification of lymphoma: the past, the present and the future. Hematol Oncol, 2001, 19 (4): 129-150
4. Ferrando AA, Neuberg DS, Staunton J, et al. Gene expression signatures define novel oncogenic pathways in T cell acute lymphblastic leukemia. Cancer Cell, 2002, 1 (1): 75-87
5. Sandlund JT, Pui CH, Santana VM, et al. Clinical features and treatment outcome for children with CD30+ large-cell non-hodgkin's lymphoma. J Clin Oncol, 1994, 12 (5): 895-898
6. Morris SW, Kirstein MN, Valentine MB, et al. Fusion of a kinase gene, ALK, to a nucleolar protein gene, NPM, in non-hodgkin's lymphoma. Science, 1994, 263 (5151): 1281-1284
7. Patte C, Auperin A, Michon J, et al. The Societe Francaise d'Oncologie Pediatrique LMB89 protocol: highly effective multiagent chemotherapy tailored to the tumor burden and initial response in 561 unselected children with B-cell lymphoma and L3 leukemia. Blood, 2001, 97 (11): 3370-3379.
8. Reiter A, SchrappeM, Ludwing WD, et al. Intensive ALL-type therapy without local radiotherapy provides a 90% event-free survival for children with T-cell lymphoblastic lymphoma: a BFM group report. Blood, 2000, 95 (2): 416-421
9. Seidemann K, Tiemann M, Schrappe M, et al. Short-pulse B-non-hodgkin lymphoma
type chemotherapy is efficious treatment for pediatric anaplastic large cell lymphoma: a report of the Berlin-Frankfurt-Munster Group Trial NHL-BFM90. Blood, 2001, 97 (12): 3699-3706

10. Grillo-lopez AJ, Hedrick E, Rashford M, et al: ongoing and future clinical development. Semin Oncol, 2002, 29 (1 Suppl2): 105-112
11. Baez F, Ocampo E, et, al. Treatment of childhood Hodgkin's disease with COPP or COPP/ABV without radiotherapy in Nicaragua. Ann Oncol, 1997, 8 (3): 247-250
12. Donaldson SS, Hudson MM et, al. VAMP and low-dose, involved-field radiation for children and adolescents with favorable, early-stage Hodgkin's disease. result of a prospective clinical trial. J Clin Oncol, 2002, 20 (14): 3081-3087
13. Nachman JB, Sposto R er, al. Randomized comparison of low-dose involved-field radiotherapy and no radiotherapy for children with Hodgkin's disease who achieve a complete response to chemotherapy. J Clin Oncol, 2002, 20 (18): 3765-3771
14. Sandoval C, et al Lymphocyte-predominant Hodgkin disease in children. J Pediatr Hematol Oncol, 2002, 24 (4): 269-273

第五节 组织细胞增生症

一、郎格罕细胞组织细胞增生症

【概述】

郎格罕细胞组织细胞增生症（Langerhans cell histiocytosis, LCH）曾称为组织细胞增生症 X（histiocytosis X），是一组病因不明、临床表现多样、多发于小儿的疾病，男多于女。过去根据将本症分为三型：勒-雪病（Letterer - Siwe disease, LS）、韩-薛-柯病（Hand - Schuller - Christian disease, HSC）和骨嗜酸细胞肉芽肿（eosinophilic granuloma of bone, EGB），但各型之间临床表现又可相互重叠而出现中间型。其共同的组织学特点是郎格罕细胞增生、浸润，并伴有嗜酸细胞、单核-巨噬细胞和淋巴细胞等不同程度的增生。目前多认为它们是一组与免疫功能异常有关的反应性增殖性疾病。

【病理】

病变可只限于单个器官或为孤立病灶,也可同时侵犯多个器官,其中以肺、肝、淋巴结、骨骼、皮肤、垂体等处病变最为显著。各种病理改变中,郎格罕细胞(LC)增生最具特征性。LC表达CDl,胞核不规则,有核裂或分叶,核仁明显;胞浆不规则,电镜下胞浆内含分散的呈网球拍状或棒状的细胞器,称为Bribeck颗粒。

【临床表现】

本症起病情况不一,症状表现多样,轻者为孤立的无痛性骨病变,重者为广泛的脏器浸润伴发热和体重减轻。

1. 皮疹　皮肤病变常为就诊的首要症状,皮疹主要分布于躯干和头皮发际、耳后,开始为斑丘疹,很快发生渗出(类似于湿疹、脂溢性皮炎),可伴有出血,而后结痂、脱屑,最后留有色素脱失斑。各期皮疹可同时存在或一批消退一批又起,在出疹时常有发热。慢性者皮疹可散见于身体各处,初为淡红色斑丘疹或疣状结节,消退时中央下陷变平,有的呈暗棕色,极似结痂水痘,最后局部皮肤变薄稍凹下,略具光泽或少许脱屑。皮疹既可与其他器管损害同时出现,也可作为唯一的受累表现存在,常见于1岁以内的男婴。

2. 骨病变　骨病变几乎见于所有的LCH患者,单个的骨病变较多发性骨病变为多,主要表现为溶骨性损害。以头颅骨病变最多见,下肢骨、肋骨、骨盆和脊柱次之,颌骨病变亦多见。在X线平片上多表现为边缘不规则的骨溶解,颅骨破坏从虫蚀样改变直至巨大缺损或呈穿凿样改变,形状不规则,骨质边缘模糊,常见颅压增高,骨缝裂开或交通性脑积水,可伴有头痛。但于恢复期,骨质边缘逐渐清晰,出现硬化带,骨质密度不均,骨缺损逐渐变小,最后完全修复不留痕迹。其他扁骨的X线改变:可见肋骨肿胀、变粗、骨质稀疏或囊状改变,而后骨质吸收、萎缩、变细。椎体破坏可变成扁平椎,但椎间隙不变窄,很少发生角度畸形。椎弓破坏者易发生脊神经压迫,少数有椎旁软组织肿胀。颌骨病变可表现为牙槽突型和颌骨体形两种。

3. 淋巴结　常累及颈部或腹股沟部位的孤立淋巴结，多数患者无发热，少数仅有肿大淋巴结部位疼痛。单纯淋巴结受累，预后多良好。

4. 耳和乳突　LCH的外耳炎症常为耳道软组织或骨组织郎格罕细胞增殖和浸润的结果。有时很难与弥漫性细菌性耳部感染相区别。主要症状有外耳道溢脓，耳后肿胀和传导性耳聋。

5. 骨髓　正常情况下骨髓内一般没有LC，甚至侵犯多部位的LCH也难看到骨髓内有LC，而LC一旦侵犯骨髓，病人可出现贫血、白细胞减低和血小板减低，但骨髓功能异常的程度与骨髓内LC浸润的数量不成正比。仅凭骨髓内出现LC，不足以作为LCH的诊断依据。

6. 胸腺　胸腺是LCH常累及的器官之一。

7. 肺　LCH的肺部病变可做为全身病变的一部分，也可能单独存在，即所谓原发性肺LCH。任何年龄都可出现肺部病变，但儿童期多见于婴儿，表现为轻重不等的呼吸困难，缺氧和肺的顺应性变化。重者可出现气胸、皮下气肿，极易发生呼吸衰竭而死亡。肺功能检查常表现限制性损害。

8. 肝脏　全身弥散性LCH常常侵犯肝脏，肝脏受累部位多在肝脏三角区，受累的程度可从轻度的胆汁淤积到肝门严重的组织浸润，出现肝细胞损伤和胆管受累，表现肝功能异常、黄疸、低蛋白血症、腹水和凝血酶原时间延长等，进而可发展为硬化性胆管炎、肝纤维化和肝功能衰竭。

9. 脾脏　弥散性LCH常有脾肿大，伴有外周血一系或多系血细胞减少，其原因可能为脾脏的容积扩大，造成血小板和粒细胞的阻滞而并非破坏增多。

10. 胃肠道病变　常见于全身弥散性LCH，症状多与受侵的部位有关，以小肠和回肠最常受累，表现呕吐、腹泻和吸收不良，长时间可造成小儿生长停滞。

11. 中枢神经系统　LCH有中枢神经系统受累并非少见，最常见的受累部位是丘脑-垂体后叶区。弥散性 LCH 可有脑实质性病变。由丘脑和/或垂体肉芽肿引起的尿崩症可先于脑症状或与脑症状同时或其后发生。

【诊断】

凡原因不明的发热，皮疹，贫血，耳溢脓，反复肺部感染，肝、脾、淋巴结肿大，眼球凸出，尿崩，颅骨缺损，头部肿物等均应疑及本病。诊断需临床、X 线和病理三方面结合。病理检查是本病诊断最可靠的依据，尤其是电镜下找到 Birbeck 颗粒的 LC，结合临床即可确诊。1987 年国际组织细胞协会协作组订出了病理诊断标准如下：

1. 初诊 压片、皮肤活检、淋巴结、肿物穿刺或手术标本发现组织细胞浸润。

2. 诊断 初诊的基础上，且具下述 4 项指标的 2 项或 2 项以上：①ATP 酶阳性；②S100 蛋白阳性；③α-D 甘露糖酶阳性；④花生凝集素结合试验阳性。

3. 确诊 电镜在病变细胞内发现 Birbeck 颗粒和/或 CDla 抗原阳性。

1987 年 Lavin 和 Osband 根据影响预后的三大因素，即发病年龄、受累器官数目及有无功能损害将本病分为 4 级，对指导治疗、判断预后有较大的意义（见表 7-5）。

诊断方法是以临床、X 线和病理检查结果为主依据，即经普通病理检查发现病灶内有组织细胞浸润即可确诊。此症确诊的关键在于病理检查发现郎格罕细胞的组织浸润。因此应尽可能作活组织检查。

【治疗】

近年来由于化疗的进步使本症的预后大为改观。具体的治疗对策取决于疾病的分级，局灶性抑或全身多系统疾病、有无主要受累器官的功能障碍和年龄因素等。

表 7-5 LCH 的临床评分及分级

项目	类别	评分	总分	分级
年龄	≥2 岁	0 分	0 分	Ⅰ级
	<2 岁	1 分	1 分	Ⅱ级
受累器官	<4 个	0 分		
	≥4 个	1 分	2 分	Ⅲ级
器官功能损害*	无	0 分		
	有	1 分	3 分	Ⅳ级

*注：肝功能有下列 1 项异常者：如①低蛋白血症，总蛋白<55g/L 或白蛋白<25g/L；②胆红素>25.7μmol/L（1.5mg/dl）；③水肿或腹水。呼吸功能在无感染的情况下，有下列 1 项损害者：如呼吸困难、发绀、胸水或气胸等。造血功能损害，出现下列 1 项异常者：如血红蛋白<100g/L（除外缺铁性贫血），白细胞<4×10^9/L 和血小板<100×10^9/L。

1. 骨和皮肤病变的治疗 LCH 表现为局部骨损害者多为良性，活检同时将病灶刮除可达治疗目的，部分患者也可经过数月至数年自愈。近期报道，病灶内注射皮质激素作为局部治疗形式或全身辅助治疗已收到良好效果。根据病灶的大小和病人年龄，注射甲泼尼龙的剂量可从 75～150mg 不等。

2. 化学治疗 由于本病不是恶性细胞浸润，目前多不主张强化疗方案，以避免严重的毒副反应。常用的药物有泼尼松、长春新碱、足叶乙苷（VP-16）、环磷酰胺等。

VP 方案：泼尼松，每日 40～60mg/m²，分次口服；长春新碱每次 1.5～2mg/m²，每周静脉注射 1 次；一般用 8～10 周。VP 方案可使多数Ⅰ级或Ⅱ级患者获得缓解。

VCP 方案：为上述方案加环磷酰胺（CTX）。VP 同上，CTX 每次 200mg/m²，静脉滴注，每周 1 次，共 6～8 周。此后可用 6-MP 和 MTX 维持，或定期用原方案。总疗程根据病情而定，轻者半年，重者可长达 2 年。近年来主张采用足叶乙苷 150mg/m²，静脉滴注,或 300mg/m², 口服,连用 3 天,每 3~4 周为 1 疗程,共用 6 个月。该药对其他化疗药物耐药者效果明显。

3. 免疫治疗：病情严重的Ⅲ~Ⅳ级病儿,在化疗的同时,可加用胸腺肽 1~2mg/次,肌肉注射,隔日 1 次。亦可试用 α-干扰素和环孢菌素 A,对于减少化疗的毒副反应,改善免疫功能有一定作用。

4. 其他：对于单纯骨损害者,可试用吲哚美辛（indomethacin）,每日 1~2.5mg/kg,平均疗程 6 周,有一定的疗效。尿崩症可用鞣酸加压素或去氨加压素（DDAVP）治疗。

【预后】

本病预后与发病年龄、受累器官多少、器官功能损害及初期治疗反应有关。年龄愈小,受累器官愈多,预后愈差；年龄>5 岁,单纯骨损害者多可自愈；肺、肝、脾、骨髓等受侵犯且对初期治疗反应较差者预后差；皮肤、骨骼受侵犯时预后较好。痊愈病儿中少数可有尿崩、智力低下、发育迟缓、颌骨发育不良等后遗症。

(王天有)

[参考文献]

1. 胡亚美,汀载芳主编. 诸福棠实用儿科学. 第 7 版. 北京：人民卫生出版社,2002. 1774-1779
2. 符仁义,刘玉峰主编. 儿童血液与肿瘤疾病. 郑州：河南科学技术出版社,2002. 124-125
3. Stockschlaeder M, Sucker C. Adult Langerhans cell histiocytosis. Eur J Haematol,2006,76 (5)：363-368
4. 沈振宇,丘小汕,黄婷婷. 郎格罕细胞组织细胞增生症的病理诊断. 中国小儿血液,2003,8 (6)：1006

二、噬血细胞综合征

【概论】

噬血细胞淋巴组织细胞增生症（hemophagocytic lymphohistiocytosis, HLH）,又名"噬血细胞综合征"（hemophagocytic syndrome，HPS），属于组织细胞增生症这一组疾病中的巨噬细胞相关疾病。HLH 分为两种临床表现相同、彼此难以区分的类型：原发性或遗传相关性噬血细胞淋巴组织细胞增生症（primary or hereditary hemophagocytic lymphohistiocytosis）和继发性或获得性噬血细胞淋巴组织细胞增生症（secondary or acquired hemophagocytic lymphohistiocytosis）。

【病因】

原发性 HLH 又称为"家族性噬血细胞淋巴组织细胞增生症（familial hemophagocytic lymphohistiocytosis，FHL），为常染色体隐性遗传病，最先由 Farquhar 与 Claireaux 于 1952 年报道，其病因尚不清楚，感染不是 FHL 发病的原因，但可诱发 FHL。目前，将 FHL 基因异常分为 4 类，即 FHL-1～4，分别定位于染色体 9q21.3-22、10q21-22、17q25、6q24，相关基因编码蛋白产物参与诱导凋亡及细胞囊泡转运机制。此外，原发性 HLH 还包括免疫缺陷综合征相关 HLH，如 Chediak-Higashi 综合征（CHS）、Griscelli syndrome（GS）、X-linked lymphoproliferative syndrome（XLP）。

继发性 HLH 多是某种内源性或外源性因素启动了免疫系统的活化机制引起的一种反应性疾病。外源性因素主要为各种原因所致感染，称为 infection-associated hemophagocytic syndrome，IAHS），此外还包括药物（如苯妥英钠）以及长时间应用可溶性脂肪进行胃肠外营养。内源性因素包括肿瘤（malignancy-associated hemophagocytic syndrome，MAHS）、某些自身免疫病等。引起 IAHS 的病毒最常见为 EB 病毒，此外巨细胞病毒、单纯疱疹病毒、腺病毒、流感病毒、人细小病毒 B19、副流感病毒等亦有报道。

【病理及发病机制】

目前认为 HLH 发病机制在于异常免疫应答导致 T 细胞过度活化，大量炎症因子释放，引起巨噬细胞浸润和多种细胞因子过度激活。

大部分 HLH 患者 NK 细胞活性减低，T 细胞特别是 CD_8+ 细胞过度活化，产生并释放大量淋巴因子，包括 IFN-γ、GM-CSF，这些细胞因子又可以促使巨噬细胞进一步活化，活化的巨噬细胞和 T 细胞导致组织浸润并产生大量 TNF-α、IL-1、IL-6、IL-18，这些细胞因子造成组织进一步损伤，从而出现一系列临床表现。FHL 与继发性 HLH 的不同可能在于引起免疫缺陷的机制不同，FHL 的免疫异常为基因突变所致，而继发 HLH 则为感染等因素引起的继发性免疫紊乱。

HLH 的组织病理学特征是多系统的良性淋巴细胞、巨噬细胞增生浸润伴明显的噬血细胞性细胞增多，但目前还没有公认的定量标准，有研究提出骨髓单个核细胞中，巨噬细胞大于 3‰ 或骨髓穿刺巨噬细胞数大于 $2500/\mu l$ 即可认为巨噬细胞增多。

【临床表现】

FHL 的首发症状可与感染有关，包括发热、肝脾肿大、血细胞减少，有的病人还会出现淋巴结肿大、出血、黄疸、腹水、呼吸困难和低血压。这些临床症状在发病的 6~14 天最明显。可有多形性皮疹，近 1/3 的病人累及中枢神经系统。

继发性 HLH 症状和体征与 FHL 基本相同，此外可出现感染相关症状，如寒战、肌痛、嗜睡、厌食、呼吸道和消化道症状等，小儿多见肝、脾、淋巴结肿大，皮疹，神经症状如：意识障碍、痉挛等。

【实验室检查】

外周血检查可见全血细胞减少、溶血性贫血、高甘油三脂血症、高铁蛋白血症、低纤维蛋白原血症、低钠血症。肝功检查可见转氨酶、乳酸脱氢酶、胆红素升高，白蛋白降低。凝血障碍也较常见，可能继发于肝功能障碍或血管内皮细胞损伤。免疫学检查可见体液与细胞免疫联合缺陷，NK 细胞活性降低或缺如；巨噬细胞介导的抗体依赖的细胞毒效应减低；高细胞因子血症，常见 IL-1、IL-2、IL-6、INF-γ、TNF-α、M-CSF 升高；可溶性 IL-2 受体（sIL-2R）和可溶性 CD_8 抗原（sCD_8）升高。脑脊液检查可见总蛋白增多、淋巴细胞增多，反映脑脊液中巨噬细胞活性的新蝶呤浓度升高。骨髓、脾、淋巴结活检可见噬血细胞，肝活检噬血细胞较少见，肝门区炎细胞浸润常见，但上述情况在疾病早期可未见表现。

需要指出的是NK细胞功能检测是HLH较特异的表现，FHL无论病情轻重，NK细胞活性多降低，与NK细胞数目关系不大。

【诊断与鉴别诊断】

由于HLH缺乏疾病特异性标志，临床表现也不典型，故诊断有一定困难，目前HLH的诊断主要是依据家族史、临床表现和实验室检查。2004年，国际组织细胞学会制定了HLH新的诊断标准——HLH-2004：

符合以下标准中的一项可做出HLH的诊断：

分子生物学诊断符合HLH

符合以下诊断标准8条中的5条（A和B）

A 初诊标准，所有病人应进行以下检查

临床标准：

1. 发热（持续时间≥7天，最高体温≥38.5℃）
2. 脾大（肋下≥3cm）

实验室标准：

3. 血细胞减少（外周血可有2或3系受累，非骨髓增生减低或发育异常所致）：血红蛋白<90g/L，血小板<100×10^9/L，中性粒细胞<1.0×10^9/L（4周内婴儿血红蛋白<100g/L）
4. 高甘油三酯血症和/或低纤维蛋白原血症

　　空腹甘油三酯≥3.0 mmol/L（≥265mg/dl）

　　纤维蛋白原≤1.5g/L

5. 组织病理学标准：骨髓或脾或淋巴结发现噬血细胞存在（增多），无恶性病证据

B 新诊断标准

6. NK细胞活性降低或完全缺如，而NK细胞数量可正常
7. 血清铁蛋白≥500mg/L
8. 可溶性IL-2R（CD25）≥2400u/ml

注：(1) 若初次骨髓检查没有发现噬血细胞，应复查骨穿，扩大取材范围，并可进行其他器官的检查；因此应明白行骨髓常规检查，找到噬血细胞并非 HLH 的诊断的必需条件。

(2) 下列检查可提供支持诊断的依据：脑脊液单个核细胞增多和/或蛋白增高；肝活检病理表现类似慢性持续性肝炎。

(3) 支持诊断 HLH 的表现还有：脑膜刺激征、淋巴结肿大、黄疸、水肿、皮疹、肝酶异常、低蛋白血症、低钠血症、高极低密度脂蛋白血症、低高密度脂蛋白血症等。

HLH-2004 中对 HLH 诊断做出了明确指导，但对于 HLH 类型未作详细说明，临床分型有一定难度，如 FHL 常无家族史，而 IAHS 的明确诊断需要有相关病原体感染的直接证据，如 EB 相关 HLH 诊断，需证明 EB 病毒阳性，或血清 EB 病毒特异抗体升高。

可以看出，上述诊断标准并不特异，而且越来越多的证据表明一些病人并不满足上述诊断标准，加之 HLH 病情发展快，很多病人出现上述症状和体征时已至病情严重的阶段。因此早期诊断和治疗是至关重要的。对于 FHL，可利用分子生物学方法协助早期诊断甚至是产前诊断。

【治疗】

HLH 多进展迅速，死亡率高，确诊后应立即开始治疗，甚至不完全符合诊断标准时也可以在进一步观察病情同时开始治疗，治疗主要目的在于抑制 T 细胞活化、控制严重的高细胞因子血症，同时治疗潜在的感染。

国际组织细胞学会在 1994 方案基础上再次制定了新的 2004 方案。该方案突出了 CsA 的早期应用，适用于 FHL 及继发性 HLH 中的重型病例及病情持续存在的病例。需要明确的是对于 FHL，造血干细胞移植是根治的唯一办法，因此应在下述方案控制病情后早期给予移植治疗；对于感染相关 HLH，临床症状轻微、感染原因明确的病人，抗感染和支持治疗的同时，可密切观察病情，如果病情进行性发展，及时加用下面的治疗。

(一)早期治疗

1. VP-16：150mg/m² 每周2次静点（第1~2周）
150mg/m² 每周1次静点（第3~8周）

当 ANC<0.5×10⁹ 或骨髓象细胞数量少时，可取消使用 VP-16。

2. Dex：

第1~2周 10 mg/（m²·d）

第3~4周 5 mg/（m²·d）

第5~6周 2.5 mg/（m²·d）

第7周 1.25 mg/（m²·d）

第8周 减停

注：建议应用雷尼替丁等保护胃部的药物。

3. CsA：从6 mg/（kg·d）开始，每日分2次服用。根据血药浓度调整剂量，目的浓度200 mg/L（有效谷浓度），注意检测肾功能。

4. 鞘注：HLH发生的脑膜脑炎，可以引起严重且永久性的神经功能障碍，由于神经细胞很难再生，所以一旦发生脑膜脑炎，更需要及时有效的治疗。研究表明鞘内注射地塞米松能有效缓解中枢神经系统症状，次诊断和以后的2周要对脑脊液进行评估。如出现进展性的CNS症状或不正常的脑脊液情况未改善（细胞或蛋白增高），则予4周鞘内注射，药物为甲氨蝶呤和地塞米松，剂量可参考白血病治疗剂量。有些患者会出现颅内压增高。

5. 早期支持治疗：加强护理；选择合适的广谱抗生素，用至血培养结果回报时。

(二)维持治疗

维持治疗的目的是保证疾病在9~40周处于非活动期。对处于活动期的患者要加强治疗。对非家族性及无基因证据的患者，只有在早期治疗后仍处于活动期才需要进行继续治疗。用药如下：VP-16：150mg/m² 每2周1次静点；Dex：每2周应用3天10 mg/（m²·d）；CsA：目的浓度200 mg/L，需要检测肾功能。

维持治疗期的支持治疗主要为预防包括真菌在内的感染,明确病原尤其是病毒者给予有效清除治疗。

(三) 复发患者的治疗

建议加强治疗,如从第 2 周从新开始,但是早期治疗必须少于 8 周。然后进行继续治疗。

(四) 难治性 HLH 的治疗

可应用联合化疗。根据以往治疗恶性组织细胞病的经验,应用 CHOP 方案(阿霉素、环磷酰胺、长春新碱、泼尼松)部分患儿有效,可试用。也可采用霍奇金病的 ACOPP 方案(阿霉素、环磷酰胺、长春新碱、泼尼松、甲基苄肼)与 ABVD 方案(阿霉素、博来霉素、长春碱、氮烯咪胺)。

近年来,抗细胞因子的单克隆抗体治疗 HLH 也有报道,如抗 IL-2 受体的人源化单抗,抗 TNF-2α 单克隆抗体等。对于继发性 HLH 病情严重或者反复者亦需进行造血干细胞移植。

【预后】

FHL 预后差,多呈进行性发展或疾病复发。有中枢神经系统累及和持续性的 NK 细胞活性降低提示预后差。化疗和骨髓移植的 5 年生存率分别为 10%～44%和 66%。继发性 HLH 的预后有不同表现形式,可暂时自我缓解,甚至自行恢复;可于继发原因去除后消失;也可短期内进行性发展直至死亡。除了 EB 病毒感染引起的 HLH 预后差外,其他病毒感染引起者预后较好。

(王天有)

[参考文献]

1. Debra LP, Kenneth LM, Sheldon LK. Hemophagocytic syndrome in children: an important diagnostic consideration in fever of unknown origin. CID, 2003, 36: 306-312
2. Udo ZS, Michael P, Helena J, et al. Prenatal diagnosis of perforin gene mutations in familial hemophagocytic lymphohistiocytosis (FHLH). Prenat Diagn, 2002, 22: 77-82

3. E. Marion S, Ingrid L, Michaela MR, Gerald S, et al. Hemophagocytic lymphohistiocytosis is associated with deficiencies of cellular cytolysis but normal expression of transcripts relevant to killer-cell-induced apoptosis. Blood, 2002, 100: 2891-2898
4. Maurizio A, Michaela A, Simona B, et al. Haemophagocytic lymphohistiocytosis: proposal of a diagnostic algorithm based on perforin expression. Br J Haematol, 2002, 119: 180—188
5. Shinsaku I, Nobuyuki H, Tetsunori I, et al. Low natural killer activity and central nervous system disease as a high—risk prognostic indicator in young patients with hemophagocytic lymphohistiocytosis. Cancer, 2002, 94: 3023-3031
6. Matthias D, Friedrich GF, Gritta EJ. Bone marrow transplantation in hemophagocytic lymphohistiocytosis. Leuk Lymphoma, 2001, 41: 89-95

第六节 肾母细胞瘤

肾母细胞瘤（Wilms瘤）是小儿最常见的腹部恶性肿瘤。肿瘤主要发生在生后最初5年内，全世界基本相同，特别多见于2～4岁。左右两侧发病数相近，4%～8%是双侧性，或同时相继发生。偶可发生于肾外，可能来自异源细胞。

【病因】

胚胎时期一种应该发育成肾脏组织的后肾胚基成分发生突变和恶性增殖而发展成为肾母细胞瘤。12%～15%的肾母细胞瘤并发先天性畸形，如：先天性虹膜缺如、先天性单侧肢体肥大、WAGR综合征（肾母细胞瘤－虹膜缺如－泌尿生殖系畸形－智力发育延滞）等，导致肾母细胞瘤发生的抑癌基因，定位于11号染色体短臂13号带（11p13），命名为WT1基因。另一为WT2。另有20%的肾母细胞瘤发生16q的等位基因丢失，初步定位于16q22-23。

【组织分型和临床分期】

1. 根据肿瘤的组织结构肾母细胞瘤分为二个组织类型

（1）组织结构良好型，即无间变的肾母细胞瘤。此类肿瘤占肾

母细胞瘤的80%左右,临床预后较好;

(2) 组织结构不良型,肿瘤细胞具有间变表现,即肿瘤细胞核较邻近同类细胞核增大3倍,核染色加深,有多极核分裂相,或母细胞的幼稚细胞组成团块,此类肿瘤约20%左右,预后较差。

2. 临床分期

Ⅰ期:肿瘤局限于肾内,完整切除;肾包膜完整,术前或术中未破溃;切下的肿瘤边缘显微镜检查无肿瘤残存。

Ⅱ期:肿瘤已扩散到肾外但肿瘤被完整切除,如:肿瘤已穿透肾包膜,肾外血管内有瘤栓,活检或术中有肿瘤破溃,切缘无肿瘤残存。

Ⅲ期:手术后仍有局部肿瘤残存,如肾门、主动脉旁淋巴结转移、弥漫性腹腔播散,腹膜种植;浸润周围组织而未能完全切除等。

Ⅳ期:远处肿瘤转移,如肺、肝、骨、脑转移。

Ⅴ期:双侧肾脏的肾母细胞瘤。

根据不同的临床分期制定有效合理的治疗方案,对保证长期生存,减少过多或不必要治疗的毒副作用,提高患儿的生存质量具有积极意义。

【临床表现】

腹部肿块是最常见的症状,约95%病例在第一次就诊时即可触及肿块。由于肿块较小,不影响患儿营养及健康情况,也无其他症状,故多在洗澡或更衣时偶然发现,且常不被家长重视,甚至延误治疗。肿块位于上腹季肋部一侧,大小差别较大,多数直径为6~10cm,1/3病例肿块更大。肿块表面光滑,中等硬度,无压痛,早期稍活动,迅速增大后,少数病例可超越中线。此时虽无远处转移,但受巨大肿瘤压迫,常见气促、食欲不振、消瘦、烦躁不安等现象。约1/3患儿有镜下血尿,肉眼血尿见于10%~15%病例。血尿出现的早晚视肿瘤侵入肾盂的时间而定,并非必然是肿瘤晚期的症状。约30%~60%病例有高血压,可能由于肾血管栓塞或肾动脉受压缺血,产生肾素所致。有的作者认为肿瘤细胞可产生肾素,与近球细胞瘤相似,一般在肿瘤切除后恢复正常。此外,常见腹痛,但多不严重。患儿有巨大肿瘤或已有转移瘤时,可见贫血、恶病质。肿瘤也可产生促红细胞生成素,导致红细胞增多症。

【诊断】

肾母细胞瘤至今尚无诊断性肿瘤标记物。B超和排泄性尿路造影为肾母细胞瘤首选的检查方法,其中B超对了解肿瘤部位、性质、大小,了解有无淋巴结转移有较大价值,CT对决定肿瘤累及范围,有无瘤栓形成等有较大帮助,而静脉尿路造影常可显示肾盂肾盏受压、伸长、移位、变形,甚至不显影。肺是肾母细胞瘤最好发的转移部位,应常规行胸部X线检查。对疑有骨转移(局部疼痛、压痛及肿块)的患儿,应摄骨骼X线片。故胸部X线平片、骨平片或骨扫描,肝脏超声检查等常见转移部位的检查应常规进行。肾母细胞瘤的诊断内容还应包括对侧肾脏的形态和功能检查,转移情况的了解和手术切除肿瘤的可能性判断。

【治疗】

1. 外科手术配合化疗和放疗仍是肾母细胞瘤综合治疗的主要内容,尤其ACTD和VCR对此肿瘤的特殊有效,加以采用综合治疗方案,使其预后明显改善。但应根据不同临床分期,病理分型制定有效、合理的治疗方案,减少过分或不必要治疗的毒副作用。

2. 药物剂量

VCR 1.5mg/(m^2·周)×10,然后每2周静注1次,1岁以下婴儿除第1次药量外,其后均用半量,单次极量2mg。

AMD 15μg/(kg·d)×5或12μg/(kg·d)×7,第一与第二疗程间隔6周,以后每3个月一疗程,1岁以下婴儿药量减半。

ADR 40mg/m^2,分为2~3天静注,间隔4周可重复。5岁以下小儿累积量须低于300mg/m^2,5~10岁小儿累积量可达400mg/m^2。2岁以下小儿须慎用,除心肌毒性外,还可增加易感染机会。

3. 治疗原则

(1) 组织结构良好型

Ⅰ期：瘤肾切除术；化疗（VCR＋ACTD）疗程24周，不加用放疗。

Ⅱ期：手术；化疗（VCR＋ACTD＋ADM）疗程22周或65周，不加用放疗。

Ⅲ期：手术；化疗同Ⅱ期疗程26周或65周，放疗10Gy或20Gy。

若肿瘤巨大，超越中线或下腔静脉有瘤栓，术前化疗（VCR＋ACTD）6～12周，肿瘤缩小后手术。

Ⅳ期：三药或四药化疗，原发瘤及转移灶控制后，争取原发瘤灶及残余转移灶的手术切除，术后多药化疗（VCR＋ACTD＋ADM＋DDP、VP16）65周，辅以放疗20Gy或30Gy。

(2) 组织结构不良型

①Ⅰ期：治疗同组织结构良好型Ⅰ期。

②Ⅱ-Ⅲ期：瘤肾切除，三药或四药化疗65周，常可根据药敏加用DDP、VP-16和异环磷酰胺（IFS），放疗剂量按年龄增至12～30Gy。必要时应用强化疗，骨髓移植或外周干细胞移植。

③Ⅳ期：多药化疗（VCR、ADM、CTX、MESNA、VP-16、卡铂等）。腹部、肺部放疗；再肾切除。

4. 放射治疗技术

(1) 放射野设计

应包括肾床、后腹膜淋巴引流区，肾床范围T11～L3，参照影像CT及MRI术中所见肿瘤范围定上下界：内界过中线包括整个椎体，但不包括对侧肾；外界包括腹壁侧部，多采用前后俩野高能X线或钴[60]照射。术后48小时应开始照射，超过术后10天复发明显增加，分化差者尤其如此。

(2) 放疗剂量

＜18个月　　DT18～24Gy

19～30 个月　DT24～30Gy
31～40 个月　DT30～35Gy
＞40 个月　　DT35～40Gy

(张伟令　黄东生　王一卓)

第七节　神经母细胞瘤

神经母细胞瘤是最常见的外周神经系统恶性肿瘤，发病率仅次于白血病、脑瘤、淋巴瘤。神经母细胞瘤又称为成神经细胞瘤，起源于胚胎神经嵴的交感神经元细胞，为小儿常见的恶性肿瘤。约75％位于腹膜后肾上腺部，亦可见于腹腔交感神经区、纵隔、盆腔或颈部。

【病理和生物特性】

神经母细胞瘤来源于胚胎的神经嵴的交感神经元细胞，根据其分化程度可分为三种：呈低分化的多能性交感神经元母细胞或交感神经母细胞的恶性增殖，则为神经母细胞，为恶性肿瘤；如呈神经节细胞的瘤性分化则形成神经节细胞瘤，为良性肿瘤；如混合含有未分化和分化成熟的神经节细胞，则为神经节母细胞瘤，其恶性程度介于神经母细胞瘤与神经节细胞瘤之间。

部分神经母细胞瘤会自然消退或向良性的神经节细胞瘤转化。一般认为年龄小于 6 个月及Ⅳ- s 期的病例的自然消退率较高。

【临床分期】

神经母细胞瘤的分期目前多用 INSS 国际临床分期。

Ⅰ期：肿瘤局限于原发组织和器官；肉眼观察完全切除，同侧和对侧淋巴结病理检查正常。

Ⅱ期：单侧肿瘤切除完全或不完全，伴有同侧淋巴结病理检查阳性。

Ⅲ期：肿瘤扩展超越中线，伴有或不伴区域淋巴结转移；中线之内肿瘤伴双侧淋巴结转移。

Ⅳ期：肿瘤播散到远处淋巴结、骨、骨髓。

Ⅳs期：年龄1岁之内原发病灶属Ⅱ期以下，仅有肝、皮下或骨髓转移。

【临床表现】

神经母细胞瘤多见于2～5岁的婴幼儿，男性多于女性。初发症状常为长期不明原因的低热或不规则高热，面色苍白、贫血、食欲不振。

颈部肿瘤较易被发现，并常伴有因压迫星状神经节而引起Horner氏综合征，表现为单侧瞳孔缩小、上睑下垂及虹膜异常；胸部肿瘤多位于后纵隔，多在胸部X线平片或透视时发现，肿瘤巨大压迫者可有呛咳、呼吸道感染、吞咽困难及循环障碍；腹部肿瘤多呈结节状，质硬而固定，多超过中线并增长迅速；盆腔肿瘤可有便秘、尿潴留等直肠或膀胱压迫症状。

发生颅骨眼眶转移时，局部出现瘀斑和隆起，并常有眼球突起；骨转移多侵犯长骨骺端、颅骨、脊柱、骨盆、胸骨等部位，常因肢体关节疼痛而有跛行，甚至出现病理性骨折；骨髓转移患儿可表现为难治性贫血、出血倾向或血小板减少；淋巴结转移以左锁骨上区、腹股沟淋巴结为多见。少数病例因肿瘤分泌血管活性肠肽（VIP）可表现难治性水样腹泻、低血钾等。因儿茶酚胺代谢异常引起的高血压并不多见，但常有多汗、心悸、易激惹；压迫脊神经后可有感觉异常、肌萎缩、下肢麻痹、尿失禁等。

【入院常规检查】

血常规，尿常规，便常规，血型，出凝血时间，铁蛋白，生化常规，乙肝，丙肝，梅毒，HIV，CD3，CD4，CD8，血NSE，尿VMA，HVA，骨穿，X线胸片，B超，CT，核素骨扫描（全身），MRI（对神经系统受累及，尤其是脊管内脊神经压迫情况有诊断价值）。

【诊断】

神经母细胞瘤的形态与检查常可确定原发肿瘤的大小、部位、邻近器官的受压迫情况及转移情况。腹部X线平片在肿瘤部位常显示细砂状钙化。静脉肾盂造影可显示肾脏与输尿管因肿瘤而受压推移现象。胸部 X 线平片可发现纵隔肿瘤和肺转移。头颅、四肢、骨盆的骨骼 X 线平片，可发现骨转移后的溶骨变化，虫蚀样破坏，有时可见骨膜增生、病理性骨折。B 超、CT 检查作为无创伤的诊断手段，可明确肿瘤部位及与周围组织器官的关系，核磁共振对神经系统受累及，尤其是脊管内脊神经压迫情况有诊断价值。骨髓穿刺涂片应为神经母细胞瘤病理诊断和临床分期的常规诊断步骤，能见到典型的肿瘤细胞可确诊。

肿瘤标记物的检测仍以儿茶酚胺代谢产物测定最为常用，尿 VMA、HVA 的阳性符合率可达 75%～85%，同时检测 VMA 和 HVA 的诊断率可达 90% 以上。血清 VMA、HVA 的检测更为敏感、可靠、简便。另外，来源于神经组织的特异性神经烯醇化酶（NSE）、胱硫醚对神经系统异常增殖的肿瘤均有诊断价值。

神经母细胞瘤的早期筛查对早期诊断、及早治疗、改善生存率有重要意义。目前多应用尿渗透试纸对小婴儿进行普查。点片法简便易行，阳性率达 78%。现在敏感性及特异性方面尚有局限。双向纸层析方法较敏感可靠，在同一张层析图谱上不仅检查 VMA，还可检查 HVA、VLA，检出率达 95% 以上。

【治疗】

随着综合治疗方案的不断完善，尤其是辅助化疗和强辅助化疗的开展，使低危组和中危组神经母细胞瘤的预后已有显著提高。自体外周血造血干细胞移植使Ⅳ期神经母细胞瘤 5 年无病生存率大大提高。

（一）基本原则

Ⅰ期患儿完整切除原发肿瘤后无需进一步治疗。近年强调 1 岁以下的Ⅰ期肿瘤多可自然消退，主张可密切随访，暂不手术。Ⅱ期患儿对组织结构良好、无淋巴结转移、NSE 和铁蛋白正常、N-myc 基因拷贝数<10 和 DNA 异倍体的低危病例，完整切除原发肿瘤后可不予其他治疗；而对组织结构不良、淋巴结阳性、肿瘤标记物（NSE、铁蛋白）数值升高，DNA 二倍体，N-myc 拷贝数>10，手术切除后应常规化疗 12 个月，必要时还需局部放疗。Ⅲ期病例肿瘤完全切除者，根据组织结构、淋巴结浸润、肿瘤标记物、N-myc 基因扩增、DNA 倍体检测结果，决定术后化疗时间（12～18 个月）。而肿瘤未完全切除，术后化疗 3～6 个月后仍有肿瘤残留或肿瘤标记物（VMA、HVA、NSE、铁蛋白）高于正常或淋巴结增大，应予二次手术或二次探查，常规区域淋巴结清扫，肿瘤床剥除，术后化疗 18 个月。肿瘤巨大判断不能切除者，应术前化疗后再予延期手术。已有转移的 IV 期患儿，确诊后应行自体外周血造血干细胞移植。

目前化疗方案多采用 CDV 和 CiE 交替进行。

1. CDV

CTX	$2.1g/(m^2 \cdot d)$，同时予以美司那：$420mg/(m^2 \cdot 次)$，0，3，6，9h	d1～2
DNR	$25mg/(m^2 \cdot 24h)$	d1～3
VCR	$0.67mg/(m^2 \cdot 24h)$（最大量 $2mg/(m^2 \cdot 24h)$）	d1～3

2. CiE

VP-16	$200mg/(m^2 \cdot 24h)$	d1～3
DDP	$50mg/(m^2 \cdot 24h)$ 或 $1.66mg/(kg \cdot 24h)$	d1～3

（二）自体外周血造血干细胞移植方案

1. 诱导缓解　共 6 个疗程，所有化疗药物采用静脉滴注，中间穿插进行自体外周血采集、手术切除及局部放疗（见表 7-6）。

表7-6　6个疗程的治疗方案

疗程及周数	用药
疗程1（0周）	环磷酰胺＋柔红霉素＋长春新碱
疗程2（3周）	环磷酰胺＋柔红霉素＋长春新碱
疗程3（7周）	顺铂＋足叶乙苷
疗程4（10周）	环磷酰胺＋柔红霉素＋长春新碱
疗程5（13周）	顺铂＋足叶乙苷
疗程6（16周）	环磷酰胺＋柔红霉素＋长春新碱

长春新碱：每日0.67mg/m^2，第1～3天，持续滴注72h。柔红霉素：每日25mg/m^2，第1～3天，持续滴注72h。环磷酰胺：每日2.1g/m^2，第1～2天，持续滴注6h。顺铂：每日50mg/m^2，第1～4天，持续1h滴完。足叶乙苷：每日200mg/m^2，持续2h滴完，第1～4天。

2. 手术　第2～4疗程化疗结束后进行原发部位包块的切除。

3. 自体外周血造血干细胞移植　第2～3疗程化疗后采集自体外周血造血干细胞，在体外冷冻保存，然后对肿瘤患儿进行超大剂量化疗，后者可以大量杀灭体内肿瘤细胞，然后回输冷冻的自体外周血干细胞，恢复由于骨髓干细胞被严重杀伤而出现的造血及免疫功能，达到治疗肿瘤的目的。由于神经母细胞瘤为实体瘤，不同于白血病，其骨髓本身没有病变，转移的肿瘤细胞往往很少到外周血，因此在神经母细胞瘤即使骨髓有转移在大剂量化疗后也可进行外周血造血干细胞的移植。

预处理方案：

采用以马法兰为主的不含全身照射的预处理方案，所有化疗药物静脉滴注。

－7天：卡铂425mg/（m^2·d），持续静脉滴注24h；依托泊苷（VP-16）300mg/（m^2·d），持续静脉滴注24h。马法兰70mg/（m^2·d），持续30min静脉滴注。

－6天：卡铂425mg/（m^2·d），持续静脉滴注24h；VP-16

300mg/（m²·d），持续静脉滴注24h；马法兰70mg/（m²·d），持续30min静脉滴注。

－5天：卡铂425mg/（m²·d），持续静脉滴注24h；VP-16 300mg/（m²·d），持续静脉滴注24h；马法兰70mg/（m²·d），持续30min静脉滴注。

－4天：卡铂425mg/（m²·d），持续静脉滴注24h；VP-16 300mg/（m²·d），持续静脉滴注24h。

－3～－1天：休息。

0天：回输自身外周血造血干细胞。

+1天开始G-CSF 5μg/（kg·d）

4. 局部放疗　原发部位照射，分15次，20～30Gy。

5. 生物治疗　移植+59d开始13顺式维甲酸160mg/（m²·d），分2次，口服14天，休息14天，共6个月。停药后定期观察。

6. 随诊　移植后停止一切化疗，第1年每3个月复查1次，第2年后每6个月复查1次。复查项目包括一般情况、体格检查、原发部位影象学检查、血象、骨髓象、血清LDH和NSE。

（黄东生　张伟令　王一卓）

[参考文献]

1. 唐锁勤，黄东生，王建文，等. 大剂量化疗造血干细胞移植治疗Ⅳ期神经母细胞瘤的长期疗效研究. 中国当代儿科杂志，2006，8（2）：93-96
2. 黄东生，唐锁勤，王建文，等. CEM方案做预处理结合自体外周血干细胞移植治疗晚期神经母细胞瘤. 中国实用儿科杂志，2004，19（9）：532-534
3. Reynolds CP, Matthay KK, Villablanca JG, et al. Retinoid therapy of high-risk neuroblastoma. Cancer Lett, 2003, 197 (12)：185-192
4. Stram DO, Matthay KK, OLeary M, et al. Consolidation chem. Oradiotherapy and autologous bone marrow transplantation versus continued chemotherapy for metastatic neuroblastoma: a report of two concurrent Children's Cancer Group studies. J Clin Oncol, 1996, 14 (9)：2417-2426

第八节 视网膜母细胞瘤

视网膜母细胞瘤（retinoblastoma，Rb）在婴幼儿眼病中是性质最严重、危害性最大的一种恶性肿瘤，发生于视网膜核层，具有家族遗传倾向，多发生于 5 岁以下，可单眼、双眼先后或同时罹患，本病易发生颅内及远处转移，常危及患儿生命，因此早期发现、早期诊断及早期治疗是提高治愈率、降低死亡率的关键。

【症状】

根据肿瘤的表现和发展过程一般可分四期。

（一）眼内生长期

开始在眼内生长时外眼正常，因患儿年龄小，不能自述有无视力障碍，因此本病早期一般不易被家长发现。当肿瘤增殖突入到玻璃体或接近晶体时，瞳孔区将出现黄光反射，故称黑蒙性猫眼，此时常因视力障碍而瞳孔散大、白瞳症或斜视而被家长发现。

眼底改变：可见圆形或椭圆形、边界清楚、单发或多发、白色或黄色结节状隆起，表面不平，大小不一，有新生血管或出血点。肿瘤起源于内核层者，向玻璃体内生者叫内生型，玻璃体内可见大小不等的白色团块状混浊；起源于外核层者，易向脉络膜生长者叫外生型，常使视网膜发生无裂孔性实性扁平脱离。裂隙灯检查，前房内可能有瘤细胞集落，形成假性前房积脓、角膜后沉着物，虹膜表面形成灰白色肿瘤结节，可为早期诊断提供一些临床依据。

（二）青光眼期

由于肿瘤逐渐生长体积增大，眼内容物增加，使眼压升高，引起继发性青光眼，出现眼痛、头痛、恶心、呕吐、眼红等。儿童眼球壁弹性较大，长期的高眼压可使球壁扩张，眼球膨大，形成特殊的所谓"牛眼"外观，大角膜，角巩膜葡萄肿等，所以应与先天性青光眼等鉴别。

（三）眼外期

1. 最早发生的是瘤细胞沿视神经向颅内蔓延，由于瘤组织的侵蚀使视神经变粗,如破坏了视神经孔骨质则视神经孔扩大,但在X线片上即使视神经孔大小正常,也不能除外球后及颅内转移的可能性。

2. 肿瘤穿破巩膜进入眶内,导致眼球突出;也可向前引起角膜葡萄肿或穿破角膜在球外生长,甚至可突出于睑裂之外,生长成巨大肿瘤。

(四) 全身转移期

转移可发生于任何一期,例如发生于视神经乳头附近之肿瘤,即使很小,在青光眼期之前就可能有视神经转移,但一般讲转移以本期为最明显。转移途径:

1. 多数经视神经或眶裂进入颅内。
2. 经血行转移至骨及肝脏或全身其他器官。
3. 部分经淋巴管转移到附近淋巴结。

【病理】

未分化型:分化程度低,恶性度较高,但对放射线敏感。

分化型:又称神经上皮型,此型分化程度较高,恶性度较低,但对放射线不敏感。

还有一些病例瘤细胞分化程度更高,已有类似光感受器的结构,恶性程度最低。瘤细胞簇集似莲花型(fleurette),又称感光器分化型,最近称此型为视网膜细胞瘤(retinocytoma),以别于一般的视网膜母细胞。

【入院常规检查】

血常规,尿常规,便常规,血型,出凝血时间,生化常规,乙肝,丙肝,梅毒,HIV,甲胎蛋白,CD3,CD4,CD8,Rb基因,骨穿,腰穿,X线胸片,B超(双眼),CT(眼眶),核素骨扫描(全身),MRI(眼眶,如为双眼患者,加做头颅)。

【诊断】

多数视网膜母细胞瘤病例在发展过程中常有典型的临床表现,一般可从病史及临床检查中做出诊断。患者多为婴幼儿,就诊时多有在瞳孔内发现黄光反射病史。扩瞳检查一般可在视网膜上见到很多特殊黄白色或灰白色隆起肿块，表面布以怒张血管或出血。玻璃体内有大小不等的颗粒状混浊体。超声波检查能探测到实质性肿块，若是眼眶CT检查能显示细碎的钙质阴影，则诊断基本可以肯定。B超检查：可分为实质性和囊性两种图形，前者可能为早期肿瘤，后者代表晚期肿瘤。CT检查：(1) 眼内高密度肿块；(2) 肿块内钙化斑，30%～90%病例有此发现可作为诊断根据；(3) 视神经增粗，视神经孔扩大，说明肿瘤向颅内蔓延。荧光眼底血管造影：早期即动脉期，肿瘤即显荧光，静脉期增强，且可渗入瘤组织内，因荧光消退迟，在诊断上颇有价值。尿化验：患儿尿中香草扁桃酸（VMA）和高香草酸（HVA）24小时排泄增多。故当尿中VMA和HVA阳性时有助于诊断，但阴性仍不能排除肿瘤。乳酸脱氢酶（LDH）的活力测定：当房水内LDH值高于血清中值，二者之比大于1.5时，有强烈提示视网膜母细胞瘤可能。其他：尚可作同位素扫描、脑脊液检查、骨髓穿刺检查等。

【鉴别诊断】

Rb发展到三、四期后一般是容易诊断的，但在一、二期时就比较困难，这个时期在患者的晶状体后瞳孔区内可出现白色反光或黄白色组织块叫白瞳孔（leukoria），事实上出现白瞳孔的情况很多，在鉴别诊断中应该注意的是：视网膜发育异常、晶体后纤维增生、转移性眼内炎、渗出性视网膜炎（Coats病）等。

【治疗】

在过去的十几年里，Rb的治疗方法不断改进。降低死亡率已不再是主要目的，人们更关注的是提高患者的生存质量。如今的治疗趋势是尽量避免使用眼球摘除或外放疗等侵袭性强的方法，而大量采用保守的局部治疗，保留患者的眼球和有用视力。

(一) 化学减容法

化学减容法是一种通过全身或局部应用化疗药物促使肿瘤体积减小的治疗方法。目前常用的化疗药物有卡铂、替尼泊苷和长春新碱。肿瘤经治疗后体积减小，便于对单个肿瘤更好地发挥局部治疗的疗效，更大程度地保存有用视力，尽量避免眼球摘除以及外照射。具体方案有：

方案 1. CCTV

替尼泊苷	230 mg/($m^2 \cdot d$)	d2
卡铂	560mg/($m^2 \cdot d$)	d1
长春新碱	1.5 mg/($m^2 \cdot d$)	d2
环孢霉素 A	5～30mg/($m^2 \cdot d$)	d1～2（化疗前1小时和化疗后2小时用）

方案 2. CEV

VP-16	100mg/($m^2 \cdot d$)	d1～3
CBP	200mg/($m^2 \cdot d$)	d1～3
VCR	1.5 mg/($m^2 \cdot d$)	d1

方案 3. CiE

CBP	200mg/($m^2 \cdot d$)	d1～3
VP-16	150mg/($m^2 \cdot d$)	d1～3
三周一疗程		

我们根据 IRC 分期来制定化疗周期：

1. 单眼 Rb 患者，如手术摘除眼球，则根据病理结果决定化疗与否，及疗程长短。

（1）3个疗程：侵犯视乳头、侵犯脉络膜。

（2）6个疗程：肿瘤穿过筛板、前房发现肿瘤、伴有继发性青光眼、肿瘤侵犯睫状体、大范围侵犯脉络膜。

（3）9个疗程：上述危险因素同时存在2个以上、视神经断段发现肿瘤、肿瘤侵犯巩膜。

（4）12个疗程：肿瘤发生球外转移。

2. 双眼 Rb 患者，或保留眼球的单眼 Rb 患者，则根据所保留眼球的 IRC 分期，决定化疗与否，及疗程长短。

（1）A 期：单纯局部治疗，不作化疗。

（2）B 期：局部治疗，化疗 3 个疗程。

（3）C 期：局部治疗，化疗 6 个疗程。

（4）D 期：局部治疗，化疗 9 个疗程。

（5）E 期：局部治疗，化疗 12 个疗程。

3. 双眼 Rb 患者，如手术摘除一只眼球，保留一只眼球，则根据病理及眼底检查分别决定化疗周期，以疗程长的方案为准。

4. 如果病理发现视神经断段有肿瘤细胞；或肿瘤眶内蔓延；或肿瘤发生远处转移，包括颅内蔓延、其他脏器转移；或骨穿、腰穿、核素骨扫描发现肿瘤，即向患者家属建议进行大剂量化疗＋造血干细胞移植。

治疗过程中，每 3 个周期进行一次疗效评估，评价标准选择眼底检查。如果发现进展，则在原方案基础上，增加 3 个疗程，如继续进展，则手术摘除眼球。

（二）肿瘤局部治疗

化疗的各个疗程均应当结合局部治疗，以巩固和加强化疗效果。也可单独应用于体积较小的肿瘤，特别是经过化学减容后的小肿瘤。

1. 冷冻疗法：使局部冻结及融化相交，利用这种物理变化达到破坏肿瘤组织的目的。由于治疗手段的限制，冷冻疗法一般用于治疗赤道部以及周边的小肿瘤，特别是对锯齿缘附近视网膜下的肿瘤种植复发，冷冻治疗是首选方式。但是，如果玻璃体内肿瘤种植数量太多，则冷冻疗法难以成功。一般治疗 3 个疗程，间期为 1 个月。

2. 激光光凝疗法：激光光凝能使血管凝固闭塞导致肿瘤缺血，常使用氩激光或半导体激光环绕肿瘤基底部作 2 排光凝，光凝时应注意避开玻体，否则容易将肿瘤种植于玻璃体内。一般需治疗 3 个疗程，各疗程间相隔 1 个月。

3. 温热疗法：是用红外激光系统加热肿瘤达 42℃～60℃而对

瘤体造成损伤。温热疗法与化学减容法治疗具有协同效应，因此二者常联合同时使用。温热疗法被作为化学减容法后的主要的局部治疗方法，尤其是临近中心凹或视神经的肿瘤，温热疗法对视力的损害比放疗或激光光凝要小得多。小肿瘤需要约300mW功率，治疗时间在10分钟以内；大肿瘤则需要800mW功率及至少10分钟的治疗。治疗应在3个疗程以上，间期为1个月。

4. 巩膜敷贴放疗：是一种重要的局部治疗方法。一定量的放射活性物被置于与Rb相对应的巩膜上发出射线透过巩膜照射肿瘤，通常用于治疗基底<16mm、厚度<8mm的肿瘤。巩膜敷贴放疗可能会引起放射性视网膜病变而损害视力。

5. 结膜下注射：结膜下注射卡铂，使局部达到较高的药物浓度，直接作用于肿瘤。

（三）其他治疗方式

1. 外照射放疗：对高度进展的Rb瘤，特别是患眼有大量弥散的玻璃体种植的病例，外照射放疗仍然不失为一种有效的治疗方式。但是，因放射线照射整个眼球及眼眶，在杀死肿瘤细胞的同时也可对视网膜、视神经和晶状体产生严重的损伤，从而导致视力预后不佳。另外，外照射放疗可能在放射区域内诱导第二恶性肿瘤的发生，尤其是1岁以内的小儿发病危险性较高。

2. 免疫疗法：目前认为本病与免疫改变有关，故设想采用免疫治疗，以控制肿瘤的增殖。

（四）手术治疗

眼球摘除术是用于治疗Rb的重要方法。对于肿瘤高度进展的患眼，或者怀疑肿瘤向视神经、脉络膜或眼眶浸润的病例，多需行眼球摘除；继发性青光眼的病例、肿瘤种植于锯齿缘或前房浸润的患眼也最好行眼球摘除。眼球摘除术后行义眼植入，可明显改善患眼的外观。

（五）自体外周血造血干细胞移植

自体外周血造血干细胞移植治疗视网膜母细胞瘤在我国已有成功报道，这为视网膜母细胞瘤（Rb）特别是双眼Rb和转移后Rb

的高危患儿提供了新的治疗方向，也大大提高了视网膜母细胞瘤患儿的生存率。

附：IRC 分期

Group A：非常低的风险
- 眼中小的独立肿瘤远离关键结构。
- 特征：全部肿瘤≤3mm，局限于视网膜，位置距离黄斑至少3mm，距离视盘至少 1.5mm。没有玻璃体或视网膜下播散。

Group B：低风险
- 眼中独立的任意大小和部位的视网膜肿瘤，没有玻璃体或视网膜下播散。
- 特征：

任意大小和部位的视网膜肿瘤不包含在 Group A 中。
没有玻璃体或视网膜下播散。
小的局限的视网膜下液距离肿瘤未超过 3mm。

Group C：中度风险
- 眼中独立的任意大小和部位的视网膜肿瘤，只有局限的玻璃体或视网膜下播散。
- 特征：

任意播散必须是局限的，微小的，小于 3mm，理论上可以用放疗盘治疗。
任意大小和部位的视网膜肿瘤。
可以出现达到四分之一的视网膜下液。

Group D：高风险
- 眼中广泛的玻璃体视网膜下种植和/或大块的，非独立的内生或外生疾病。
- 特征：

眼中的播散比 Group C 更广泛。
大块的和/或眼内播散性疾病，可以包括细小的或"油脂样"玻璃体播散或无血管的团块。

类似斑点的视网膜下种植。

包括外生性疾病和超过四分之一的网脱。

Group E：非常高的风险

● 眼睛在解剖上或功能上被肿瘤破坏，且合并有下列一个或多个方面：

新生血管性青光眼；

大量的眼内出血；

无菌性眼眶蜂窝织炎；

肿瘤在玻璃体前；

肿瘤接触晶状体；

视网膜母细胞瘤弥漫性浸润；

眼球痨。

（黄东生　张伟令　王一卓）

[参考文献]

1. Kingston JE, Hungerford JL, Madreperla SA, et al. Department of Paediatric Oncology, St. Bartholomew's Hospital, London, England. First-line chemotherapy with local treatment can prevent external-beam irradiation and enucleation in low-stage intraocular retinoblastoma. J Clin Oncol. 2000, 18 (15): 2881-2887
2. Beck MN, Balmer A, Dessing C, et al. Pediatric Department, Hematology-Oncology Unit, and Department of Radiooncology, Centre Hospitalier Universitaire Vaudois, and Jules Gonin Eye Hospital, Lausanne, Switzerland. J Clin Oncol, 2001, 19 (21): 4182-4183
3. Friedman DL, Himelstein B, Shields CL, et al. Department of Pediatrics, Division of Oncology, The Children's Hospital of Philadelphia, PA, USA
4. Shields CL, Meadows AT, Shields JA, et al. Comment in: Arch Ophthalmol, 2003, 121 (10): 1513

第九节 肝母细胞瘤

肝母细胞瘤（hepatoblastoma）是小儿最常见的肝脏原发性恶性肿瘤，在肝脏原发性恶性肿瘤中占50%～60%，占所有肝脏肿瘤病变的25%～45%。东南亚地区的发病率高于欧洲及北美地区。多见于婴幼儿，尤以生后1～2年发病最多见，3岁以下者占85%～90%。男女之比为3:2～2:1。

【病因及发病机制】

尽管肝母细胞瘤的详细发病机制尚未完全明了，但一般认为这是一种胚胎性肿瘤。可能是在胚胎发育时期肝脏细胞的增生与分化发生异常，至胎儿期或出生后肝脏内仍存在未成熟的肝脏的胚胎性组织，而这些组织异常的持续增生，形成发育幼稚的组织块而可能转化为恶性的母细胞瘤。这种恶性肿瘤形成的病理过程可能发生于胎儿晚期，也有可能至成人期后才发病，临床上最多见仍为发生于婴幼儿期。

近年来诸多学者进行了不同角度的病因和发病机制的研究，认为可能与如下的因素有关。

1. 染色体异常　肝母细胞瘤患者在11号染色体常有11p 11.5杂合子的丢失。11p位点是纯合性突变型等位基因所在，被称为WAGR位点（Wilms' tumour, aniridia, genital malformation, mental retardation）即与肾母细胞瘤、无虹膜、生殖系统畸形、智力发育迟缓有关，在此位点的异常易发生先天性发育畸形和胚胎性肿瘤。因此临床上常发现合并存在肾母细胞瘤的病例。

2. 遗传因素的影响　大多数病例都是散发的，但也有家族性发病的报道。

3. 与妊娠期的各种外界不良因素有关　近年更多学者认为母亲使用避孕药物与肝母细胞瘤发病密切相关，并应用免疫过氧化酶染色证实肝母细胞瘤可产生绒毛膜促性腺激素（HCG），雌激素和孕激素受体在肝母细胞瘤也已被测定，进一步提示性激素与肝母细胞瘤的发生密切相关。

【病理和病理分型】

肝母细胞瘤可发生于肝左叶或右叶，以右叶为多。甚至有发生于肝外的迷走肝组织的肝母细胞瘤，近年有腹膜后或腹腔内其他位置的肝脏外肝母细胞瘤的个案报道。肝母细胞瘤大多表现为肝内单个球形或分叶状融合的实性肿块，常使肝叶变形或移位。肿瘤多呈圆形，半数有包膜，但其包膜多非真性的纤维性组织，而是被肿瘤挤压变扁的一层肝组织。肿瘤表面多有粗大的屈曲、显露的血管。早期为单一的瘤体，后逐渐向周围肝组织浸润、扩张，使肝脏呈结节性增大甚至呈巨大的肿块。

肝母细胞瘤根据其所含组织成分可分为上皮型和混合型。上皮型瘤细胞分化程度从高至低分别是胎儿型、胚胎型和间变型。混合型是在以上皮为主的结构中出现部分间叶成分，常见的是成熟的骨、软骨及骨样组织，偶可见类似纤维肉瘤或肌源性肉瘤的梭形细胞。上皮型较混合型多见。但对临床病例的大量病理组织学研究发现，并非所有的肝母细胞瘤的组织细胞都似胎儿或胚胎期的肝脏组织细胞形态，以上的分类并不能完全包容所有的病理发现。日本病理学会小儿肿瘤组织分类委员会按照肿瘤组织的分化程度提出高分化型（well differentiated type），低分化型（poorly differentiated type）和未分化型（immature type）三类。

【临床表现】

发病初期多不典型，多以进行性腹胀或右上腹无痛性肿块就诊，相当一部分是在家长为患儿更衣或洗澡时偶然发现右上腹部的肿块，肿瘤迅速增大使肝包膜张力增加而使患儿有呼吸困难、端坐呼吸，并常因肝功能损害、胃肠道受压而有厌食、疲倦，中晚期患者多有消瘦、乏力等恶液质表现。个别患儿因肿瘤破裂出血而有急腹症表现；也可因肿瘤坏死、继发感染及巨大肿瘤的代谢产物引起瘤性发热。少数患儿可因肿瘤释放促性腺激素而有性早熟表现。体检可见肝脏明显肿大，常伴有腹部静脉曲张，晚期患儿伴有腹水并有恶液质貌，表现为面色苍白、消瘦、低蛋白性肢体肿胀等。因门静脉受压或瘤栓形成常伴有脾脏肿大。

体检时可触及肝脏，呈弥漫性或结节性肿大，瘤块高低不等，质硬。有时伴有脾脏肿大，腹壁静脉显露或曲张。

【诊断】

根据病史、临床表现及实验室检查诊断中晚期病例并不困难，但较难发现早期病例。

1. 实验室检查　90%～100%的患儿血清甲胎蛋白（AFP）明显增高，对于本病的诊断有特异性的价值，并与肿瘤的增长呈正相关关系，是临床上作为诊断和手术后随访检测的重要指标。其阳性率与肿瘤的组织病理学类型有关，以胎儿细胞肿瘤产生的AFP更多。

另外，血清LDH、胆固醇、碱性磷酸酶也有增高的报道。早期肝功能多正常，中晚期则会出现较明显的肝功能紊乱。

近年来国外学者对肝母细胞瘤的系列免疫组化研究发现，该肿瘤对CK、AFP、CEA、波形蛋白、S-100蛋白等均出现不同的阳性率。

2. 影像学诊断　影像学诊断的目的不是单纯为了获得肝脏恶性肿瘤的诊断，必须在此诊断的基础上明确是单发性的还是多发性的，与周围重要组织器官的关系，有无完全手术切除的可能。

目前常用的检查方法有B超检查、CT、MRI、血管造影等。与其他的腹部肿块的诊断不同，对于小儿肝母细胞瘤血管造影具有重要的意义，可以作为手术前介入治疗的手段，也可为手术提供非常有效的影像学指导，但技术要求高，操作较复杂，且给患儿带来一定的痛苦。

（1）CT表现

肝母细胞瘤的诊断以影象诊断为第一选择，其中CT诊断的临床价值较高，要求施行有对比和无对比增强二种扫描，因为有些肿瘤的密度接近正常肝组织。

（2）B超检查

超声检查可明确肿块的部位和性质，区别实质性抑或囊性。可以较好地判断门静脉或肝静脉内是否有瘤栓的存在。另外可以作为是否有肾脏、脾内转移的简便易行的检查手段。

(3) MRI检查

诊断价值与CT相仿。但其三维成像的影像对肿瘤与肝脏血管和周围器官、组织关系的了解具有重要的意义。对于鉴别肿瘤的性质也较CT为好。

(4) 其他检查

对肝母细胞瘤的切除可能性判断最有帮助的是肝血管造影。近年提倡应用下腔动脉和肝静脉造影对判断门脉系的浸润情况，判断手术切除可能性更有价值。

【鉴别诊断】

1. 肝内良性肿瘤 患儿一般情况良好，肿块增长缓慢，血清甲胎蛋白阴性等，一般不难加以鉴别。但对于新生儿及小婴儿的肝脏错构瘤，有时较难鉴别。因正常新生儿血清甲胎蛋白水平即较高，有时通过影像学甚至剖腹探查也难以明确判断。

2. 肝内转移瘤 根据存在原发瘤或有患恶性肿瘤的既往史，容易想到肝内转移瘤的可能，小儿神经母细胞瘤有恶性程度高、转移早的特点，往往原发性肿瘤很小、尚未引起注意时，已出现较大的肝脏转移瘤。根据血及尿中儿茶酚胺的代谢产物的增高，可以获得鉴别。

3. 肝脏附近器官的肿瘤 特别是右侧肾母细胞瘤，压迫肝脏，使肝脏变薄，肝后面形成陷窝，临床表现及超声检查、CT、同位素扫描所见均类似肝脏肿瘤，必须依靠IVP鉴别。个别肝脏后的腹膜后肿瘤也可出现上述类似肝肿瘤的现象，必须作IVP及钡餐检查，方可鉴别。

【临床分期】

临床分期对于病情的判断、治疗方案的确定和预后估计都有重要的意义。目前尚无国际上统一共用的分期诊断标准，一般采用美国儿童肿瘤研究组的儿童肝脏恶性肿瘤分期系统，其主要依据为肿瘤的范围和是否能够完全切除。

表 7-7　小儿肝脏恶性肿瘤的临床分期

期别		判断标准
Ⅰ期		肿瘤完全切除，可以楔形肝叶切除或扩大肝叶切除
Ⅱ期	A	初期放疗或化疗使肿瘤可完全切除
	B	病变累及限于一叶
Ⅲ期	A	病变累及肝脏的二叶
	B	有区域淋巴结的侵及
Ⅳ期		不管肝脏内的受累范围，有远处转移者

【治疗】

目前，手术完整地切除肿瘤仍是最重要、最有效的治疗手段。现代治疗原则应为根治性切除肿瘤，确保肝功能的有效代偿，达到治愈或延长生存期提高生存率的目的。随着对肿瘤生物学特性了解的深入及化疗和血管介入治疗技术的进步，许多以往被认为无法手术切除的病例，现在可以通过术前化疗及介入治疗使肿瘤缩小，正常肝脏相对增大，而变为可以手术治疗，手术切除配合正规的化疗，该症的两年存活率已达 80% 以上。对于肿瘤巨大弥漫至全肝或侵犯严重而无法手术切除病例，可实施原位肝移植。

术后化疗可采用以下方案：

1. DVE 方案：CDDP（顺铂）：$20mg/m^2$，d1～5；ADM（阿霉素）：$25mg/m^2$，d1～3；VP-16（依托泊苷）：$100mg/m^2$，d1～4。

2. CDA 方案：CTX（环磷酰胺）：$800mg/m^2$，d1；CDDP（顺铂）：$20mg/m^2$，d1～5；ADM（阿霉素）：$25mg/m^2$，d1～3。

（黄东生　王一卓　张伟令）

第十节 输 血

【概论】

输血是临床医疗、急诊抢救的重要治疗措施。输血治疗的基本目的是恢复血容量、补充某种或某几种血液成分、调节机体免疫功能，以恢复或保持患者血液循环的平衡和正常生理功能。现代输血的概念已由传统的输全血发展为成分输血，即将血液中的各种有效成分，用物理或化学方法加以分离提纯，分别精制成高纯度和高浓度的血液成分制剂，然后再根据临床需要输给病人。

【成分输血】

（一）红细胞输注

1. 红细胞输注指征及输注剂量　根据贫血原因、贫血发生速度和程度、个体耐受性等多方面因素进行具体判断和掌握。白血病患儿在血红蛋白<60g/L时可考虑输注红细胞。自身免疫性溶血性贫血等疾病的贫血，即使血红蛋白<60g/L，但不一定立即输血。输血剂量和速度视患儿年龄、体重、临床具体情况而定。一般全血输注量为每次10～15ml/kg，滴速为1～2ml/min。严重营养不良、心肺功能不全、慢性重度贫血患儿输血宜小量多次，全血每次5～10ml/kg，滴速为0.25～0.75ml/min。大量失血时输血量可达20ml/kg，迅速滴入，必要时可由中心静脉插管加压推注。早产儿输血时，滴速宜慢，4～5滴/min。

2. 常用红细胞剂型

（1）全血：只适于大失血、换血和体外循环，而且可部分用红细胞悬液。

（2）浓缩红细胞：适用于血容量正常的各种慢性贫血、各种原因引起的失血和手术用血，或择期手术的贫血病人，尤其适用于有肝、肾、心功能不全及婴幼儿贫血者的输血。一般可按1U（200ml全血制备）可提高血红蛋白5g/L或红细胞压积1.5%来计算用量。对婴幼儿和心功能不全患者应控制输血速度，每小时每公斤体重一般不宜超过1~3ml。

(3) 少浆血：本制剂和全血相比仅少一部分血浆，其他所有有效成分均相同。适应证、剂量、用法均同全血，不同的是容量较全血少，可避免循环超负荷，其他不良反应也较全血少。

(4) 红细胞悬液：本制剂是含有扩充血容量的代浆液（红细胞保存液）的红细胞制剂，具有与全血相似的功能。适用于同时需要纠正贫血和血容量的患者。下列情况不宜使用：①新生儿和婴儿，尤其是伴有高钾血症患儿，需输血时不宜用代浆血；②心内直视手术中的体外循环不宜用代浆血；③伴有低蛋白血症的伤病者，需要输血时不宜用代浆血。剂量与用法同全血。因去除了大部分血浆，血粘度低，输血速度较快，不良反应较全血少，这是目前红细胞成分应用的最佳途径。大量输注时注意循环超负荷。

(5) 少白细胞的红细胞：受血者反复输血可使体内产生白细胞凝集素，一旦产生，再次输血时就会发生严重的发热反应，应用少白细胞的红细胞可避免。适应证：①由于反复输血已产生白细胞或血小板抗体引起输血反应的患者；②连续发生2次以上原因不明的发热反应或非溶血性输血反应的患者；③需要反复输血的病人，如再生障碍性贫血、白血病、恶性肿瘤等患者，可从第一次输血起就输注少白细胞的红细胞；④将来有可能施行骨髓移植的病人；⑤免疫缺乏或免疫抑制的贫血病人。剂量基本同浓缩红细胞。

(6) 洗涤红细胞：是浓缩红细胞经3~6次生理盐水充分洗涤后的红细胞悬液，适应证：①对血浆蛋白有过敏反应者，如缺乏IgA抗原而已产生IgA抗体患者；②由于反复输血，有发热和过敏反应者；③自身免疫性溶血性贫血和阵发性睡眠性血红蛋白尿症患者；④基本去除了钾、钠、氨、枸橼酸盐及乳酸等，更适用于高钾血症、肝肾功能不全的贫血患者；⑤缺乏同种抗A、抗B凝集素，因此洗涤的"O"型红细胞可输给任何ABO血型患者。剂量与用法基本同浓缩红细胞。因洗涤过程损伤和丧失了部分红细胞，剂量可适当增加。不良反应同少白细胞的红细胞。

(7) 冰冻红细胞：适应证同洗涤红细胞。制备昂贵和费时，因而限制在下列特殊情况下使用：①稀有血型的人储存红细胞；②对具有各种红细胞同种抗体的人进行自身输血；③对准备器官移植或骨髓移植的患者，可降低组织相容性抗原的同种免疫作用；④本制剂中白细胞含量少于5%，故对输注少白细胞的红细胞及洗涤红细胞仍有发热者，可改用冰冻红细胞。剂量同洗涤红细胞。红细胞解冻后，须在24小时内输毕，不能再冻存。

(8) 年轻红细胞：适用于需长期依赖输血治疗的患者，如重型β-地中海贫血、严重的再生障碍性贫血患者。用量视病情而定。近年来国外提出用"高量"或"超高量"输注方案治疗重症地中海贫血，可以使患者的预后大为改观。所谓"高量"输血方案一般是通过输血使血红蛋白维持在100g/L或红细胞压积在27%以上；"超高量"输血方案是保持患者血红蛋白在150g/L以上或红细胞压积在35%以上，然后延长间歇期到1.5个月，用血量开始加大，经过1~4个月后就可减少，此法可延缓病理改变的发生。输注方法同常规输血，每次输注4个单位，制备后12小时内输注，不宜保存。

(二) 白（粒）细胞输注

白（粒）细胞输注的目的是发挥其细胞吞噬作用和杀菌能力，具有此种功能的是中性粒细胞。但近年来由于高效抗生素、粒细胞集落刺激因子、粒-巨噬细胞集落刺激因子的使用，以及由于白细胞传播病毒的可能性较大，白细胞输注目前基本不用。

(三) 血小板输注

1. 血小板制品　以浓缩血小板应用最为广泛。常用制备方法有：①手工制备：200ml新鲜全血经离心制成1单位，含血小板2.4×10^{10}个，体积约30~50ml，混有少量白细胞和红细胞，优点是制备工艺简单，成本较低；②血细胞分离机单采血小板：应用血细胞分离机从一个供体单次处理全血量约3000ml，制成1个单位，含血小板数2.5×10^{11}个，可分为24小时和5天储存包装袋，优点是纯度高，但成本也高。

2. 适应证　①血小板生成障碍所致的血小板减少性疾病；

②急性血小板减少;③血小板功能障碍性疾病;④大手术前预防性输注血小板。

3. 剂量与方法　输入血小板数 1.0×10^{11} 个/m² 可提高血小板 $(5\sim10)\times10^9$/L。儿童需 0.3 单位/kg 体重或按儿童 2 单位/10kg 体重,可提高外周血小板约 10×10^9/L。输入的血小板存活期约为 5 天,故应每 2~3 天输一次,直至出血停止。输注要求:①ABO 血型相合;②应用过滤器(滤网直径 170μm)快速输入。严禁添加任何溶液和药物。

4. 疗效观察　①临床止血效果。②血小板计数增高指数(CCI):输注有效者 CCI 应大于 10。CCI=[(输注后血小板计数-输注前血小板计数)×体表面积(m²)]/输入血小板总数(10^{11})。(注:血小板计数单位为 10^9/L,输注后计数为输注后 1 小时测定值)。③输血后血小板回收率:输注后 1 小时回收率>60%,输注后 24 小时>40% 为输注有效。计算公式:回收率(%)=[(输注后血小板计数-输注前血小板计数/L)×血容量(L)]/输入血小板总数×2/3(2/3:输入的血小板约有 1/3 进入脾脏血小板储存池)。

5. 输注无效的原因　①输注剂量不足;②非免疫原因:脾脏肿大、感染、发热及 DIC 等原因,输注血小板时 CCI 值显著下降,血小板破坏增多又没有增加血小板剂量和输注次数而导致输注无效;③免疫原因:长期反复输注血小板,过多输注血小板制剂中残存的白细胞,导致大量异体抗原进入患者体内,致敏形成同种抗体导致输注无效,多次输注血小板患者的同种抗体多为 HLA 抗体;④血小板未振荡或过分振荡,供者献血前服用阿司匹林等药。

(四)血浆输注

1. 血浆制品　新鲜液体血浆(FP)和新鲜冰冻血浆(FFP),均含全血中全部血浆蛋白和凝血因子,后者保存期长,传播疾病几率也小,是临床使用最多的血浆制剂。

2. 适应证　①严重肝脏病人获得性凝血因子障碍;②血友病患者凝血因子的补充;③口服抗凝剂过量引起的出血;④大剂量输

血伴发的凝血障碍；⑤心脏直视手术；⑥烧伤；⑦弥漫性血管内凝血；⑧抗凝血酶Ⅲ缺乏；⑨免疫缺陷综合征、血栓性血小板减少性紫癜；⑩FFP亦可作为血浆置换疗法中的置换液。

3. 剂量与方法　取决于适应证及病人的临床状况，通常FFP的首次剂量为10ml/kg，维持剂量为5ml/kg，并参考临床症状和血液检查结果适当增减，避免无目的长期使用，以免发生循环超负荷的危险。

（五）冷沉淀输注

1. 冷沉淀制品　以400ml全血分离的200ml血浆制备的1袋冷沉淀为2个单位，其容量为20～30ml，每袋冷沉淀中含FⅧ约100单位以上，纤维蛋白原200mg以上。此外，还含有250～500mg/L的纤维结合蛋白及其他共同沉淀物，包括各种免疫球蛋白、抗-A、抗-B以及变性蛋白等。

2. 适应证　①儿童及轻型成人甲型血友病；②血管性假血友病；③先天性或获得性纤维蛋白原缺乏症及FⅧ缺乏症；④手术后出血、DIC、重症创伤等的替代疗法；⑤对严重创伤、烧伤、严重感染、白血病和肝功能衰竭等原因所致的获得性纤维蛋白缺乏症者，可明显改善其预后。

3. 剂量与方法

（1）用于甲型血友病的剂量按每袋（2单位）冷沉淀中FⅧ 100单位计算。通常轻度出血给10～15单位/kg，中度出血给20～30单位/kg，重度出血给40～50单位/kg。维持用药的天数需根据病情决定，最短维持3天，最长可达3周，剂量可减半。中、重度出血者最好选用FⅧ浓缩剂，以避免循环超负荷。

（2）血管性假血友病的剂量为每10kg体重输1袋，每日1次，维持3～4天。当手术患者发生迟发性出血时，应维持治疗7～10天。血小板型血管性血友病应用冷沉淀无效，而输注浓缩血小板有止血效果。

（3）纤维蛋白原缺乏症所需的冷沉淀剂量取决于患者血浆中原有的纤维蛋白原水平。一般成人常用剂量为每次输8袋（16单位），使血中纤维蛋白原水平维持在 0.5~1.0g/L 为适度。儿童可按每 10kg 体重输 2 袋。冷沉淀有剂量依赖性特点，即初次治疗效果较差者，增大剂量重复使用，可获得较好的效果。冷沉淀输注通常不要求作血型配合试验，但要求 ABO 同型或相容，尤其是新生儿或早产儿。

【儿童输血常见不良反应及处理】

（一）非溶血性发热反应

1. 定义及原因 指在输血或输血液成分期间，或输后 1~2 小时内体温升高 1℃或 1℃以上并有发热症状者。非溶血性发热反应在输血人群中发生率约为 3%，居输血反应第二位，多发于反复输血的受血者。引起非溶血性发热反应的原因有热原性发热反应，免疫性发热反应等。

2. 临床表现 畏寒、寒战、发热、出汗，可伴恶心、呕吐、心悸和头痛，于输血后 15 分钟至 2 小时内发生。

3. 治疗 暂停输血，保持静脉盐水滴注畅通；保暖，给予退热剂（阿司匹林或对乙酰氨基酚）、镇静剂（苯巴比妥或地西泮）。寒战严重时注射哌替啶或静脉注射 10%葡萄糖酸钙。密切观察患儿，每 15~30 分钟测体温 1 次。

（二）溶血反应

1. 定义及原因 输入的红细胞在受血者体内发生异常破坏称溶血反应。原因有血型不合，多见为 ABO 血型不合，其次还可见于某些 Rh 血型不合。血液保存不当、血液中加入等渗或低渗液、血液加热和机械性溶血等可引起非免疫性溶血反应。

2. 临床表现 急性溶血性输血反应临床症状因输入血量及溶血程度不同而各异，轻者有时难与发热反应鉴别或仅有短暂血红蛋白尿；重者寒战、高热、呼吸急促、血压下降，甚至发生休克、DIC 等，也可因大量游离的血红蛋白沉淀于肾小管而发生急性肾衰。ABO 血型外的相应抗体大都为不完全性的，抗-D、抗-E、抗-C、抗-c 能引起迟发性溶血性输血反应，大多症状较轻，但部分可引起全身炎症反应综合征，临床表现有体温升高或下降、心律失常、白细胞溶解及减少、高血压甚至休克、呼吸衰竭等。

3. 治疗　立即停止输血，保留静脉输液，保暖；抗休克：尽早尽快补充血容量，应用升压药，在输液中加入去甲肾上腺素，加强血管张力，选用多巴胺既能增加心排血量又能扩张肾血管，使用氢化可的松或地塞米松 10～20mg 静脉滴入。尽早应用利尿药物、碱性药物以预防肾衰，防治全身炎症反应综合征可通过置换性输血治疗。

4. 预防　一次大量输血者，献血者之间做交叉配血。对献血者和受血者在抽血前做不规则抗体筛检，特别是对有输血史者。输血前认真核对供血者与患儿姓名、住院号、血型、交叉配血结果。

（三）过敏反应

1. 原因　居输血反应第一位，多见于有过敏史的受血者。主要原因是对血浆蛋白质成分的免疫反应，其次是各种血液细胞成分，尤其是新鲜冰冻血浆在制备及储存过程中，白细胞活化产生生物活性物质如白三烯、组胺、嗜酸性趋化因子、髓细胞过氧化酶等的释放有关。此外，受血者有 IgA 缺陷时，接受多次输血后，因抗 IgA 而发生严重的过敏反应。

2. 临床表现　单纯性荨麻疹、血管神经性水肿和更严重的呼吸衰竭、休克等。

3. 治疗　单纯性荨麻疹一般可不停止输血，但要放慢输血速度，严格观察。口服抗组胺药如苯海拉明、盐酸异丙嗪或类固醇类药物，或皮下注射 1/1000 肾上腺素 0.01ml/kg。重度反应：立即停止输血，保留静脉输液通畅，立即皮下注射肾上腺素。还可根据情况静脉注射扑尔敏，使用氢化可的松、镇静剂和升血压药物。严重的喉头水肿应作喉插管或气管切开，氧气吸入。

4. 预防　有过敏史者输血前 0.5 小时口服抗组胺药，或使用类固醇类药（氢化可的松等）；不输有过敏史的献血者血液；对有抗 IgA 或限定特异性抗 IgA 的患儿需输血时，可选用洗涤红细胞。

（四）大量输血后的反应及并发症

大量输血使循环负荷过重，可引起充血性心力衰竭和肺水肿；

也可引起出血倾向,这多见于大量库存血的输入。由于大量枸橼酸盐进入体内,导致钙离子缺乏,也可因纤维蛋白溶解系统的激活导致纤维蛋白原减低,还有稀释性血小板减少和稀释性凝血病问题。出血倾向可通过输注血小板及新鲜冰冻血浆来预防。

(唐锁勤)

[参考文献]

1. 廖清奎主编. 小儿血液病基础与临床. 北京:人民卫生出版社,2001. 193-206
2. 贾苍松,廖清奎. 再谈儿科输血的临床问题. 实用儿科临床杂志,2004,19:342-345
3. 钟小兰,廖国仪,杨慧敏,等. 小儿血液病成分输血的临床分析. 中国小儿血液,2003,8:80-82
4. 杨威,李春义,郭兑山. 输血不良反应的预防与处理. 小儿急救医学,2001,8:180-181

第十一节 造血干细胞移植

【概论】

(一)定义

造血干细胞移植(hematopoietic stem cell transplantation,HSCT)是给予患者进行大剂量放/化疗或其他免疫抑制剂等预处理,清除患者体内的肿瘤细胞、恶性克隆细胞或异常造血干细胞,然后移植正常的异体或自体造血干细胞(hematopoietic stem cells,HSCs),重建正常的造血和免疫功能,从而达到治疗的目的。自从1955年Thomas首先开展骨髓移植以来,造血干细胞移植目前已广泛应用于造血系统肿瘤(如白血病、淋巴瘤、骨髓增生异常综合征等)和非恶性难治性血液病(如重型再生障碍性贫血、地中海贫血、阵发性睡眠性血红蛋白尿等)的治疗,此外,造血干细胞移植还被应用于某些实体瘤(如神经母细胞瘤等)以及一些先天性免疫缺陷病及重症自身免疫性疾病(如系统性红斑狼疮、类风湿性关节炎、多发性硬化症、系统性硬化症、重症肌无力等）疾病的治疗，取得了良好的疗效。

（二）分类

1. **按造血干细胞来源**　分为骨髓移植（Bone Marrow Transplantation，BMT）、外周血干细胞移植（Peripheral Blood Stem Cell Transplantation，PBSCT）、脐带血移植（Cord Blood Stem Cell Transplantation，CBSCT）和胎肝细胞移植（Fetal Liver Cell Transplantation，FLCT）。

2. **按造血干细胞供体与宿主的关系**　分为异基因造血干细胞移植（Allo-HSCT）和自体造血干细胞移（Auto-HSCT）两种；根据造血干细胞的来源异基因造血干细胞移植又分为相关供者造血干细胞移植（RD-HSCT）和无关供者造血干细胞移植（URD-HSCT）。

3. **供受体间 HLA 相关性**　分为 HLA 相合造血干细胞移植和 HLA 不相合造血干细胞移植。

近年来还发展了一种称为非清髓造血干细胞移植（Non-ablative Hematopoietic Stem Cell Transplantation，NAHSCT）方法。

【造血干细胞移植技术】

（一）预处理方案

1. **预处理的目的**　①清除患者的造血细胞，为将要植入的供体细胞提供空间；②抑制宿主免疫功能，降低宿主抗移植物反应（graft versus host disease，GVHD），以利于供体细胞植入；③最大限度地杀灭肿瘤细胞。

2. **预处理方案**　按是否含有放疗，分为两大类：①含有全身照射（TBI）的方案，由 TBI 加化疗药物组成，经典的方案是环磷酰胺（CTX）60mg/kg，1 小时内滴注连续 2 天，加 TBI 12～15Gy。②不含有 TBI 的方案，以细胞周期非特异化疗药物为主：马利兰每次 1mg/kg 口服，每日 4 次，连续 4 天；CTX 50mg/kg，1 小时内滴注，连续 4 天。其他一些联合化疗方案包括：BEAM

（亚硝基脲氮芥、VP-16、阿糖胞苷、马法兰）、BEAC（亚硝基脲氮芥、依托泊苷、阿糖胞苷、CTX）、CBV（CTX、亚硝基脲氮芥、依托泊苷）等。

3.非清髓性预处理 非清髓性造血干细胞移植（NAHSCT）是未彻底清除宿主造血干细胞，不经移植亦能迅速恢复自身造血（<28天）。其机理是应用减低剂量的预处理进行免疫抑制以促进异体造血干细胞植入，供者干细胞植入成功后，利用移植时输入的供者免疫活性细胞和移植后的供者淋巴细胞输注（DLI）共同诱导和发挥的移植物抗肿瘤（GVT）效应来根治肿瘤。NAHSCT以小剂量TBI（20Gy）、烷化剂、抗淋巴细胞球蛋白（ATG）及单克隆抗体等免疫抑制剂组成预处理方案，其中ATG既加强对受者的免疫抑制作用，又有治疗协同作用，氟达拉宾具有细胞毒和免疫抑制作用，环磷酰胺减少剂量为经典移植用量（200mg/kg）的30%～60%，是预处理应用较多的药物。相对经典移植预处理，NAHSCT强化免疫抑制的作用，移植后造血重建快，早期出血及感染等并发症少，对青少年骨发育中心和性腺的影响轻，对儿童、年龄高、体质差者相对安全。

（二）造血干细胞的采集和输注

1.供体的选择原则 异基因移植的供者来源有：①孪生同胞；②HLA相合同胞兄妹；③部分相合及半相合的亲属；④HLA相合无关供者。选择原则包括：①红细胞血型ABO、Rh血型抗原必须与受者相同或至少符合输血原则；②为防止超急排斥反应，须查受者血清中是否存在针对供者淋巴细胞的细胞毒抗体，若存在则供者不适用；③HLA配型或做交叉配型：将供者和受者的淋巴细胞互为反应细胞，即做两组单向混合淋巴细胞培养，两组中任一组反应过强，均提示供者选择不当。

2.造血干细胞的采集与保存 骨髓干细胞的采集一般在手术室全麻或硬膜外麻醉下进行，在髂骨多部位穿刺抽吸骨髓液。每点在不同深度、不同方向抽吸，肝素抗凝，采髓量为10～15ml/kg（受者体重）或单个核细胞（MNC）3×10^8/kg（受者体重），婴幼儿含 MNC 数量较高。如供或/和受者红细胞血型不合，需进行体外去除红细胞或去除血浆处理。对于采集的自体骨髓，可在进行骨髓细胞分离、体外净化后低温保存。

为减轻供者痛苦，目前更多的是采取供者外周血造血干细胞进行移植。异体外周血造血干细胞采集多采用 G-CSF 为动员剂，G-CSF 常用剂量为 $5\sim10\mu g/(kg\cdot d)$，连续使用 4~7 天，给药总天数取决于细胞采集数量和次数，一般将移植 $CD34^+$ 细胞数量定为 $>5\times10^6/kg$（受者体重）。采用 Baxter CS3000 或 COBE 血细胞分离机分离采集至达到所需细胞数，一般采集 MNC $2\sim6\times10^8/kg$（供者体重），可立即给患儿输注。自体外周血干细胞移植一般需要化疗加 G-CSF 动员外周血干细胞，当白细胞上升到 $4.0\times10^9/L$ 以上时采集造血干细胞，经程控降温后冷冻保存。

脐血干细胞采集是在断脐后，无菌条件下以脐静脉穿刺法进行。利用血袋真空和位差的重力作用，将脐血引流入装有抗凝保养液的采血袋内；编号登记后送往脐血库，经检测筛选、分离浓缩、程控降温等工序，之后储存于 -196℃ 超低温液氮罐中。

3. 造血干细胞的输注　在预处理方案完成之后，从供者体内新采集的 HSCs 可直接从中心静脉尽快输入。输入供者骨髓的同时可同步输入鱼精蛋白，以中和输入的肝素。冷冻保存的 HSCs，在患儿床前，从液氮罐中取出后，迅速放入 40℃ 恒温水浴中解冻，通过静脉尽快输入患儿体内。在输入前给予患儿碱化及地塞米松等药物，输注过程中密切观察患儿的生命体征，有无发热、溶血、血尿等情况，避免栓塞血管。注意要移植足量的 HSCs 才能保证植入，异基因骨髓和外周血 HSCT 一般至少需要单个核细胞 $3\times10^8/kg$，脐血移植一般至少 $0.1\times10^8/kg$，自体 HSCT 至少 $0.5\times10^8/kg$。

（三）植活证据和成分输血

1. 植活证据　移植后，如果患儿外周血细胞数回升，不必继续输血，即表明供者的干细胞已成功植入了患儿的骨髓，这种植入状态称为临床植入。此外还可通过以下方法检测，直接证据：①染色体检查：受者骨髓及血细胞中出现供者性染色体，约移植后2周可查得，但受性别相同限制；②红细胞血型抗原标记：移植后出现供者红细胞血型抗原；③HLA分型的不同；④PCR加地高辛标记的位点特异性寡核苷酸探针杂交方法，在受者体内查到供者源性细胞。出现GVHD是植活的间接证据。

2. 输血支持　HSCT在造血重建前须输成分血支持。所有血液制品均应经过15～25Gy照射以灭活淋巴细胞，防止输血性GVHD。HSCT患者一般应常规输注红细胞，使血红蛋白保持在100g/L以上，红细胞压积维持在25%～30%。白血病患者血小板$<20\times10^9$/L时自发出血危险增加，故造血功能衰竭期血小板$<20\times10^9$/L或有活动性出血时均应输注血小板，使其维持在20×10^9/L以上。造血恢复期若无移植并发症，血小板$\geqslant10\times10^9$/L时可不输注血小板。

【造血干细胞移植并发症】

（一）早期并发症

1. 感染　感染是造血干细胞移植最常见的合并症，预防措施包括：保护性隔离，住层流室；无菌饮食；胃肠道除菌；免疫球蛋白定期输注；医护人员勤洗手、戴帽子、口罩、手套、穿隔离衣。

（1）细菌感染：移植后细菌感染最为常见，对于突然发热的患者，经验性治疗应首选广谱抗生素，尤其不能忽视革兰阴性杆菌。

（2）病毒感染：移植后的病毒感染以疱疹病毒最多见。单纯疱疹病毒感染的高峰期为移植后第一个月。无环鸟苷对其有特效，视病情可口服或静滴。后者用量为5mg/kg，每8小时一次。带状疱疹的首选药物亦为无环鸟苷，但剂量亦大，静脉用药至少10mg/kg，每8小时一次，直至连续两天无新鲜病变出现后改为口服。总用药时间为2～3周。对于难治性或反复发作性带状疱疹亦可试用泛昔洛韦（famci-clovir）或贲昔洛韦（pencielovir）治疗。

巨细胞病毒（CMV）感染防治最为重要，因活动性感染一旦发生，预后常较差。一般主张定期进行CMV抗原检测，以便早期诊断并及时用药。首选药物为更昔洛韦（ganciclovir）。标准方案起始剂量为5mg/kg，每12小时1次静滴，持续2～3周。之后日量不变，但减至每周用药5天，再维持2～3周。对于仅表现病毒血症而无临床症状的患者，CMV抗原连续两次阴性后方可停药。若患者已有CMV感染的临床症状，疗程则需更长。有的患者用药后血象明显下降对更昔洛韦不能耐受，此时可换用膦甲酸钠（foscarnet）每日120～150mg/kg，分3次静滴，疗程同前。如遇严重病例，更昔洛韦与膦甲酸钠联合用药可取得更好的效果。静脉注射丙种球蛋白与上述抗病毒药物合用亦可提高疗效。上述方案对CMV感染近期疗效尚称满意，但停药后仍有部分患者病情复发。复发后再重新治疗仍然有效。

（3）真菌感染：移植后各阶段均可发生。对于已用足量、强效抗生素96小时后体温仍无下降趋势的患者，亦主张加用抗真菌药物。鉴于病原菌中念珠菌及曲霉菌多见，故选用二性霉素B最为可靠。其用法宜自小剂量开始慢速静滴，逐日递增，一般每日0.5mg/kg，即可显效。用药过程中最常见的不良反应为寒战、发热、心肾毒性及低血钾。近年来二性霉素脂质体已用于临床，常规用量每日3mg/kg。其不良反应明显减低。对于确诊念珠菌感染或肾功能受损的患者，氟康唑不失为一种安全有效的选择，但其对曲霉菌无效。伊曲康唑对曲霉菌有一定疗效，其优点为不良反应小。适用于经验性治疗及长期维持治疗。对于不能耐受二性霉素B的曲霉菌感染患者，伊曲康唑可作为首选。

（4）卡氏肺囊虫肺炎　移植前一周起开始预防性口服复方新诺明预防卡氏肺囊虫病，用至停用免疫抑制剂。

2. 肝静脉闭塞病（VOD）：VOD是一种以肝内小静脉纤维性闭塞为主要病理性改变的疾病，大多在移植预处理后3周内出现。依据美国西雅图移植中心的临床诊断标准，以下3个条件中具备两项可以诊断：①高胆红素血症（总胆红素2mg/dl或34.2μmol/L）；②肝脏肿大或肝区疼痛；③体重在短期内迅速增加，与基础体重比较＞2%，排除其他原因。VOD的预防：①改良预处理方案；②肝素：小剂量肝素[100U/（kg·d）]持续静滴，从预处理开始到HSCT后30天；③前列腺素E1（PGE1）：在有VOD高危因素的患儿，主张PGE1静点1.25～10ng/kg·min，从预处理开始到HSCT后30天。VOD的治疗：①主要是对症治疗：包括限制钠盐摄入；改善微循环，如给予右旋糖酐等；抗凝剂的使用，如给予小剂量肝素；应用利尿剂；避免使用前列腺素抑制剂等；必要时行血液透析治疗；②组织血浆蛋白酶原激活剂（tPA）：tPA+肝素已成功地应用于已形成的严重VOD；③PGE1+肝素；④抗肿瘤坏死因子治疗；⑤外科治疗。

3. 移植物抗宿主病（GVHD） GVHD是异基因HSCT的主要并发症和造成死亡的一个重要原因，GVHD的预防与治疗是决定异基因HSCT是否成功、移植个体是否长期存活的主要因素之一。接受异基因HSCT后100天内出现的皮疹、肝炎、肠炎等一组临床征象定义为急性GVHD（aGVHD）；而慢性GVHD（cGVHD）是指移植100天后发生的更为复杂的综合征。

急性GVHD的预防：①供受者因素：供受者之间HLA相合，供者和受者CMV血清学检测均阴性，移植后GVHD危险性降低。②全环境保护：层流病房和肠道无菌管理可降低aGVHD发生率。③免疫抑制剂的使用：甲氨蝶呤（MTX）、环孢素A（CsA）、普乐可复（FK-506）、骁悉（MMF）、抗人体胸腺细胞球蛋白（ATG）等。急性GVHD的治疗：仅有局部皮疹的aGVHD，可以不治疗或局部涂用可的松软膏就能控制。但如果有以下情况之一时就必须及时的给予全身性治疗：如皮疹面积迅速扩大，皮肤损害程度加重，出现发热、流感样症状，或怀疑有肠道或肝脏GVHD。一线治疗：甲泼尼龙（MP）：2mg/（kg·d），分次给予（12小时1次静滴）或地塞米松。二线治疗：FK506、ATG、抗淋巴细胞球蛋白，抗IL-2抗体，鼠抗TNF-α抗体等。

慢性移植物抗宿主病（cGVHD）的预防：主要是减少aGVHD的发生和降低aGVHD的发病程度。进一步的预防包括去除供者T细胞和全淋巴区照射，静脉注射免疫球蛋白，延长免疫抑制剂的使用时间等。慢性GVHD的治疗：一线治疗：泼尼松和

CsA交替使用：泼尼松1mg/（kg·d），CsA 6mg/（kg·d），每日2次。二线治疗：硫唑嘌呤、FK506、MMF、反应停、全淋巴区照射、对症支持治疗等。

（二）晚期并发症

①白内障：主要与TBI有关，糖皮质激素和CsA可促进其发生；②白质脑病：主要见于合并中枢神经系统白血病而又接受反复鞘内注射和全身高剂量放、化疗者；③内分泌紊乱：甲状腺、性腺功能减低、闭经、不育、生长延迟；④继发肿瘤等。

（唐锁勤）

[参考文献]

1. 廖清奎主编. 小儿血液病基础与临床. 北京：人民卫生出版社，2001. 193-206
2. 王美兰. 儿童造血干细胞移植程序. 中国处方药，2003，10：15-20
3. 刘晓溪，李潮. 非清髓性造血干细胞移植治疗再生障碍性贫血. 中国小儿血液，2004，9：143-144
4. 郭乃榄. 造血干细胞移植合并感染的防治对策. 实用肿瘤杂志，2001，16：156-158

第八章 小儿内分泌及遗传代谢性疾病

一、生长激素缺乏症 (growth hormone deficiency, GHD)

【概论】

本病是由于垂体前叶合成和分泌生长激素 (growth hormone, GH) 部分或完全缺乏,或由于结构异常、受体缺陷等所致的生长发育障碍性疾病。发生率约 1/5000～1/4000。可分为①特发性:约 50%～60%GHD 患儿的下丘脑、垂体无明显病灶,但 GH 分泌功能不足,原因不明。另约 5%～30% 的 GHD 是遗传因素所致。②获得性:任何累及下丘脑或垂体前叶的病变都可引起生长激素合成和分泌障碍。如肿瘤、放射损伤、头部创伤、颅内感染、侵润病变、发育异常等。③暂时性:因家庭环境不良刺激使小儿遭精神创伤,GH 分泌低下,外界不良因素消除后即可恢复。

【临床表现】

1. 患儿出生时身高和体重均正常,1 岁以后出现生长速度减慢,身高低于同年龄、同性别正常健康儿童生长曲线第三百分位数以下(或低于两个标准差),身高年增长速率小于 4cm,智能发育正常,身体各部比例匀称,骨龄落后于实际年龄。

2. 部分患儿同时伴有一种或多种其他垂体激素缺乏,除生长迟缓外,尚伴随低血糖、食欲不振、尿崩症状、小阴茎、到青春期仍无性器官和第二性征发育等。

【相关检查的规范】

1. 生理试验系筛查试验,药物试验为确诊试验 一般认为在试验过程中,GH 峰值 $<10\mu g/L$ 为分泌功能不正常;GH 峰值 $<5\mu g/L$,为 GH 完全缺乏;GH 峰值 $5\sim10\mu g/L$,为 GH 部分缺乏。

2. 生长激素药物刺激实验　药物试验一般多选择胰岛素加可乐定或左旋多巴试验。对于年龄较小的儿童，尤其空腹时有低血糖症状者给胰岛素要特别小心，因其易引起低血糖惊厥等严重反应。

3. X 线检查　常用左手腕掌指骨片评定骨龄。

4. 检查下丘脑-垂体轴的其他功能　可选择测定 TSH、T_4 或促甲状腺素释放激素（TRH）刺激试验和黄体生成素释放激素（LHRH）刺激试验以判断下丘脑-垂体-甲状腺轴和性腺轴的功能。

5. 检测胰岛素样生长因子（IGF-1）和胰岛素样生长因子结合蛋白（$IGFBP_S$）对了解生长轴异常有帮助。

6. CT 或 MRI 检查　已确诊的患儿，根据需要选择头颅 CT 或 MRI 检查，以了解下丘脑-垂体有无器质性病变，尤其对肿瘤有重要意义。

【诊断的规范】

1. 诊断依据

（1）身高落后于同年龄、同性别正常儿童第三百分位数以下。

（2）生长速率<4cm/年。

（3）骨龄落后于实际年龄 3～4 年。

（4）至少两种生长激素药物刺激试验示 GH 峰值<10μg/L。

（5）智能正常，与年龄相称。

（6）血清 IGF-1、$IGFBP_s$ 水平降低。

（7）排除其他导致生长障碍的疾病，注意是否合并其他垂体激素缺乏。

2. 鉴别诊断　引起生长落后的原因很多，需与 GHD 鉴别的主要有：家族性矮身材、体质性青春期延迟、Turner 综合征、先天性甲状腺功能减低症、各种骨、软骨发育不全及其他内分泌代谢病引起的生长落后等。

【治疗方法的规范】

1. 基因重组人生长激素（r-hGH）　一般用量 0.1 U/kg，于睡前皮下注射，每周 6～7 次。治疗至骨骺融合为止。第 1 年约可增长 10 cm，此后生长速度渐减慢。治疗中应定期测甲状腺功能、尿糖，用骨龄监测疗效，避免骨龄超过实际年龄。

2. 多发垂体功能缺乏　如有 TSH 缺乏伴甲状腺功能降低用 L-甲状腺素替代；同时伴性腺轴功能障碍的 GHD 在骨龄达 12 岁可开始用性激素治疗，以促进第二性征发育。

3. GH 受体缺陷者，使用 r-hGH 治疗无效，可试用 IGF-Ⅰ（胰岛素样生长因子-Ⅰ）。

二、中枢性尿崩症

【概论】

尿崩症是由于患儿完全或部分丧失尿液浓缩功能，表现为多饮、多尿和排出稀释性尿。造成尿崩症的原因很多，其中较多见的是由于下丘脑、垂体任何病变引起抗利尿激素（antidiuretic hormone，ADH，又名精氨酸加压素，arginine vasopresis，AVP）分泌或释放不足，使肾小管回吸收水障碍，导致多饮、多尿、烦渴、排出低比重尿，称中枢性尿崩症。中枢性尿崩症分为：①特发性：多为散发，视上核及室旁核神经细胞退行性变性所致；少数为家族性，常染色体显性遗传，为精氨酸加压素的神经垂体素Ⅱ基因突变所致。②继发性：创伤、肿瘤、感染、先天畸形、脑血管病等损伤下丘脑、垂体均可引起中枢性尿崩症。

【临床表现】

1. 以烦渴、多饮、多尿为主要症状。饮水每日大于 $3000ml/m^2$，尿量可达 4~10L/d 以上，尿比重低且固定。夜尿增多，可出现遗尿。

2. 婴幼儿烦渴时哭闹不安，不肯吃奶，饮水后安静，由于喂水不足可发生便秘、低热、脱水甚至休克，严重脱水可致脑损伤及智力缺陷。

3. 儿童由于烦渴、多饮、多尿可影响学习和睡眠，出现少汗、皮肤干燥苍白、精神不振、食欲低下、体重不增、生长缓慢等症状。如充分饮水，一般情况正常，无明显体征。

【相关检查的规范】

1. 尿比重小于1.005。

2. 血钠、钾、氯、钙、镁、磷等正常,肌酐、尿素氮正常。

3. 血渗透压正常或偏高,尿渗透压低。

4. 限水试验 观察患儿在细胞外液渗透压增高时的浓缩尿液的能力,正常儿童禁饮后不出现脱水症状,每小时尿量逐渐减少,尿比重逐渐上升,尿渗透压可达800 mOsm/L以上,而血钠、血渗透压均正常。尿崩症患者每小时尿量减少不明显,尿比重不超过1.010,尿渗透压变化不大,血清钠和血渗透压分别上升超过145mmol/L和295 mOsm/L,体重下降3%～5%。

5. 加压素试验 如尿渗透压上升峰值超过给药前的50%,则为完全性中枢性尿崩症;9%～50%者为部分性尿崩症;肾性尿崩症小于9%。

6. 血浆AVP测定 中枢性尿崩症血浆AVP浓度低于正常;肾性尿崩症血浆AVP基础状态可测出,禁饮后明显升高而尿液不能浓缩;精神性多饮AVP分泌能力正常。

7. 头颅X线平片、CT或MRI检查,以排除颅内肿瘤。

【诊断的规范】

1. 诊断

(1) 血渗透压＞300mOsm/L,尿渗透压＜300mOsm/L时,可诊断尿崩症。

(2) 血渗透压＞270mOsm/L时,应进行限水试验:如血渗透压＞300mOsm/L,尿渗透压在10小时以上一直＜600mOsm/L时,应考虑尿崩症;如尿渗透压＞600mOsm/L并稳定1小时以上可排除尿崩症。

(3) 加压素试验见尿量明显减少,尿比重和渗透压在1小时内上升一倍以上,尿渗透压大于血渗透压,尿比重＞1.016为中枢性尿崩症;尿量及尿比重无明显变化为肾性尿崩症。

2. 鉴别诊断 中枢性尿崩症需与其他原因引起的多饮、多尿鉴别:如高渗性利尿、高钙血症、低钾血症、继发性肾性多尿、原发性肾性尿崩症、精神性多饮等。

【治疗方法的规范】

1. 病因治疗　对有原发病灶的患儿必须针对病因治疗，肿瘤可手术切除。

2. 药物治疗

(1) 鞣酸加压素：开始剂量为 0.1～0.2ml，深部肌肉注射，作用可维持 3～7 天，须待多饮多尿症状再出现时再给用药，可根据疗效调整剂量，最大量每次 0.5ml。用药期间注意水中毒。

(2) 1-脱氨-8-D-精氨酸加压素（DDAVP）：为合成的 AVP 类似物。喷鼻剂：$100\mu g/ml$，$0.05\sim0.15ml/d$，每日 2 次鼻腔滴入。片剂（弥凝），$100\mu g/次$，每日二次口服。副作用很小，偶有引起头痛或腹部不适者。

(3) 其他药物：①噻嗪类利尿剂　氢氯噻嗪（双氢克尿噻），每日 2～4mg/kg，分三次服用，同时补钾。②氯磺丙脲　增强肾脏髓质腺苷环化酶对 AVP 的反应，每日 $150mg/m^2$，一次口服，注意低血糖。③氯贝丁酯（安妥明）　增加 AVP 的分泌或加强 AVP 的作用。每日 15～25mg/kg，分次口服。副作用为胃肠道反应、肝功能损害等。④卡马西平　具有使 AVP 释放的作用，每日 10～15mg/kg。

三、性早熟

【概论】

一般认为女孩在 8 岁、男孩在 9 岁以前出现性发育征象临床可判断为性早熟。性早熟的病因按下丘脑-垂体-性腺轴功能是否提前发动分为：①中枢性性早熟（central precocious puberty，CPP）：又称真性性早熟。是由于垂体-性腺轴提前激活，导致性腺发育及功能成熟；可以是中枢神经器官病变所致，男孩多见（85%）；无中枢性病变者为特发性性早熟，女孩多见（85%～90%）。②外周性性早熟（peripheral precocious puberty）：又称假性性早熟。无下丘脑-垂体-性腺轴激活，有性激素水平升高，促使性征提前但无生育能力。③部分性性早熟：单纯性乳房早发育、单纯性阴毛早发育、单纯性早初潮。

【临床表现】

中枢性性早熟的临床特征是提前出现的性征发育与正常青春期发育程序相似，但临床表现差异较大。在青春期前的各个年龄组都可以发病，症状发展快慢不一，有些可在性发育一定程度后停顿一时期再发育，亦有的症状消退后再发育。在性发育的过程中，男孩和女孩皆有身长和体重过快的增长和骨骼成熟加速。由于骨骼的过快增长可使骨骺融合较早，早期身高虽较同龄儿童高，但成年后身高反而较矮小。

【相关检查的规范】

1. 血浆 FSH、LH 测定　血浆 FSH、LH 基础值可高于正常。

2. GnRH 刺激试验　测定 LH 峰值、LH/FSH 峰值、LH 峰值/基值等，判断其性腺轴功能是否启动。

3. 骨龄测定　骨龄超过实际年龄。

4. B 超检查　检查女孩卵巢、子宫的发育情况；男孩注意睾丸、肾上腺皮质等部位。

5. CT 或 MRI 检查　怀疑颅内肿瘤或肾上腺疾病所致者，应进行头颅或腹部 CT 或 MRI 检查。

【诊断的规范】

1. 中枢性性早熟诊断条件

(1) 女孩在 8 岁、男孩在 9 岁以前出现第二性征。

(2) GnRH 激发试验支持中枢性性早熟：LH 激发峰值，女孩 >12U/L，男孩 >25U/L，LH 峰值/FSH 峰值 >0.6~1.0。

(3) 性腺增大：女孩在 B 超下见卵巢容积 >1ml，并可见多个直径 >4mm 的卵泡；男孩睾丸容积 >4ml，并随病程延长而进行性增大。

(4) 骨龄超过实际年龄 1 年或 1 年以上。

(5) 线性生长加速。

(6) 血清性激素水平升高至青春期水平。

(7) 排除中枢器质性病变及其他内分泌疾患。

以上1、2、3、7项是重要而且是必具备的标准。

特发性性早熟必须与中枢神经系统、肾上腺、性腺、肝脏的肿瘤鉴别。女性特发性性早熟要注意与以下疾病鉴别：单纯乳房早发育、外周性性早熟、McCune-Albright综合征、原发性甲状腺功能减低伴性早熟等。

2. 外周性性早熟的诊断

误服雌激素类药物是导致女孩性早熟的常见原因，其特点是与乳房发育不相称的不规则阴道出血。如男孩出现性发育征象但睾丸容积仍与年龄相称者应考虑先天性肾上腺皮质增生症、肾上腺肿瘤。单侧睾丸或卵巢增大者应除外肿瘤可能。

3. 单纯性乳房早发育的诊断

常见于2岁以下小儿，乳腺轻度发育，不伴生长加速和骨龄提前，血清E_2和FSH基础值常有轻度增高，GnGH兴奋试验中FSH峰值增高，但LH不升。部分患儿可发展成为真性性早熟。

4. 单纯性阴毛早发育的诊断

两性均可发病，除阴毛外可伴腋毛发育，但无其他第二性征出现，无性腺发育，常有家族史。

【治疗方法的规范】

1. 病因治疗

肿瘤引起者应手术摘除或进行化疗、放疗；甲状腺功能低下所致者予甲状腺制剂；先天性肾上腺皮质增生患者可采用皮质醇类激素治疗。

2. 药物治疗

(1) 促性腺激素释放激素类似物（GnRHa）：其作用是通过下降调节，减少垂体促性腺激素的分泌，使雌激素恢复到青春期前水平。可按0.1mg/kg，每4周肌肉注射1次。用药后，患者的性发育及身高增长、骨龄成熟均得以控制，其作用为可逆性，若能尽早治疗可改善成人期最终身高。

(2) 性腺激素：其作用机制是大剂量性激素反馈抑制下丘脑-

垂体促性腺激素分泌。如：甲孕酮（medroxyprogesterone acetate，Provera）又称安宫黄体酮，为孕酮衍生物，用于女孩性早熟，每日口服剂量为 10～30mg，出现疗效后减量维持。环丙孕酮（cyproterone acetate）为 17-羟孕酮衍生物，不仅可阻断性激素受体，并可减少促性腺激素的释放，剂量每日 70～150mg/m^2。上述两药不能改善成人期身高。

四、先天性甲状腺功能减低症

【概论】

本病是由于甲状腺激素合成不足所造成的一种疾病。根据病因的不同可分为两类：①散发性：系先天性甲状腺发育不良或异位、甲状腺激素合成途径中酶缺陷、促甲状腺激素缺乏、甲状腺或靶器官反应低下等所造成，多为散发病例，少数有家族史。发生率为 1/7000～1/5000；②地方性：多见于甲状腺肿流行区，是由于该地区水、土和食物中碘缺乏所致，随着我国碘化食盐的广泛应用，其发病率明显下降。

【临床表现】

症状出现的早晚及轻重程度与残留甲状腺组织的多少及甲状腺功能低下的程度有关。

1. 新生儿期　患儿常为过期产儿、巨大儿；胎便排出延迟，腹胀，便秘，脐疝，生理性黄疸期延长；少吃多睡，对外界反应低下，肌张力低，呼吸慢，哭声低且少，体温低，四肢冷，皮肤出现斑纹或有硬肿现象等。

2. 典型症状

（1）特殊面容和体态：头大，颈短，皮肤粗糙、面色苍黄，毛发稀疏、无光泽，面部黏液水肿，眼睑浮肿，眼距宽，鼻梁低平，唇厚，舌大而宽厚、常伸出口外。

（2）身材矮小，躯干长而四肢短小，上部量/下部量＞1.5。

（3）腹部膨隆，常有脐疝。

（4）神经系统症状：智能发育低下，表情呆板、淡漠，神经反射迟钝。

(5) 运动发育迟缓：翻身、坐、立、走的时间都延迟。

(6) 生理功能低下：精神差，安静少动，对周围事物反应少，嗜睡、纳差、声音低哑、体温低而怕冷，脉搏、呼吸缓慢，心音低钝，肌张力低，肠蠕动慢，腹胀，便秘。

(7) 少数患者可出现心包积液。

3. 地方性甲状腺功能减低症　因在胎儿期碘缺乏而不能合成足量甲状腺激素，影响中枢神经系统发育。临床表现为两种不同的类型，但可相互交叉重叠：

(1) "神经性"综合征：主要表现为共济失调、痉挛性瘫痪、聋哑、智能低下，但身材正常，甲状腺功能正常或轻度减低。

(2) "黏液水肿性"综合征：临床上有显著的生长发育和性发育落后、智力低下、黏液性水肿等。血清 T_4 降低、TSH 增高。约25%患儿有甲状腺肿大。

4. TSH 和 TRH 分泌不足　患儿常保留部分甲状腺激素分泌功能，因此临床症状较轻，但常有其他垂体激素缺乏的症状如低血糖（ACTH 缺乏）、小阴茎（Gn 缺乏）、尿崩症（AVP 缺乏）等。

【相关检查的规范】

1. 新生儿筛查　出生后 2~3 天的新生儿干血滴纸片检测 TSH 浓度作为初筛，结果大于 20mU/L 者，再检测血清 T_4、TSH 以确诊。

2. 血清 T_4、T_3、TSH 测定　如 T_4 降低、TSH 明显升高即可确诊。血清 T_3 浓度可降低或正常。必要时测定游离 T_3、游离 T_4 及甲状腺素结合球蛋白。

3. TRH 刺激试验　静注 TRH $7\mu g/kg$，正常者在注射 20~30 分钟内出现 TSH 峰值，90 分钟后回至基础值。若未出现高峰，应考虑垂体病变；若 TSH 峰值甚高或持续时间延长，则提示下丘脑病变。

4. X 线检查　骨龄常明显落后于实际年龄。

5. 核素检查　^{99m}Tc 计算机体层摄影术检测甲状腺发育情况及

甲状腺的大小、形状和位置。

【诊断的规范】

1. 诊断

(1) 新生儿筛查：TSH＞20mU/L 时，抽静脉血检测 T_4、TSH 以确诊。是诊断的重要手段，可早期诊断，以便早期治疗，避免神经精神发育缺陷。

(2) 血清 T_4、TSH 检测：若 T_4 降低、TSH 明显升高即可确诊。

(3) 若血清 T_4、TSH 均低，应行 TRH 刺激试验以确定是否垂体或下丘脑病变所致。

2. 鉴别诊断　应与下列疾病鉴别：先天性巨结肠、21-三体综合征、佝偻病、骨骼发育障碍的疾病等。

【治疗方法的规范】

1. 一旦诊断确立，用甲状腺制剂从小量开始，逐步加到足量，然后用维持量终身服用。甲状腺制剂有两种：① L-甲状腺素钠：是首选药物，半衰期较长，血清浓度较稳定，每日服一次即可，用量：新生儿至 6 个月 25～50μg/d (8～10μg/kg)；7～12 个月 50～75μg/d (6～8μg/kg)；2 岁以上 100～200μg/m² (4μg/kg)。② 甲状腺片：动物甲状腺制剂，含 T_3、T_4，不稳定，若长期服用，可使 T_3 升高。开始量应从小至大，间隔 1～2 周加量一次，直至临床症状改善，血清 T_4、TSH 正常，即作为维持量使用。一般每日参考剂量：1 岁以内 4.2～9.0mg/kg；2～5 岁 3.0～4.4mg/kg；6 岁以上 1.8～3.0mg/kg。

2. 定期复查甲状腺功能、骨龄、监测身高体重，指导调整剂量。

五、先天性肾上腺皮质增生症 (congenital adrenal hyperplasia, CAH)

【概论】

是一组由于肾上腺皮质激素合成过程中酶的缺陷所引起的疾

病，由于先天性肾上腺皮质激素合成过程中酶缺陷，使皮质激素合成障碍，导致垂体分泌促皮质激素增加，进而造成双例肾上腺增生而引起疾病。属常染色体隐性遗传病。典型的CAH发病率约1/10万，非典型的发病率约为典型的10倍，并有种族特异性。

【临床表现】

临床表现取决于酶缺陷的部位及缺陷的严重程度。常见的有以下几种类型：

1.21-羟化酶缺乏症 是CAH中最常见的一种，占典型病例的90%～95%。

(1) 单纯男性化型：临床无失盐症状，主要表现为雄激素增高的症状和体征。

女孩表现为假两性畸形，出生时即呈现程度不同的男性化体征，如：阴蒂肥大或有不同程度的阴唇融合。2～3岁后可出现阴毛、腋毛。于青春期，女性性征缺乏，无乳房发育和月经来潮。

男孩表现为假性性早熟。出生时可无症状，生后6个月以后出现性早熟征象，一般1～2岁后外生殖器明显增大，阴囊增大，但睾丸大小与年龄相称。可早期出现阴毛、腋毛、胡须、痤疮、喉结，声音低沉和肌肉发达。

无论男孩还是女孩均出现体格发育过快，骨龄超出年龄，因骨骺融合早，其最终身材矮小。由于ACTH增高，可有皮肤黏膜色素沉着。

(2) 失盐型：除具有上述男性化表现外，生后不久即有拒食、呕吐、腹泻、体重不增或下降、脱水、低血钠、高血钾、代谢性酸中毒等。若治疗不及时，可因循环衰竭而死亡。

(3) 非典型型：亦称迟发型、隐匿型或轻型。本症的临床表现各异，发病年龄不一。在儿童期或青春期才出现男性化表现。男孩为阴毛早现、性早熟、生长加速、骨龄提前；女孩出现初潮延迟、原发性闭经、多毛症及不育症等。

2.11β-羟化酶缺陷症 约占CAH的5%～8%，此酶缺乏时，雄激素和11-脱氧皮质酮均增多。临床表现出与21-羟化酶缺乏相似的男性化症状，但程度较轻；可有高血压和钠潴留。多数血压中等程度增高，其特点是给予糖皮质激素后血压可下降，而停药后血压又回升。

3. 3β-羟类固醇脱氢酶缺乏症　男孩出现假两性畸形，如阴茎发育差、尿道下裂。女孩出生时出现轻度男性化现象。由于醛固酮分泌低下，在新生儿期即发生失盐、脱水症状，病情较重。

4. 17-羟化酶缺乏　低钾性碱中毒和高血压，由于性激素缺乏，女孩可有幼稚型性征、原发性闭经等；男孩则表现为男性假两性畸形，外生殖器女性化，有乳房发育，但患儿有睾丸。

【相关检查的规范】

1. 血皮质醇降低或正常，ACTH升高。
2. 尿17-羟类固醇（17-OHCS）、17-酮类固醇（17-KS）和孕三醇测定，17-KS明显升高，对本病的诊断价值优于17-OHCS。
3. 血17-羟孕酮（17-OHP）、肾素血管紧张素原（PRA）、醛固酮（Aldo）、脱氢异雄酮（DHEA）、脱氧皮质酮（DOC）及睾酮（T）等测定，17-OHP基础值升高是21-羟化酶缺乏的特异性指标，它还可用于监测药物剂量和疗效。
4. 血电解质测定　失盐型见低钠、高钾血症。
5. X线检查　骨龄超过年龄。
6. B超或CT检查　可见双侧肾上腺增大。
7. 染色体检查　对性别难辨者行染色体检查，可确定性别。
8. 基因诊断　采用直接聚合酶链反应、寡核苷酸杂交、限制性内切酶片段长度多态性和基因序列分析可发现相关基因突变或缺失。

【诊断和鉴别诊断】

1. 诊断

(1) 有下列情况时应考虑本病：①核型为46，XX伴有两性畸形。②有明显隐睾的男性。③表现休克、低血糖以及发现与肾上腺皮质功能不全一致的生化改变的任何婴儿。④在青春期前伴有男性化体征的男性或女性。

(2) 血17-羟孕酮（17-OHP）基础值测定对21-羟化酶缺乏症极有诊断价值，如<6.1nmol/L（200ng/dl）可排除诊断；若>30.3nmol/L可确诊。

(3) 非典型型21-羟化酶缺乏症的诊断需做ACTH刺激试验：静注ACTH 0.25mg后30分钟及60分钟分别取血测17-OHP，正常反应<9.1 nmol/L；若>30.3 nmol/L可确诊。

(4) 新生儿筛查：生后2～5天采足跟血滴于特制纸片上，用ELISA或荧光免疫等方法测定17-OHP浓度，可以筛查21-羟化酶缺乏的先天性肾上腺皮质增生症。

2. 需与其他相关疾病鉴别，如：先天性肥厚性幽门狭窄、急性胃肠炎、尿道下裂及隐睾、真两性畸形、分泌雄激素的肿瘤或伴有ACTH增高且皮肤色素沉着的先天性肾上腺皮质功能减低症。

【治疗方法的规范】

1. 及时纠正水、电解质紊乱（针对失盐型患儿）

静脉补液可用生理盐水，有代谢性酸中毒则用0.45％氯化钠和碳酸氢钠溶液。忌用含钾溶液。重症失盐型需静脉滴注氢化可的松25～100mg；若低钠和脱水不易纠正，则可肌肉注射醋酸脱氧皮质酮（DOCA）1～3mg/d或口服氟氢可的松0.05～0.1mg/d。脱水纠正后，糖皮质激素改为口服；并长期维持，同时口服氯化钠2～4g/d。其量可根据病情适当调整。

2. 长期治疗

(1) 糖皮质激素　补偿肾上腺分泌皮质醇的不足，并抑制过多的ACTH释放，从而减少雄激素的过度产生，改善男性化、性早熟等症状，保证患儿正常生长发育。一般氢化可的松口服量为每日10～20mg/m^2，2/3量睡前服，1/3量早晨服。

(2) 盐皮质激素　盐皮质激素可协同糖皮质激素的作用，使ACTH的分泌进一步减少。口服氟氢可的松0.05～0.1mg/d，症状改善后，逐渐减量、停药。因长期应用可引起高血压。0.1mg氟氢可的松相当于1.5mg氢化可的松，应将其量计算于皮质醇的用量中，以免皮质醇过量。

在皮质激素治疗的过程中，应注意监测血17-羟孕酮或尿17-酮类固醇，失盐型还应该监测血钾、钠、氯等，调节激素用量。

（3）定期进行生长速率、性发育和骨龄测定，定期监测血压、血浆肾素活性、17-羟孕酮或尿17-酮类固醇、睾酮等，调整剂量，使患儿保持正常生长速度，既无激素及外源性糖皮质激素过多征象，又能维持正常的性腺成熟和发育。

（4）17-羟化酶缺陷和3β-羟类固醇脱氢酶缺陷者，不论男、女青春期均应补充性激素以维持其表型。

（5）手术治疗 男性患儿毋需手术治疗。女性假两性畸形患儿宜在6个月～1岁行阴蒂部分切除术或矫形术。

六、1型糖尿病（type Ⅰ diabetes mellitus，Ⅰ DM）

【概论】

糖尿病是由于胰岛素缺乏所造成的糖、脂肪、蛋白质代谢紊乱症，分为原发性和继发性两类。原发性糖尿病又可分为：①1型糖尿病：以胰岛β细胞破坏，胰岛素分泌绝对缺乏所造成，必须使用胰岛素治疗的糖尿病，故又称胰岛素依赖性糖尿病；其发病与遗传易感性、自身免疫反应和环境因素有关；②2型糖尿病：胰岛β细胞分泌胰岛素不足和/或靶细胞对胰岛素不敏感（胰岛素抵抗）所致的糖尿病，亦称非胰岛素依赖性糖尿病；③青年成熟期发病型：是一种罕见的遗传性β细胞功能缺陷症，属常染色体显性遗传。继发性糖尿病大多由一些遗传综合征和内分泌疾病引起。98%的儿童糖尿病为1型糖尿病，2型糖尿病甚少。我国15岁以下儿童发病率为5.6/10万。

【临床表现】

1. 典型症状为多饮、多尿、多食和体重下降。体检除体重减轻、消瘦外，一般无阳性体征。

2. 酮症酸中毒：起病急，进食减少，恶心，呕吐，腹痛，关节或肌肉疼痛，皮肤黏膜干燥，呼吸深长，呼气中带有酮味，脉搏细速，血压下降，体温不升，甚至嗜睡、淡漠、昏迷。约40％糖尿病患儿在就诊时即处于酮症酸中毒状态，常因急性感染、过食、诊断延误、突然中断胰岛素治疗等因素诱发。

3. 病程较长者见生长落后、智能发育迟缓、肝大，称为Mauriac综合征。

4. 晚期可出现蛋白尿、高血压、肾功能衰竭、白内障、视力障碍、视网膜病变等。

【相关检查的规范】

1. 尿糖定性阳性。糖尿病伴有酮症酸中毒时尿酮体呈阳性。

2. 尿蛋白　监测尿微量白蛋白，可及时了解肾脏的病变情况。

3. 血糖　空腹血糖≥6.7mmol/L（120mg/dl）；餐后2小时或任意血样血糖≥11.1mmol/L（200mg/dl）。

4. 血脂　血清胆固醇、三脂酰甘油和游离脂肪酸明显增加。治疗适当时降低，故定期检测血脂有助于判断病情控制情况。

5. 血气分析　血气分析显示血 $pH<7.30$，$HCO_3^-<15mmol/L$ 时，即有代谢性酸中毒存在。

6. 糖化血红蛋白（HbA_1c）　可作为判断病情是否满意控制指标。正常人 $HbA_1c<7％$，治疗良好者 $<9％$，如 $>12％$ 时则表示血糖控制不理想。

7. 葡萄糖耐量试验　用于空腹血糖正常或正常高限，餐后血糖高于正常而尿糖偶尔阳性的患儿。正常人0分钟血糖<6.7mmol/L，口服葡萄糖后60和120分钟后血糖分别低于10.0和7.8mmol/L；糖尿病患儿120分钟血糖值>11mmol/L。试验前应避免剧烈运动、精神紧张，停服双氢克尿噻、水杨酸等影响糖代谢的药物。

8. 自身免疫抗体测定　部分患儿胰岛素细胞自身抗体（ICA）、谷氨酸脱羧酶（GAD）自身抗体、胰岛素自身抗体（IAA）、胰岛β细胞膜自身抗体（ICSA）等阳性。

【诊断的规范】

1. 当患儿有多饮、多尿、多食、尿糖阳性时，空腹全血或血浆血糖浓度分别≥7.0mmol/L或随机血糖≥11.1mmol/L者即可诊断为糖尿病。

2. 酮症酸中毒诊断标准　血糖>16.7 mmol/L；血 pH<7.3，HCO_3^-<15 mmol/L；阴离子间隙增高；血酮及尿酮体及尿糖阳性。

3. 应与下列情况相鉴别　其他还原糖尿症、非糖尿病性葡萄糖尿、婴儿暂时性糖尿、肾性糖尿及其他发生酸中毒、昏迷的疾病等。

【治疗方法的规范】

1. 糖尿病酮症酸中毒的治疗

（1）液体治疗：输液第 1 小时按 20ml/kg（最大量 1000ml）快速静滴 0.85%氯化钠溶液，以纠正血容量、改善血循环和肾功能。第 2~3 小时按 10ml/kg 静滴 0.45%氯化钠溶液。当血糖<17mmol/L 后，改用含有 0.2%氯化钠的 5%葡萄糖液静滴。

在开始 12 小时内至少补足累积损失量的一半，此后 24 小时内，可视情况按 60~80ml/kg 静滴同样溶液，以供给生理需要量和补充继续损失量。在患儿开始排尿后应立即在输入液体中加入氯化钾溶液，一般按每日 2~3mmol/kg（150~225mg/kg）补给，输入浓度不得>40mmol/L（0.3g/dl），并应定时监测心电图或血钾浓度。

对酮症酸中毒不宜常规使用碳酸氢钠溶液，仅在 pH<7.1，HCO_3^-<12mmol/L 时，可按 2mmol/kg 给予 1.4%碳酸氢钠溶液静滴，先用半量，当血 pH>7.2 时即停用，避免酸中毒纠正过快引起碱中毒而脑内仍为酸中毒，从而加重脑水肿。

在治疗过程中，应仔细监测生命体征、电解质、血糖和酸碱平衡状态，以避免酮症酸中毒治疗过程产生合并症，如脑水肿等，其表现为：头痛、意识不清、嗜睡、痉挛、视神经乳头水肿或脑疝等。

（2）胰岛素治疗：首先静推正规胰岛素 0.1U/kg，然后将正规胰岛素 25U 加入等渗盐水 250ml 中，按每小时 0.1U/kg，自另一静脉通道缓慢匀速输入。输入1～2小时后，复查血糖以调整输入量。当血糖＜17mmol/L时，应将输入液体换成含0.2%氯化钠的5%葡萄糖液，并停止静滴胰岛素，改为正规胰岛素皮下注射，每次0.25～0.5U/kg，每4～6小时1次，直至患儿开始进食、血糖稳定为止。

(3) 控制感染：酮症酸中毒常并发感染，须在急救同时采用有效抗生素治疗。

2. 长期治疗

(1) 饮食管理：每日所需热量（卡）为1000＋（年龄×80～100）。全日热卡分配为早餐1/5，中餐和晚餐分别为2/5，每餐中留出少量（5%）做餐间点心。食物的成分和比例：饮食中能源的分配为：蛋白质15%～20%，碳水化合物50%～55%，脂肪30%。

(2) 胰岛素治疗：由于患儿胰岛残余β细胞的功能不同，要注意胰岛素治疗的个体化。

目前胰岛素的制剂有正规胰岛素（RI）、中效的珠蛋白胰岛素（NPH）、长效的鱼精蛋白锌胰岛素（PZI）。一般胰岛素按0.5～1.0U/（kg·d）给予，年龄小用量偏小，青春发育期用量偏大。NPH和RI按2∶1或3∶1混合，RI与PZI按3∶1或4∶1混合使用。每日皮下注射2次，早餐前30分钟用总量2/3，晚餐前30分钟用总量1/3。早餐前注射的胰岛素提供早餐和午餐后的胰岛素，晚餐前注射的胰岛素提供晚餐后及次日晨的胰岛素。应根据用药日血糖或尿糖结果，调整次日的胰岛素用量，每2～3天调整剂量一次，直至尿糖不超过＋＋。

长期使用胰岛素应注意胰岛素过量：在午夜至凌晨时发生低血糖，清晨出现高血糖。胰岛素用量大于每日1.5U/kg者，应怀疑Somogyi现象。而胰岛素不足可致清晨现象。

3. 运动治疗　运动疗法是治疗糖尿病的重要手段之一。病情稳定后可以参加各种体育活动，运动种类和强度要遵循个体化和循序渐进原则，注意安全。

4. 宣教和管理　向患儿及家长详细介绍有关知识，帮助患儿树立信心，坚持有规律的生活和治疗，同时加强管理制度，定期随访复查。出院后治疗过程中，做好家庭记录，包括饮食、胰岛素注射次数和剂量、尿糖情况等。

5. 预防并发症　积极预防微血管继发损害所造成的肾功能不全、视网膜和心肌等病变。

七、21-三体综合征（先天愚型、Down综合征）

【概论】

本病是最常见的常染色体病，在活产婴儿中的发病率约1/800～1/600，半数以上病例在妊娠早期自然流产。绝大多数病例是由于父母生殖细胞在减数分裂或受精卵有丝分裂时21号染色体不分离所致，少数是由于亲代为平衡易位染色体携带者所致。环境中的致畸物质，如放射线、同位素、化学制剂（苯、农药等）及某些药物（磺胺类）均可能引起本病，母亲病毒感染（风疹、乙肝病毒等）子代亦易发生。且子代发生率随着母亲年龄增大而增高。染色体核型分3型。

【临床表现】

1. 特殊面容　眼裂小，眼距宽，双眼外眦上斜，鼻梁低平，外耳小，硬腭窄小，张口伸舌流涎，表情呆滞。

2. 生长发育迟缓　身长和体重均较正常儿低，动作发育迟缓，骨龄落后于实际年龄，出牙迟且顺序异常。

3. 智能落后　智商低，缺乏理解和思维能力，随年龄的增长逐渐明显。

4. 四肢关节及皮纹特点　四肢短，关节可过度弯曲；肌张力低下；第5指手指粗短且内弯，只有一条指褶纹；通贯手，atd角增大。

5. 伴多发畸形　约50%患儿伴有先天性心脏病，其次是脐疝、消化道或泌尿系统畸形。免疫功能低、白血病的发生率明显高于正常人群。

【相关检查的规范】

1. 染色体核型分析　该方法准确，但检测时间较长。可分为三型：

(1) 标准型：核型为 47, XY（或 XX），+21。

(2) 易位型：有 D/G 易位和 G/G 易位两类：①D/G 易位：D 组中以 14 号染色体为主，其核型为 46, XY（或 XX），-14, +t (14q21q)。②G/G 易位核型为 46, XY（或 XX），-21, +t (21q21q) 或 46, XY（或 XX），-22, +t (21q22q)。

(3) 嵌合型：核型为 46, XY（或 XX）/47, XY（或 XX），+21。

2. FISH（荧光原位杂交技术）　用荧光素标记的 21 号染色体的相应片段序列的探针，与外周血中的淋巴细胞进行原位杂交，患者的细胞中呈现三个 21 号染色体的荧光信号。对于标准型、易位型可达准确、快速，但嵌合型易漏诊。

【诊断的规范】

染色体核型分析和荧光原位杂交技术是确诊依据。对临床症状不典型者应行染色体核型分析以确诊。

本病应与先天性甲状腺功能减低症鉴别。

【治疗方法的规范】

本病无特效治疗。加强训练及对症治疗。

【展望】

在孕妇孕中期筛查相关血清标记物，对高危孕妇作羊水细胞或绒毛膜细胞染色体检查，可进行产前诊断。

八、18 三体综合征（Edward Syndrome）

【概论】

本病是仅次于 21 三体综合征的第二种常见染色体三体综合征。胚胎在妊娠 6~8 周开始出现异常，主要是中胚层及其衍化物（骨骼、泌尿生殖系、心脏等）的异常，接近中胚层的外胚层（皮肤皱褶、皮嵴及毛发等）和内胚层（美克尔憩室、肺、肾等）

也异常。新生儿发病率为1/8000～1/3500，女孩发病率较男孩高3～4倍，多数在胎儿期流产。发生率随父母年龄增大而增高。通常患儿20%在2个月内死亡，活到1岁不超过10%，仅有少数可活至数年，心血管畸形是本病常见的致死原因。染色体核型分2型。

【临床表现】

1. 外貌：头围小，枕骨突出、小眼、小口、小下颌、低耳位、腭弓高耸、兔唇、腭裂、胸骨短、骨盆小。

2. 智能低下，发育迟缓。

3. 肌张力低，皮肤多毳毛、皱褶多。

4. 低体重、易夭折。

5. 通贯掌、特殊挛缩的手：手指屈曲，第3和第4指紧贴手掌，第2和第5指压在其上。指甲发育不良。

6. 摇椅底足：由足后跟向后突出及足掌中凸形成，拇趾短，向背侧屈起，踝部向外突出。

7. 常伴先天性心脏病、脐疝、腹股沟疝，外生殖器畸形及发育不良。

【相关检查的规范】

染色体核型：(1) 18三体型：47, XX (XY), +18, 占80%。

(2) 嵌合型：46, XX (XY) /47, XX (XY), +18

【诊断的规范】

18三体综合征的畸形繁多，达115种以上，但并非所有畸形在每个患者身上都存在。其临床表现有很大的变异，而且没有一种畸形是18三体综合征特有的，因此不能根据临床畸形作诊断，必须行染色体核型分析以确诊。

鉴别诊断：本病应与13三体综合征和多发畸形综合征鉴别。

【治疗方法的规范】

本病无特效治疗。对症治疗。

九、13三体综合征（Patau Syndrome）

【概论】

本病是一种较常见的常染色体三体综合征。新生儿发病率约1/10000～1/4000，母亲妊娠分布25和38岁左右两个高峰，后一高峰与母亲妊娠高龄密切相关，40%母亲年龄大于35岁。患儿45%在1个月内死亡，活到1岁不超过15%。染色体核型分3型，易位型和嵌合型的生存率高于三体型患儿。

【临床特征】

1. 外貌：小头，小眼球，小口，小下颌，大扁平三角鼻，眼距宽，低耳位，兔唇，腭裂。
2. 出生体重低，生长发育迟缓。
3. 智能低下，常伴呼吸暂停及惊厥。
4. 肌张力低下。
5. 通贯手、atd角增大。
6. 常伴先天性心脏病、多指（趾）、并指（趾）、泌尿生殖系统畸形。

【相关检查的规范】

染色体核型：

1. 13三体型：47, XX (XY), +13
2. 易位型：46, XX (XY) －D, +t (13qDq)
3. 嵌合型：46, XX (XY) /47, XX (XY), +13

【诊断的规范】

染色体核型分析以确诊。

【治疗方法的规范】

本病无特效治疗。对症治疗。

十、5p-综合征（Cat Cry Syndrome）

【概论】

是由于一条早复制的第5号染色体短臂部分缺失所致，多数缺失是两次断裂所致；如果断裂发生在短臂，是中间缺失；如果断裂分别发生在短臂和长臂上，则形成环状染色体。尚有第 5 号染色体易位到 C、D 或 G 组染色体上。亦可由染色体平衡易位携带者遗传而来。发生率约 1/10 万～1/5 万。

【临床特征】

1. 外貌：小头，小耳，小下颌，满月脸，白内障，两眼距宽，斜视。

2. 出生体重低，平均体重≤2500g，平均头围 31cm。

3. 哭声似猫叫：特殊高调、悲哀、微弱啼哭声、咪咪似猫叫。

4. 极度智力低下、生长发育落后。

5. 四肢肌张力低，随年龄增大张力增高，反射增强，出现痉挛性步态。

6. 通贯手、atd 角增大。

7. 多伴先天性心脏病及骨、肾畸形。

【相关检查的规范】

染色体核型：46，XX（XY），5p−
　　　　　　 46，XX（XY），r（5）
　　　　　　 46，XX（XY）/46，XX（XY），5p−

【诊断的规范】

本病没有恒定的临床特征，虽特殊的猫叫样哭声见于多数病婴，在具有典型面部异常时可高度怀疑本病。但随年龄增大哭声和面部异常可以正常化，年长儿临床表现有相当的变异性，故须行染色体核型分析以确诊。

【治疗方法的规范】

本病无特效治疗。对症治疗。

十一、先天性卵巢发育不全综合征（Turner 综合征）

【概论】

该病是由于全部或部分体细胞中其中一条 X 染色体部分或完全缺失所致，是因为父母生殖细胞在减数分裂或受精卵有丝分裂时性染色体发生不分离所致。由于患者缺少一条或部分 X 染色体，单条 X 染色体缺少 SHOX 基因，因此身材矮小，第二性征不发育，性腺发育障碍，卵巢被条索状纤维组织所取代。表型是女性。在活产女婴中约为 0.4‰，约 99% 的病例流产。是人类惟一能生存的单体染色体综合征。

【临床表现】

由于 X 染色体丢失的程度不同，临床表现呈多样化，嵌合型症状轻微。

1. 新生儿期：出生体重低，颈短、颈部皮肤松弛，后发际低，手、足背先天性淋巴性水肿。

2. 女性外貌，生长迟缓，身材矮小；盾形胸，乳头间距宽；肘外翻。

3. 常伴其他先天畸形：手指畸形，第 4、5 掌骨较短，弓形足，心血管畸形、肾畸形。

4. 大多数患儿智能正常，部分患者可有甲状腺炎和糖尿病。

5. 青春期无性征发育，原发性闭经，外生殖器呈幼稚型，婚后不育。

【相关检查的规范】

1. 血清雌二醇水平低，滤泡刺激激素、黄体生成素明显增高。

2. 性染色质检查为阴性。

3. B 超示无卵巢滤泡的条索状性腺。

4. 染色体检查有以下几种类型核型：

(1) 单体型：45, X0，最多见。

(2) 嵌合型：又分为 X 嵌合型和与 Y 染色体嵌合型两型。如 46, XX/45, X0；46, XY/45, X0。

(3) X 染色体结构畸变型：如 46, X0, i (Xq)；46, X0, i (Xp) 或 46, X0, r (X) 等。

【诊断的规范】

确诊必须作染色体检查。

鉴别：Noonan 综合征表现与 Turner 综合征相似，男女均可患病，染色体核型正常，可有心脏畸形、轻度智力低下和不育。还要与其他性腺发育不良性疾病、原发性闭经鉴别。

【治疗方法的规范】

1. 治疗以改善其成人期最终身高和性征发育，保证患儿心理健康为目的。应用基因重组人生长激素，每晚 0.15U/kg 皮下注射，可使患儿身高增长。定期检测甲状腺功能和骨龄发育情况。

2. 当骨龄达 12 岁以上时，开始口服小剂量雌激素，以促进乳房和外生殖器发育，根据临床效果调整剂量。炔雌醇，第一年 2.5μg/d，以后逐年增加，当剂量达 10～12.5μg/d 时，可给人工月经周期疗法。

3. 条索状性腺在青春期有发生性细胞瘤倾向，应切除。

十二、先天性睾丸发育不全综合征（Klinefelter syndrome）

【概论】

是男性不育的常见原因之一。患者体细胞中有一条以上额外的 X 染色体，影响了睾丸的正常发育。其发生率在男婴中约 1‰。其发病与母亲高龄怀孕有关，由于生殖细胞在减数分裂或受精卵有丝分裂时性染色体发生不分离所致。其睾酮水平可降低或正常，青春期可在正常年龄出现，但第二性征发育不能达到成人水平，睾丸发育不良。

【临床表现】

1. 表型为男性，身材瘦高。

2. 青春期性发育障碍，睾丸小，婚后不育。

3. 皮肤细嫩，须毛少，声音高尖，甚至乳房发育。

4. 大多数患儿智能正常，但性格内向孤僻；少数有智能低下和精神异常。

【相关检查的规范】

1. 血清睾酮水平低下，FSH、LH 水平增高。

2. 染色体核型大多为 47，XXY（80%），其他有 46，XY/47，

XXY；46，XY/48，XXXY 等嵌合型，少数为 48，XXXY；49，XXXXY 或 50，XXXXYY 等。

【诊断的规范】

确诊必须作染色体检查。

【治疗方法的规范】

本病需及早确诊，自幼开始强化教育和训练，促进智能发育及正常性格形成。到 11～12 岁时，可采用长效睾酮制剂，以促进青春期发育，但不能治疗不育症。庚酸睾酮 100mg，每月肌注一次，以后每 6 个月增加 50mg，直至 200～300mg，维持治疗。阴毛发育不理想者可加用绒毛膜促性腺激素（HCG）500U，每 5 天肌注一次。

十三、脆性 X 综合征（fragile X syndrome，Fra（X））

【概论】

是一种 X 连锁智力低下疾病，占 X 连锁智力低下疾病的 15%～20%。在男性人群中发病率约 1/4000，女性约 1/6000。因患者体细胞在低叶酸培养基中，经诱变剂作用，可在部分细胞的 X 染色体末端显示如同断裂的脆性部位而得名。本征是由于脆性部位 FRAXA CGG 三联体的重复延伸而发病。FRAXA 位于 X 染色体 Xq27.3 上，基因 FMR-1 的第 1 外显子内，紧连高度甲基化的 CpG 岛，5′端有一 CGG 三联体多次重复的序列。正常人重复拷贝数在 6～53 之间，在生殖细胞向下代传递过程中，此重复序列可突变延伸。拷贝数延至 43～200 时无症状；延伸 200 以上（多在 600～3000 之间）则为高度甲基化，使 FMR-1 基因不能产生其编码的 FMR 蛋白（FMRP），男性则发病，重复拷贝数越多症状越重；女性因仍有一条正常的 X 染色体，其所带的 FMR-1 基因可产生 FMRP，故无或轻度症状。

【临床表现】

1. 特殊面容　头大，窄长脸，大嘴，下颌大，招风耳，耳位低，高腭弓。

2. 不同程度的智能低下　男性中～重度智能低下，女性轻度智能低下。

3. 青春期男性巨睾，女性卵巢功能早衰。

4. 结缔组织功能失调　过度伸直的指关节，平足，二尖瓣脱垂，主动脉延长。

5. 可伴语言和行为异常　语言迟缓，孤独，羞怯。

【相关检查的规范】

因细胞遗传学脆性部位检查仅 4%～40% 的细胞显示脆性部位，而且有假阳性及假阴性出现，目前已不用。多采用 CGG 重复序列 DNA 分析，根据重复序列长度对患者、携带者进行诊断，对高危者进行产前诊断。

【诊断的规范】

确诊必需 CGG 重复序列 DNA 分析检查。

【治疗方法的规范】

目前尚无有效的治疗方法。叶酸治疗在改善行为异常和提高完成动作能力方面的疗效肯定，但对智能的影响较小，其疗效与治疗年龄也有密切关系，应早期应用。

十四、苯丙酮尿症（phenylketonuria, PKU）

【概论】

是一种常见的氨基酸代谢病，由于苯丙氨酸代谢途径中的酶缺陷，使苯丙氨酸不能转变为酪氨酸，导致苯丙氨酸及其代谢产物蓄积并从尿中大量排出。属常染色体隐性遗传病。其发病率随种族而异，我国发病率为 1/16500。本症按酶缺陷的不同可分为典型和非典型两种。绝大多数为典型 PKU，是由于患儿肝细胞缺乏苯丙氨酸-4-羟化酶（PAH）所致。约 1%～3% 属非典型，是由于鸟苷三磷酸环化水合酶（GTP-CH）、6-丙酮酰四氢蝶呤合成酶（6-PTS）或二氢生物蝶呤还原酶（DHRR）缺乏所致，约半数系 6-PTS 缺陷所致。

【临床表现】

出生时患儿正常，一般在3～6个月时出现症状，1岁时症状明显。

1. 神经系统　早期神经行为异常，如兴奋不安、多动或嗜睡、萎靡；少数肌张力增高、腱反射亢进，惊厥，80%患儿智能发育落后。

2. 呕吐、喂养困难、湿疹。

3. 毛发、皮肤和虹膜色泽变浅。

4. 尿和汗液呈特殊的鼠尿臭味。

【相关检查的规范】

1. Guthrie细菌生长抑制试验　是新生儿期筛查方法，当苯丙氨酸含量＞0.24mmol/L时，应采静脉血测定苯丙氨酸和酪氨酸定量。

2. 血浆氨基酸分析和尿液有机酸分析　可为本病提供生化诊断依据，同时也可鉴别其他的氨基酸、有机酸代谢病。正常人苯丙氨酸含量为0.12mmol/L，患儿可高达1.22mmol/L以上。

3. 尿蝶呤分析　应用高压液相层析法测定尿液中新蝶呤和生物蝶呤的含量，用以鉴别各型PKU。

4. 酶学诊断　PAH仅存在于肝细胞，需经肝活检测定，不适用于临床诊断。其他3种酶的活性可采用外周血中红、白细胞或皮肤成纤维细胞测定。

5. DNA分析　基因定位12q24，已发现突变100余种。

【诊断的规范】

1. 初筛试验

（1）新生儿筛查——Guthrie细菌生长抑制试验呈阳性，进一步行确诊试验。

（2）婴儿及儿童筛试验——尿三氯化铁和尿2、4二硝基苯肼试验呈阳性，进一步行确诊试验。

2. 确诊试验　血浆氨基酸分析和尿液有机酸分析以确诊，患儿苯丙氨酸含量通常可高达1.2mmol/L以上。有条件时应测尿生物蝶呤和新蝶呤以确定是否由于生物蝶呤合成障碍所致非典型 PKU。

3. DNA 分析　近年来广泛用于 PKU 诊断、杂合子检出和产前诊断。但由于基因的多态性，分析结果务须谨慎。

【治疗方法的规范】

主要是饮食疗法。

1. 低苯丙氨酸饮食　对婴儿给特制的低苯丙氨酸奶粉，到幼儿期添加辅食时应以淀粉类、蔬菜、水果等低蛋白食物为主。苯丙氨酸需要量，2 个月以内约需 50～70mg/（kg·d），3～6 个月约 40mg/（kg·d），2 岁约为 25～30 mg/（kg·d），4 岁以上约 10～30mg/（kg·d），以能维持血中苯丙氨酸浓度在 0.12～0.6mmol/L（2～10mg/dl）为宜。饮食控制至少需持续到青春期以后。

2. BH_4、5-羟色胺和 L-DOPA　可用于非典型 PKU。

十五、肝豆状核变性（Wilson 病）

【概论】

本病是一种遗传性铜代谢缺陷病，属常染色体隐性遗传。发病率约 1/100 万～1/50 万。本病与铜蓝蛋白基因突变有关，移码突变导致编码蛋白功能障碍，铜蓝蛋白无法与铜结合，铜沉积在肝、脑、肾和角膜等组织，使细胞受损和坏死，导致脏器功能损伤，而引起一系列临床症状；因肝脏合成铜蓝蛋白速度减慢，血液中铜蓝蛋白降低。

【临床表现】

该病的发病年龄、临床表现有明显的个体差异，与地理环境、饮食结构、基因突变在不同组织的表达不同等有关。

1. 肝脏损害　多表现为慢性肝炎、肝硬化，少数表现为急性肝炎，甚至迅速发展至急性肝功能衰竭。轻者仅见肝脾大而无临床症状。可见一过性溶血性贫血或严重溶血合并爆发性肝功能衰竭，甚至死亡。

2. 神经精神损害　早期构语困难（呐吃）、动作笨拙或震颤、不自主运动、表情呆板、肌张力改变等，晚期精神症状更明显，常有行为异常和智能障碍。

3. 肾脏损害　表现为肾小管重吸收功能障碍，如蛋白尿、糖尿、氨基酸尿和肾小管酸中毒，少数可有 Fanconi 综合征症状。

4. 其他损害　角膜 K-F 环常随神经系统症状出现，是本病特有的体征；部分患儿有骨骼系统损害。

【相关检查的规范】

1. 血清铜蓝蛋白测定　正常小儿为 200~400mg/L，患儿通常低于 200mg/L，但少数为正常值。

2. 24 小时尿铜排出量测定　正常小儿尿铜低于 $40\mu g/24$ 小时；患儿高达 $100~1000\mu g/24$ 小时。

3. 角膜 K-F 环需用裂隙灯检查。

4. 颅脑 CT 和 MRI 可显示基底节低密度灶，严重时可累及丘脑、脑干和小脑。

5. X 线检查常见骨质疏松、关节间隙变窄或骨赘生等病变。

6. 基因诊断用于检出患者及携带者，本病的基因定位于 12q14~21。

【诊断的规范】

1. 具有典型症状和 K-F 环、血清铜蓝蛋白低下者可作出诊断。

2. 若 K-F 环阳性加血清铜蓝蛋白低加神经系统症状或体征者可诊断。

3. 无临床症状或只有肝病，须血清铜蓝蛋白低加肝铜增高才可诊断。

4. 若 K-F 环阴性，须血清铜蓝蛋白低加肝铜增高才可诊断。

5. 基因诊断：可作出早期诊断。

本病要注意与可引起血清铜蓝蛋白降低和尿铜增高的肾、肝、胆道疾病鉴别。

【治疗方法的规范】

1. 低铜饮食　每日食物中含铜量不应＞1mg，不宜进食动物内脏、鱼虾海鲜、坚果、巧克力和蘑菇等含铜量高的食品。

2. D-青霉胺（D-penicillamine） 每日20mg/kg，分次口服。它能与组织内沉积的铜结合成水溶性物质经尿排出，根据尿铜及临床症状调整用药，一般在治疗数周后神经系统症状可改善，而肝功能好转常需3~4个月的治疗。不良反应：皮疹、发热、白细胞下降、血小板减少、淋巴结肿大或蛋白尿。

3. 四硫钼酸胺（ammonium tetrathiomolybdate） 可通过与肠道内铜形成复合物减少铜吸收，其对铜的络合作用比D-青霉胺强。不良反应为骨髓抑制和骨骼异常。

4. 硫酸锌 每日口服量以相当于50mg锌为宜，分2~3次，餐间服用。锌能诱导小肠和肝脏对金属硫蛋白的合成能力，使用较安全，不良反应是胃肠道不适和头痛。

5. 其他治疗 神经系统症状可对症处理，如用左旋多巴、安坦等。对本病所致的急性肝功能衰竭或失代偿性肝硬化经上述各种治疗无效时可考虑进行肝移植。

【展望】

已有肝细胞移植及转基因治疗肝豆状核变性的动物试验，预示了基因治疗的应用价值和前景。

十六、糖原累积病

是一类由于先天性酶缺陷所造成的糖原代谢障碍疾病。发生率约1/2.5万~1/万。糖原是由葡萄糖单位构成的高分子多糖，根据体内代谢需要，不断合成和分解，它们是在一组完全不同的催化酶作用下完成的。葡萄糖合成糖原以磷酸化开始，在肝脏由葡萄糖激酶催化，在肌肉则由己糖激酶催化，磷酸化产生6-磷酸葡萄糖，后者通过葡萄糖磷酸变位酶的作用转变成1-磷酸葡萄糖，1-磷酸葡萄糖再通过尿苷二磷酸葡萄糖焦磷酸化酶转变成尿苷二磷酸葡萄糖，后者中的葡萄糖残基通过糖原合酶及淀粉-（1，4→1，6）转葡萄糖苷酶的作用，加入于原有的糖原分子中，从而形成新的糖原分子。糖原的分解由两个酶系统完成，糖原分解成1-磷酸葡萄糖由磷酸化酶催化，1-磷酸葡萄糖经过葡萄糖磷酸变位酶的作用转变成 6-磷酸葡萄糖，后者在葡萄糖-6-磷酸酶催化下，水解成葡萄糖。上述磷酸化酶只能分解到糖原分支点之前四个葡萄糖残基，其剩余的葡萄糖残基通过脱枝酶的作用，分解出葡萄糖。

已经证实糖原合成和分解代谢中所必需的酶至少有 8 种，任何一种酶的缺陷可导致不同临床表现的各型糖原累积病。至今发现这些酶缺陷所造成的临床疾病有 12 型，其中Ⅰ、Ⅲ、Ⅳ、Ⅵ、Ⅸ型以肝病变为主，Ⅰ、Ⅲ和Ⅳ型的肝脏损害最严重；Ⅱ、Ⅴ、Ⅶ型则以肌肉损害为主，除部分肝磷酸化酶激酶缺陷为 X 连锁隐性遗传外，其余都是常染色体隐性遗传疾病。表 8-1 列出了各型的特征。

表 8-1 主要的各型糖原累积病的特征

型号和病名	酶缺陷	基因座位	主要累及组织	主要临床表现
O 型	糖原合酶		肝	类似酮症性低血糖，智能差
Ⅰa 型 von Gierke 病	葡萄糖-6-磷酸酶	17	肝、肾	矮身材，肝大，低血糖，高血脂，高乳酸血症
Ⅰb 型	葡萄糖-6-磷酸移位酶			同Ⅰa 型，中性粒细胞减少和功能缺损
Ⅰc 型				同Ⅰa 型
Ⅱ型 Pompe 病	α-1,4-葡萄糖苷酶	17q21-q23	心、肝、肌	婴儿型：心脏扩大，肌张力低，肝大 少年型：肌病，心肌病 成人型：心肌病，呼吸功能不全
Ⅲa 型 Cori 病	脱枝酶	1p21	肝、肌	肝大，生长迟缓，肌力差，低血糖，高血脂，转氨酶增高

续表

型号和病名	酶缺陷	基因座位	主要累及组织	主要临床表现
Ⅲb型				同Ⅲa型的肝病症状,但无肌累及症状
Ⅳ型 Anderson病	分枝酶	3p12	肝	肝、脾大,进行性肝硬化
Ⅴ型 McArdle病	肌磷酸化酶	11q13-qter	横纹肌	疼痛性肌痉挛,血红蛋白尿,继发性肾功能衰竭
Ⅵ型 Hers病	肝磷酸化酶	14q21-q22	肝	肝大、轻度低血糖,高血脂
Ⅶ型 Tarui病	肌磷酸果糖激酶	1cen-q32	肌、红细胞	肌痉挛,溶血性贫血,肌红蛋白尿
Ⅸ型	磷酸化酶激酶	Xp22	肝、(肌)	肝大

糖原累积病Ⅰ型（Von Gierke病）

【概论】

本症是由于肝脏葡萄糖-6-磷酸酶缺陷所致,肝葡萄糖-6-磷酸葡萄糖分解出葡萄糖,在调节血液葡萄糖的浓度上起重要作用。在正常人体内,由糖原分解或糖原异生过程产生的6-磷酸葡萄糖都必须经葡萄糖-6-磷酸酶水解以获得所需的葡萄糖,该酶可提供肝糖原分解所得的90%葡萄糖,在维持血糖稳定方面起主导作用。当葡萄糖-6-磷酸酶缺乏时,肝脏不再是葡萄糖的供应场所。一旦肠道摄入葡萄糖终止,血液葡萄糖当即下降,大量乳酸由肝脏产生,使血乳酸升高,约50%病例死于酸中毒。慢性酸中毒可使患儿生长迟缓,骨质疏松。由于葡萄糖-6-磷酸酶缺乏,其前质6-磷酸葡萄糖增多,以致糖酵解、磷酸戊糖途径增强,最后产生过多的脂肪、乳酸及尿酸,造成高脂血症、酸中毒及高尿酸血症。由其引起低血糖、酸中毒的发生是糖原累积病中最严重的一型。男女皆可发病，一家可数人受累。

【临床表现】

临床表现轻重不一。

1. 重症在新生儿期即出现严重低血糖、抽搐、酸中毒、呼吸困难及肝肿大。

2. 轻症病例常在婴幼儿期生长迟缓，有皮下脂肪堆积趋向，肌肉松弛，呈匀称性矮小，骨龄落后，四肢伸侧常见黄色瘤。腹部因肝持续增大而膨隆显著，常腹泻及低血糖发作。

3. 少数幼婴儿在重症低血糖时可伴惊厥，但亦有血糖降至0.56mmol/L（10mg/dl）以下而无明显症状。随年龄增长，低血糖发作次数可减少。

4. 由于血小板功能不良，常有鼻衄等出血倾向。

5. 智力及肝功能多正常。

【相关检查的规范】

1. 空腹血生化检测显示不同程度的低血糖和乳酸血症，重症低血糖常伴低磷血症。

2. 血清丙酮酸、三脂酰甘油、磷脂、胆固醇和尿酸等均升高。

3. 肝功能多正常。

4. 血小板粘附率及聚集功能低下。

【诊断的规范】

1. 饥饿性低血糖伴肝脾肿大，高脂血症、乳酸酸中毒是诊断本病的重要线索。

2. 肾上腺素或胰岛血糖素注射后血糖不升高、静注半乳糖后血液葡萄糖不升高而乳糖升高支持本病。

3. 肝脏活检酶的测定是确诊的方法，电镜下可见肝细胞胞浆内脂滴明显增多。

本病需与其他类型糖原累积病鉴别。

【治疗方法的规范】

任何可以保持正常血糖水平的方法均可阻断本病异常的生化过程并减轻症状。

1. 日间多次少量进食，夜间应用鼻饲管持续点滴高碳水化合物，维持血糖在 4～5mmol/L 为宜。

2. 生玉米淀粉 1.75～2.5g/kg，4～6 小时一次，用一倍凉开水调服。生玉米淀粉是一种葡萄糖多聚体，悬液口服后在肠道缓慢消化，逐渐释放出葡萄糖，血糖便能维持在正常水平，肝脏不再继续增大，身高增长加快。应早治并长期坚持服用，剂量过大可引起胃肠道不适。

糖原累积病 II 型（Pompe 病）

【概论】

本病是由于 α-1,4-葡萄糖苷酶缺陷所致，该酶存在于各组织细胞的溶酶体内，其作用是使低聚糖和糖原分解成葡萄糖；酶缺乏时导致大量糖原累积在溶酶体中，溶酶体膨胀造成细胞损伤，故本病为溶酶体病，表现为全身性糖原累积。

【临床表现】

临床上可分为三种表现型。

1. 婴儿型　出生时正常，常生后 6 个月发病，全身性的肌肉肌张力降低为特征，吸吮差，喂养困难，巨舌，肝大，心脏极大，可伴充血性心力衰竭，心电图显示高大 QRS 波和 P-R 间期缩短，常在 2 岁内死于心力衰竭或吸入性肺炎。

2. 幼儿型　起病稍晚，动作发育迟滞或行走不稳定为初起症状，继而肌力减退，吞咽困难，呼吸肌亦被侵及，心脏增大，但很少发生心衰，常在 20 岁之前死于呼吸衰竭。

3. 成人型　多在 20～70 岁之间发病，进展缓慢的全身性肌病，以下肢为重，无其他器官病变。

【相关检查的规范】

1. 血清肌酸激酶、天门冬氨酸转氨酶和乳酸脱氢酶活力增高。

2. 肌电图表现肌病特征。

3. 肌肉活检见糖原累积和酸性磷酸酶升高。

【诊断的规范】

确诊需依据肌活检或培养成纤维细胞检测酶活性。

【治疗方法的规范】

迄今无满意治疗,由于通常的糖原代谢途径正常,饮食控制无效。

【展望】

羊水细胞和绒毛的酶学检查可用于产前诊断。

糖原累积病Ⅲ型(Cori病)

【概论】

本病是由于缺乏脱枝酶所致。脱枝酶具有两种催化酶活力,即淀粉-1,6-葡萄糖苷酶和低聚-(1,4→1,4)-葡萄糖转移酶。脱枝酶缺乏时,糖原分解不能正常进行,致使1,6糖苷键连接点数量增多和糖原分子结构异常。根据酶缺陷和累及组织器官不同,本病又分为数个亚型,Ⅲa最常见,肝脏和肌肉中酶活力均缺陷;Ⅲb型仅肝脏中酶活力缺陷。

【临床表现】

1. 生长迟缓 幼年即出现,部分病人青春期生长发育有改善。

2. 肝脾大 肝大在幼儿出现,部分病例在青春期肝恢复正常大小,个别病人持续发展至肝硬化,肝功能衰竭,常在4～6岁时脾大。

3. 肌无力 行走过速或爬坡时尤为明显。

4. 心脏增大 心电图异常,但心衰和心律紊乱罕见。

【相关检查的规范】

1. 血清转氨酶明显升高。

2. 血脂增高程度不一。

3. 半乳糖和糖原耐量试验正常。

【诊断的规范】

需依据肝脏和肌肉中脱枝酶活性测定确诊。

【治疗方法的规范】

可在日间给予高蛋白饮食,夜间予以鼻饲高蛋白液体;也可采用与治疗糖原累积病Ⅰ型相似的淀粉饮食。经适当饮食治疗后,患儿血糖可保持正常,转氨酶下降,生长情况改善。

十七、马方综合征

【概论】

本病是以骨骼、眼、心血管病变为特征的结缔组织疾病,常染色体显性遗传,基因定位于15q21.1。发病率1/20000,约25%为散发病例。

【临床表现】

1. 骨异常、关节和韧带松弛,瘦高体型,肢体细长,手掌长,手指细长(蜘蛛指)、拇指和小指可缠绕在腕关节周围,握拳时拇指内收,拇指尖可超过手掌尺侧缘。肋纵深生长致胸廓畸形如漏斗胸、鸡胸。脊柱侧弯、后弯,扁平足,反复髋关节脱位以及髌骨和其他关节脱位。

2. 眼异常 严重晶状体半脱位,常为双侧。青光眼,斜视,严重近视,自发性视网膜剥离,眼球震颤等。

3. 心血管异常 主动脉扩张、夹层病变。主动脉瘤,主动脉瓣关闭不全,二尖瓣脱垂。不同程度的传导异常。

4. 头痛,骶尾部腰痛,双下肢麻木、无力。

【相关检查的规范】

1. X线检查 检测全身骨骼系统及肺受累。

2. 眼科检查 检测眼受累。

3. 超声检查 检测心、眼受累。

4. CT或MRI 检测硬膜扩张。

【诊断的规范】

Ghent诊断标准:

1. 家族史和分子生物学检查 任何一项均为主要指标。

(1)一级亲属(父母、子女或兄弟姐妹)中患有诊断明确的马方综合征。

(2) 分子生物学检查发现 FBNⅠ基因突变。

(3) 家族中有诊断明确的马方综合征患者，就诊者具有 FBNⅠ等位基因。

(4) 家族成员中，有一个系统受累的主要指标和第二个系统受累的指标。

2. 骨骼系统受累　骨骼系统受累必须至少有2个主要指标或1个主要指标加2个次要指标。

(1) 主要指标：①漏斗胸需外科手术或严重鸡胸。②上下部量比降低（0.85 vs 0.93）。指间距与身高比大于1.05。③拇指征阳性：握拳时拇指内收置于掌心，拇指尖可超过手掌尺侧缘。手腕征阳性：拇指与小指能围绕腕部交叉合拢。④脊柱侧突角度＞20°。⑤肘关节伸展受限（＜170°）。⑥扁平足。⑦任何程度的髋臼前突（髋臼向盆腔内突出）。

(2) 次要指标：①中等度鸡胸。②脊柱侧突角度＜20°。③胸椎前突。④关节活动度增大。⑤高腭弓。⑥牙列拥挤。⑦特征性面容：长头，颧骨发育不良，眼球内陷，下颌后缩，眼角下斜。

3. 眼部受累　至少必须有2个次要指标。

(1) 主要指标：晶状体半脱位：多向上方和颞侧脱位。

(2) 次要指标：①平角膜。②眼球轴径增大。③50岁前出现白内障（核硬化型）。④虹膜发育不良或睫状体肌发育不良导致瞳孔缩小。⑤近视（与有无晶状体半脱位无关）。⑥青光眼（＜50岁）。⑦视网膜剥离。

4. 心血管系统受累　至少必须有1个次要指标。

(1) 主要指标：①主动脉根部扩张累及主动脉窦。②累及升主动脉的主动脉壁间动脉瘤。

(2) 次要指标：①二尖瓣脱垂。②近端肺动脉扩张，不伴有周围性肺梗塞或其他原因。③二尖瓣环部钙化（＜40岁）。④腹主动脉或降主动脉扩张（＜50岁）。

5. 肺部受累　至少必须有1个次要指标。

次要指标：①自发性气胸。②肺尖部大泡。

6. 皮肤及附件受累 必须有1个次要指标。

次要指标：①萎缩纹。②复发性疝或切口疝。

7. 硬膜受累

主要指标：硬膜扩张，表现为硬膜囊呈球形或增宽，常伴发神经根突出形成疝，多见于腰骶椎，随年龄增大而严重度增加。

诊断必须包括骨骼系统异常再加其他2个系统异常（包括家族史和分子生物学检查），其他2个系统异常中至少有1项主要指标异常（晶状体半脱位，主动脉扩张或壁间动脉瘤和硬膜扩张）。如家族史和分子生物学检查阴性，诊断必须有2个系统受累的主要指标和第3个系统受累的证据。

鉴别诊断：本病需与高胱氨酸血症、Beals挛缩性蜘蛛样指趾综合征、遗传性关节眼病等鉴别。

【治疗方法的规范】

1. 无特效治疗。主要针对心血管畸形治疗、防止主动脉夹层瘤形成和破裂。

2. 为预防主动脉根部进一步扩张，可使用β阻滞剂或行预防性主动脉近端置换术。

3. 避免剧烈和有冲撞的运动。

（经承学）

[参考文献]

1. 李桂梅，高飞，蒋沙义，等主编. 实用儿科内分泌与遗传代谢病. 济南：山东科学技术出版社，2004：96-283
2. 北京协和医院编. 儿科诊疗常规. 北京：人民卫生出版社，2004：467-490
3. 杨锡强，易著文主编. 儿科学. 第6版. 北京：人民卫生出版社，2004：166-497
4. 北京市卫生局编. 儿科诊疗常规. 北京：中国协和医科大学出版社，2002：122-131
5. 中华医学会儿科学分会内分泌遗传代谢学组. 对中枢性（真性）性早熟诊断和治疗的建议. 中华儿科杂志，2003，41（4）：272-273

6. 樊寻梅主编. 儿科学. 北京：北京大学医学出版社，2003：351-361
7. 魏书珍，张秋业主编. 儿童生长发育性疾病. 北京：人民卫生出版社，1996：238-261
8. 孙青，申德林，许丽芝. 肝豆状核变性诊断治疗研究进展. 实用肝病杂志，2005，8（2）：126-127
9. 陈崇毅，华玲玲. 先天性肾上腺皮质增生症的诊断和治疗. 现代实用医学，2004，16（9）：507-508
10. 徐立新主编. 儿科学. 北京：中国协和医科大学出版社，2004：296-298
11. 黎海芪主编. 儿科学. 北京：高等教育出版社，2003：217-302
12. 胡亚美、江载芳主编. 诸福棠实用儿科学. 第7版. 北京：人民卫生出版社，2002：1993-2111

第九章 小儿急救

第一节 小儿危重病例评估——小儿死亡危险评分Ⅲ（PRISM Ⅲ）和小儿危重病例评分（PCIS）

对危重患者病情和预后进行准确评估，是临床救治的基础。评估病情程度、预计死亡危险是一项复杂的工作，不同疾病对人体危害程度不同，相同疾病病情也有很大差别，基础健康情况和治疗干预对预后有密切影响。病情评估和预后判断方法的建立和发展，各种危重评分法的临床应用和改进是现代医学发展的必然结果，正确使用危重评估工具来判断病情和死亡危险对临床诊断和治疗有重要意义。应用危重评估工具还可评估 ICU 工作质量和效益，进行危重症临床研究。

危重评估和预后判断方法有多种，如诊断评分法、危险因素评分法、治疗强度评分法等，最常用的是生理学评分法，根据患者生理环境紊乱程度评估病情、判断死亡风险。不论病因及诊断，器官系统生理指标测定值异常程度越大，病情越重，死亡危险越大。经过严格细致的统计分析和临床验证，决定生理指标的选择、异常程度的赋值。

小儿死亡危险评分（Pediatric Risk of Mortality Score，PRISM）是国外应用最广泛的危重评分之一，国内最常用的是小儿危重病例评分（Pediatric Critical Illness Score，PCIS），均为生理学评分法。

一、第三代小儿死亡危险评分（Pediatric Risk of Mortality Score, PRISM Ⅲ）

（一）PRISM 简介

PRISM 最初由 Pollack 等人于 1988 年建立，由 14 个生理参数、23 个生理参数范围构成，经过多中心大样本临床应用验证。14 个生理指标包括：收缩血压、舒张血压、心率、呼吸频率、PaO_2/FiO_2、$PaCO_2$、Glasgow 昏迷评分（Glasgow Coma Score）、瞳孔反应、PT/PTT、总胆红素、血钾、血钙、血糖、碳酸氢盐，生理指标范围分为婴儿和儿童二个组。为适应 PICU 疾病谱的改变，诊断、治疗技术的进步，重症监护领域新概念的发展，Pollack 等人于 1996 年建立了 PRISM Ⅲ，这是迄今为止最新的 PRISM 评分，由 17 个生理参数、26 个生理参数范围构成。与最初的 PRISM 相比，PRISM Ⅲ 去掉了一些与评估病情和预后不够密切的指标，包括舒张血压、呼吸频率、PaO_2/FiO_2、总胆红素、血钙 5 项，新增了体温、pH、PaO_2、血肌酐浓度、血尿素氮、白细胞计数、血小板计数 7 项及酸中毒状态（pH 或 CO_2 总量）。生理指标范围依年龄分为新生儿、婴儿、儿童、青少年 4 组。PRISM Ⅲ 经多中心大样本临床验证，评估病情和预后更准确，是国外应用最广泛的危重评估工具之一。

（二）第三代小儿死亡危险评分（PRISM Ⅲ）

心血管／神经系统的生命指征（1-6）

收缩血压（mm Hg）
测量值 _____

	分值=3	分值=7
新生儿	40～50	<40
婴儿	45～65	<45
儿童	55～75	<55
青少年	65～85	<65

体温

心率（次/分）
测量值 _____

	分值=3	分值=4
新生儿	215～225	>225
婴儿	215～225	>225
儿童	185～205	>205
青少年	145～155	>155

瞳孔反射

测量值_____   测量值_____
　　　　　分值=3   分值=7 分值=11
所有年龄　<33℃（91.4 ℉）　所有年龄　一侧固定　双侧固定
　　　　　或 >40℃（104.0 ℉）   一侧有反应
神志状态
测量值_____
　　　　　分值=5
所有年龄　昏迷（Glasgow 评分<8）

酸-碱 / 血气（1, 2, 7, 8）

酸中毒（CO_2 总量（mmol/L 或 pH）　CO_2 总量（mmol/L）
测量值_____   测量值_____
　　　分值=2   分值=6   分值=4
所有年龄 pH 7.0～7.28 pH<7.0　所有年龄 >34.0
或 CO_2 总量 5～16.9 或 CO_2 总量<5
pH PaO_2（mm Hg）
测量值_____   测量值_____
　　　分值=2   分值=3   分值=3   分值=6
所有年龄 7.48～7.55 >7.55　所有年龄 42.0～49.9 <42.0
PCO_2（mmol/L）
测量值_____
　　　分值=1   分值=3
所有年龄　50.0～75.0　>75.0

生化检测（1, 2, 9）

血糖   血钾（mmol/L）
测量值_____   测量值_____
　　　　　分值=2   分值=3
所有年龄 >200mg/dl 或 >11.0 mmol/L　所有年龄 >6.9
肌酐   血尿素氮（BUN）
测量值_____   测量值_____
　　　　　分值=2   分值=3

新生儿>0.85 mg/dl
或>75 μmol/L 新生儿>11.9 mg/dl 或>4.3 μmol/L
婴儿 >0.90 mg/dl
或>80 μmol/L 所有其他年龄>14.9 mg/dl 或>5.4 μmol/L
儿童 >0.90 mg/dl 或>80 μmol/L
青少年>1.30 mg/dl 或>115 μmol/L

血液学检测（1，2）

白细胞计数（细胞数/mm³）　凝血酶原时间（PT）或
　　　　　　　　　　　　　部分凝血活酶时间（PTT）（秒）

测量值_____　　　　测量值_____

　　　分值=4　　　　　　　　　分值=3
所有年龄<3000　　新生儿 PT>22.0 或 PTT>85.0
　　　　　　　　　所有其他年龄 PT>22.0 或 PTT>57.0

血小板计数（细胞数/mm³）
测量值_____

　　　分值=2　　　分值=4　　　分值=5
所有年龄 100000～200000　50000～99999　<50000

PRISM Ⅲ 总分数：_____

其他因素（10）

□ 非手术性心血管疾病 □ 染色体异常 □ 癌症 □ 既往ICU住院 □ 入ICU前心肺复苏 □ 手术后 □ 急性糖尿病（DKA）□ 从其他病房转入（除外术后患者）

备注：
1. PRISM Ⅲ 应在患儿进入ICU后第一个12小时和24小时进行评估。
2. 通常情况下：使用最高或最低测量值进行评分。当生理参数异常存在升高和降低两种可能状态时，PRISM Ⅲ 分值设计了升高和降低参数范围。再入院计为新病例。除外常规为转到其他病区而收入ICU的患儿，除外PICU住院<2小时患儿，除外持续进行心肺复苏，生命指征稳定不能≥2小时患儿。手术室死亡病例，如手术是住PICU期间进行且患儿因治疗需要ICU监护的，可包括在评分病例中。年龄：新生儿=0～<1个月；婴儿=≥1个月～12个月；儿童=≥12个月～144个月，青少年=>144个月。

3. 心率：不在哭闹或医源性刺激情况下评估。
4. 体温：可采用直肠、口腔、血液和腋下温度。
5. 瞳孔反射：瞳孔无反应状态需>3分钟，有医源性扩张瞳孔影响时不做评估。
6. 神志状态：仅适于诊断或拟诊为急性中枢神经系统疾病的患者。使用镇静剂、肌肉松弛剂、麻醉剂2小时内不作评估。如需持续应用肌肉松弛剂或镇静剂，则评估应选在不使用镇静剂、肌肉松弛剂、麻醉剂，时间距入院最近时进行评估。昏迷定义为Glasgow昏迷评分<8，或使用其他神志状态评估工具。
7. 酸碱状态：CO_2总量不作为常规检测时，可使用从血气分析计算得到的碳酸氢根（盐）值。pH和PCO_2可使用动脉、毛细血管或静脉血检测。
8. PO_2仅限于动脉血检测。
9. 全血校正：如为全血检测，则血糖增加10%；血钠增加3mmol/L；血钾增加0.4 mmol。(Pediatric Reference Ran ges. Soldin SJ, Ilicks JM eds, AACC Press. Washington DC, 1995)
10. 非手术性心血管疾病指作为入院主因的急性心血管病变。癌症和染色体异常可为急性或慢性。既往ICU住院和入ICU前心肺复苏应为与本次入院有关。心肺复苏应需要心脏按压。手术后指术后最初24小时。导管插入不作为手术后状态。急性糖尿病指糖尿病急性临床表现（糖尿病酮症酸中毒）为入PICU主因。从其他病房转入指除手术室和恢复病室外的所有病区。

二、小儿危重病例评分 (Pediatric Critical Illness Score, PCIS)

（一）小儿危重病例评分简介

小儿危重病例评分（PCIS）的建立、发展和完善经历了10年历程，是我国儿科急诊领域近10年来最重要的工作之一。为适应国内PICU的广泛建立和发展，1995年中华医学会儿科学分会急诊学组和中华医学会急诊学分会儿科学组总结过去的经验教训，借鉴国际先进经验，制定了PCIS。PCIS客观、全面、简便、适合国情、有儿科特色。经二次大规模临床验证，PCIS可以准确判断病情，预测死亡危险；还可评估ICU效率，进行医护质量管理，开展临床科研工作。近年来PCIS在全国广泛应用，范围涉及院前转运、急诊室、ICU、危重症临床研究等儿科急救各个环节，从基层到三级甲等医院均有应用，是国内应用最广泛的儿科危重评估方法。

（二）小儿危重病例评分（Pediatric Critical Illness Score, PCIS）

表9-1 小儿危重病例评分法

检查项目	测定值及表现 <1岁	测定值及表现 ≥1岁	分值
心率	<80 或 >180	<60 或 >160	4
分/次	80~100 或 160~180	60~80 或 140~160	6
	其余	其余	10
血压(收缩压)	<7.3(55) 或 >17.3(130)	<8.7(65) 或 >20.0(150)	4
kPa(mmHg)	7.3~8.7(55~65) 或 13.3~17.3(100-130)	8.7~10.0(65~75) 或 17.3~20.0(130~150)	6
	其余	其余	10
呼吸	<20 或 >70 或 明显节律不齐	<15 或 >60 或 明显节律不齐	4
次/分	20~25 或 40~70	15~20 或 35~60	6
	其余	其余	10
PaO_2	<6.7(50)		4
kPa(mmHg)	6.7~9.3(50~70)		6
	其余		10
pH	<7.25 或 >7.55		4
	7.25~7.30 或 7.50~7.55		6
	其余		10
血钠	<120 或 >160		4
mmol/L	120~130 或 150~160		6
	其余		10
血钾	<3.0 或 >6.5		4

续表

检查项目	测定值及表现		分值
	<1岁	≥1岁	
mmol/L	3.0~3.5 或 5.5~6.5		6
	其余		10
肌酐 μmol/L	>159(1.8)		4
(mg/dl)	106~159(1.2~1.8)		6
或	其余		10
BUN mmol/L	>14.3(40)		4
(mg/dl)	7.1~14.3(20~40)		6
	其余		10
Hb g/L	<60(6)		4
(g/dl)	<60~90(6~9)		6
	其余		10
胃肠系统	应激性溃疡出血及肠麻痹		4
	应激性溃疡出血		6
	其余		10

注：1. 首次评分入院 24 小时内完成，根据病情变化随时进行评分；
2. 选最异常检测值进行评分，BUN 或 Cr 评分时计一项；
3. 满分为 100，>80 为非危重，71~80 为危重，≤70 为极危重；
4. 若缺项（≤2），可按上述标准折算评分，如缺 2 项，总分为 80，>72 非危重，56~72 危重，<56 极危重（需加注说明）；
5. 不适于新生儿和慢性疾病的危重状态；
6. 不吸氧条件下测血 PO_2。

三、PRISM Ⅲ 与 PCIS

第一代 PRISM 最早于 1995 年较全面地介绍给我国，此后有医生对 PRISM 评分临床应用及 PRISM 与 PCIS 的关系进行了研究，结果显示 PRISM 评分在我国 PICU 应用，可有效评估危重患儿的病情和预后，PRISM 与 PCIS 有良好的相关性（r = -0.662

~-0.867，$P<0.01$）。PRISM Ⅲ 1996 年公布后，国内有相关介绍，但迄今为止除香港、台湾地区外，大陆未见有相关应用研究。

一种危重评估方法是否能在其建立和发展区域以外进行应用，需要实践的检验，PRISM Ⅲ 评分是在美国建立、发展的，是否适于在中国应用需要实践的检验。PCIS 是我国的危重评分工具，随着重症监护技术的不断发展，急诊医学概念的不断更新，患儿疾病状况的不断演变，PCIS 也需要与时俱进，更新发展。

（任晓旭）

[参考文献]

1. 宋国维，樊寻梅. 小儿危重病例评估. 中华儿科杂志，1995，33：378-380
2. 中华医学会儿科学会急救学组. 第四届全国小儿急救医学研讨会纪要. 中华儿科杂志，1995，33：370-373
3. Pollack MM, Ruttimann UE, Getson PR. Pediatric Risk of Mortality (PRISM) score. Crit Care Med, 1988, 16：1110-1116
4. Pollack MM, Patel KM, Ruttimann UE. PRISM Ⅲ：An update Pediatric Risk of Mortality score. Crit Care Med, 1996, 24：742-752
5. 任晓旭，宋国维，宋慧琴. 应用评分法评估儿科危重患儿病情与预后. 小儿急救医学，1998，5：165-167
6. 小儿危重病例评分试用协作组. 小儿危重病例评分法（草案）临床应用评价. 中华儿科杂志，1998，36：579-582
7. KSM Choi, DKK Ng, SF Wong, et al. Assessment of the Pediatric Index of Mortality (PIM) and the Pediatric Risk of Mortality (PRISM Ⅲ) score for prediction of mortality in a pediatric intensive care unit in Hong Kong. Hong Kong Med J, 2005, 11：97-103
8. Keulen JG, Polderman KH, Gemke RJBJ. Reliability of PRISM and PIM score in paediatric intensive care. Arch Dis Child, 2005, 90：211-214
9. Gemke RJBJ, van Vught AJ. Scoring systems in pediatric intensive care：PRISM Ⅲ versus PIM. Intensive Care Med, 2002, 28：204-207
10. Martha VF, Garcia PCR, Piva JP, et al. Comparison of two grognostic scores (PRISM and PIM) at a pediatric intensive care unit. J Pediatr (Rio J), 2005, 81：259-264

第二节　危重患儿转运

一、概述

危重患儿转运系统已成为急诊医疗体系（EMS）的一个重要组成部分，与由外单位转运患儿的被动式单程转运方式不同，转运系统是接收单位主动"把流动的 ICU 送到危重儿身边"的双程转运系统，通过有计划、有组织地将基层医院产科、儿科与大医院 ICU 联系起来，及时把基层医院中的高危患儿转送回 ICU，使高危患儿得到最好的诊疗与护理，从而降低危重患儿病死率与致残率。20 世纪 60 年代末发达国家陆续建立了危重患儿转运系统，并日益完善。Shenai 报道美国建立新生儿转运系统后病死率从 1975 年的 2.8% 降至 1996 年的 0.8%。国内周晓光等亦报道，参与其转运系统的 19 家基层医院，新生儿总体病死率从 1994 年的 17.9% 降至 1997 年的 9.3%。可见合理转运可以降低死亡率。

我国危重患儿转运工作起步较晚，与国外相比有较大差距。但随着人民生活水平的提高及各级监护病房的建立和 ICU 技术的日趋成熟，为广泛建立国内危重患儿的转运体系提供了基础，同时也使得转运体系的建立成为迫切需要。目前国内已有数个三级医院与当地基层医院建立了新生儿转运网络，并取得了一定经验和成果。

二、转运网络的建设

转运网络的建设需一定条件，应结合国情、地区的医疗资源及地域情况因地制宜地开展。

（一）转运网络的组成

1. 求助医院：一、二级医院或未设立 ICU 的三级医院。

2. 接收医院：接受转运危重儿的医院，一般是设有 ICU 的三级医院，或者是治疗某种疾病实力最强的医院。

3. 转运人员：在发达国家转运人员多由训练有素的专职人员

担任,国内转运人员大多由转运主要负责人、具有儿科经验的医生和护士担任。

4. 转运网络:以国内实践经验来看,接收医院一般与周边10~20所求助医院建立联络网,距离以100~200km,单程转运时间约2h为宜。一家ICU不宜包揽过多的及距离过远的基层医院,若转运距离较远,宜采用逐级联网转运的方式。

(二)转运指征

我国目前尚无规范化的标准,且各地医疗资源、医疗水平存在差异,转运指征应视当地医疗情况而定,接收医院与求助医院应定期沟通,制定出符合当地情况的转运标准。转运指征过严或过宽均不利于患儿的救治。

(三)转运工具

包括陆运、水运和空运三种,其中以陆上汽车转运最为常用。若医院周围以水路为主,则以水上救护艇转运为宜。飞机在我国目前尚无专用救护机,租用直升飞机转运价格十分昂贵(广州租用直升机价格约每小时1.2万~1.5万元)。

(四)转运仪器、设备及药物配置

1. 仪器配置:某些仪器在儿科危重患儿的转运中是必备的,另一些仪器可根据经费情况逐渐配置。转运仪器总体要求体积小、重量轻、能固定于暖箱或升降台车上,有抗震及抗侧倾性能。主要包括转运用暖箱、呼吸机、呼吸暂停监护仪、生命体征监测仪、注射输液泵、微量血糖仪等。

2. 设备配置:包括通讯设备、抢救设备、输液设备等。

3. 药物配置:须有明显的药物标签,以便识别,包括复苏药物及常规药物等。

(五)转运表格

可根据情况自行设计,主要包括:①与求助医院的联络资料。②患儿一般资料、病史资料、检查资料。③治疗情况与诊断。④转运中使用设备。⑤转运中患儿病情与监护情况。⑥转运中治疗措施。⑦转运中故障及排除。⑧转运同意书。

三、转运的实施

(一) 转运前工作

1. 当接到求助医院医生要求转运的电话时,接收医院的负责医生与委托方医生互通信息,了解病情,给予必要的电话指导,以助稳定病情,同时完成转运申请单的填写。

2. 委托求助医院告知家长患儿转运的风险和经济负担,征得患儿家长理解和同意后通知接收医院,正式启动转运程序。

3. 做好转运前准备工作,出发前需核对以下事项:①转运人员对病人的了解程度,是否熟悉转运路线?②是否通知求助医院预计到达的时间,是否做好返回的安排?③必需的设备、药品、记录本册有无遗漏?所有设备是否能正常工作?④移动电话充电、电话号码、以备急用的现金等有无遗漏?

(二) 到达求助医院时的工作

1. 参与现场抢救,稳定生命体征,这是关系到转运是否成功的重要措施。处理中应注意:①气管插管及机械通气指征可放宽,避免转运途中插管。对已气管插管者要检查导管型号、插入深度。②有烦躁者须用镇静剂。③如果存在气胸,应行胸腔引流。④生命体征不平稳时,即使复苏成功,也不能转运。⑤对于不稳定的长骨骨折应予固定,以保护血管和神经。⑥建立良好的静脉通道,保持胃管通畅。⑦固定好所有线路、管道。非常重要的是,在努力提高转运速度的同时,不能忽视准备工作。因为转运一旦开始,某些并发症可能无法得到处理。

2. 填写转诊记录单,对病史、辅助检查结果和治疗进行详细登记。

3. 取得家长理解与合作,并签订危重患儿转运同意书,以防不必要的医疗纠纷。

4. 转运前再次核实患儿生命体征是否稳定,监护、固定等准备工作是否做好,需携带的资料有无遗漏。

(三) 转运途中的工作

1. 安全转运的原则 在转运程序中最重要的一环是稳定患儿病情,应做好以下几方面工作。①配备有经验的医护人员,全面检查,反复评估病情,病情变化及时处理,并做好观察记录。②保持所有转运设备良好的工作状态,全面不间断的监护。③及时与本院联系,通知做好相应准备。④到达医院,直接交接,完善病历记录和审核。

2. 转运途中的危险 不利情况的估计:重症病人常存在生理紊乱,尤其在转运途中,其病情更易恶化,因此对不利情况的发生要给予充分的估计,"越快越好"的原则不适于转运重症病人。

(四) 转运后的工作

1. 移交病人时向 ICU 主管医师介绍患儿情况及转运经过。
2. 清理消毒转运设备和物品,做好下一次转运准备。
3. 进行转运评价。

四、审核和培训

有必要对转运工作进行定期的审核。医护人员在负责转运前应接受培训,主要包括:业务培训、心理培训、信息交流技巧培训和接收医院对求助医院的培训。

(曲 东)

[参考文献]

1. 祝益民. 急救网络建设在小儿急救转运中的作用(附888例报告). 小儿急救医学,2001,8(2):96-97
2. 陈克正. 建立我国的新生儿转运系统. 中华儿科杂志,2000,38(8):527-528
3. 王丹华,丁国芳,万伟琳,等. 建立危重新生儿转运网的初步尝试. 实用儿科临床杂志,2003,18(12):963-965
4. 周晓光,陈运彬,罗先琼,等. 危重新生儿转运模式及其应用研究. 中国实用儿科杂志,2000,15(2):100-101
5. 封志纯. 转运组织与转运单位的准备工作. 小儿急救医学,2001,8(2):

69-70
6. 杨于嘉. 求助医院转运前的工作任务. 小儿急救医学, 2001, 8 (2): 67-69
7. 陈克正. 危重新生儿转运设备简介. 小儿急救医学, 2001, 8 (2): 73-75
8. Peter G H Wallace, Sason A Ridley. 危重病人的转运. 英国医学杂志中文版, 2001, 4 (1): 31-35
9. Mhairi G, MacDonald. Guidelines for Air and Ground Transport of Neonatal and Pediatric Patients, 1999
10. David G, Jaimovich. Handbook of Pediatric and Neonatal Transport Medicine, 2002

第三节 小儿心跳呼吸骤停及心肺复苏的特点

一、概述

儿童心跳呼吸骤停的原因与成人有很大不同，儿童突然心跳停搏并不常见，而且原因并非由于原发心脏疾患，大多继发于呼吸衰竭或休克。儿童的解剖结构也与成人有所区别，所以心肺复苏有其自己的特点。心搏与呼吸骤停往往互为因果，因此急救工作需两者兼顾，同时进行，否则复苏难以成功。

二、病因

心搏骤停的原因大多继发于呼吸功能衰竭或呼吸停止的疾患，如肺炎、窒息、溺水、气管异物等；休克或严重低血压；病毒性或中毒性心肌炎；中毒、严重电解质紊乱、迷走神经张力过高，影响心脏电生理；外伤及意外；婴儿猝死综合征。

呼吸骤停的原因有急性上、下气道梗阻；严重肺组织疾患；中枢神经系统抑制、肌肉神经疾患；继发于惊厥或心停搏后；意外及中毒等。

三、病理生理

心搏、呼吸骤停的病理生理包括缺氧与代谢性酸中毒、二氧化碳潴留与呼吸性酸中毒、能量代谢受累、脑缺血再灌注损伤。缺血再灌注损伤的发生机制主要与细胞内钙超载、自由基增加、细胞内酸中毒、兴奋性氨基酸过度释放有关。

四、诊断及治疗

凡突然昏迷伴大动脉搏动或心音消失者即可确诊。对可疑病例应先行复苏术，不可因反复触摸动脉搏动或听心音而延误抢救治疗。初生婴儿1分钟无自主呼吸即为复苏指征。造成呼吸心搏骤停的原因虽不同，但一期复苏方法并无区别。基础生命支持ABCD是指：A—开放呼吸道，B—人工呼吸，C—胸外心脏按压，D—药物复苏。

A. 呼吸道梗阻是小儿呼吸心搏停止的重要原因。对于气道异物造成的呼吸道梗阻，如果有气道异物，对于1岁以上有意识的儿童采用HEMLICH法，1岁以下用拍背及胸部冲击法，当患儿意识丧失、心跳停止时立即给予胸外按压更有效。施行人工呼吸前需察看并清除口腔异物。采用仰头抬颏法开放气道，需注意用力不应过猛和后仰过度。

B. 常用的人工呼吸法有口对口人工呼吸法、复苏器人工呼吸法、气管内人工呼吸法。复苏时，在气管插管前呼吸频率由按压/通气比决定，即每按压30次（单人施救）或15次（双人施救）后，给予两次人工呼吸。每次呼吸应大于1秒。气管插管成功后，呼吸频率为8~10次/分；对存在灌注节律而无呼吸或呼吸力度不足的患儿给予12~20次/分的人工呼吸。只有出现脑疝症状时，过度通气才可作为临时急救方法。

C. 胸外按压在单人施救时除新生儿外所有患儿按压/通气比均用30∶2，婴儿和儿童在双人施救时为15∶2，必须保证按压的连续性，建立人工气道或除颤时，检查脉搏和人工呼吸，中断按压不得超过10秒，若高级人工气道已建立，按压者连续胸外按压，另一施救者以8~10次/分的频率通气，不中断按压。为保证按压质量，在实施5个循环CPR（每个循环包括30次按压和2次人工呼吸，大约 2 分钟）后，应更换按压人员。心脏按压有效的表现是：按压时可触及患儿颈动脉、股动脉搏动；扩大的瞳孔缩小，光反射恢复；口唇、甲床颜色好转；肌张力增强或有不自主运动；出现自主呼吸。

D. 为促使患儿自主呼吸与心搏恢复，在进行人工呼吸、人工循环的同时或 1、2 分钟后，即可应用复苏药物。但它不能取代人工呼吸与心脏按压。静脉为首选给药通道，亦可气管内给药。复苏初期宜用无糖或低糖液。

肾上腺素是目前复苏的首选药物。2005 年美国心脏学会推荐的肾上腺素用法：首剂及每次给药均用标准剂量，即 1：10000 肾上腺素，静脉给药，每次 0.1 ml/kg（0.01 mg/kg），气管内给药为 0.1 mg/kg，为静脉用量的 10 倍，加生理盐水 5ml 注入气管。注意肾上腺素不能加于碱性溶液内，酸中毒及低氧血症可使其作用减弱。

建立骨髓通路操作简单，复苏时静脉穿刺 3 次失败或时间超过 90 秒，即有建立骨髓通路指征。

目前对不同氧浓度的复苏效果还缺少研究。短时间吸入 100% 的氧有益无害，故复苏时需要吸入纯氧，而无需顾忌氧中毒。扩张的瞳孔缩小为氧合作用及血液灌注适宜的最早征象，当病人稳定后，采用最低吸入氧浓度维持氧饱和度。

碳酸氢钠已不作为一线复苏用药，复苏的最初 4 分钟内不宜使用，其后应用该药的指征是：pH<7.20，严重肺动脉高压、高血钾。先期存在代谢性酸中毒、高血钾、体内有过量三环类或巴比妥类药物可使用碳酸氢钠。

室颤或无脉性室速经过 CPR、2～3 次除颤及给予肾上腺素无效时，可考虑应用抗心律失常药：胺碘酮每次 5mg/kg，可重复至总量 15mg/kg，最大量 300mg。若无胺碘酮可用利多卡因，用药首次剂量为 1mg/kg，加 5%葡萄糖 5ml 稀释后静推，气管内用药时加蒸馏水稀释至 3～5 ml。

因缺氧造成呼吸中枢严重受损和抑制时，使用呼吸兴奋剂不但无效，反而增加耗氧加重中枢神经的损害。呼吸道不畅时禁止使用呼吸兴奋剂。

心室纤颤婴幼儿少见，部分年长儿患病毒性心肌炎或特发性心肌病时，可突然发生。部分室颤患儿可通过心脏按压或药物除颤。当无效时需电击除颤。对1岁以下婴儿，目前没有充分证据证明除颤的使用效果。目前认为双向波除颤比较有优势而且安全性高。方法为将除颤器电极板之一置于右上胸壁，另一电极板置心尖部。电极板大小视年龄而异，婴儿及成人分别为直径4.5cm及8.0cm。电极板与皮肤接触处应涂导电膏。首次除颤可用2瓦秒/kg，第二次增到4瓦秒/kg。室颤终止后数分钟内心脏不能有效供血，应立即实施CPR。在实施5个周期CPR后进行评估。同时要对影响除颤成功的因素进行纠正，如不恰当的通气、氧合状态不良、酸碱失衡、操作不当等，除颤前先静脉注射肾上腺素可提高室颤阈值，防止复发。

经30分钟基本生命支持和进一步生命支持抢救措施后，心电监护仍显示等电位线，可考虑停止复苏术。只要心脏对各种刺激（包括药物）尚有反应，心脏按压至少应持续一小时。

心跳恢复后以谨慎维持正常或稍高的脑灌注压为宜，为此应维持正常血压，采用脱水剂等治疗颅高压。过度通气降颅压是脑复苏最常用的方法之一，但迄今尚无证据支持过度通气可改善预后。对全脑缺血后脑复苏并不主张常规应用皮质激素。

正确、及时、有效的复苏是决定心搏呼吸骤停病人预后的关键，医务人员应熟练急救技术、做好医护配合并不断更新知识才能不断提高抢救成功率。

（胡凤华）

[参考文献]

1. 樊寻梅，钱素云. 心搏呼吸骤停与心肺复苏术. 见：胡亚美，江载芳主编. 实用儿科学. 第7版. 北京：人民卫生出版社，2003. 2502-2513
2. Weil MH. Resuscitation of the Arrested Heart. Chicago；Harcourt Asia,

1999，192-197
3. Reis AG. A Prospective Investigation into the Epidemiology of In-Hospital Pediatric Cardiopulmonary Resuscitation using the International Ustein Reporting Style. Pediatrica, 2002, 109 (2): 200-209
4. Wenzel P. Rescue Breathing and Bag-Mask Ventilation. Am Emerg Med, 2001, 37 (4): 36-40
5. Weil MH. Resuscitation of the Arrested Heart. Chicago; Harcourt Asia, 1999, 101-122
6. 许怀琪，陈玲，陈树宝. 心肺复苏. 见：陈树宝主编. 儿科学新理论与新技术. 上海：上海科技教育出版社，1997. 436-443
7. 陈贤楠，钱素云. 小儿心肺复苏的新概念和药物治疗. 见：胡亚美主编. 当代医学新理论与新技术丛书临床医学卷儿科学. 哈尔滨：黑龙江科学技术出版社，2000. 513-518
8. American Heart Association: Guidelines for cardiopulmonary resuscitation and emergency cardiac care. JAMA, 2005
9. Rodriguez-Nunez A, Lopez-Herce J, Garcia C, et al. Pediatric defibrillation after cardiac arrest. Initial response and outcome. Crit Care, 2006, 10 (4): R113
10. 朱丽辉，祝益民. 儿科心肺复苏进展. 国外医学护理学分册，2004，23 (7): 291-294
11. 钱素云，樊寻梅 脑复苏进展. 实用儿科临床杂志，2006，21 (6): 321-322

第四节 小儿急性摄入中毒预防与诊断、处理原则

目前已知的自然和化学合成的物质有九百多万种，绝大部分中毒是由其中不到3000种物质引起的。凡进入人体并能与机体组织发生化学或物理作用，破坏机体正常生理功能，引起暂时或永久性病理变化的物质，称为毒物。中毒是机体受到毒物作用，发生功能和器质性改变而出现的疾病状态。急性中毒表现为毒物进入机体后在短时间内出现中毒临床表现。儿科中毒绝大部分为急性摄入中毒，多发生于6岁以下儿童，是儿科急诊常见病。

一、儿童易发生意外中毒的原因

儿童好奇、好动，喜欢用口和手去探索环境，对危险没有警觉性，容易误食药物、家用化学品等。婴幼儿被动接受家长给予的食物、药物，家长的疏忽可造成意外中毒。儿童模仿力强，如家人经常当着孩子的面服药，孩子可因模仿而误服药物。很多家长缺乏家庭安全意识，药物、家用化学品随意放置，用饮料瓶装家用消毒剂、清洁剂等，造成孩子误服。

二、儿童意外中毒的预防

绝大多数儿童意外中毒是可以预防的。

（一）公众预防措施和策略

主要包括：采用儿童安全包装储装药品和家用化学品；研制、生产安全配方的日用化学品；推广中毒预防指南；公众教育；立法；建立中毒控制中心；建立市场产品配方和中毒治疗数据库；完善医疗、救护体系；新型解毒剂的发现和应用；应用毒性较低的药物取代毒性较强的药物等。最有效的是儿童安全产品包装和更安全药物的应用，最显著的例子是用对乙酰氨基酚取代阿司匹林作为儿童解热药物，及美国于1974年立法，强制所有口服药采用防止儿童开启的安全包装后儿童意外中毒死亡数大幅降低。

（二）家庭预防措施

1. 不让儿童有机会自己接触药品和家用化学品，所有药品和家用化学品应放在孩子拿不到的地方。每个细节都应想到，像洗涤剂、消毒剂、杀虫剂、化妆品、樟脑片、空气清新剂、蚊香、鞋油等都应储放好。

2. 药品储存在防止儿童开启的安全包装中，用后立即盖好并放置安全的地方。

3. 药品、家用化学品储存在原包装中，不用饮料瓶、饼干盒、糖果罐存放消毒剂、清洁剂等，以免孩子误服。

4. 用药前详细阅读标识和说明,明确剂量和服法,严格按医嘱服药。

5. 吃药时,不要哄骗孩子是糖果,以免造成概念错误,埋下误服隐患。

6. 家中长期服药的慢性病患者不当着孩子的面吃药,以免孩子模仿误服。

7. 不要让孩子,特别是6岁以下儿童自己拿药吃。

8. 生活中随时对儿童进行安全教育,使其知道哪些东西不可以随便吃。

三、急性中毒的诊断

毒物种类繁多,临床表现多样,有时家长不能提供准确病史,给诊断带来困难。

(一)存在下述情况时,注意中毒的可能

突然起病,症状或体征无法用一种疾病解释,病史与临床发现不一致;集体同时或先后发病,临床表现相似;多器官、系统受累,突然意识改变,但无法做出明确的诊断;经过"认为是有效的治疗",未收到应有的效果。

(二)诊断注意事项

1. 迅速、准确评估患儿呼吸、循环、神经系统功能状态,判断是否危重 迅速判断患者是否需要吸氧、开放气道、进行心肺复苏;是否存在休克;是否需要立即建立静脉通道及输入何种液体。评估患者神志状态,除外外伤或代谢紊乱引起的精神、神志改变。

2. 分析中毒种类 根据详尽病史,临床症状、体征及相关信息,做出初步判断。血液、尿液毒物筛查可对毒物进行定量或定性分析,为最后确诊提供依据。城市以药物和家用化学品中毒常见,农村应注意农药中毒。

3. 确定中毒途径 儿科以经消化道误服最多。

4. 判断中毒发生时间和摄入量 详尽病史、全面体格检查、病情严重程度评估有助于对此做出正确判断。

（三）诊断过程

1. 采集病史　包括病前饮食，生活环境，活动范围，家长职业等。应询问家中是否有慢性病人长期服药，周围环境中是否生长有毒植物，同玩伙伴是否同时患病等。注意患儿周围是否留有剩余毒物，尽可能保留患儿饮食及用具，必要时进行鉴定。如误服病史明确，应取得毒物产品或药品说明。

2. 临床症状　中毒症状多样，一般起病迅速，早期无发热，可无特异性，恶心、呕吐、腹泻常见，有些可见惊厥、昏迷、多器官功能受累等。

3. 体格检查　注意生命指征和意识改变，皮肤黏膜颜色，呼出及呕吐物气味，瞳孔改变，肌力、肌张力变化，肢体不自主运动，行为异常等。

4. 辅助检查及毒物筛查　根据病史和体格检查确定相应实验及辅助检查项目。每项检查应目的明确，利于评估病情、判断预后和明确诊断。血、尿毒物筛查有助于中毒确诊，但血药物浓度受多种因素影响，血、尿毒物筛查阴性，不能除外中毒诊断。病史和体格检查是最重要的诊断依据。血电解质和血气分析，可提供中毒及其代谢过程有价值的信息。

四、急性中毒处理原则

生命支持，对症治疗；清除毒物，预防或减少毒物吸收；加强、促进毒物排出；应用解毒剂。

（一）支持生命，对症治疗

应迅速、准确地评估患者呼吸、循环、神经系统功能状态。对症治疗为优先考虑的治疗方法。确保气道通畅和有效通气，必要时气管插管、人工通气。评估循环功能状态，必要时监测血压、心电，注意末梢循环状态和尿量，维持循环状态稳定。对病情较重或随时可能病情恶化的患者，建立静脉通道，维持血电解质和酸碱平衡稳定。

(二) 清除未吸收毒物

1. **稀释**　强酸或强碱中毒可用牛奶或蛋清稀释、吸附。

2. **催吐**　是排除胃内毒物最简便方法，服吐根糖浆或刺激咽部。催吐越早越好，胃排空平均时间一般为1小时，因此欧美很多急救教科书提出催吐应在毒物摄入1小时内进行才有意义。但当摄入毒物量较大或毒物延长胃排空时间，上述时限可延长。我国一些急救专著认为毒物摄入后4~6小时内均可催吐。应根据病人实际情况综合分析，做出适当决定。6个月以下婴儿；神志恍惚、抽搐、昏迷；无咽反射；有出血倾向；摄入酸、碱、腐蚀剂、某些碳氢化合物；摄入重金属；摄入可迅速造成抽搐和昏迷药物（如三环类抗抑郁剂等）等禁忌催吐。

3. **洗胃**　越早越好，一般确认或怀疑经胃肠道摄入中毒6小时内应洗胃。吞食酸、碱及其他腐蚀性物质，有出血倾向或消化道出血者禁忌洗胃。

4. **活性碳**　活性炭分子构型特殊，表面积大，作为毒物吸附、清除剂应用广泛，反复多次使用能加快可被其吸收毒物的排出，是中毒治疗的一线药物。几乎没有禁忌证，越早给入越好。不能口服患儿，可经胃管给入。几乎所有药物均可被活性炭吸收，只有少数毒物不被吸收。

5. **导泻**　用硫酸钠为好，用1次即可。有肾功能衰竭、严重腹泻、肠梗阻、腹部创伤患者禁忌用导泻剂。6岁以下儿童禁忌用高渗性泻剂，如山梨醇等。

(三) 加强、促进毒物排出

1. **碱化尿液-离子吸附**　理论上酸化或碱化尿液可促进弱碱或弱酸排泄。酸化尿液已不推荐使用。一般用碳酸氢钠碱化尿液，使尿pH$\geqslant$7.5。常用于较严重的水杨酸类或巴比妥类药物中毒。碱化尿液时应适当补钾，有肺水肿、脑水肿、肾功能衰竭时忌用。应用中注意检测血电解质和血气分析。

2. **利尿**　强迫性利尿促使毒物及其活性代谢产物由尿中排泄。严重锂盐、溴化盐中毒可加强利尿，可口服双氢克尿噻或注射呋塞米（速尿）。

3. 血液透析 适于可透析毒物的严重中毒，如严重苯巴比妥、水杨酸类、茶碱类、甲醇、乙二醇、锂中毒等。对状况严重患者，如严重抑制状态、严重酸中毒、肾功能衰竭时，应立即进行透析治疗。

4. 血液灌流 将血液引入有固态吸附剂的容器中，血液通过吸附剂时其中某些毒物被清除。血液灌流的吸附材料主要有活性炭和中性大孔树脂。有报道活性炭对茶碱中毒，中性大孔树脂对洋地黄中毒有良效。

（四）应用解毒剂

应用特异性解毒剂对某些急性中毒治疗非常有效。如一氧化碳中毒用氧气，特别是高压氧治疗，阿片类中毒用纳洛酮治疗等。应在明确毒物性质情况下应用。应综合分析，充分评估应用特效解毒剂的益处和副作用应用。

（任晓旭）

[参考文献]

1. Committee on injury, violence and poison prevention. Poison Treatment in the Home. Pediatrics, 2003, 112 (5): 1182-1185
2. Burda AM, burda NM. The nation's first poison control center: taking on against accidental childhood poisoning in Chicago. Vet Hum Toxicol, 1997, 39 (2) 115-119
3. America College of Emergency Physicians (ACEP), American Academy of Pediatrics (AAP). Toxicology: ingestions, inhalation injuries, envenomations. The Pediatrics Emergency Medicine Course. 3rd Edition ACEP, Dallas Texas. AAP, Elk Grove Village, Illinois, 1998, 113-134
4. Roger MB, Peter R. Poisoning and Overdose, Management Principles. Emergency Pediatrics (A Guide to Ambulatory Care). 5th Edition. St. Louis: Mosby Inc, 1991. 347-361
5. 孟庆义主编. 急诊医学新概念. 北京：科学技术文献出版社，2000. 312-330

6. 田宏,李克华,樊寻梅. 儿童中毒种类途径和原因10年回顾与分析. 中国实用儿科杂志, 2000, 15 (5): 301-302
7. 邱厚兴,将召伦,王晶主编. 小儿中毒与急救. 北京:人民卫生出版社, 2000. 9-24

第五节 急性肺损伤和急性呼吸窘迫综合征

一、概述

急性肺损伤(acute lung injury, ALI)和急性呼吸窘迫综合征(acute respiratory distress syndrome, ARDS)是由多种致病因素导致的以进行性呼吸困难和顽固性低氧血症为特征的进行性呼吸衰竭,具有性质相同的病理生理改变,主要差别是PaO_2/FiO_2的差异,严重的ALI及其最终严重阶段就是ARDS,反映出从ALI到ARDS是一个从轻到重的连续的病理过程。其病理基础是由多种炎性细胞介导的肺脏局部炎症反应和炎症反应失控所致的肺毛细血管膜损伤,ALI/ARDS是全身炎症反应综合征在肺部的表现,是多器官功能障碍综合征的重要组成部分。尽管试用了很多新的治疗方法,但是ALI/ARDS死亡率仍高达30%~40%。

二、诊断

ARDS的危险因素分成两大类,即肺部原因(Pulmonary acute respiratory distress syndrome, ARDSp)引起的直接肺损伤因素和肺外原因(extrapulmonary acute respiratory distress syndrome, ARDSexp)导致的间接肺损伤因素,前者包括严重肺部感染、误吸、淹溺、毒气吸入以及肺挫伤等,后者包括脓毒血症、创伤、急性胰腺炎、药物过量、大量输血以及心肺旁路术等。导致ALI/ARDS的原发病危险因素,成人前四位依次为败血症、肺炎、创伤及胃内容物吸入,小儿依次为肺炎、败血症、中毒及窒息。小儿ARDS是PICU中的低患病率、高病死率、高疾病负担的危重症,在确诊 24h 内进行 ICU 救治是提高 ARDS 存活率的关键之一。

ALI 诊断标准：（1）急性起病；（2）X 线胸片显示双肺浸润阴影；（3）低氧血症，$PaO_2/FiO_2 \leqslant 300mmHg$；（4）肺动脉楔嵌压（PAWP）$\leqslant 18mmHg$，或临床除外心源性因素。

ARDS 诊断标准：（1）低氧血症，$PaO_2/FiO_2 \leqslant 200mmHg$；（2）其他标准同 ALI。

三、治疗

（一）一般治疗

1. 液体管理　限制入量，必要时使用利尿剂或连续血液滤过，补充胶体以提高血液胶体渗透压。

2. 体位　（1）俯卧位：ALI/ARDS 肺部炎性侵润并非均匀分布，将这类病人从仰卧位改为俯卧位通气，可以使 60%～80% 的病人改善氧合，ARDSexp 氧合改善更明显。由于儿童胸壁顺应性比成人高，此法能取得更明显的效果。禁忌证：颅内压增高、血流动力学不稳定、脊髓损伤、新近做过腹部或胸部手术、骨盆或长骨骨折等。变换体位后，如果气体交换或血流动力学明显恶化、发生局部压伤、影响必要操作时，则应恢复仰卧位。ARDS 病人处于俯卧位的时间保持每天 12h 以上疗效较好。（2）转动治疗（kinetic therapy）：通过特殊的电动床转动，使病人体位连续左右侧翻达到 40°以上，只有执行医疗操作时才停止。其改善通气血流比例以提高氧合的疗效和俯卧位相当。

（二）呼吸支持治疗

通气治疗是纠正缺氧的主要措施，而机械通气仍是抢救 ALI/ARDS 最重要的对症处理手段。随着对呼吸机所致肺损伤的认识，治疗策略集中在小潮气量、降低吸入氧浓度、控制炎症反应上。

1. 肺保护性通气策略

（1）避免吸气末肺容积过高，限制潮气量，减少容积伤。

（2）使尽可能多的肺泡在呼气末处于开放状态，从而减少肺萎陷伤，即应用呼气末正压（positive end‐expiratory pressure,

PEEP)。

肺保护性通气策略可从以下几个方面实现：应用小潮气量（6~8 ml/kg），严格控制跨肺压，推荐平台压＜35cmH$_2$O，允许PaCO$_2$的逐渐升高，但允许PaCO$_2$多高、pH多低尚无定论。一般认为，PaCO$_2$控制在9.33~10.67 kPa（1 kPa＝7.5 mmHg）、pH值不低于7.20对机体危害不大，但应防止PaCO$_2$上升过快致肾脏无法代偿。肺水肿、颅高压者应禁用，缺血性心脏病和心功能差的患者也应慎用。采用"开放肺"策略，使塌陷肺泡充分开放；吸气峰压（peak inspiratory pressure，PIP）一般不应太高，以免发生气压伤、影响静脉回流和心功能；加用适当的PEEP，以避免高剪切力损伤。临床上使用PEEP一般从3~5cmH$_2$O开始，以后酌情增加，但是最高不超过20cmH$_2$O；目前主张：最佳PEEP水平应为在保持FiO$_2$＜0.60的前提下能使PaO$_2$≥8.00 kPa的最低PEEP水平。为确保患者PaO$_2$≥8.00 kPa，应先提高FiO$_2$，以求尽快纠正缺氧，提高血氧饱和度（SaO$_2$）。缺氧纠正后应立即将FiO$_2$恢复到原来水平。PaO$_2$达到10.7kPa（80mmHg），SaO$_2$≥90%，FiO$_2$≤0.4，且稳定12h以上者，可以降低PEEP到逐渐停用。

2. 高频振荡通气（High frequency oscillatory ventilation，HFOV）HFOV可单独使用，也可与常规呼吸机并行使用。理论上HFOV极小的VT（1~5ml/kg）使平均气道压、平均肺容量在每次呼吸过程中变化很微小，平均气道压介于防止肺不张和肺过度膨胀之间的水平，既可以防止通气引起的肺过度膨胀损伤，又可以防止肺反复陷闭和复张引起的损伤。HFOV对肺表面活性物质（PS）的功能影响小，可迅速提高氧合，使FiO$_2$能很快被降下来。尤其适于已有或预测易发生严重气压伤、属于常频通气相对禁忌证的患者。

3. 肺表面活性物质（pulmonary surfactant，PS）替代疗法PS缺乏或功能障碍，可导致肺泡萎陷，通气/血流失衡，肺水肿形成。在ARDS动物模型上补充PS可以部分或全部恢复生理状况下肺的顺应性。临床应用于除新生儿呼吸窘迫综合征以外病因的 ALI/ARDS,已经证明能显著提高氧合、改善肺顺应性、减少通气支持需要,但是目前未能确定应用肺表面活性物质可以减少 ALI/ARDS 的发病率和死亡率。

4. 吸入一氧化氮(nitric oxide,NO) NO 是强有力的血管和支气管扩张剂,能选择性地扩张通气好的肺血管,提高 PaO_2/FiO_2 比值、降低肺静脉血掺杂率,对全身动脉压无影响。NO 有其有害的一面,可使 DNA 链断裂,导致突变;在肺内与 O_2 迅速反应生成的 NO_2,NO_2 是强烈的炎症激动剂,与超氧阴离子形成的 NO_3^-,可干扰表面活性物质的功能。目前趋向采用尽可能低而有效的 NO 浓度进行治疗,吸入 NO 气体浓度由 $(5\sim 20)\times 10^{-12}$ mol/L 开始,并可在 $(5\sim 80)\times 10^{-12}$ mol/L 范围内连续调节,一般不大于 100×10^{-12} mol/L。NO 吸入治疗必需设计良好的 NO 供气装置,有效控制 NO_2 浓度,并连续监测 NO_2 浓度。此疗法对严重缺氧和肺内分流的 ARDS 治疗带来希望。

5. 部分液体通气(partial liquid ventilation,PLV) 部分液体通气是将少于或等于功能残气量的氟碳化合物注入肺内,再进行机械通气的一种治疗方式。动物实验证明它可以显著降低肺表面张力,增加氧合,减轻动物 ALI 的程度,抑制炎性细胞活化,减少炎性介质释放和损伤效应。

6. 反比通气(inverse-ratio ventilation,IRV) IRV 时吸气时间/呼气时间>1:1。由于吸气时间比呼气时间长,使肺泡产生"动力性过张"效应,增加功能残气量,是在低气道压下改善 ALI/ARDS 病人氧合的有效措施。压力控制和 IRV 可使萎陷的肺泡重新膨胀开放,与常规通气相比,潮气量相同时,IRV 能明显增加病人的氧合。IRV 的危险因素有自主-PEEP、气压伤、心输出量下降,应用时需控制气道压力。

7. 体外呼吸支持 体外循环膜肺氧合(extracorporeal membrane oxygenation ECMO)即体外通过膜式氧合器进行气体交换的方法,简称膜肺,是抢救生命垂危患者的新技术,也是最后的有效治疗手段。ECMO治疗新生儿急性呼吸衰竭,包括新生儿胎粪吸入综合征,新生儿持续肺动脉高压,早产儿呼吸窘迫综合征,先天性膈疝,重症肺炎,败血症等取得了很好疗效。病毒性肺炎,细菌性肺炎和吸入性肺炎是儿童应用ECMO的主要病因。主要并发症是外科手术后伤口出血和各种感染引起的血培养阳性。成人应用ECMO最多的是各种原因引起的ARDS。

(三) 调节炎症反应药物治疗

1. 糖皮质激素(glucocorticoid, GC) GC抑制细胞因子转录因子活性、促炎细胞因子产生、降低血浆与BALF中的胶原前胶原氨端肽原水平。多中心临床研究认为在ALI/ARDS后期应用外源性GC可在肺组织修复的过程中发挥重要作用,并改善预后。常规治疗无法奏效是GC应用指征,剂量相当于甲基氢化泼尼松1~120 mg/(kg·d),疗程1~14天。治疗过程中可能带来的一些并发症,如免疫抑制、感染加重或并发新的感染、应激性溃疡、伤口愈合不良等。

2. 其他如活性氧清除剂,可用于防止炎症反应导致的组织损伤;细胞因子抗体(TNF-α单抗)、抑制剂(可溶性TNF-α受体)及其受体的拮抗剂(IL-1受体拮抗剂(IL-1ra)等通过阻断细胞因子的促炎作用,抑制过度炎症反应,发挥临床疗效。

(郭琳瑛)

[参考文献]

1. The Acute Respiratory Distress Syndrome Network.: Ventilation with lower tidal volumes as compared with traditional tidal volumes for acute lung injury and the acute respiratory distress syndrome. N Engl J Med, 2000, 342: 1301-1308
2. Pelosi P, D'Onofrio D, Chiumello D, et al. Pulmonary and extrapulmonary acute respiratory distress syndrome are different. Eur Respir J, 2003, 22 (S42): 48s-56s
3. Frank. J. A, Gutierrez. J. A, Jones. L, et al. Low tidal volume reduces epithelial and endothelial injury in acid-injured rat lung. Am J Respir Crit

care Med, 2002, 165 (2): 242-249
4. Derdak S. High-frequency oscillatory ventilation for acute respiratory distress syndrome in adult patients. Crit Care Med, 2003, 31 (4 Suppl): S317-723
5. Priestley MA, Helfaer MA. Approaches in the management of acute respiratory failure in children. Curr Opin Pediatr, 2004, 16 (3): 293-298

第六节 儿科常规机械通气应用及特点

机械通气是治疗各种原因引起的急、慢性呼吸衰竭或呼吸功能不全的不可缺少的重要工具，随着我国儿科急救技术的进展和监护病房的建立，机械通气在儿科临床的应用日益广泛，使危重患儿死亡率显著下降。本文就儿科常规机械通气的应用及特点问题进行介绍。

一、呼吸机的工作原理和分类

（一）呼吸机的工作原理

呼吸过程中，肺泡通气的动力来自肺泡内压与口腔开口处大气压的压力差。呼吸机的工作原理在于通过间歇、反复地向气道内直接加压产生这一压力差，完成肺泡通气。

（二）呼吸机的分类

目前常用的分类方法是按呼吸时相分类，按吸气终止切换方式可分为以下4类。

1. 压力切换型呼吸机 以气道压力作为切换参数。给病人预设气道高压限制，当病人气道内压达到预定压力值后气流中止，转入呼气相。此后气道内压不断下降，达到另一预定值，气流再次发生。多用于新生儿通气或间歇正压通气治疗。近年来，压力控制型的应用范围有所扩大。

2. 容积切换型呼吸机 以容量作为切换参数。呼吸机将预定的潮气量（V_T）送入呼吸道，并保证在预定的压力范围内（有压力安全阀门调控），V_T 不受胸肺顺应性及气道阻力变化的影响。如容量以气流量和时间的乘积决定，则又称为流量型。

3. 时间切换型呼吸机　以时间作为切换参数。即按预设吸气（I）及呼气时间（E）进行切换，潮气量则由吸气流速加以控制，故基本上和容积切换型通气机相仿。但由于吸气流速除由呼吸机工作压力决定外，还受气道阻力（包括摩擦阻力及弹性阻力）的影响，因而气道阻力及胸肺顺应性对潮气量仍有一定影响。

4. 定时、限压、持续气流型呼吸机　此型呼吸机切换方式为时间切换，同时又具备限制峰压的功能，管道中亦一直有持续气流。这种呼吸机既能克服一定的气道阻力和低顺应性肺，以保证一定的通气量；又能避免峰压过高而减少气压伤。同时由于持续气流的存在，患儿不仅能在机器送气时得到机械帮助，还可以随意地自由呼吸。此类型呼吸机是目前非常适合婴儿、新生儿、早产儿的呼吸机。

二、机械通气模式

所谓机械通气模式，实际上就是控制（或指令）、辅助、支持和 CPAP（自主呼吸）4 种呼吸类型不同组合。通气模式选择的目的是使机械通气与病人的自主呼吸及呼吸需求相适应，即人机达到最佳配合，以获得最佳疗效和预期治疗效果。

（一）当前临床经常采用的通气模式

1. 控制通气（controlled mechanical ventilation，CMV）　呼吸机完全代替病人的自主呼吸，包括呼吸频率（RR）、V_T、I∶E 比等，而病人的自主呼吸被有效抑制。本工作模式最好只用于自主呼吸微弱、无自主呼吸或呼吸肌麻痹的病人，否则容易发生人-机对抗。

2. 辅助/控制通气（assist-controlled，A/C）　是辅助通气和控制通气的结合，病人可以支配自己呼吸频率，触发时为辅助通气，没有触发时为控制通气，当病人自主呼吸频率低于控制呼吸频率时，呼吸机提供控制通气。本工作模式主要用于呼吸很微弱或近乎停止的病人。

3. 同步间歇指令通气（synchronized intermittent mandatary ventilation，SIMV） 也是一种辅助通气，将预定次数的控制通气加于可进行自主呼吸病人的呼吸方式中，在没有指令通气的呼吸期间，允许病人自主呼吸。本工作模式主要用于自主呼吸较好，但分钟通气量（MV）不足的患儿，它的另一用途是用于呼吸机撤离。

4. 压力支持通气（pressure support ventilation，PSV） PSV要求病人有自主呼吸。呼吸机以预设的压力向病人送气，但 RR、I、E 由病人自己调节。在吸气相内，当吸气流速达到预调触发值时，呼吸机立即开始 PSV 送气，同时机器连续监测气道压力和调节流量使达到预设的压力，并维持气道压在这一水平以获得满意 V_T 和 RR。当病人停止吸气，气流速度下降到最高吸气流速的 25% 时，送气停止，病人开始呼气。目前认为在自主呼吸病人中，PSV 比较接近机体的生理状态，同步性能最好。它既保证通气 V_T 和 MV，又不增加病人的吸气作功，使疲劳的呼吸肌易于恢复，较少人-机对抗和镇静剂的使用，适合大手术后、支气管哮喘，呼吸机撤离时使用。

5. 持续气道正压通气（continuous positive airway pressure，CPAP）/呼气末正压通气（positive end - expiratory ventilation，PEEP）/双相气道正压（biphasic positive airway pressure，BIPAP）及衍生模式 CPAP 指整个呼吸周期在气道开口处施加固定正压（持续高于大气压）；PEEP 是指机械通气时维持呼气末气道的正压以增加减少的功能残气量和改善肺顺应性；BIPAP 是在自主呼吸时交替给予两种不同水平的气道正压，是目前临床有前途但需要进一步实践的模式。

（二）几种新的通气模式探讨

1. 气道压力释放通气（airway pressure release ventilation，APRV） 这种模式在整个机械通气周期允许自主呼吸。APRV 是以气道压和功能残气量的减少来增加肺泡通气，即通过周期性的 PEEP 释放，对肺泡通气提供机械辅助。当压力释放活瓣开放后，肺泡被动排气，气道内 PEEP 水平降低，呼出气量增加，CO_2 排出增多,功能残气量减少。当短暂的压力释放结束后,气道压力又恢复到原有水平,这相当于吸气过程。因此与 CMV + PEEP 相比,APRV 显著降低了气道峰压,减少了气压伤的危险性。APRV 的缺点在于当患者自主呼吸较快时,压力释放的频率必须不断调整以避免高 PEEP 活瓣释放和与自主呼吸不同步。

2. **压力调节容积控制通气**(pressure regulated volume control ventilation,PRVCV) 用于无自主呼吸能力患者。PRVCV 的独到之处是结合定容与定压通气模式的优点,克服定时限压型不能控制 V_T、定容型不能控制压力的缺点。在预设压力上限、V_T、PEEP、触发敏感度、RR、FiO_2、I 参数后,第一次机械通气时,机器提供 0.5kPa 压力,并测定胸廓/肺顺应性,根据容积/压力关系,计算并调整下一次通气时的预设吸气压力水平。经过这样的 4 次调整,所提供的压力可达到设定的 V_T,以后机器连续监测,根据每次呼吸的压力、容量、肺顺应性的相互关系,不断调节所需压力。除了临床无自主呼吸患者,肺各部分时间常数明显不等患者和需要较高的初始流速才能打开关闭着的部分肺区域的患者也适用,极低出生体重儿使用可减少颅内出血。

3. **适应支持通气**(adaptive support ventilation,ASV) ASV 利用呼吸机内的微电脑持续监测患者的呼吸状态,自动设置和调整通气参数及通气支持水平,以适应患者的实际需求。ASV 控制的参数较多,需预设分钟通气百分数、气道压报警上限值和患者-体重三项参数,从工作开始的瞬间就持续监测每一次呼吸的肺顺应性、气道阻力、呼吸时间常数等各项指标,根据最低作功原理自动调整潮气量和呼吸频率。这种通气模式的目标是力求在患者当时的呼吸力学状态下,以最低的 PIP、最佳的 RR 和 V_T、最适宜的通气形式(控制或辅助通气)来达到预定的 MV,避免压力伤、容量伤、呼吸急促。ASV 能适应患者的不同情况,可提供从完全控制通气到完全自主呼吸的不同程度通气支持,患者始终处于呼吸作功最小状态,直至撤机。目前该模式还不能用于 10kg 以下的婴幼儿。

三、呼吸机相关肺损伤（VALI）和肺保护性通气策略

机械通气时，由于肺病变往往不均匀、通气容量过大时，在扩张肺泡与实变肺泡之间可产生很强的剪切力导致肺损伤，所以容量伤是机械通气所致肺损伤中最常见的，肺组织过度扩张导致的损伤类似于急性肺损伤（ALI）和急性呼吸窘迫综合征（ARDS）的病理改变。近年来的研究还发现呼吸机相关肺损伤还包括不张伤和生物伤。

肺保护性通气策略（lung protective ventilation strategy）指不用过高的跨肺压及容量避免过高压力，目的是保护肺免受呼吸机相关性肺损伤，主要适用于已有急性肺损伤（如ARDS）或潜在呼吸机所致肺损伤的高危病人。常用策略有：(1) 小潮气量及可允许性高碳酸血症：设置潮气量 4~7ml/kg；大多数患者可耐受代偿性的呼吸性酸中毒，且可通过增加呼吸频率加以纠正，即可允许性高碳酸血症。(2) 选择定压型通气模式以限制跨肺压：推荐平台压（Pplat）< 30cmH_2O，即压力标限通气（pressure targeted ventilation），防止气压伤。(3) 最适PEEP：选择最适PEEP以最大程度减少肺泡萎陷，使最多肺泡保持膨胀状态，肺顺应性达到最佳水平，防止肺泡反复开闭所致的不张伤。

此外，通气时应具有整体观念，除肺保护性策略外应给予正确有效的全身综合治疗如正确的液体治疗，水、电解质失衡的纠正，心功能支持，心功能不全及肺水肿的治疗，支气管扩张剂的应用，高热控制及合理体位等均可降低机械通气支持水平。

近20年来，随着微电子技术的迅猛发展，以及医学科研人员对呼吸生理学认识的提高，呼吸机的发展非常迅速，临床应用日趋广泛。可以预测，未来的呼吸机将绝大多数用微机控制，各种性能更完善，操作更直观，实现确实的人机对话。

（王 菲）

[参考文献]

1. Calfee CS, Matthay MA. Recent advances in mechanical ventilation. Am J Med, 2005, 118 (6): 584-591
2. Habashi NM. Other approaches to open-lung ventilation: airway pressure release ventilation. Crit Care Med, 2005, 33 (3 Suppl): S228-240
3. Holt SJ, Sanders RC, Thurman TL, et al. An evaluation of Automode, acomputer controlled ventilator mode, with the Siemens Servo 300A ventilator, using a porcine model. Respir Care, 2001, 46 : 26-36
4. Tassaux D, Dalmas E, Gratadour P, et al. Patient—ventilator interactions during partial ventilatory support : a preliminary study comparing the effects of adaptive support ventilation with synchronized intermittent mandatory ventilation plus inspiratory pressure support. Crit Care Med, 2002, 30 : 801-807
5. Forti G, Cereda M, Sparacino ME, et al. Effect of periodic lung recruitment maneuvers on gas exchange and respiratory mechanics in mechanical ventilated acute respiratory distress syndrom patients. Intensive Care Med, 2000, 26 (5) : 501-507

第七节 SIRS、SEPSIS、MODS 概念及临床应用

2005年1月，国际儿科脓毒症定义大会公开发表了儿科脓毒症的相关概念：包括儿科全身炎症反应综合征（systemic inflammatory response syndrome, SIRS）、感染（infection）、脓毒症（sepsis）、严重脓毒症（severe sepsis）、脓毒性休克（septic shock）和多器官功能障碍综合征（multiple organ dysfunction syndrome, MODS），其目的是为大规模、多中心的国际合作确定设计、实施、分析等具体工作标准，改善脓毒症患儿的预后。

一、脓毒症患儿年龄组划分

早期新生儿<1周，新生儿≥1周<1个月，婴儿≥1个月<1

岁，学龄前儿童≥1岁＜6岁，学龄儿童≥6岁＜12岁，青少年≥12岁＜18岁。刚出生儿不包括早产儿，因其护理主要在新生儿重症监护病房。本文所指的儿童泛指以上各个年龄组。

二、儿科SIRS、感染、脓毒症、严重脓毒症、脓毒性休克的定义

儿童SIRS的定义见表9-2。由于心率增快和呼吸急促是许多儿科疾病共有的症状，因此诊断SIRS时，儿童必须有体温或白细胞计数异常（若病儿仅心率和呼吸增快不应诊为SIRS）。在早期新生儿组，心动过缓可能是SIRS的体征，但年长儿心动过缓多出现在接近临终期。表9-3示各年龄组相关的生理参数值。

表9-2　全身炎症反应综合征、感染、脓毒症、严重脓毒症和脓毒性休克定义

全身炎症反应综合征（SIRS）＊

　至少出现下列四项标准中的两项，其中一项必须包括体温或白细胞计数异常：

- 中心温度＞38.5℃或＜36℃
- 心动过速，平均心率＞同年龄组正常值2个标准差以上（无外界刺激、慢性药物或疼痛刺激）；

或不可解释的持续性增快超过0.5~4.0h；

或＜1岁出现心动过缓．平均心率＜同年龄组正常值第10百分位以下（无外部迷走神经刺激，未使用β阻滞剂药物亦无，先天性心脏病）；或不可解释的持续性减慢超过0.5h

- 平均呼吸频率＞各年龄组正常值2个标准差以上；或因急性病程需机械通气（无神经肌肉疾病也与全身麻醉无关）
- 白细胞计数升高或下降（非继发于化疗的白细胞减少症），或未成熟中性粒细胞＞10％

续表

感染
  存在任何病原体引起的可疑或已证实(阳性培养、组织染色或 PCR)的感染;或与感染高度相关的临床综合征
  感染的证据包括临床体检、影像学或实验室检验的阳性结果(如正常无菌体液中出现白细胞、内脏穿孔、X 线胸片表现支持肺炎、瘀斑或紫癜样皮疹、暴发性紫癜)
脓毒症
  SIRS 出现在可疑或已证实的感染中或为感染的结果
严重脓毒症
  脓毒症+下列之一:心血管功能障碍;急性呼吸窘迫综合征;2 个或更多其他器官功能障碍(器官功能障碍,见表 9-4)
脓毒性休克
  脓毒症并心血管功能障碍(表 9-4)

表中斜体字表示成人定义加以修改而作为儿科定义;*表 9-3 年龄特定的生理和实验室变量范围。

表 9-3 各年龄组特定生理参数和实验室变量
(低值取第 5 百分位,高值取第 95 百分位)

1年龄组	心率(次/分)		呼吸频率(次/分)	白细胞计数($\times 10^9$/L)	收缩压(mmHg)
	心动过速	心动过缓			
~1 周	>180	<100	>50	>34	<59
~1 个月	>180	<100	>40	>19.5 或<5.0	<79
~1 岁	>180	<90	>34	>17.5 或<5.0	<75
~6 岁	>140	NA	>22	>15.5 或<6.0	<74
~12 岁	>130	NA	>18	>13.5 或<4.5	<83
~18 岁	>110	NA	>14	>11 或<4.5	<90

NA:不适用。

小儿中心温度≥38℃考虑为发热。中心体温必须经直肠、膀胱、口腔或中心导管探针测量。小婴儿发热可能源于包裹过多，若怀疑包裹太严，应在解开束缚后15～30min测体温。低体温（如＜36℃）可能提示严重感染，尤其在新生儿。

脓毒症的定义为SIRS伴可疑或已证明的感染。感染可能源于细菌、病毒、真菌或立克次体。虽然细菌感染通常可通过培养或其他方法确定，但其他病原体却不易确定。以下临床表现提示感染存在：血流动力学不稳定的基础上出现瘀斑和紫癜；发热、咳嗽、低氧血症、白细胞增多和肺部渗出；肠道穿孔出现腹部膨隆伴发热和白细胞增多。

严重脓毒症的定义是脓毒症加下述表现之一：心血管功能障碍、急性呼吸窘迫综合（ARDS），或者两个或两个以上器官功能障碍（呼吸、肾脏、神经、血液或肝脏）。适用于儿科的器官功能障碍定义见表9-4。

表9-4　器官功能障碍标准

心血管功能障碍
　　1h内静脉输入等张液体≥40ml/kg仍有：
　　・血压下降且＜该年龄组第5百分位或收缩压＜该年龄组正常值2个标准差以下*或
　　・需用血管活性药物始能维持血压在正常范围（多巴胺＞5μg/kg/min或任何剂量的多巴酚丁胺、肾上腺素、去甲肾上腺素）或
　　・具备下列中两条
　　不可解释的代谢性酸中毒：碱缺失＞5.0mEq/L
　　动脉血乳酸＞正常上限的两倍以上
　　无尿：尿量＜0.5ml/kg/h
　　毛细血管再充盈时间：＞5s
　　中心与周围温差＞3℃
呼吸
　　・PaO_2/FiO_2＜300mmHg，无青紫性先天性心脏病、病前亦无肺疾病或
　　・$PaCO_2$＞65mmHg或超过基线20mmHg以上或

续表

- 证明需要高氧※或 $FiO_2>0.5$ 始能维持氧饱和度≥92%或
- 需非侵入性或侵入性机械通气△

神经
- Glasgow 昏迷评分≤11 或
- 精神状态急性改变伴 Glasgow 昏迷评分从基线下降≥3 分

血液
- 血小板计数<$80.0×10^9$/L 或在过去 3 天内从最高值下降 50%（适用于慢性血液/肿瘤患儿）或
- 国际标准化比值>2（标准化的 PT）

肾脏
- 血清肌酐为各年龄组正常值上限的 2 倍及以上或较基线增加 2 倍

肝脏
- 总胆红素≥4mg/dl（新生儿不适用）
- ALT 两倍于同年龄正常值上限

注：※见表 9-3；φ急性呼吸窘迫综合征必须包括 PaO_2/FiO_2≤200mmHg（1mmHg=0.133 kPa）、双肺渗出、急性发作和无左心衰证据。急性肺损伤除 PaO_2/FiO_2≤300mmHg 外，余同上；※证明需高氧的方法：流量减少不能维持血氧含量而后增加流量能维持，表明需高氧；△术后患者，已有肺部炎症或感染而不宜拔管。

三、脓毒症新定义与我国儿科界传统概念的差别

关于脓毒症新定义，我国专家一致认为，脓毒症新定义有利于标准化科学研究，对进行临床治疗试验有帮助。但区分严重脓毒症和脓毒性休克的价值有限，可能两个定义描述了同一种疾病状态。特别是他们对脓毒性休克定义过于严格（1h 内静脉输入等张液体≥40ml/kg 仍有血压下降或需用血管活性药物始能维持血压在正常范围），不利于识别早期休克并及时治疗，且与我国儿科界的传统概念有较大距离。故我们仍沿用感染性休克（脓毒性休克）代偿期（早期）、感染性休克失代偿期（晚期）两个分期，并据此对既往诊断标准作了相应修改（如皮肤毛细血管再充盈时间、尿量等）。

(一) 感染性休克（脓毒性休克）代偿期（早期）

临床表现符合下列 6 项中 3 项：①意识改变：烦躁不安或萎靡，表情淡漠。意识模糊，甚至昏迷、惊厥（多见于失代偿休克）。②皮肤改变：面色苍白发灰，唇周、指趾发绀，皮肤花纹，四肢凉。如有面色潮红，四肢温暖，皮肤干燥为暖休克。③心率脉搏：外周动脉搏动细弱，心率、脉搏增快（表 9-3）。④毛细血管再充盈时间≥3 s（需除外环境温度影响）。⑤尿量<1ml/kg/h。⑥代谢性酸中毒（除外其他缺血缺氧及代谢因素）。

(二) 感染性休克（脓毒性休克）失代偿期

代偿期临床表现加重伴血压下降。收缩压<该年龄组第 5 百分位或<该年龄组正常值 2 个标准差。即：1～12 个月<70mmHg，1～10 岁<70mmHg＋[2×年龄（岁）]，≥10 岁<90mmHg。

(李红日)

[参考文献]

1. 樊寻梅，武志远. 国际儿科脓毒症定义会议介绍. 中华儿科杂志，2005，43 (8)：618-620
2. 中华医学会儿科学分会急救学组，中华医学会急诊学分会儿科组. 儿科感染性休克（脓毒性休克）诊疗推荐方案. 中国小儿急救医学，2006，13 (4)：313-315
3. Goldstein B, Gimir B, Randolph A. et al. International pediatric sepsis consensus conference: definitions for sepsis and organ dysfunction in pediatrics. Pediatr Crit Care Med, 2005, 6 (1): 2-8
4. Dellinger RP, Carlet JM, Masur H, et al. Surviving sepsis Campaign guidelines for management of severe sepsis and septic shock. Crit Care Med, 2004, 32 (3): 858-873

第八节 早产儿呼吸机应用的特点及注意问题

机械通气是治疗呼吸衰竭的重要手段。根据不同年龄患儿的呼吸生理基础及不同疾病的病理生理特点，选择不同的机械通气策略,是能否应用机械通气成功救治呼吸衰竭患儿的关键。

早产儿是儿科领域的特殊人群。早产儿呼吸系统和呼吸中枢发育不成熟,使早产儿呼吸衰竭的发生率明显高于足月新生儿和其他年龄的儿童,并因各系统器官发育均不成熟,在应用呼吸机治疗时并发症的发生率较高。因此正确掌握早产儿应用呼吸机指征,恰当调整呼吸机参数尤为重要。

一、早产儿的生理特点与呼吸衰竭的易发因素

(一) 早产儿易发中枢性呼吸衰竭

早产儿,尤其极低出生体重儿,呼吸中枢及呼吸器官尚未发育成熟,如早产儿的红细胞内缺乏碳酸酐酶,致使由碳酸分解为二氧化碳的数量减少,因而不能有效形成对呼吸中枢的刺激,引起呼吸暂停,严重的呼吸暂停可导致呼吸衰竭。

早产儿尤易发生脑室周围-脑室内出血,其发生率可高达65%以上。严重的颅内出血是早产儿中枢性呼吸衰竭的主要原因。另外,早产儿免疫功能差,血脑屏障功能不健全,中枢神经系统感染,进而引发中枢性呼吸衰竭的几率远远超过足月新生儿。

(二) 早产儿周围性呼吸衰竭的易发因素

1. 肺换气功能不足　早产儿肺泡数量少,毛细血管与肺泡间距离相对较大,气体交换率低;肺Ⅱ型肺泡合成和分泌肺表面活性物质不足,肺泡萎陷,肺不张,肺内分流,可导致严重的低氧血症、呼吸衰竭。此时呼吸机治疗是必须的手段。

2. 肺通气功能不足　早产儿黏液纤毛清除系统功能不健全;咳嗽反射弱,故不易清出气管、支气管内的黏液,易出现呼吸道梗阻,造成通气功能衰竭。另外,早产儿呼吸肌发育不全,肋骨活动差,吸气无力,也是易发通气障碍的因素。

(三) 早产儿易发呼吸系统疾病导致呼吸衰竭

1. 肺出血　早产儿肺出血的发生率达 $3.28\% \sim 4.88\%$。早产儿由于存在先天性内在缺陷,易受外界因素影响而发生肺出血。其内在缺陷表现为:肺发育不完善,肺泡少,血管多,毛细血管通透

性差，易破裂出血；肺表面活性物质（PS）少，毛细血管中液体易渗入肺间质及肺泡；支气管壁和肺泡壁弹力纤维发育不成熟，易闭塞导致气体交换面积减少和缺氧性微血管损伤；凝血机制缺陷，易有出血倾向。若合并有严重感染、寒冷损伤、缺氧、酸中毒，则更易引起肺出血。机械通气是治疗肺出血不可替代的方法。

2. 肺内感染 早产儿由于体液免疫和细胞免疫均不成熟，缺乏来自母体的抗体，IgG 含量少；呼吸道局部免疫功能差，故极易患肺内感染，导致呼吸衰竭。

上述说明，由于早产儿呼吸中枢和呼吸系统器官发育不成熟，其发生呼吸衰竭，需用机械通气的几率明显高于足月新生儿和其他年龄的儿童。而又因早产儿特殊的生理特点，应用呼吸机时易发各种并发症。

二、早产儿的生理特点与机械通气并发症

（一）气压伤

指患儿在呼吸机应用过程中采用过高的跨肺压（PIP）或过大的潮气量所致的急性肺损伤。临床可表现为间质性肺气肿、纵隔气肿、气胸等。在早产儿，尤其极低体重儿合并肺表面活性物质缺乏时，由于肺顺应性下降，要求机械通气压力相对较高，因此如果不能恰当地调整呼吸机压力，极易出现肺气压伤。已有报道其发生率为 13%～35%，病死率可达 31%。

（二）脑室周围白质软化和脑室周围-脑室内出血

早产儿脑室周围白质软化的发生率约为 8%～26%，而应用呼吸机治疗的早产儿中，其发生率可高达 38%～60%。其原因除与早产儿内在的发育不成熟有关外，可能与机械通气引起的脑血流速度的波动和脑微血管静脉压升高有关。

（三）呼吸机相关性肺炎

呼吸机相关性肺炎是指机械通气 48 小时后发生的肺炎，是机械通气最常见的并发症。早产儿由于体液免疫及细胞免疫均不成熟，缺乏来自母体的抗体，呼吸道局部免疫功能不完善。因此呼吸

机相关性肺炎的发生率远远高于足月新生儿,所以在应用呼吸机治疗的早产儿严格地消毒隔离制度尤为重要。

(四) 支气管肺发育不良 (BPD)

本病多发生于接受呼吸机治疗的早产儿。其发生与正压通气、高浓度给氧、早产儿肺发育不成熟、感染炎症致肺损伤等因素密切相关。病死率极高,患儿在1岁内病死率可达30%~40%。因此,早产儿在接受呼吸机治疗时,应尽可能避免上述致病因素,适度调整呼吸机压力和氧浓度,在血气值允许的前提下,尽可能调低呼吸机压力和氧浓度,如病情严重需用较高压力和/或较高氧浓度时,也应尽可能缩短应用时间,并尽量避免呼吸机相关肺炎的发生,以降低支气管肺发育不良的发生率。

(五) 视网膜病

早产儿视网膜病原称晶体后纤维增生症。临床上可出现视网膜变性、脱离,并发白内障,继发青光眼、斜视、弱视,严重者可致盲。早产儿视网膜发育不成熟是本病的根本原因。生后氧疗与本病有密切关系。对于接受0.40以上氧浓度治疗的早产儿、低出生体重儿,应警惕视网膜病的发生。另外,吸氧时间也与视网膜病的发生有关,吸氧时间越长,发生的可能性越大,因此在应用呼吸机治疗的早产儿,应尽可能降低用氧浓度和用氧时间,保持氧饱和度在85%~90%即可,以减少视网膜病的发生。

三、早产儿机械通气的临床应用

(一) 机械通气指征

1. 在 FiO_2 为0.6的情况下,PaO_2<50mmHg 或经皮血氧饱和度 (transcutaneous oxygen saturation, $TcSO_2$) <85% (发绀型先心病除外)。

2. $PaCO_2$>60~70 mmHg 伴 pH< 7.25。

3. 严重或常规治疗无效的呼吸暂停。具备其中之一者。已确诊为 RDS 者可适当放宽指征。

(二) 呼吸机通气模式

早产儿通气时呼吸频率快,呼吸机管道死腔,管道顺应性及采用无气囊气管插管等因素不能确保吸入气潮气量,一般常采用压力限定通气模式,较少采用定容模式,根据不同类型呼吸机的正压工作模式的不同,有辅助/控制通气(A/C)、间歇指令通气(IMV)及同步间歇指令通气(SIMV)等,当患儿有自主呼吸时最好采用 A/C 或 SIMV 方式通气,由于此方式通气时患儿的自主呼吸可触发与机器产生同步一致的呼吸,可减少人机对抗及呼吸功。

(三) 早产儿机械通气参数设定原则

机械通气的基本目的是促进有效的通气和气体交换,包括二氧化碳的及时排除和氧的充分摄入。

1. CO_2 的排出 CO_2 的排出主要取决于每分钟肺泡通气量,每分钟肺泡通气量=(潮气量-死腔量)×呼吸频率,潮气量主要取决于吸气峰压(PIP)与呼气终末正压(PEEP)的差值,差值大则潮气量大,反之则小。频率的增加可使每分钟肺泡通气量增加,$PaCO_2$ 下降,当 $PaCO_2$ 增高时,可通过增大 PIP 与 PEEP 的差值或加快呼吸机频率来使 $PaCO_2$ 下降。

由于早产儿体重小,死腔量占潮气量的比例相对较大,随着病情的变化,肺顺应性的改变,肺泡潮气量变化较大。所以应随着病情变化及时调整呼吸机压力,以免通气不足或通气过度。如早产儿患呼吸窘迫综合征(NRDS)时,接受肺表面活性剂治疗后,肺顺应性很快改善,此时应及时降低呼吸机压力,否则会造成肺气漏。另外,早产儿与足月儿相比,呼吸频率相对较快,且肺部更易发生气压伤,所以为了达到排除 CO_2 的目的,应首先采取在一定范围内提高呼吸机频率,也就是说,早产儿更适合低压高频的策略。

近年来有报道,应用允许性高碳酸血症通气策略,治疗新生儿呼吸窘迫综合征收到良好的效果,即与传统正压通气相比,采用相对较低的 PIP、PEEP、MAP 和相对较快的频率,允许血气中 $PaCO_2$ 超过正常值,保持在 45~55mmHg,结果实验组患儿与对照组相比,机械通气时间明显缩短,肺气漏发生率和病人病死率均降低。

2. 氧的摄取　动脉氧合主要取决于平均气道压和吸入氧浓度。提高 PIP、PEEP 及吸/呼（I/E）中任意一项均可使 MAP 升高，PaO_2 提高。在考虑增大 MAP 时，需注意下列几个问题：

(1) PIP 的作用大于 PEEP 及 I/E。

(2) 当 PEEP 达到 $8cmH_2O$ 时，再提高 PEEP，PaO_2 升高则不明显。

(3) 过高的 MAP 可导致肺泡过度膨胀，静脉回流受阻，心搏出量减少，氧合降低，并可引起肺气压伤。除增加 MAP 外，提高吸氧浓度也是直接而有效增加 PaO_2 的方法。

值得注意的是，早产儿极易发生气压伤和氧疗引起的并发症，因此原则上是在保证有效通、换气功能的情况下，尽可能使用最低参数，以减少机械通气的并发症。

(李　杰)

[参考文献]

1. 金汉珍等主编. 实用新生儿学. 第 3 版. 北京：人民卫生出版社，2003. 192-200
2. 周晓光等主编. 新生儿机械通气治疗学. 北京：人民卫生出版社，2004. 233-261
3. 中华医学会儿科学分会新生儿学组. 新生儿常频机械通气常规. 中华儿科杂志，2004，42（5）：356-357
4. 安新江等. 允许高碳酸血症通气法治疗新生儿呼吸窘迫综合征. 新生儿杂志，2004，19（3）：97-99
5. 施丽萍等. 新生儿呼吸窘迫综合征呼吸机治疗的肺保护性研究. 中华儿科杂志，2003，41（2）：95-98
6. Amanda J. McKnight, Grazyna Sadowska, et al. Effects of duration of positive-pressure ventilation on blood-brain barrier function in premature lambs. J Appl Physiol, 2000, 88: 1672-1677

第九节 肺表面活性物质在新生儿呼吸窘迫综合征的应用

肺表面活性物质（pulmonary surfactant，PS）替代疗法是新生儿呼吸窘迫综合征（RDS）的有效治疗方法，大规模临床研究证实：PS不但可降低RDS病死率，而且能减少RDS并发症并改善预后，PS已成为RDS常规治疗手段。

一、PS成分及主要功能

哺乳动物PS是一种磷脂蛋白复合物，其中含80%～90%磷脂、8%～12%蛋白质、5%～8%中性脂肪及少量无机盐。磷脂中60%为二棕榈酸卵磷脂（DPPC），25%不饱和磷脂酰胆碱，15%其他磷脂包括磷脂酰甘油（PG）、磷脂酰乙醇胺（PE）、磷脂酰丝氨酸（PS）、磷脂酰肌醇（PI）和鞘磷脂（S）等。PS含有SP-A、SP-B、SP-C和SP-D四种脱辅基蛋白。

内源性PS存在于肺泡气-液面，由肺Ⅱ型细胞合成、贮存及分泌。主要活性成分DPPC的非极性部分受水分子排斥作用，在肺泡气-液面向外排列形成单分子层。该结构可减少肺泡表面液体分子，降低肺表面张力。呼气时PDDC紧压形成固体化薄膜，使表面张力下降，防止肺泡萎陷，维持小气道开放；吸气时DPPC分子散开变薄，气-液面底层DPPC分子补充到表层，阻止表面张力升高过快致使肺泡破裂。DPPC不能独自从气-液面底层吸附到表层，并在表层均匀扩展为单分子层，该过程需要SP-B和SP-C的帮助。亲水蛋白SP-A参与调节PS合成、分泌和再循环，增强SP-B和SP-C的功能；SP-A和SP-D作为免疫活性物质可阻止细菌、病毒、真菌、花粉及螨虫入侵，有局部防御功能。

二、PS制剂

常用 PS 制剂有天然制剂、半合成制剂和人工合成制剂三种。天然 PS 由动物（牛或猪）肺组织或支气管肺灌洗液提取而成，纯化时去除亲水蛋白 SP-A 和 SP-D，成品 PS 含 99% 磷脂和 1% 低分子蛋白 SP-B、SP-C，其生物活性较好，常用制剂见表 9-5。半合成制剂是在天然提取物中加入合成组分。合成 PS 制剂中主要成分是人工合成的 DPPC，部分含有重组 SP-B 多肽（KL_4）和 SP-C 以促进 DPPC 吸附和扩展。

表 9-5　天然 PS 的品名、成分和厂家

品名	来源	成分	厂家
Surfacten	猪肺	DPPC,PG,SP-B 和 SP-C	Tokyo Tanabe（日本）
Survanta	猪肺		Ross Products(美国)
Curosurf	猪肺	DPPC,PG,SP-B 和 SP-C	Chiesi Pharmaceuticals（意大利）
Infasurf	牛肺灌洗液	PPC,SP-B 和 SP-C	Forrest Lab(美国)
BLES	牛肺灌洗液	DPPC,SP-B 和 SP-C	BLES 生化公司（加拿大）
Alveofact	牛肺灌洗液	DPPC,SP-B 和 SP-C	Boehringer Ingelheim（德国）
珂立苏	牛肺灌洗液	DPPC,SP-B 和 SP-C	双鹤药业（中国）

表 9-6 合成 PS 的品名、成分和厂家

品名	成分	厂家
Exosurf	DPPC,十六醇,四丁酚醛	Burroughs-Wellcome(英、美)
Pneumactant	DPPC,PG	Britannia 医药公司(英国)
Surfaxin	DPPC,POPG,棕榈酸 KL$_4$	
Venticute	DPPC,SP-B,rSP-C 和棕榈酸	Ddiscovery Lab(美国) Byk Culden(德国)

三、给药途径、方法、剂量

1. 给药途径 根据 PS 成分、性质和作用部位,气管内给药是最理想的途径。曾有人经羊膜腔预防给药,疗效不佳,现已废弃。气管内滴注和雾化吸入是常用的两种方法。多数学者主张气管内滴注给药。临床观察发现:PS 滴注速度与疗效有关,滴注缓慢不利于 PS 均匀分布,滴注过快宜造成药物返流,故推荐给药时间在 2min 左右为宜。

2. 给药方法 首先清理气道,置患儿于右侧卧位。无菌注射器抽取预热至 37℃ 药液,连接细硅胶管插入气管插管口,注入 1/2 药液,行机械通气或加压气囊通气 1 分钟;再置患儿于左侧卧位,用上述方法注入另 1/2 药液。给药后 6 小时内无明显气道阻塞不主张清理气道。

3. 药物剂量 不同制剂成分有别,剂量也不同。PS 平均剂量 50~200mg/kg,给药体积 1~5ml/kg。PS 代谢快,临床观察,约 70% 患儿需重复用药。常用制剂 Curosurf(固尔舒),首剂 200mg/kg,重复剂量 100mg/kg,药物体积 1.25~2.5ml/kg;珂立苏 70mg/kg,重复剂量 40~100mg/kg,药物体积 2ml/kg。

四、用药注意事项及检测指标

给药前，给药后 0.5、1、6、12、24 及 72h 动态监测肺功能、动脉血气，了解给药前、给药后 12、24 和 72h 胸部 X 线征象，并追踪心脏及颅内病变情况。酸中毒可影响 PS 疗效，稳定机体内环境非常重要。用药后氧合改善，可根据新生儿血气分析指标调整呼吸机条件，先下调吸入氧浓度（FiO_2），再降低呼吸频率、吸气峰压（PIP）及呼气末正压（PEEP）。以下情况每隔 12h 可重复给药 1～3 次：（1）用药后，氧合功能无改善，动脉肺泡氧分压比值（a/APO_2）＜0.22；（2）用药后病情好转，数小时又反复，a/APO_2＜0.22；（3）用药后胸部 X 线无好转或一过好转，但很快反复，胸部 X 线呈现 RDS Ⅱ 期以上征象者。注意监测有无气胸、肺部感染、动脉导管开放及颅内出血等近期并发症，追踪晶体后纤维化、慢性肺疾病、神经精神发育异常等远期并发症。

五、PS 治疗的副作用

PS 气管滴注时部分患儿可因气道阻塞而发生暂时性低氧血症、心动过缓和血压下降等。PS 治疗有发生肺出血的报道，制剂不同发生率有差异，使用天然 PS 制剂发生率 5%～6%，而合成制剂为 1%～5%。PS 可迅速改善血气，引起脑血流骤然变化，存在脑出血的危险，据分析天然 PS 制剂脑室内出血的发生风险高于合成制剂，但严重出血少见。天然 PS 中含少量异体蛋白质，理论上有引起免疫反应的可能，大规模临床研究结果，极少见过敏反应。另外，大规模应用未发现因 PS 制剂不纯而继发肺部感染。

六、PS 替代疗法在新生儿的应用

RDS 发生的原因是肺Ⅱ型细胞发育不成熟/或 PS 分泌不足，临床上表现为进行性呼吸衰竭，病死率高。20 世纪 80 年代至 90 年代，国外临床试验集中在 PS 治疗与安慰剂对照方面，无论 PS 治疗还是预防早产儿或低体重儿 RDS，荟萃分析显示：PS 的应用从总体上降低了 RDS 发生率和病死率，PS 可减少 30%～65% RDS 患儿发生气胸的风险，减少 40% RDS 患儿死亡风险。国内多中心临床试验表明：固尔舒治疗 RDS，可迅速改善 RDS 患儿肺换气功能，提高动脉氧分压，改善肺顺应性，降低吸入氧浓度、机械通气压力及平均气道压等。对 PS 治疗反应存在种族差异，PS 可显著降低非拉丁美洲人 RDS 的病死率，但未能降低黑人 RDS 的病死率。PS 治疗在总体上对慢性肺疾病、动脉导管开放及脑室内出血等并发症的发生无显著影响。

多中心随机对照临床研究荟萃分析得出如下结论：(1) 早期用药可减少 RDS 患儿气胸、肺间质气肿、BPD 和死亡风险（RR 为 0.70、0.63、0.70 和 0.87，ARD 为-5%、-6%、-3%和-3%）。(2) 重复用药可减少气胸和死亡风险（RR 为 0.51 和 0.63，ARD 为-9%和-7%）。(3) 预防用药可降低早产儿气胸、肺间质气肿和死亡发生风险（RR 为 0.62、0.54 和 0.61，ARD 为-2%、-3%和-5%）；预防性用药可降低胎龄小于 30 周早产儿死亡和支气管肺发育不全（BPD）风险（RR 为 0.62 和 0.77，ARD 为-6%和-5%）；重复预防用药较单次预防用药可降低早产儿死亡风险、缩短呼吸支持时间及降低坏死性小肠结肠炎发生风险。(4) 与合成 PS 相比天然 PS 可降低气胸和死亡风险（RR 为 0.63 和 0.87，ARD 为-5%和-2%）；另外天然 PS 发挥作用快，呼吸机参数和 FiO_2 下调时间显著短于合成 PS。

未接受预防用药的早产儿或极低体重儿一旦发生 RDS，提倡尽早使用。预防用药应在新生儿复苏后再进行，因为生后第一次自主呼吸建立之前预防用药，不仅延误新生儿复苏，而且可能将 PS 施于主支气管或食道无法发挥 PS 作用。预防用药会增加不需要 PS 治疗早产儿的医疗费用，同时增加气管插管有创操作，目前尚存争议。

七、PS 应用对儿童发育的远期影响

接受 PS 治疗的 RDS 婴儿 12 个月时 Bayley 婴儿发育指数高于

预防用药婴儿。有学者对 RDS 患儿呼吸功能、神经系统并发症随访了 3 年，未发现 PS 治疗组与安慰剂组存在差异，亦未发现天然 PS 治疗组与合成 PS 治疗组患儿存在差异。

PS 在 RDS 治疗上被誉为"复活剂"，这确立了 PS 替代疗法在新生儿重症治疗中的重要地位。因 PS 来源有限、价格昂贵，在一定程度上限制了 PS 的应用。随着经济型 PS 制剂开发和研制，PS 替代疗法将成为 RDS 治疗的常规手段。

（张 琪）

[参考文献]

1. Suresh GK, Soll RF. Current surfactant use in premature infants. Clin Perinatol, 2001, 8: 671-694
2. Wiswell TE. Expanded uses of surfactant therapy. Clin Perinatol, 2001, 8: 695-711
3. 宋国维. 肺表面活性物质的代谢及临床应用. 实用儿科临床杂志, 2003, 18 (2): 84-87
4. 李杰，樊寻梅，宋国维. 肺表面活性制剂治疗新生儿呼吸窘迫综合征多中心临床观察. 中华儿科杂志, 2000, 28 (6): 344-347
5. Suresh GK, Soll RF. Lung surfactants for neonatal respiratory distress syndrome: animal-derived or synthetic agents? Paediatr Drugs, 2002, 4: 485-492

第十节 新生儿持续气道正压的临床应用

经鼻持续气道正压（continuous positive airway pressure, CPAP）是 20 世纪 70 年代初开始用于新生儿的一种给氧方法，其特点是设备简单，操作容易，通常对患儿无损伤，效果明显优于普通给氧方法。开始时 CPAP 通过气管插管进行，由于新生儿下颌小，舌大充满口咽部，安静时用鼻呼吸，只在张口哭闹时才用口呼吸，这是在新生儿可以用经鼻 CPAP 的基础；经验表明，在婴幼儿用经鼻 CPAP 也可取得良好效果。近十余年来国外在 CPAP 仪器的改进和临床应用方面都有不少新进展；国内许多单位正规应用CPAP都取得满意效果，但还不够普遍，远未发挥CPAP应有的作用。

一、基本原理和作用

（一）CPAP的主要作用

要了解CPAP的作用，首先要从低氧血症和肺的换气功能谈起。引起低氧血症的换气功能障碍最普遍的是通气/血流比例失调，最严重的是肺内分流增加。当肺实变、肺不张、肺泡内液体聚集时，肺泡不能进行气体交换，若有血液流经该肺泡，得不到气体交换，最后将混入流经正常肺泡、经过气体交换的血液中，结果使血氧下降，其作用类似发绀型先天性心脏病的分流，因在肺内发生，故称肺内分流。

正常人肺内分流只占心输出量的2%，最多不超过7%，病理情况下可达20%或更多。肺内分流增加引起的低氧血症用普通给氧方法难以解决，因提高吸入氧浓度，对流经正常肺泡的血液血氧含量提高有限，难于补偿由于肺内分流（静动脉血混合）增加造成的血氧下降。

进行CPAP时，由于持续气流产生的气道正压，可使病变的肺泡保持开放，使减少的功能残气增加，其增加量可达正常值的1/3～2/3，并减少肺泡内液体渗出，从而使肺内分流得到改善，血氧上升。CPAP的作用在呼气时更明显，因肺内有实变，膨胀不全或渗出，呼气时更易造成肺萎陷。

（二）CPAP对血气的影响

CPAP的作用与单纯提高吸入氧浓度的普通给氧方法有本质的不同，它是通过改善换气功能而提高血氧的，而不必使用过高的吸入氧浓度。CPAP时血氧分压（PO_2）的增高与CPAP的压力值并非直线关系，而是与肺泡开放压有关，当CPAP压力增加到一定程度，大量肺泡开放时，PO_2可有明显升高。应用CPAP对二氧化碳分压（PCO_2）影响与肺部病变性质和压力大小有关，有些气道梗阻患儿由于应用CPAP后气道扩张，PCO_2可下降；若CPAP压力过高，气道梗阻严重，可影响呼气，使PCO_2增高。

（三）CPAP对肺功能影响

应用CPAP时由于肺泡扩张，可使肺顺应性增加，呼吸省力，减少呼吸功，由于鼻塞增加气道阻力，也可使呼吸功增加。在正常新生儿$1\sim5cmH_2O$的CPAP可使声门上吸气和呼气阻力均减低，这是CPAP可用于治疗上呼吸道梗阻所致呼吸暂停的基础。近年研究还表明，CPAP有稳定胸壁活动，减少在早产儿常见的胸腹活动不协调作用，这有利于小婴儿呼吸衰竭的恢复。

（四）早期应用CPAP的作用

CPAP早期应用，可及时稳定病情，避免气管插管带来不良影响，还可减少高浓度吸氧引起的肺损伤，并减少呼吸机的应用，使感染、气胸等合并症减少。CPAP可作为撤离呼吸机时向自主呼吸过渡的手段，使患儿较早脱离呼吸机。

二、应用CPAP的适应证

（一）新生儿及婴幼儿肺部疾患

肺炎、肺不张、胎粪吸入综合征、肺水肿等所致低氧血症用普通给氧效果不好者，是应用CPAP最主要的适应证。

（二）新生儿呼吸窘迫综合征（RDS）

RDS是应用CPAP最合适的适应证。在20世纪70年代，由于CPAP的应用，使RDS病死率有较明显下降，但在危重RDS患儿，效果仍不理想，而需应用呼吸机。80年代后期以来肺表面活性物质气管内滴入是RDS治疗的一大进展，结合呼吸机的应用，使其病死率下降约一半，但呼吸机的应用技术复杂，合并症多，难于普遍推广。肺表面活性物质与经鼻CPAP联合应用，为在基层医院不用呼吸机治疗RDS提供了有效的新方法，特别是出生体重1500g以上的早期患儿，国外已取得成功经验，且气胸、颅内出血等合并症减少。

(三)阻塞性睡眠呼吸障碍

睡眠时由于不同原因引起的上呼吸道梗阻,可引起呼吸暂停和严重低氧血症。作为保守治疗,可于睡眠时应用CPAP起到扩张上呼吸道的作用。国内成人方面已有报道,并取得良好效果,儿科方面资料很少。国外在一些患儿的应用已证实其可靠的作用。

三、仪器装置和用法

(一)仪器装置

用简单的自制装置进行CPAP氧疗,虽然也可起一定作用,但效果较差。为取得良好效果,应使用专业的CPAP装置。

(二)应用方法

CPAP的应用方法简易,但要在理解基本原理和仪器性能基础上再应用,以免发生误差。应用前清除患儿鼻孔分泌物,开启氧气约$3\sim4L/min$,将鼻塞置于鼻孔内。开始时压力可保持在$3\sim4cmH_2O$,最大可达$8cmH_2O$。原则上应保持血氧分压至60mmHg以上的最低压力。压力大小由氧流量(最大可达$8\sim10L/min$)和呼气阀开口控制,也与患儿口腔和鼻塞密闭程度有关。应用CPAP 1小时后如有条件应进行血气分析,根据血气结果调节压力大小,新生儿PO_2在60mmHg即可,婴幼儿可在$60\sim80mmHg$。如PCO_2升高,可能呼气阻力过大,可适当降低CPAP压力。当病情好转,血气稳定后即可准备撤离CPAP,要逐渐减低压力,每次降低$1\sim2cmH_2O$,观察$2\sim4$小时,病情稳定再继续降压,直至撤除。

四、不良影响与合并症

正确应用CPAP对患儿大都没有不良影响。不良影响的发生主要与持续的气道正压有关,压力过大可导致气压伤、气胸,但这在经鼻CPAP,由于口腔经常开放压力不至于太高,故造成气压伤等很少见。由于大量气体进入胃内,在胃肠动力功能不完善的小婴儿,易有腹胀(可通过胃管排气),在先天性胃壁肌层不全患儿,曾有胃穿孔的个例报告。肺泡内正压可传至肺血管和胸腔,影响血液回心和循环功能，使心输出量减少。

由于鼻塞的长期应用，可造成鼻前庭溃疡。国外报告在病情危重的早产儿可损伤鼻翼和鼻小柱，严重者坏死，形成狭窄，日后需整形手术。鼻损伤发生率不高，其发生与鼻塞应用时间长短和护理有密切关系。CPAP可增加气道阻力，从而增加呼吸功，使患儿呼吸费力，从而成为导致治疗失败的重要原因。应用鼻塞时可使呼吸功增加94%。

长期应用CPAP要注意氧中毒，在小婴儿应用CPAP时氧浓度不应超过60%，过高的吸入氧浓度不宜超过24小时。

应用CPAP失败的原因，与适应证选择有关。若肺病变过重或有频发呼吸暂停，应用CPAP后病情不能改善，要及时调整治疗。此外严重的合并症如代谢性酸中毒，颅内出血等也不是CPAP所能解决的。仪器装置不完善，医务人员操作不当，也常是导致失败的原因。

五、应用CPAP注意事项

（一）严密监测病情变化

如心率、血压、体温，特别是呼吸频率、深度节律变化，同时严密观察其口唇、面色及四肢末梢有无发绀，准确记录出入量。

（二）保持呼吸道通畅

及时清除鼻腔及上气道分泌物，定时吸痰，CPAP新生儿因正压气体作用，可使口腔分泌物滞留，痰液增多，从而引起气道不通畅，因此及时吸痰很重要。

使用鼻塞CPAP新生儿，使其关闭口状态，对于躁动不安者，必要时予镇静剂，因啼哭或张口可使压力传递失常，而使CPAP不易维持压力。

虽然鼻塞固定比较困难，但不宜过紧，每2小时应松解一次，并检查鼻腔内有无分泌物，以防气道堵塞和鼻部局部皮肤产生压迫性坏死。

（刘明月）

[参考文献]

1. 董声焕. 经鼻持续气道正压给氧的临床应用. 中国医刊, 2000, 1: 2
2. 董声焕. 小儿呼吸衰竭治疗的进展. 中国实用儿科杂志, 1999, 14: 754
3. GomezM, et al. Principles of respiratory monitoring and therapy//Taeusch HW and Ballard RA, eds. Avery's Diseases of the newborn. Science Press, Harcourt Asia, W. B. Saunders. 1999, 576-594

第十章 感染性疾病

第一节 伤寒与副伤寒

【概论】

（一）定义

伤寒（Typhoid fever）是由伤寒杆菌（Salmonell Typhi）引起的急性肠道传染病。临床表现为：持续发热；特殊的中毒症状（包括伤寒面容，表情淡漠，无欲状态等）；相对缓脉；脾肿大，玫瑰疹以及白细胞低下等特点。

副伤寒包括副伤寒甲、乙、丙三种。致病菌分别为副伤寒甲、乙、丙沙门菌，属于沙门菌属中 A、B、C 组。副伤寒的流行病学，发病机制，临床表现，诊疗原则大致上与伤寒相似，但病程较短，病情也较轻。因此在这里一起叙述。

（二）流行病学

1. 传染源　病人及带菌者是本病的传染源。病菌随粪便排出，从潜伏末期即可排菌，在病程 2～4 周内传染性最大，恢复期后两周内仍有半数排菌。约有 2%～5% 病人可持续排菌 3 个月以上，称为慢性排菌者。少数可在胆囊内带菌数年，甚至终生。在急性期除粪便排菌以外，尿、呕吐物、呼吸道分泌物以及脓液均可排菌，导致感染播散。其中慢性带菌者是引起伤寒流行的重要传染源。

2. 传播途径　伤寒、副伤寒均为粪口传播途径。

3. 易感人群　人群普遍易感，以儿童及青壮年发病较多，病后有持续免疫力，但有 2% 左右可再次得病。

4. 流行特征　本病终年可见，以夏秋季为多。世界各地均有伤寒和副伤寒乙型流行，甲型副伤寒以亚洲及北美为主，丙型副伤寒较为少见。我国伤寒、副伤寒均趋下降。近年来报告甲型副伤寒有增多趋势,应提高警惕。

(三) 发病机制

具有 Vi 抗原的菌株毒力较大,发病率较高。伤寒杆菌进入消化道,没有被胃液杀灭的病菌进入小肠并增殖,穿过黏膜上皮细胞,至肠壁固有层。部分病原菌被巨噬细胞吞噬。重在其胞质内繁殖。部分经淋巴管进入回肠集合淋巴结、孤立淋巴滤泡及肠系膜淋巴结等处,延续繁殖,然后经胸导管进入血流,形成短暂的菌血症即原发性菌血症期。大约在 1~3 天左右,进入血流的病原菌迅速被肝、脾、骨髓与淋巴结中的网状内皮系统吞噬。病人尚无症状,处于临床上的潜伏期。此期如病人抵抗力强亦可将病菌消灭而不发病。如抵抗力差,则病菌在被单核-巨噬细胞吞噬后,可继续在细胞内繁殖,然后再次进入血循环,引起第二次严重的菌血症,持续数日至数周,患者陆续出现相应的临床症状,伤寒杆菌向全身播散,释放内毒素,激活释放内源性致热原,导致临床上出现发热,全身不适,明显的毒血症状,肝脾肿大,皮肤玫瑰疹等表现。此时相当于病程的第 1~2 周。血液及骨髓培养常可获得阳性结果。进入胆道中的伤寒杆菌大量繁殖,随胆汗排入肠道,使肠壁组织广泛受染,原已致敏的淋巴组织发生剧烈的迟发性变态反应,淋巴结增生,坏死,坏死的组织脱落形成溃疡,此时临床上容易发生肠出血和肠穿孔,临床表现达到极期。此期相当于病程的第 2~3 周。随着病程的进展,人体防御能力逐渐增强,约于第 4~5 周,病菌逐渐消灭,体温下降,临床症状消失,但组织病变逐步修复,此期即为病程的恢复期,少数病例可能因为免疫能力不足,潜伏在病灶内的病原菌未被彻底消灭,又可再度繁殖进入血循环导致疾病的再燃和复发。

(四) 病理改变

伤寒的主要病理特征是全身网状内皮系统(包括肝、脾、骨髓、淋巴组织等),单核-巨噬细胞的增生性反应,形成"伤寒结节"。肠道病变部位以回肠末段最为显著。病理过程包括增生、坏死、溃疡形成、溃疡愈合等四个阶段。第一周，小肠壁集合淋巴结及孤立淋巴滤泡有髓样肿胀，镜下可见淋巴组织内有大量巨噬细胞增生。第二周，由于肿胀的淋巴结发生营养障碍而导致坏死。第三周，坏死组织脱落而形成深浅、大小不等的圆形或椭圆形溃疡，沿肠壁纵轴排列，可引起肠出血或肠穿孔。第四周后溃疡开始愈合，不留瘢痕。肠道的病变范围与病情的严重程度不一定成正比。在肠道外的脏器中，脾脏为充血性肿大，肝脏为细胞混浊肿胀，灶性坏死，可见伤寒结节。此外胆囊多呈轻度炎症。皮肤的玫瑰疹镜检显示单核细胞浸润，毛细血管扩张，可见伤寒杆菌。

【临床表现】

(一) 临床分期

1. 伤寒的潜伏期　潜伏期的长短与感染细菌的数量有关，最短可3天，最长23天，一般为8~14天。

2. 初期　相当于病程第一周，缓慢起病，有发热，全身不适，食欲减退，咽痛，咳嗽，腹部不适等，病情逐渐加重，体温是阶梯形上升，约在5~7天内达39~40℃。

3. 极期　病程第2~3周，这是病情最严重的期，主要症状如下：

(1) 体温：高热持续不退，稽留在40℃左右，大多数呈弛张热，也有少数不规则发热，持续2周左右。

(2) 相对缓脉：在高热期间，由于副交感神经紧张引起相对缓脉。呈现体温与脉搏分离现象。

(3) 神经系统症状：由于内毒素作用于中枢神经系统，可出现耳鸣，盲听，耳聋，表情淡漠，无欲状态，反应迟钝。严重者可出现谵妄，昏迷，儿童可出现惊厥等。

(4) 玫瑰疹：于第6~10病日，部分病人在胸腹部可出现淡红色充血性皮疹，直径2~4mm，一般在10个以内，约3~5天即自隐退。

(5) 脾肿大：第一周末起，多数可在肋下触及1~2cm，质软，轻度压痛。近年来不少病人肝脏同时肿大，谷丙转氨酶升高，部分病人有黄疸,被称为"伤寒性肝炎"。肝脾肿大一般在病愈后可恢复。

(6) 消化系统症状:纳差,舌苔黄厚,舌边舌尖红称伤寒舌。口腔可出现溃疡,腹胀,腹泻。

4. 缓解期　相当于病程第四周,体温逐渐下降,症状逐渐消失,患者消瘦虚弱,此时若进食不当容易出现肠出血、肠穿孔等并发症。

5. 恢复期　相当于病程第五周,体温正常症状消失,一般在一个月左右完全恢复。

6. 并发症

(1) 肠出血:伤寒溃疡发生大出血占10%,隐性出血占20%,多发生在病程第2~3周。大出血时发生体温骤降,脉搏细弱,血压下降,轻者仅见隐血试验阳性。有腹泻者较易发生肠出血。

(2) 肠穿孔:多发生于病后第2~3周,穿孔部位多在回肠末端,病人突然觉得右下腹疼痛,恶心,呕吐。表现腹胀,腹壁有压痛,反跳痛等。

(3) 伤寒性肝炎:约半数伤寒病人有肝肿大,肝损害一般不严重,预后良好。个别患者可发生肝性脑病及全身出血。

(4) 心肌炎:伤寒患者心电图异常占34%~80%,包括低电压,心律失常,传导异常,ST及T波改变等。在感染控制后,症状体征迅速恢复。

(5) 其他:支气管肺炎,胆囊炎,肾炎,少数发生溶血-尿毒综合征等。

(二) 临床类型

上述临床表现为伤寒的典型表现,近年来伤寒还有许多不典型的表现,大致有以下类型:

1. 轻型　病程较短,稽留热少见,全身中毒症状轻,缺乏典型的伤寒症状,如表情淡漠,相对缓脉,玫瑰疹,肝脾大等。容易误诊或漏诊。常见于接种过伤寒菌苗者或早期接受抗生素治疗者。

2. 顿挫型　初期病情重,但恢复快,1~2周自愈,多见于儿童或有部分免疫力的成人。

3. 逍遥型　全身中毒症状轻，常不察觉自己患病，但此型常可突然发生肠出血，肠穿孔等严重并发症而就医，故应警惕。

4. 迁延型　发热持久，其他症状并不很重，但病程可迁延数月，多见于伴有血吸虫病的患者，只有同时治疗血吸虫病，病情才能有效控制。

5. 爆发型　起病急，毒血症状重，病情凶险，发展快，常表现高热或超高热，神志不清，并发中毒性脑病，中毒性心肌炎，中毒性肝炎，发生弥漫性血管内凝血（DIC），如不及时抢救，预后凶险。

6. 小儿伤寒　小儿伤寒年龄越小，越不典型。其特点为：(1) 常突然起病，占1/3，0~3岁的婴幼儿突然起病的占90.6%，而且发热比成年人高。(2) 婴幼儿容易发生高热、惊厥、神志障碍等。(3) 腹泻。(4) 呼吸道症状多见。(5) 白细胞下降不明显，3岁以上儿童伤寒白细胞计数平均为：$7.2\times10^9/L$。3岁以下平均为1.0×10^9~$6.7\times10^9/L$。(6) 由于小儿的免疫功能尚未成熟，所以肥达反应不典型，新生儿肥达反应常为阴性。总之，小儿伤寒不典型，表现热程短，症状轻，预后好。

（三）复发与再燃

1. 复发　伤寒复发率在10%左右，一般指在退热后1~3周，临床再次出现伤寒症状，但症状较轻，病程1~3周，血培养可再获阳性结果，少数病人可有二次以上复发。复发原因与机体免疫功能低下有关，多见于抗生素治疗不充分的病人。

2. 再燃　在病程2~3周，体温开始波动下降，但尚未达到正常，此时体温又突然上升，称为再燃。再燃时症状随之加重。但培养可再次阳性，其机制与复发相似。

（四）副伤寒的临床表现

副伤寒的潜伏期较伤寒短，一般为6~8天，短期2~3天，长的可达14~15天。

1. 副伤寒甲、乙的临床表现　发病一般较伤寒急，尤以副伤寒乙发病骤起者为多（约60%），开始时先呕吐、腹泻、腹痛等急性胃肠炎症状，约2~3天后症状减轻，继而体温升高，伤寒样症状出现。副伤寒甲、乙发热3~4天即达高峰，体温波动大，以弛张热和不规则发热多见。病程副伤寒甲平均3周、副伤寒乙平均2周。全身中毒症状、头痛、全身不适、相对缓脉、肝脾肿大等均比伤寒轻。副伤寒甲、乙皮疹可布满全身。副伤寒乙可呈胃肠炎症状，尤以腹泻症状突出。复发与再燃在副伤寒甲、乙均较常见，尤以副伤寒甲为多，肠出血、肠穿孔比伤寒少见，病死率也低。

2. 副伤寒丙的临床表现　常见以下三种：（1）伤寒型：症状与伤寒症状相似，但症状轻，发病急，热型不规则，儿童可伴惊厥与烦躁不安。此型很易误诊为伤寒，亦不易与副伤寒甲、乙鉴别。（2）急性胃肠炎型：多为食源性感染，表现胃肠炎症状为主，容易与普通肠炎、菌痢混淆。病程短，预后好。（3）脓毒血症型：常见于体弱和慢性消耗疾病患儿，主要表现为脓毒血症状。一旦出现多器官损害，治疗困难，预后也较差。

【诊断】

（一）流行病学资料

应详细询问与病情有关的流行病学资料：（1）流行季节：大多在夏秋流行。（2）是否来自流行区，患者有无伤寒接触史。（3）亲密接触的人中有无患过伤寒者，应警惕带菌者作为传染源导致的传播。（4）周边环境的卫生情况，饮用水及粪便管理的状况。（5）预防接种状况。这些资料对诊断有重要的参考价值。

（二）临床资料

主要特征如：（1）持续高热，呈梯形上升的发热，持续一周以上，而原因不明者，应考虑伤寒的可能。（2）特殊的中毒症状：表情淡漠，呆滞，听力下降，无欲状态。（3）相对缓脉。（4）脾、肝肿大。（5）玫瑰疹。具有上述伤寒的五大特征，有利于伤寒的诊断。

（三）实验室诊断

1. 血象　白细胞计数减少为伤寒特征之一，平均为 3×10^9~5

$\times 10^9/L$,严重者可低于$2\times 10^9/L$,分类中性粒细胞减少,单核细胞增多,嗜酸细胞减少或消失。如嗜酸细胞不低反高,高于2%或绝对数超过$40\times 10^6/L$,则伤寒的可能性不大,若高于5%,绝对数超过100×10^6者,可除外伤寒的诊断。少数病例的白细胞计数可增高,多见于婴幼儿。常见贫血。

2. 细菌培养 进行伤寒杆菌或副伤寒杆菌的病原学检查是本病的确诊依据。

(1) 血培养:在发病第1周至第10天,血培养阳性率较高,第3周逐渐下降。培养时间需21天左右。

(2) 骨髓培养:约90%病例可获阳性结果。且受抗菌素影响较少。

(3) 粪便培养,在发病第一周粪便培养即可阳性,第3~5周培养阳性率可达85%。应注意到粪便培养阳性只说明粪便排菌,不能确定现症伤寒的诊断,须除外带菌者合并其他发热性疾病的可能。

(4) 其他:尿培养,玫瑰疹渗液培养,胆汁培养及病人感染灶的脓汁培养均有助于诊断。

3. 免疫学诊断

(1) 肥达反应:是伤寒、副伤寒很重要的辅助诊断方法,对于鉴别伤寒,副伤寒甲、乙、丙也具有重要意义。肥达反应是利用伤寒菌体抗原O,鞭毛抗原H,副伤寒甲、乙、丙鞭毛抗原等5种不同的抗原成分,通过血清凝集试验,测定病人血清中相应的凝集抗体效价。本试验在第2周开始阳性率上升,至第4周阳性率可达80%~90%。评价检测结果需注意以下几点:①一般O抗原1:80以上,H抗原1:160以上有诊断意义。或抗体逐渐上升,尤其有4倍以上增长,诊断意义较大。②O抗体阳性,H抗体阴性时,只能诊断为伤寒类疾病,而不能鉴别伤寒或副伤寒。③在O抗体上升时,伴有H或甲、乙、丙抗体中的一种抗体效价明显上升时,则提示为该病原菌感染。因此同时观察这5种抗原的动态变化有助于伤寒的诊断。④当O抗体阴性,而H抗体效价升高时,可能反映曾患过伤寒或接种过伤寒菌苗，是一种回忆反应。O 抗体为 IgM 抗体，在病程早期出现早，也消失快，而 H 抗体为 IgG 抗体，出现时间晚于 O 抗体，但持续时间可达数年之久。近年来肥达反应假阳性和假阴性有所增加，肥达反应的特异性受到质疑，其原因可能与下列原因有关：①肥达反应是一种免疫学试验，只有标准化，才有可比性，否则其结果必然不一致。②许多沙门菌也具有与伤寒杆菌相同的 H 和 O 抗原，所以相应抗体滴度的升高，并非伤寒所特有。③在流行区，长期接触者，H 抗体滴度亦可升高。④凡伴有高免疫球蛋白血症者（如慢性肝炎，胶原病等）也会出现抗体滴度升高而呈假阳性反应。⑤某些免疫功能缺陷的病人，丙种球蛋白缺乏，不能形成足够抗体，导致肥达反应持续阴性（假阴性）。⑥早期应用抗生素，可使血清杀菌活性和溶菌酶活性下降，白细胞的吞噬活动也受到抑制，从而抑制了人体的免疫反应，而导致肥达反应滴度不高。

(2) 其他免疫学试验：近年来新的免疫学方法不断出现。如酶联反应吸附试验（ELISA）、对流免疫电泳（CIE）、乳胶凝集试验（LAT），以及基因检测的方法。以上各种检测方法各有优缺点，试验方法未标准化，所得结果难以比较，尚须进一步总结经验。

【鉴别诊断】

1. 高热型肝炎　血清病毒性肝炎抗体异常或相应免疫学异常，抗生素治疗无效。

2. 病毒感染　主要是呼吸道病毒感染和肠道病毒感染，多无伤寒的五大症状，伤寒的病原与血清学检查均为阴性，大多 1 周左右可自愈。

3. 结核病　肥达反应有时假阳性，在流行季节很容易与伤寒混淆。尤其肺外结核如结核性腹膜炎、结核性脑膜炎、急性粟粒性结核等，应认真鉴别。

4. 风湿热　可有咽部感染史，大关节疼痛，心内膜炎及抗链球菌抗体升高。

5. 细菌性痢疾　伤寒伴有腹泻时，容易误诊为菌痢，但伤寒发热时间较长，可见玫瑰疹，神志改变，中毒症状较菌痢重。

6. 恶性组织细胞病　长期不规则发热，进行性贫血，肝脾肿大，消瘦容易误诊为伤寒反复骨髓检查可发现恶性组织细胞，有助于确诊。

【治疗方法】

(一)一般治疗与对症治疗

1. 隔离与休息　病人按消化道传染病隔离，临床症状消失后，每5～7天送检粪便培养，连续2次阴性方可解除隔离，发热期必须卧床休息，热退后2～3天可在床上稍坐，退热一周后，可逐步增加活动量。

2. 饮食　应予热量高，营养充分，易消化的饮食，发热期宜进流食，待第2～3周食欲稍好时，肠道尚处于溃疡期，故应进无渣饮食，以免导致肠穿孔、肠出血。

3. 对症治疗　(1)高热以物理降温为主，慎用退热药，以免虚脱。(2)要避免便秘，腹泻、腹胀及时慎重处理，否则易诱发肠穿孔或肠出血。(3)高热等明显毒血症状者可在足量抗生素基础上使用皮质激素：地塞米松或泼尼松，疗程不超过3天。

(二)病原治疗

1. 第三代头孢菌素　对伤寒杆菌有强大的杀菌效力，其中头孢曲松(ceftriaxone)、头孢哌酮(cefoperagone)、头孢他啶(ceftazidime)等，抗菌活性强，体内分布广，组织与体液以及胆汁中的药物浓度高，不良反应少，临床疗效良好，对孕妇及婴幼儿更宜。

2. 复方磺胺甲基异噁唑　儿童每日50mg/kg，分2次口服，退热后减半量继续服7～14天。不良反应有皮疹、血尿等，剂量大或较长时间应用可加用碳酸氢钠。肾功能损害者慎用或不用。

3. 半合成青霉素　常用氨苄西林与阿莫西林。氨苄西林，儿童每日100mg/kg，分2～3次静点或肌注，退热后再用1周，总疗程14天左右，可用于白细胞计数过低者；氨苄西林在胆汁浓度高，治疗后不易变成慢性带菌者。副作用注意过敏反应。阿莫西林，每日100mg/kg，分4次口服，疗程同氨苄西林。

4. 喹诺酮类药 口服吸收良好，易于渗入细胞内，产生快速杀菌作用，毒副作用小，常用于治疗伤寒的有诺氟沙星、环丙沙星、氧氟沙星，剂量为每日 10～20mg/kg，分 2 次口服，疗程 2 周左右。部分文献报告在动物实验中发现喹诺酮类药物对幼年的动物可引起关节损害，因此孕妇及儿童患者应用本药应慎重，一般认为 16 岁以下儿童不宜。

（王树山）

[参考文献]

1. 王树山. 伤寒. 北京：人民出版社，1975
2. 王季平主编. 传染病学. 第 3 版. 上海：上海科学技术出版社，1998. 406-431
3. 段恕诚，刘湘云，朱启镕主编. 儿科感染病学. 上海：上海科学技术出版社，2003. 356-365
4. 北京协和医院编. 感染性疾病诊疗常规. 北京：人民卫生出版社，2004. 211-216

第二节 非伤寒沙门菌感染

【概论】

（一）定义

非伤寒沙门菌感染（nontyphoidal salmonellosis）是由伤寒、副伤寒杆菌以外的其他沙门菌引起的急性感染性疾病。其中肠炎沙门菌主要引起胃肠炎，而致病力较强的沙门菌如鼠伤寒沙门菌、猪霍乱沙门菌易侵入血流，可引起败血症和迁延性化脓性病变包括骨、关节、脑脊髓膜及心血管系统，但也可为无症性感染。

非伤寒沙门菌感染在老年人、婴幼儿、免疫功能缺陷包括 HIV 感染者中有较高的发病率及病死率。

（二）流行病学

人类真正的沙门菌感染率未明。许多轻型病例由于没有进行有效的检验而误诊或漏诊,所报告的病例可能只是沙门菌实际感染数的一小部分。

1. 传染源　自然感染的家畜、家禽及鼠类是人类本病的传染源。人类在患病的潜伏期即可排菌,但恢复期排菌更严重。无症状和轻型病例可随大便长期排菌,婴幼儿不但易患沙门菌感染,且排菌时间亦长,所以在新生儿病房及儿科病房容易发生沙门菌的院内感染而导致暴发流行。

2. 传播途径

(1) 食物传播：①肉类被污染,肉类在屠宰时肠腔内的沙门菌污染及在储藏、运输、市场、厨房等各种环节均可受到污染。②蛋类及蛋制品：沙门菌可穿过完整的蛋壳气孔或通过蛋壳上细微的裂缝而进入蛋内,许多蛋制成的蛋粉,或其他蛋制品受到污染时,感染率就会增高。③乳类、鱼类、贝类受到污染亦可传播本病。

(2) 水源污染：沙门菌通过污染水源或供水系统而导致流行。

(3) 药物传播：各种源于动物的药物如胆盐、明胶、胃蛋白酶、胰蛋白酶等均可引起感染的可能。

(4) 直接接触传播或通过污染的用具传播：常见于医院中的育婴室、新生儿病房及普通儿科病房、产科病房等,通过医护人员的手或产科用具导致医院内感染。

(5) 苍蝇、蟑螂亦可传播本病。

3. 易感人群　免疫功能低下者,某些接受激素及免疫抑制剂治疗的患者,学龄前儿童及婴幼儿由于免疫功能不健全也易感染。

4. 流行特征

(1) 在夏秋流行季节,由于食堂食物污染造成同时进餐人员集体发病。

(2) 医院感染：在医院内发生交叉感染,如新生儿病房、产科的婴儿室常常发生流行。

(3) 以胃肠炎形式的散发流行,常常由于饮食卫生差而导致的散发病例。

(三)发病机理与病理变化

未被胃酸杀灭的沙门菌进入小肠,侵入小肠黏膜上皮细胞,引起肠黏膜急性炎症,表现为肠黏膜充血、水肿,严重者可引起黏膜溃疡、出血,临床上表现为胃肠炎症状;当细菌毒力强,数量多时可侵入肠系膜淋巴结,甚至经淋巴管入血,引起菌血症、败血症,并可形成局部化脓性病灶,或类似伤寒等不同的临床表现,临床表现取决于机体的免疫状态即抵抗力的强弱,同时也取决于沙门菌的类型、数量及毒力强弱。鸭沙门菌多引起无症状感染或胃肠炎,很少侵入血循环,而猪霍乱沙门菌只偶然引起胃肠炎或无症状感染,却常引起败血症及局部化脓感染灶。不同菌种,甚至不同菌株之间,都可有致病性的差异。

沙门菌病的病理变化与菌种、临床类型有关。胃肠炎型的胃肠黏膜充血、水肿,亦可有出血点、溃疡等。肠道的集合淋巴结病变尤为显著。败血症型与其他细菌所引起的病理变化相似,沙门菌可随血循环到达各器官与组织,产生单个或多个化脓病灶。

【临床表现】

沙门菌感染的潜伏期长短与感染的沙门菌数量、菌株的致病力与临床类型有关。胃肠炎型潜伏期为6~48小时,败血症型与伤寒型潜伏期1~2周。

(一)胃肠炎型

为最常见的临床类型,约占沙门菌病的70%,本病根据临床症状及大便性状的不同又可分为三种类型。

(1)急性胃肠炎型:表现为发热、呕吐、水样腹泻为主,大便每天3~4次至20~30次不等,常伴腹痛、腹水、酸中毒,需要及时输液纠正水、电解质紊乱,一般2~3天即可缓解。儿童及体弱者也可表现严重。

(2)痢疾型:此型以结肠、直肠炎为主,表现发热、脓血便、里急后重,常误诊为菌痢,但热程较菌痢长,中毒病状也重。

(3)肠炎型:以黏液稀便为主,不发热,腹泻迁延不愈,常见于婴幼儿或免疫功能低下者。

(二) 伤寒型

较少见, 潜伏期 3~10 天较伤寒短, 病程亦短, 一般 1~2 周, 与轻型伤寒相似, 表现持续发热, 肝脾大, 较易引起伤寒型的沙门菌为猪霍乱沙门菌。

(三) 败血症型

患病急, 持续高热, 多呈弛张热, 可伴寒战、恶心、头痛等中毒症状, 但一般无玫瑰疹、相对缓脉及白细胞减少, 病程一般 1~3 周。并发迁延性化脓病灶者病程延长, 本型多见于婴幼儿及免疫功能低下者, 病死率较高, 临床多为猪霍乱沙门菌和鼠伤寒沙门菌。

(四) 局部化脓感染型

常见致病菌为鼠伤寒沙门菌、猪霍乱沙门菌及肠炎沙门菌。多在肠道感染之后, 病菌随血循环进入全身各器官, 导致胆囊炎、支气管炎、肺脓肿、胸膜炎、心包炎、心内膜炎、脑膜炎、肾盂炎、骨髓炎、关节炎等。

(五) 小儿鼠伤寒沙门菌感染的特点

鼠伤寒沙门菌感染在美国占沙门菌感染的首位, 在我国仅次于伤寒, 占沙门菌感染的第二位。

鼠伤寒沙门菌感染有以下特点:

(1) 发病年龄多在 2 岁以下, 尤其 6 个月以下为多, 可在产科婴儿室及儿科病房造成流行。

(2) 多有明显的鼠伤寒肠炎的接触史或可疑接触史。

(3) 2 岁以下儿童, 长期腹泻用抗生素效果不佳应考虑此病。

(4) 在原发病的基础上, 突然发热、腹泻应想到此病, 特别是人工喂养的、营养不良的患儿, 或长期应用抗生素、皮质激素及免疫抑制剂的患儿, 更容易感染此病。临床表现轻重不一, 可表现为胃肠炎型、伤寒型、败血症型及迁徙性化脓病灶型。

(5) 尽快通过实验室检查, 明确诊断, 严格隔离, 积极治疗, 以防导致流行。

【诊断和鉴别诊断】

(一) 流行病学史

有进食可疑污染的食物史,同食者集体发病,食物往往是未煮熟的家畜、家禽及蛋类。婴幼儿、新生儿应考虑有否接触史,同病房内有无同类病儿等。

(二) 临床表现

进食可疑食物后,突然出现高热、腹泻,表现为胃肠炎型或败血症型,或类似伤寒及呈局部化脓病灶感染等,应考虑本病。

(三) 实验室诊断

在患儿的血、尿、粪、呕吐物及可疑食物中分离病原菌可获确诊。对败血症型可做血培养及骨髓培养,脓毒血症及有局部化脓病灶者可抽取脓液进行细菌培养。血清学检查肥达反应常呈阴性,参考意义不大。可查血清中特异抗体,以鼠伤寒杆菌作抗原与患者血清作凝集试验,效价大于 1∶80 为阳性,双份血清效价递增 4 倍或以上有诊断价值。近年来,也有用 DNA 探针和聚合酶链反应(PCR)检测沙门菌,具有较高的敏感性和特异性。

(四) 鉴别诊断

1. 胃肠炎型应与金黄色葡萄球菌、大肠杆菌、变形杆菌等所致食物中毒鉴别,可通过剩余食品、患者粪便作细菌培养,有利确诊。

2. 伤寒型及败血症型的鉴别诊断

首先应与伤寒、副伤寒鉴别,肥达反应有利于确诊伤寒、副伤寒。败血症型应与其他致病菌所致的败血症鉴别。后者常可找到原发病灶,白细胞计数大多增高。血培养、粪便培养有利于进一步明确诊断。

3. 局部化脓感染型的鉴别诊断

沙门菌引起的局部化脓感染与其他细菌引起的局部化脓感染在临床上很难区别,须通过局部病灶的脓液培养,分离致病菌方可作出鉴别。

【治疗】

(一) 胃肠炎型

1. 轻者在门诊治疗即可,注意纠正水和电解质紊乱。饮食应以流质、少渣半流质为主,轻、中度脱水可选用口服补液盐(ORS)重度脱水可静脉补液。对发热、腹痛应对症处理。出现严重脱水、酸中毒、休克表现时,应立即抢救,予以相应治疗措施。

2. 无并发症者,一般不主张使用抗生素,抗菌治疗不能缩短疗程,相反有可能延长恢复期带菌者的持续时间。对婴幼儿或免疫功能低下者,应选用适当的抗菌治疗,若无感染扩散,疗程3~5天即可。

(二)败血症与局部化脓性感染型

在支持疗法的同时,应选用敏感的抗菌药物,有局限性脓肿者,尽可能穿刺或切开引流。抗菌药物的选择,对新生儿、婴幼儿及病情严重者应选用副作用小、杀菌性强的第三代头孢菌素如头孢曲松(ceftrixone),儿童剂量为每日20~80mg/kg,分1~2次静点。亦可选用头孢哌酮(cefoporabone)50~100mg/(kg·d),分2~4次静点。头孢噻肟(cfotaxime)、头孢他啶(uftaeidime)亦可选用。最好参考药物敏感试验结果来选择有效的抗菌药物。

(王树山)

[参考文献]

1. 王树山. 伤寒. 北京:人民出版社,1975
2. 王季平主编. 传染病学. 第3版. 上海:上海科学技术出版社,1998. 406-431
3. 段恕诚,刘湘云,朱启镕主编. 儿科感染病学. 上海:上海科学技术出版社,2003. 356-365
4. 北京协和医院编. 感染性疾病诊疗常规. 北京:人民卫生出版社,2004. 211-216

第三节 霍乱

【概论】

霍乱是由O_1群和O_{139}群霍乱弧菌引起的急性肠道传染病。临床表现轻重不一，轻者仅有轻度腹泻与其他感染性腹泻不易鉴别，诊断需依靠实验检查；重者剧烈吐泻大量米泔水样排泄物，并引起严重脱水、酸碱失衡、周围循环衰竭及急性肾功能衰竭。病情发展迅速，如不及时救治，可死于多器官功能衰竭。

霍乱弧菌是革兰染色阴性杆菌，可产生肠毒素。病人、带菌者是唯一的传染源。传播方式为粪-口途径传播，主要是污染的水源及水产品，其次为污染的食物。

霍乱弧菌到了人体肠道内，毒素引起病人的腹泻有利于霍乱弧菌大面积的扩散，其数量就呈爆炸式增长，使病人产生严重腹泻，形成一个"超级传染状态"。

【临床表现】

潜伏期约为1～3天，短者数小时，长者5～6天。典型患者多急骤起病，少数病例病前1～2天有头昏、倦怠、腹胀及轻度腹泻等前驱症状。临床分为有较轻腹泻症状的不典型病例，病程通常分为如下三期的典型病例和尚未出现吐泻症状即发生循环衰竭而死亡的暴发型（干性霍乱），为较罕见病例。

（一）泻吐期

多数病人无前驱症状，突然发生无痛性剧烈腹泻，继之呕吐，少数先吐后泻，个别有阵发性腹部绞痛。腹泻每日十余次至数十次，甚至大便从肛门直流而出。大便初为黄色稀便，迅速变为"米泔水"样或无色透明水样，少数重症患者可有洗肉水样便。呕吐一般为喷射性、连续性，呕吐物初为胃内食物残渣，继之呈"米泔水"样或清水样。可有发热，持续数小时或1～2天。

（二）脱水期

由于剧烈吐泻，病人迅速呈现脱水和周围循环衰竭。轻度脱水仅有皮肤和口舌干燥，眼窝稍陷，神志无改变。重度脱水则眼窝及前囟凹陷，口唇干燥，神志淡漠甚至不清。皮肤湿冷，弹性消失，腹凹陷如舟。当大量钠盐丢失体内碱储备下降时，可引起肌肉痉挛，以腓肠肌、腹直肌最为突出。钾盐大量丧失时主要表现为肌张力减低，反射消失，腹胀，心律异常等。脱水严重者有效循环血量不足,脉搏细速或不能触及,血压下降,心音低弱,呼吸浅促,尿量减少或无尿,血尿素氮升高,出现明显尿毒症和酸中毒。

(三)反应恢复期

患者脱水纠正后,大多数症状消失,逐渐恢复正常。约三分之一患者因循环改善,残存于肠腔的毒素被吸收,又出现发热反应,体温38~39℃,持续1~3天自行消退。

整个病程平均3~7天,也有长达10余天者。

【诊断标准】

(一)疑似霍乱诊断标准

1. 凡有典型临床症状,如剧烈腹泻,水样便(黄水样、清水样、米泔样或血水样),伴有呕吐,迅速出现严重脱水,循环衰竭及肌肉痉挛(特别是腓肠肌)的首发病例,在病原学检查尚未肯定前。

2. 霍乱流行期间有明确接触史(如同餐、同住或护理者等)并发生吐泻症状,而无其他原因可查者。

具有上述项目之一者诊断为疑似霍乱。

(二)确定诊断

1. 凡有腹泻症状,粪便培养 O_1 群或 O_{139} 群霍乱弧菌阳性,为确诊病例。

2. 霍乱流行期间的疫区,凡有霍乱典型症状,粪便培养 O_1 群和 O_{139} 群霍乱弧菌阴性,但无其他原因可查者,为临床诊断病例。

3. 在流行期间的疫区内有腹泻症状,作双份血清抗体效价测定,如血清凝集试验呈4倍以上或杀弧菌抗体呈8倍以上增长者,为确诊病例。

4. 在疫源检查中,首次粪便培养检出 O_1 群或 O_{139} 群霍乱弧菌前后各5天内有腹泻症状者,为确诊病例。

(三)鉴别诊断

1. 产毒性大肠杆菌肠炎　因肠毒素致稀水样腹泻与霍乱相似,霍乱患者的新鲜粪便或呕吐物悬滴直接镜检,可见呈穿梭状快速运动的细菌,涂片染色镜检见到排列呈鱼群状的革兰阴性弧菌,暗视野下呈流星样运动,可用特异血清抑制。本病可有发热,传染性低。

2. 轮状病毒性肠炎　主要发生于秋冬季,呕吐胃内容物,可伴发热数小时~2天,随后腹泻、呕吐缓解。大便病原可鉴别。

3. 鼠伤寒沙门菌肠炎　多发生于婴幼儿,有水样便、黏液便,大便镜检炎性细胞多。

【治疗原则】

补液治疗是唯一必要的治疗,应用抗生素可缩短病程和排菌期。

(一) 按甲类传染病隔离治疗

危重病人应先就地抢救,待病情稳定后在医护人员陪同下送往指定的隔离病房。确诊与疑似病例应分开隔离。患者经治疗症状消失待停服抗菌药物后,连续3天粪便培养阴性可解除隔离。

(二) 轻度脱水

以口服补液为主。ORS:50ml/kg补充累积丢失,同时每腹泻一次补充继续丢失50~100ml。

(三) 中、重型脱水

须立即进行静脉输液抢救:婴儿20ml/(kg·h),≥1岁20ml/(kg·30min)等张液,桡动脉搏动仍很弱或触不到需重复用;随后2/3张液或1/2张液70~80ml/(kg·5~6h),待病情稳定、脱水程度减轻、呕吐停止后改为口服补液。在快速静脉补液中警惕发生急性肺水肿和心功能不全。

(四) 抗生素

在液体治疗的同时,选定一种常用抗菌药物:口服黄连素、氟哌酸,必要时静脉应用头孢三嗪、头孢哌酮、头孢呋新、头孢他啶、头孢噻肟等,至粪便培养检查转阴。

(张艳玲)

[参考文献]

1. 梁万年. 法定传染病识别与处理. 北京:中国协和医科大学出版社,2005

2. 王洪敏，马文丽，郑文岭. 霍乱弧菌的致病性与流行性研究进展. 生物化学与生物物理进展，2003，30（1）：38-41
3. 白传记，褚楠，田玉成，等. 腹泻病人粪便中分离出 O_{139} 群霍乱弧菌的报告. 现代预防医学，2002，29（5）：693

第四节　细菌性痢疾

【概论】

细菌性痢疾（简称菌痢）是由志贺菌属引起的急性肠道传染病。临床上以发热、腹痛、腹泻及黏液、黏液脓血便为特点。是发展中国家的常见病、多发病，严重危害着儿童的健康。全年均可发病，首都儿科研究所附属儿童医院 10 年临床报告显示每年 4 月开始上升，8 月达高峰，11 月恢复到上升前水平。各年龄组小儿均易感，多见 1～3 岁儿童。志贺菌属按菌体抗原分为 A 群（志贺）感染症状较重，B 群（福氏）易转为慢性，C 群（鲍氏）感染症状较轻，D 群（宋内氏）。各菌株均有强烈的内毒素，可破坏肠黏膜，形成炎症、溃疡。亦可引起发热、神志障碍、中毒性休克等，如抢救不及时可迅速发生呼吸、循环衰竭而死亡。

（一）流行病学

痢疾流行非常广，遍布世界各地。与贫困、人口拥挤、卫生条件差、水资源短缺和营养不良有着明显的关联。病人和带菌者是传染源。粪-口途径传播，可通过食物、水、生活方式、昆虫传播。夏秋季多见。

（二）发病机制

志贺菌病的分子机制非常复杂。在过去的 10 年间，对其基本发病机制的描述有了很大的变化。极少量的致病菌足以导致疾病的发生。一旦细菌被吞入经过胃细菌便开始增殖，毒力相关特性开始表达。细菌通过肠黏膜的黏膜淋巴滤泡的圆顶部巨噬细胞吞噬、凋亡；与此同时志贺激活巨噬细胞产生和分泌致炎因子。病菌参与宿主炎症反应是临床发病的重要因素，炎症反应、细菌的侵袭和毒素与疾病的严重程度相关。

【临床表现】

按临床表现可分为急性菌痢和慢性菌痢,急性菌痢又分普通型、轻型及中毒型三种,其中中毒型菌痢起病急,病情发展快,以突然高热、反复惊厥、休克为主,肠道症状不明显。

(一)普通型

主要特征是起病急,发热、腹痛、腹泻、脓血便、年长儿里急后重、婴幼儿便前常哭闹不安。腹痛呈阵发性,下腹痛为主。可有恶心、呕吐。每日腹泻10余次或更多,但每次量不多。腹泻频繁者可引起水、电解质紊乱和酸碱平衡紊乱。左下腹部压痛。

(二)轻型

以婴儿多见。多无全身中毒症状,不发热或低热。腹痛较轻,腹泻1日3~5次。粪便呈水样或稀糊状,含少量黏液,但无脓血。左下腹可有压痛。

(三)中毒型

多见于2~7岁,起病急、发展快,体温可达40℃以上。烦躁、精神萎靡、嗜睡和惊厥,少数患儿可有昏迷或半昏迷等临床表现,数小时内可发生休克或呼吸衰竭。发病初期肠道症状不明显。根据主要临床表现分为以下类型:

1. 休克型 为感染性休克,有面色苍白、四肢厥冷、脉细速、血压下降、皮肤发花、发绀等。

2. 脑型 有脑水肿表现,如烦躁不安、惊厥、嗜睡或昏迷、瞳孔改变,甚至出现脑疝、呼吸衰竭。

3. 混合型 同时出现脑型、休克型的征候,是最凶险的一型。

(四)慢性菌痢

病程超过2月,分为急性发作型、迁延型和隐匿型。

【实验室检查】

(一)粪便常规检查

白细胞或脓细胞≥15/HPF(400倍),可见红细胞。门诊可诊断。粪便中的白细胞弥漫性分布是诊断细菌性痢疾的一个非常好的线索。

(二) 病原学检查

粪便培养志贺菌属阳性为确诊依据。

(三) 慢性患者

1. 钡灌肠 X 线检查　气钡灌肠观察结肠黏膜变化。
2. 乙状结肠镜检查　必要时取活检做病理检查。

【诊断】

(一) 临床诊断

具有（二）和（三）1. 以及流行病学史（病人有不洁饮食或与菌痢病人接触史），并除外其他原因引起之腹泻。

(二) 确诊病例

具备（二）和（三）2.

【鉴别诊断】

(一) 急性菌痢

需与细菌型食物中毒、侵袭性大肠杆菌肠炎、空肠弯曲菌肠炎、阿米巴痢疾、沙门菌肠炎等鉴别。

(二) 中毒性菌痢

应与高热惊厥、流行性乙型脑炎鉴别。

(三) 慢性菌痢

应与慢性阿米巴痢疾、炎症性肠病、过敏性肠炎等鉴别。

【治疗与展望】

细菌性痢疾的临床特征近几年并无大的改变，但是痢疾菌株在变异，其耐药性逐年变化。我国的痢疾志贺菌耐药报道与国际流行特征相似，对链霉素、磺胺甲唑、四环素、氯霉素、甲氧苄啶、复方磺胺甲唑、氨苄西林耐药率＞90%。成人的研究显示自 1993 年以来，志贺菌对氟喹诺酮药的耐药从无到有。近 2 年对诺氟沙星的耐药率达 10%～50%，治愈率已降到 60%～70%。北京医科大学研究显示，1995 年后每年均有耐药菌株出现。宋氏志贺菌对氟喹诺酮类、氨基苷类、头孢菌素类抗菌药物全部敏感，而福氏志贺菌对以上各类抗菌药物均出现不同程度的耐药,除对依诺沙星耐药率很高外,对以上其他抗菌药物的耐药率仅为39.4%。为增加抗菌药物对难治性或中毒性菌痢的疗效,可以应用头孢曲松(菌必治)等。细菌性痢疾的治疗正进入生物学免疫调节剂治疗的时代。有望针对炎症的发病机制进行靶向性治疗。口服疫苗有望广泛应用于预防菌痢的发生。

(一)一般对症治疗

进易消化饮食,注意水电解质平衡,可给口服补液盐(ORS),必要时 ORS 和静脉输液同时应用。降温、止惊、抗休克、降低颅内压等综合治疗。

(二)病原治疗

抗生素治疗可缩短病程、减轻病情和缩短排菌期。在经济发达地区可选择3代头孢菌素:头孢克肟:世福素 ≥6个月 3~6mg/(kg·d),分2次口服;头孢曲松:罗氏芬 100~150mg/(kg·d),分2次静脉滴注。

在欠发达地区年长儿可选择喹诺酮类:环丙沙星 10~15mg/(kg·d),分3次口服,5~7天;还可选用黄连素 10~20mg/(kg·d),分3次口服,7天。

(张艳玲)

[参考文献]

1. 明德,林萍.细菌性痢疾耐药性的研究进展.医药导报,2006,25:50-51
2. 宋文红,金春华,杨慕兰,等.某儿童医院10年临床报告细菌性痢疾的流行病学特征.预防医学情报杂志,2005,21:406-409
3. 张锦,夏胜利,马宏.4461名0~5岁儿童细菌性痢疾监测研究.中国自然医学杂志,2004,6:237-238
4. 李锡太,贾蕾,吴疆,等.口服痢疾双价活疫苗FS胶囊安全性观察.现代预防医学,2006,33:181-182、185

第五节 巨细胞病毒感染

【概论】

（一）定义

巨细胞病毒（cytomegalovirus，CMV）感染，过去称为巨细胞包涵体病（cytomegalic inclusion disease，CID），目前被认为是导致宫内感染最常见的病原。可引起胎儿和新生儿多器官、多系统受累，可导致死胎、流产、先天畸形、发育落后、神经性耳聋等严重后果。

（二）流行病学

CMV感染为全球性分布，发展中国家正常人群血清抗体阳性率高达100%。国外新生儿先天CMV感染的发生率为0.5%～2.5%，新生儿感染主要通过母婴垂直传播。国内对孕妇感染状况、母婴传播率及先天感染发生率报道不一。CMV同样也是生后感染的常见病原，传染途径包括生后密切接触，体液传播，特别是输血后感染较常见。

（三）临床病理生理

CMV属疱疹病毒家族成员，CMV不同于单纯疱疹病毒和水痘病毒显著之处在于缺少TK酶，此酶是无环鸟苷发挥抗病毒药物作用不可缺少的关键环节。

CMV感染多导致全身性感染，在引起宫内感染时常先累及胎盘并导致胎盘功能下降。感染细胞肿胀变大，形成多核巨细胞，病理学方法以发现此包涵体细胞为诊断依据。

CMV感染的显著特点是潜伏－活动感染，宿主的免疫功能正常时处于潜伏感染状态，免疫功能低下时呈活动感染状态。潜伏的CMV病毒主要存在于单核/巨噬细胞，活动感染时病毒由血管内皮细胞、单核/巨噬细胞及外周血多形核白细胞经血运途径全身播散。

【临床表现】

先天感染的患儿中约10%出生时有症状，典型先天CMV感染表现为多器官受损,特别是网状内皮系统、血液系统和中枢神经系统最易受累。

CMV宫内感染后通常导致早产或小于胎龄儿,小头畸形、脑积水、脑室周围钙化,出生时伴有贫血、皮肤淤斑、淤点、红疹,出生时或生后数小时出现黄疸,出生时肝脾肿大,生后数周黄疸可加重,肝脾继续增大。先天性心脏病及消化道畸形少见,部分患儿伴有腹股沟斜疝。

围产期感染和后天感染患儿通常无症状,部分感染者发生一过性单核细胞增生,不会导致严重后果,但对体质弱或伴有严重疾患者易引起间质性肺炎和慢性肺疾患,威胁较大。

【辅助检查】

(一)一般检查

血常规:血红蛋白下降,血小板减低。脑脊液蛋白异常升高。头颅CT:脑积水,脑室周围钙化。

(二)特殊诊断方法

1. 组织病理学方法

尿病理学方法寻找包涵体细胞简单易行,但敏感性低于50%,活检组织病理学取材困难,该方法对于死亡病例确诊意义重大。

2. 病毒分离方法

是诊断CMV活动感染最可靠的方法,快速病毒分离法只需培养16~48小时,其敏感性与传统法基本一致。

3. 血清学方法

常采用酶联免疫吸附试验(enzyme linked immunosorbent assay,ELISA),脐血IgM筛查先天CMV感染,只有33%,对免疫功能不全的病人,血清学方法的应用也可能受一定限制。IgM的检测还可能受类风湿因子干扰及IgG对抗原竞争性抑制的影响。

4. 抗原血症检测方法(antigenemia assay,AA)

对活动感染AA敏感性优于病毒分离和ELISA,接近于PCR,特异性90%以上,可诊断活动感染。

5. 分子生物学方法

杂交方法、PCR、定量 PCR 等均可用于临床。

【诊断】

根据上述临床表现及实验室检查结果，结合母亲孕期 CMV 感染史可以得出诊断。诊断 CMV 需要明确以下几个概念：

(一) 原发感染和再发感染

初次感染 CMV 称为原发感染，再次感染大量病毒或病人免疫力低下致使原体内潜伏病毒再激活称为再发感染。

(二) 先天感染、围生期感染和生后感染

生后 14 天内得到诊断为先天感染（congenital infection）；第 3 周~12 周诊断为围生期感染（perinatal infection）；12 周后感染则为生后感染（postnatal infection）。

(三) 活动感染和潜伏感染

活动感染指病毒在体内大量复制并播散的感染状态；而潜伏感染指病毒不复制或复制水平很低并且不播散的感染状态。血清 IgG 抗体阳性提示既往感染过 CMV，如果 IgM 抗体、抗原血症或病理学诊断阴性提示目前为潜伏感染状态；如果 IgM 抗体、抗原血症或病理学诊断阳性提示为活动感染。活动感染又可分为症状性感染和无症状性感染：症状性感染指患儿出现上述 CMV 感染相关症状，可表现一个器官受累或多器官多系统受累的全身性感染。

【鉴别诊断】

先天巨细胞病毒感染应该和其他宫内感染和败血症加以鉴别（见表 10-1）。

表 10-1 不同病原感染症状的发生情况

临床表现	单疱病毒	CMV	风疹病毒	弓形虫病	细菌败血症
低出生体重	+++	++	++	+	±
肝脾肿大	±	++	++	+	++
黄疸	±	++	+	+	+
皮肤疱疹	++	-	-	-	±
瘀斑、紫癜	++	++	±	-	++
先天性心脏病	-	±	++	-	-
肺炎	+	+	+	±	±
视网膜脉络膜炎	++	+	+	+++	-
白内障	-	-	++	-	-
小头畸形	++	++	±	+	-
颅内钙化	+	+	-	++	-

【治疗】

(一) 高效价免疫血清、干扰素

可通过改变宿主细胞与病毒间的相互作用起效,疗效不肯定。

(二) 丙氧鸟苷 (Ganciclovir)

有效的抗 CMV 药,三磷酸形式丙氧鸟苷抑制 GTP 与 DNA 结合并且直接抑制 DNA 聚合酶,从而抑制病毒复制,丙氧鸟苷转化为三磷酸形式才起作用,该转化过程由 CMV 的 UL97 基因编码的酶完成。49 天内的新生儿和小婴儿的半衰期 2.4 小时,几乎所有以原形从肾脏排出。

丙氧鸟苷在新生儿有较强骨髓抑制作用,对于神经性耳聋症状有较好疗效,对其他症状疗效尚未确定。所以对于中枢神经系统和听力受累者有使用指征,其他系统受累慎用。对于无症状感染,不论为产毒性或非产毒性感染国外均不主张使用。

国外推荐用法:12 mg/ (kg·d),稀释后静脉滴注,分成 2 次,间隔 12 小时给药,疗程 4~6 周;也有推荐 10 mg/ (kg·d),

稀释后静脉滴注，分成2次，间隔12小时给药，疗程4周，以后予每周给药两次，每次10 mg/kg，疗程根据病情而定。缓解期维持治疗或防止复发，口服30～40mg/kg/次，每8小时一次。用药期间监测：治疗3周内每3天复查血常规，3周后每周复查血常规，出现粒细胞减低药量减半，如果减半后不能缓解则停药。

（三）无环鸟苷（Aciclovir)

治疗CMV感染无效，不建议使用。

（李　莉）

[参考文献]

1. Griffiths PD. The treatment of cytomegalovirus infection, Journal of Antimicrobial Chemotherapy , 2002, 49: 243-253
2. Whitley RJ, Cloud G, Gruber W, et al. Ganciclovir treatment of symptomatic congenital cytomegalovirus infection: results of a phase II study. Journal of Infectious Diseases, 1997, 175: 1080-1086
3. Crowley B. Ganciclovir treatment of symptomatic congenital cytomegalovirus infection. J Antimicrob Chemother, 2002, 50 (3): 435 - 436
4. 中华医学会儿科分会感染消化组. 巨细胞病毒感染诊断方案. 中华儿科杂志, 1999, 37 (7): 441
5. 金汉珍, 黄德珉, 官希吉主编. 实用新生儿学. 第3版. 北京：人民卫生出版社, 2003.245-248
6. 诸福棠, 胡亚美, 江载芳. 实用儿科学. 第7版. 北京：人民卫生出版社, 2002.821-825
7. Ross SA, Boppana SB. Congenital cytomegalovirus infection: outcome and diagnosis. Semin Pediatr Infect Dis, 2005, 16 (1): 44-49
8. Michaels MG, Greenberg DP, Sabo DL, et al. Treatment of children with congenital cytomegalovirus infection with ganciclovir. Pediatr Infect Dis J, 2003 , 22 (6): 504-509
9. Kimberlin DW, Lin CY, Sanchez PJ, et al. Effect of ganciclovir therapy on hearing in symptomatic congenital cytomegalovirus disease involving the central nervous system: a randomized, controlled trial. J Pediatr, 2003 , 43 (1): 16-25

第六节 先天性梅毒

【概论】

(一)定义

先天性梅毒又称胎传梅毒,是梅毒螺旋体由母体经过胎盘进入胎儿血循环中所致的梅毒。可发病于新生儿期、婴儿期、儿童期。2岁以内者为早期先天梅毒,2岁以上者为晚期先天梅毒。

(二)流行病学

1993年,我国的先天性梅毒发病率仅为0.81/10万,1995年后剧增,局部地区达到25/10万以上。由于父患梅毒传给母亲或母患梅毒,母妊娠后可致胎儿感染的特点,梅毒的发病率在我国取消了强制性婚检后逐年增多,这提示了婚检及孕检的重要性。

(三)病因及传染途径

梅毒螺旋体亦称苍白密螺旋体,形似螺旋状纤维,运动似波浪形。在人体外的生存能力弱,干燥环境、阳光直射可迅速死亡;0℃时只能生存3小时。因孕4月后绒毛膜郎罕细胞层退化,螺旋体才可通过胎盘进入胎儿血循环,故宫内感染时间是在怀孕4个月以后。分娩中的感染系接触早期梅毒母亲外生殖器的初疮(硬下疳)而受染,这与非性接触传染、输血感染、间接接触传染均属后天感染。父亲梅毒不通过精子或精液直接传给胎儿。

(四)危险因素

有不洁性生活史的父母是造成先天性梅毒的高危人群,如这些人决定生育前,需作孕前检查。

【临床表现】

(一)先天性梅毒症状及体征

常有早产、营养差、皮肤干皱、烦躁、哭声弱哑、贫血及发热。新生儿发病即表现为早期梅毒二期的皮疹特点,常于生后2~3周或1~2个月出现,皮损为多形性:如圆形、卵圆形、彩虹状,紫红或铜红色浸润性斑块,外周有丘疹带有鳞屑。分布具特征性,多见于口周、臀部、手掌、足跟，重者分布全身。梅毒性天疱疮：即掌跖部损害多表现为大疱或大片脱屑。口周病损呈放射状裂纹，可持续多年，愈合后遗留有放射状瘢痕，有一定诊断价值。黏膜损害：可有鼻塞、张口样呼吸、脓血样分泌物、鼻前庭皮肤湿疹样溃疡，侵犯鼻软骨及鼻骨，日后鼻根下陷而成马鞍鼻。侵犯喉部发生喉炎。侵犯网状系统肝脾及全身淋巴结肿大可伴黄疸、肝功能损害。

（二）骨损害

受累者占90%，X线表现主要为骨、软骨炎、骨膜炎、肢体剧烈疼痛可导致假性瘫痪。

（三）神经梅毒

新生儿期症状罕见，但脑脊液常有病原学阳性的证据，CSF淋巴细胞增加，蛋白增高，糖正常。症状多出现在生后3个月以后（占1%），表现低热、前囟突起、颈强直、惊厥、昏迷、角弓反张、脑积水等。

（四）其他

先天性肾病和梅毒性肾炎、脉络膜视网膜炎、指甲炎、青光眼等。

（五）隐性先天性梅毒

无临床症状，仅血清反应保持阳性（需排除生物性假阳性者）。

【检查】

（一）实验室检查

1. 非特异性抗体检测 常用的是性病研究所实验室试验（Veneral Disease Research Laboratory test，VDRL，心磷脂玻片试验）；快速血清反应素环状卡片试验（Rapid Plasmin Reagin，RPR）。母传抗体生后6~12个月消失，如果持续升高提示先天感染。有5%~10%的假阴性率。

2. 特异性抗体检测 荧光梅毒螺旋体抗体吸收试验（fluorescent treponemal antibody absorption，FTA - ABS），费时，费力；梅毒螺旋体间接血凝试验（TPHA），简单，省时。以上敏感性均差，假阳性多，不反映患者的感染状态，不适于作为治疗监测指标。IgM ELISA，FTA-ABS 19S IgM 为新方法，具有高敏感性和特异性。

3.病原检测　暗视野检测病原体，直接观察或荧光染色。单克隆或多克隆应用可以很好提高结果清晰度。梅毒螺旋体制动试验，费用高很少使用。

4.分子生物学方法　DNA 检测或蛋白检测，PCR，Western blot 等，敏感性高，在患病早期窗口期、神经梅毒诊断上有优势。

（二）影像学检查

骨骼以长骨改变明显，表现骨膜下层加厚，骨影局部稀疏，骨质破坏，骨端暂时性石灰性变，出现骨干骺端浓厚的致密带。胸部摄片显示肺部炎性浸润。

【诊断】

（一）诊断标准

1.母亲病史极为重要　问清父母性病史、输血史、治疗史、母亲生育史。胎盘是否大、硬、苍白，脐带有无肿胀，有无红、白、蓝等颜色改变。

2.有典型症状及体征。

3.实验室检查到苍白密螺旋体（TP）。

4.梅毒血清试验阳性。

（二）诊断分期

先天性梅毒分早期先天性梅毒、晚期先天性梅毒和隐性先天性梅毒。早期先天性梅毒有一、二期，晚期先天性梅毒即进入三期。隐性先天性梅毒指无临床症状，仅血清反应保持阳性。

（三）鉴别诊断

注意与湿疹、银屑病、SLE、TORCH 感染、大疱表皮松解症、新生儿天疱疮、败血症、坏血病等相鉴别。

【治疗】

（一）治疗原则

及时、足量、足疗程、正规。

（二）药物选用和作用机制

青霉素是治疗本病的首选药物，也可选用罗氏芬，作用机制在于干扰螺旋体细胞壁粘肽合成，一般无耐药性，且能通过胎盘到达胎儿体内。青霉素过敏者，可用红霉素，红霉素的作用在于阻断转移核糖核酸从核糖体解离，RNA 依赖蛋白合成障碍。

（三）给药剂量和途径

早期先天梅毒：脑脊液正常者苄星青霉素 G 5 万 U/（kg·d），肌注。无条件查脑脊液者，可按脑脊液异常者进行治疗。脑脊液异常者普鲁卡因青霉素 G 15 万～20 万 U/（kg·d），小于 7 天的新生儿以 5 万～10 万 U/（kg·d），Q12h 或罗氏芬 30mg/（kg·d），Qd 静脉点滴 2 周；7 天以上的小儿普鲁卡因青霉素 G 15 万～20 万 U/（kg·d），Q8h 或罗氏芬 50mg/（kg·d），Qd 静脉点滴 2 周。青霉素过敏者，口服红霉素每次 0.5g，每日 4 次，连续 15 天。

吉海反应　发生率可达 90%，通常给药 6h～12h 后出现症状，24h 内消失。机理：使用抗生素后大量螺旋体被杀死，释放异体蛋白和大量非内毒素致热原，形成循环免疫复合物，导致免疫复合物型超敏反应。表现：高热、乏力、心动过速、寒战、皮损多、头痛、呕吐、低血压、原有梅毒表现加重。预防：（1）先半量给药 3 天；或（2）泼尼松给药 3 天 1mg/（kg·d）口服；或（3）地塞米松静点 3 天 0.3mg/（kg·d）。

（四）给药疗效评价

青霉素、罗氏芬、红霉素治疗疗效均被肯定。

（五）药物的安全性评价

青霉素、罗氏芬治疗安全性好，尤其罗氏芬每天一次接受性好，但尚缺乏远期疗效判定，需跟踪随访。

（六）疗效观察和随访

疗程完后须在 2、4、6、9、12 个月追踪观察血清学试验，直至 VDRL 滴度持续下降最终阴性。治疗期间若中断 1 天以上治疗，整个疗程必须重新开始。

（秦雨春）

[参考文献]

1. 金汉珍,黄德珉,官希吉主编. 实用新生儿学. 第3版. 北京:人民卫生出版社,2003.245-248
2. Larsen SA, Steiner BM, Rudolph AH. Laboratory diagnosis and interpretation of tests for syphilis. Clin Microbiol Rev, 1995, 8:1-21
3. Hoarau C, Ranivoharimina V, Chavet-Queru MS, et al. Congenital syphilis: update and perspectives. Sante, 1999, 9:38-45
4. Taeusch HW, Ballsrd RA. Avery's Disease of the Newborn. 8th edition, Philadephia, Elsevier Inc. 2005, 534-537

第七节 流行性脑脊髓膜炎

【概论】

(一)定义

流行性脑脊髓膜炎(Epidemic cerebrospinal meningitis)简称流脑,是由脑膜炎奈瑟菌(Neisseria meningitidis, Nm)通过呼吸道传播所引起的化脓性脑膜炎,属于乙类传染病。

(二)病原菌及流行病学特征

脑膜炎双球菌属奈瑟菌属,革兰阴性,肾形,成对出现。根据脑膜炎双球菌体表面荚膜多糖复合物的化学成分不同,将脑膜炎双球菌至少分为(A、B、C、D等)13个血清群。主要在冬春季节流行,发病率与流脑疫苗接种率有密切关系,接种率高,发病少。病原菌主要存在于带菌者或患者鼻咽部及其分泌物中和深层淋巴组织内,通过飞沫经空气等方式传播。易感人群以6个月至2岁婴幼儿为最高。

(三)发病机制及临床病理

病原菌在鼻咽部(免疫力低下者)繁殖,病菌进入血液循环(皮肤、黏膜)形成菌血症,少数形成脑脊髓膜炎。病变主要在大脑半球表面及颅底的软脑膜,早期脑膜充血水肿使颅内压升高,后期大量纤维蛋白、中性粒细胞渗出使脑脊液混浊或脓性,粘连导致颅神经损害、脑脊液循环障碍等。

【临床表现】

潜伏期2~3天。根据病程经过大致分为上呼吸道感染期、败血症期、脑膜炎期及免疫反应等四期。根据病情分为普通型、暴发型及目前少见的慢性型。

(一) 各期的主要临床表现

1. 上呼吸道感染期　主要症状为低热、咽喉肿痛。

2. 败血症期　不超过2天。高热，呕吐，烦躁，面色灰白或发绀，皮肤黏膜出血性瘀点，星状或相互融合成片，中央呈紫黑色坏死。瘀斑点涂片可检出病原菌。

3. 脑膜炎期　发病24小时出现脑膜刺激征，头痛剧烈，呕吐、嗜睡、昏迷或惊厥，婴儿有拒乳、前囟膨隆等非特异性症状或其他并发症。

(二) 各型的主要临床表现

1. 普通型　占所有流脑的90%左右。可上呼吸道感染、败血症和脑膜炎期，但由于起病急、进展快、临床常难以划分。

2. 暴发型　少数病人起病急骤，病情凶险，如不及时抢救，常于24小时内甚至6小时之内危及生命，此型病死率达50%，暴发型又分为休克、脑型及混合型三型。

3. 慢性型　以成人为主。

【实验室检查】

(一) 血象

白细胞数显著增高，最高可达 $15 \times 10^9 \sim 30 \times 10^9 /L$，中性粒细胞在80%~90%以上。暴发型流脑出现DIC时血小板下降<$100 \times 10^9 /L$。

(二) 脑脊液检查

对颅内压高的病人，腰穿要慎重，以免引起脑疝。脑脊液(CSF)压力增高；典型病例CSF的外观混浊如米汤样甚或脓样；白细胞数增多，中性为主；蛋白质增高，可达1~5g/L；糖低于2.22mmol/L，氯化物也稍降低。CSF涂片可在中性粒细胞内找到革兰阴性双球菌。

(三)细菌学检查

1. 涂片检查　皮肤瘀点涂片找菌,革兰阴性双球菌检出率达80%,脑脊液沉淀涂片检出率60%～70%。

2. 细菌培养　可为阳性。

3. 免疫学检查　常用的方法有 ELISA、对流免疫电泳和反向间接血凝试验等。检测血液、脑脊液中脑膜炎球菌抗原,阳性率约为70%。

4. DIC 及纤溶亢进检查　早期、动态检查,血小板、凝血酶原时间、纤维蛋白原、3P试验、FDP 等指标。

【诊断及鉴别诊断】

(一)诊断标准

1. 流行病学史　冬春季节和流行地区内。

2. 临床表现　感染、循环障碍症状、颅内压增高症状并有散在的小出血点。

3. 体征　颈项强直、角弓反张、克氏征和布氏征阳性等。

4. 实验室　瘀点、脑脊液涂片阳性,血和脑脊液培养阳性或免疫学检查等有助于确诊。

(二)鉴别诊断

根据皮肤紫癜、感染及中枢神经系统等症状,应与以下疾病相鉴别:

1. 流行性乙型脑炎　夏季发病、脑脊液外观及生化、常规与其他病毒性脑炎相似。

2. 肺炎双球菌性脑膜炎

3. 流感杆菌脑膜炎

4. 葡萄球菌脑膜炎

5. 血小板减少性紫癜

6. 败血症

7. 过敏性紫癜

8. DIC 等

【治疗】

（一）一般治疗

呼吸道隔离、保持室内空气流通、呼吸道通畅、保证入量、水电解质平衡，对昏迷患者特殊护理：防止呼吸道感染、防止褥疮、防止角膜溃疡等。

（二）病原治疗

1. 青霉素　青霉素对脑膜炎双球菌有杀菌作用。在脑膜有炎症时，可透过血脑屏障发挥杀菌作用。

2. 氨苄青霉素　国外为治疗细菌性脑膜炎的首选药，国内目前使用较普遍。剂量150~200mg/（kg·d），静点。

3. 磺胺类药物　仅限于普通轻型、年纪较长儿童病例。

4. 头孢菌素类　头孢曲松、头孢噻肟等第三代头孢菌素可透过血脑屏障。剂量为80~100mg/（kg·d），分2~3次静点。

（三）对症治疗

1. 暴发型流脑休克型的抗休克治疗　包括扩充血容量、改善微循环、纠正酸中毒；抗凝及抗纤溶（抗DIC）治疗等。

2. 脑型的脱水治疗　常用的脱水药物为20%甘露醇。

3. 脑型的抗惊厥治疗

4. 其他治疗　惊厥发作频繁、脑疝、呼吸衰竭等可行气管插管机械通气治疗。

【预防】

（一）环境卫生

避免带孩子到人群密集、通风较差及空气污浊的公共场所；保持居住、学习环境的空气清新和流通。

（二）按免疫程序接种流脑疫苗

2岁以下的儿童应按免疫程序完成基础免疫。2周岁、5周岁各加强一针A+C群流脑疫苗。推荐6~15周岁的孩子接种A+C群流脑疫苗。

（王立文）

第八节 流行性腮腺炎

流行性腮腺炎（epidemic parotitis，mumps）是由腮腺炎病毒引起的急性呼吸道传染病，多见于儿童及青少年。以腮腺非化脓性肿大、疼痛为主要临床特征，并有累及各种腺体组织或脏器的倾向，脑膜脑炎、睾丸炎为常见合并症。

【病因及流行病学】

腮腺炎病毒对腺体和神经组织易亲和，属副黏液病毒科，仅有一个血清型。从患儿唾液、脑脊液、血、尿、脑和其他组织中均可分离出病毒。

本病病毒通过直接接触、飞沫、唾液污染食具和玩具等途径传播；四季都可流行，以冬春季节多见。年长儿和青少年发病者为多，两岁以内婴幼儿少见。通常潜伏期为14～25天。在腮腺肿大前6天至肿后9天从唾液腺中可分离出病毒，其传染期则大约自腮腺肿大前24小时至消肿后3天。约20%～40%腮腺炎患者无腮腺肿大，这种亚临床型的存在，造成诊断、预防和隔离方面的困难。感染本病后可获终身免疫。

【发病机制】

腮腺炎病毒经口、鼻侵入机体后，在上呼吸道上皮细胞内繁殖，引起局部炎症和免疫反应，如淋巴细胞浸润、血管通透性增加及IgA分泌等。然后，增殖后的病毒进入血循环，发生病毒血症，播散到不同器官，如腮腺、中枢神经系统等。在这些器官中病毒再度繁殖并再次侵入血循环，播散至第一次未曾侵入的其他器官，引起炎症，临床呈现不同器官相继出现病变的症状。

【临床表现】

本病前驱症状一般较轻，表现为体温中度增高，头痛、肌痛等。腮腺肿大常是疾病的首发体征，持续7～10天，常一侧先肿2～3天后，对侧腮腺亦出现肿大，有时肿胀仅为单侧，或腮腺肿大同时有颌下腺肿大，甚或仅有颌下腺肿大而无腮腺肿大。腮腺肿大的特点是以耳垂为中心,向前、后、下扩大,边缘不清,触之有弹性感,有疼痛及触痛,表面皮肤不红,可有热感,张口、咀嚼特别是吃酸性食物时疼痛加重。肿痛在 3～5 天达到高峰,一周左右消退。常有腮腺管口红肿。腮腺肿大时体温仍高,多为中度发热,持续 5～7 天后消退。

【并发症】

(一) 脑膜炎、脑膜脑炎、脑炎

为儿童期最常见的并发症,男性较女性多 3～5 倍。其发病机制为:①神经元为原发感染,表现腮腺炎与脑炎同时发生;②感染后脑炎伴有脱髓鞘病变,此型脑炎常在腮腺肿大后 10 天左右发生。腮腺炎脑炎与其他原因引起的脑膜脑炎不易鉴别,以淡漠、颈项强直、呕吐等为常见症状;脑脊液蛋白正常或稍增高,细胞数大多 $<500\times10^6/L$,亦有 $>1000\times10^6/L$ 者,以淋巴细胞为主。在疾病早期脑脊液中可分离出病毒。腮腺炎脑膜炎一般预后良好;脑炎则可能留有永久后遗症甚至死亡。有报道腮腺炎感染后引起大脑导水管阻塞和脑积水。

(二) 睾丸炎

是男孩最常见的合并症,最小年龄 3 岁,青春发育期后的男性发病率高达 14%～35%。早期症状为发热、寒战、头痛、恶心、下腹疼痛,患侧睾丸有明显疼痛、肿胀、触痛,邻近皮肤水肿、发红,30%～40%受累睾丸发生萎缩,13%患者生育力受损,但不育者少见。常伴有附睾炎,后者也可单独出现。

(三) 卵巢炎

7%青春期后女性患者可并发卵巢炎,有发热、呕吐、下腹疼痛及压痛,但不影响日后生育功能。

(四) 胰腺炎

轻度或亚临床型胰腺炎较常见,如不伴有腮腺肿大可误诊为胃肠炎,表现为上腹疼痛及压痛,伴发热、寒战、呕吐和虚脱。血清淀粉酶活力增高有助于诊断,但此酶活力在无胰腺炎并发的腮腺炎病例亦可增高,故应同时测定血清脂肪酶以资鉴别。

(五) 其他

心肌炎表现为心前区疼痛、心动过缓及疲乏，心电图显示 ST 段下降。肾炎常在腮腺炎后 10～14 天出现症状。此外尚可发生乳腺炎、甲状腺炎、关节炎、血小板减少性紫癜、听力丧失、泪腺炎、视神经乳头炎、角膜炎等，一般在 20 天内恢复。少数患儿听力丧失为不可逆性。

【实验室检查】

(一) 血常规　类似一般病毒感染，发病初期白细胞总数可稍升高，分类无明显变化；后期白细胞总数恢复正常或稍偏低，而淋巴细胞百分比稍上升。

(二) 脂肪酶与淀粉酶　不伴胰腺炎的病人血、尿淀粉酶轻度升高，与腮腺肿大相平行。伴胰腺炎的病人血、尿淀粉酶显著升高，同时血脂肪酶升高（>1.5 单位/dl）。

(三) 特异性检查　主要用于无腮腺肿大的各种合并症的诊断及鉴别其他病毒引起的腮腺炎。

1. 病毒抗原检查　可用直接免疫荧光法检测唾液细胞、血液、脑脊液、尿中的腮腺炎病毒抗原。

2. 血清学检查　用 ELISA 等检测特异性 IgM 抗体可做早期诊断。

【诊断及鉴别诊断】

流行性腮腺炎的临床诊断可依靠当地的流行情况和发病前与腮腺炎患者的接触史，其次是特殊的临床症状包括耳下部非化脓性肿大、咀嚼时疼痛、颊黏膜腮腺管口红肿等。应与流行性腮腺炎鉴别的疾病主要是颈部淋巴结炎、耳前淋巴结炎和化脓性腮腺炎。根据肿胀部位、有无腮腺管口红肿或溢脓不难鉴别。其次在糖尿病、慢性肝病、营养不良、结节病、腮腺导管堵塞等亦可引起腮腺肿大。服用碘化物、羟保太松、硫氧嘧啶等也可引起腮腺肿大，呈对称性，质软，无肿痛感。

【治疗】

本病是一种自限性疾病，抗病毒药物无效，主要为对症治疗。

患者应卧床休息，适当补充水分和营养，饮食需根据病人咀嚼能力决定，不给酸性食品。严重头痛和并发睾丸炎者，可给解热止痛药、睾丸局部冰敷并用睾丸托支持。糖皮质激素疗效不肯定。严重呕吐者应补充水分及电解质。

【预防】

（一）被动免疫

人血丙种球蛋白及胎盘球蛋白预防无效。

（二）主动免疫

儿童可在生后14个月常规给予减毒腮腺炎活疫苗或麻疹、风疹、腮腺炎三联疫苗，99%可产生抗体，少数在接种后7~10天发生腮腺炎、接种后脑膜脑炎。除皮下接种外还可采用气雾喷鼻法。

（三）隔离

患儿隔离至腮腺肿胀完全消退，有接触史的易感儿应检疫3周。

（邓　莉）

第九节　麻疹

麻疹（measles，rubeola）是由麻疹病毒引起的急性呼吸道传染病，传染性很强，临床上以发热、结膜炎、上呼吸道炎、口腔麻疹黏膜斑（Koplik斑）及全身斑丘疹为特征。

【病因及流行病学】

麻疹病毒属副黏液病毒科，只有一个血清型。在前驱期和出疹期病人的鼻分泌物、血和尿中可分离到麻疹病毒。麻疹患者是唯一的传染源，在潜伏期末至出疹后5天均有传染性，通过喷嚏、咳嗽和说话等由飞沫传播。传染性极强，任何季节均可发病，以冬春季为最多。

【发病机制】

当易感者吸入含有病毒的飞沫后，麻疹病毒在局部黏膜短期繁殖，同时有少量病毒侵入血液，送至全身淋巴组织、肝、脾等器官进行增殖后，大量病毒再次进入血液，引起广泛病变。

【临床表现】

（一）典型麻疹

1. 潜伏期　一般为 10～14 天，亦有短至 1 周左右，应用特异抗体被动免疫后可延长至 3 周左右。在潜伏期内可有轻度体温上升。

2. 前驱期　一般为 3～4 天。主要表现为上呼吸道感染症状：①发热，多为中度以上。②呼吸道卡他症状。③Koplik 斑，在发疹前 24～48 小时出现，为直径约 1.0mm 灰白色小点，外有红晕，常见于对着下臼齿的颊黏膜上，也可累及整个颊黏膜并蔓延至唇部黏膜。④非特异症状，如全身不适、食欲减退、精神不振等。

3. 出疹期　持续 3～5 天。多在发热后 3～4 天出现皮疹。体温可突然升高至 40～40.5℃，皮疹开始为稀疏不规则的红色斑丘疹，疹间皮肤正常，始见于耳后、颈部，24 小时内向下发展，遍及面部、躯干及上肢，第 3 天皮疹累及下肢及足部，病情严重者皮疹常融合，亦有出现瘀点者。疾病极期特别是高热时常有谵妄、激惹及嗜睡状态，多为一过性，热退后消失。此期肺部有湿性啰音，X 线检查可见肺纹理增多。

4. 恢复期　出疹 3～4 天后皮疹开始按出疹顺序消退；在无合并症的情况下，食欲、精神等症状随之好转。疹退后皮肤留有糠麸状脱屑及棕色色素沉着，7～10 天痊愈。

（二）轻型麻疹

多见于在潜伏期内接受过丙种球蛋白或成人血注射者，或＜8 个月的体内尚有母亲抗体的婴儿。发热低，上呼吸道症状较轻，麻疹黏膜斑不明显，皮疹稀疏，病程约 1 周，无并发症。

（三）重症麻疹

发热高达 40℃以上，中毒症状重，伴惊厥、昏迷。皮疹融合呈紫蓝色，常有黏膜出血，如鼻出血、呕血、咯血、血尿、血小板减少等,称为黑麻疹,可能是 DIC 的一种形式;若皮疹少,色暗淡,常为循环不良表现。此型患儿死亡率高。

(四)新生儿麻疹

胎儿出生前几天母患麻疹,出生的新生儿可患麻疹,有发热、上呼吸道炎、眼结膜炎及密集的皮疹。

(五)接种后麻疹

在接种麻疹减毒活疫苗后 7~14 天内出现麻疹,有或无 Koplik 斑,出疹顺序不典型,皮疹较少,全身症状轻,可无卡他症状。数天后消退。

【并发症】

(一)喉炎

临床表现为声音嘶哑、犬吠样咳嗽、吸气性呼吸困难及三凹征,严重者可窒息死亡。

(二)肺炎

原发性麻疹肺炎(由麻疹病毒直接引起)常发生在前驱期和出疹期,肺炎征候随皮疹消退而逐渐减轻,大多预后良好。继发性肺炎(因其他病毒或细菌继发感染引起)则大多发生在出疹后期或退疹期,常见的细菌性病原为肺炎双球菌、金黄色葡萄球菌和嗜血性流感杆菌等,易并发脓胸或脓气胸。

(三)心血管功能不全

多见于 2 岁以下小儿,临床表现为气急、烦躁、面色苍白、发绀、四肢厥冷、脉细速、心音低钝,皮疹不能发透或突然隐退,肝脏可急剧肿大,心电图检查有低电压、T 波改变、传导异常等。少数病人有心肌炎或心包炎。

(四)神经系统

1. 麻疹脑炎　发病率约为 0.01%~0.5%,多在出疹后 2~5 天再次发热,外周血白细胞增多;出现意识改变、惊厥、突然昏迷等症状。脑脊液改变为:轻度单核细胞及蛋白增多,糖正常。病死率达 10%~25%;存活者中 20%~50% 留有运动、智力或精神上的后遗症。

2. 亚急性硬化性全脑炎　是一种急性感染的迟发性并发症,表现为大脑机能的渐进性衰退,发病率约为百万分之一,在神经系统症状出现前若干年有典型麻疹史,大部分病人在诊断后 1~3 年死亡。

(五) 结核病情恶化

麻疹患儿的免疫反应受到暂时抑制,对结核菌素的迟发性皮肤超敏反应消失,可持续几周,使原有潜伏结核病灶变为活动甚至播散而致粟粒型肺结核或结核性脑膜炎者不鲜见。

【诊断及鉴别诊断】

典型麻疹依据流行病学资料及临床表现即可诊断。不典型病例需实验室检查协助诊断。采用酶联免疫吸附试验(ELISA)检测患者血清中麻疹 IgM 抗体,发病后 2~3 天即可测到(发病后 5~20 天检出阳性率最高),可作为早期特异性诊断方法。

应注意与风疹、幼儿急疹、猩红热、药物疹鉴别。

【治疗】

(一) 一般治疗

卧床休息,房内保持适当的温度和湿度,有畏光症状时房内光线要柔和;给予容易消化的富有营养的食物,补充足量水分;保持皮肤、黏膜清洁。

(二) 对症治疗

高热时可用小量退热剂;烦躁可适当给予苯巴比妥等镇静剂;剧咳时用镇咳祛痰剂;继发细菌感染可给抗生素。麻疹患儿对维生素 A 需要量大,应适当补充。可单用芫荽 15g 煎服或擦洗躯干、四肢,以助透疹,但须注意保暖。

并发症治疗同内科疾病处理。

【预防】

(一) 被动免疫

在接触麻疹后 5 天内立即给予免疫球蛋白 0.25ml/kg,可预防麻疹发病。被动免疫只能维持 8 周,以后应采取主动免疫措施。

(二) 主动免疫

采用麻疹减毒活疫苗是预防麻疹的重要措施,预防效果可达90%。初种年龄为 8 个月。易感者接触麻疹病人后 2 日内接种麻疹减毒活疫苗,仍可预防麻疹发病。若于接触 2 日后接种,防止发病的可能性极少,但可减轻症状并减少并发症。故在麻疹流行时及时为易感者广泛接种麻疹减毒活疫苗,可望控制麻疹流行。

(三) 控制传染源

一般病人隔离至出疹后 5 天,合并肺炎者延长至 10 天。轻型麻疹也应隔离至症状消失后 1～2 天。接触麻疹的易感者应检疫观察 3 周。

(邓 莉)

第十节 传染性单核细胞增多症

【概论】

(一) 定义

传染性单核细胞增多症 (infectious mononucleosis, IM) 是由 EB 病毒 (Epstein-Barrr virus, EBV) 感染所致的 种急性单核巨噬细胞系统增生性疾病,临床表现多样化,以发热、咽峡炎、肝脾淋巴结肿大,周围血液异型淋巴细胞和单核细胞增多以及血清显示嗜异凝集素和其他 EBV 特异性抗体为特征。

(二) 病原学

EBV 属疱疹病毒科,人疱疹病毒组,最初由 Burkitt (1963) 从淋巴瘤中分离出来,结构和形态与其他疱疹病毒如单纯疱疹病毒相似,病毒颗粒呈球形,外层有脂蛋白包膜。

(三) 流行病学

广泛存在于全世界,全年发病,高峰在 3 月左右。

(四) 发病机制

潜伏性感染发生于口咽部上皮,病毒在此复制并释放至唾液。人类感染后成为终身潜伏性感染,在一定条件下活化。可经亲密接触、唾液及输血传播。儿童常通过玩具感染，青少年通过接吻感染。EBV可经过宫内传播或经产道传播而使胎儿发生先天性感染。

（五）易感人群

人群普遍易感，多发生于小儿和少年，少数可发生于成年。

【临床表现】

传染性单核细胞增多症症状体征：稽留、弛张或不规则发热数日至数周，中毒症状轻。热后4~10天出皮疹，形态多样，可反复出现。咽痛，扁桃体充血，上有白色假膜。淋巴结肿大为本病的特征，约占70%~80%。肝、脾脏增大，可伴轻压痛。10%患者有眼睑水肿。急性期可发生肺炎、心肌或心包炎、肝炎、脑炎、肾炎和血液系统疾病。病程一般为2~4周。

【检查】

（一）实验室检查

外周血白细胞正常、增高、降低均有，但淋巴细胞和单核细胞增高，异常淋巴细胞大于10%以上。嗜异凝集试验对本病的诊断有重要意义，在疾病早期呈阳性，第1周40%阳性，第2周可达60%，第3周可达80%，恢复期内迅速下降。还有少数（10%）病例嗜异凝集试验始终为阴性，因此阴性结果不能否定诊断。EBV特异性VCA-IgM抗体于急性感染或近期感染时出现，于3~4周达高峰，是急性感染的可靠标志。VCA-IgG早期升高，终生维持中等滴度。EBNA抗体病末期出现且维持终生。新生儿对EBV特异性抗体的反应显著低于成年人，血清VCA-IgM滴度低且很弱。并发其他系统疾病时做相关检查。

（二）其他

分子生物学、组织中荧光抗体、免疫生物学方法检出EBV，PCR、原位杂交，Southern-blot法检出EBV染色体。

【诊断】

（一）诊断标准

以临床表现、典型血常规、嗜异凝集试验阳性、EBV特异性

VCA-IgM抗体阳性既可诊断。

（二）鉴别诊断

注意与传染性淋巴细胞增多症、病毒性肝炎、急性淋巴细胞性白血病相鉴别。

【治疗】

EB病毒感染无特效治疗，预后大多良好。个别报道使用无环鸟苷、更昔洛韦等以抑制病毒复制，也有人提出干扰素、白介素2、γ-球蛋白制剂等治疗有效，均尚未形成统一方案。

（秦雨春）

第十一节 慢性活动性EB病毒感染

【概论】

慢性活动性EB病毒感染初感染的表现是具有自限性的传单或致死性的传单，亦可表现为复发性的传单。任何年龄的男、女均可发病，1/3的小儿有蚊虫叮咬高敏史。8岁以上发病预后较好，并发血小板减少者预后差。发病机制目前尚未明了，可能与EBV感染CD4+T细胞和/或NK细胞相关。

【临床症状】

继EBV初感染症状消失后3个月内又复发发热、肝脾肿大、淋巴结肿大。按发生率高低依次为：发热、肝脾大、贫血、淋巴结大。可并发间质性肺炎、骨髓抑制、全血细胞下降、噬血细胞综合征、恶性淋巴瘤、重症迁延性肝炎、全身不适、反复发热、体重下降、胃肠道症状、肌痛、眼睑及手指水肿、活动受限、嗜睡、异淋升高。

【化验检查】

（一）一般检查

贫血，血小板减少，白细胞增多和减少均有，肝功能中-重度异常。

(二) 病毒学检查

EA 抗体异常升高伴或不伴 EBNA 升高；VCA－IgG≤1：2560，EA－IgG≤1：160 ；EA IgG、VCA－IgA、VCA－IgM（+）；EBNA 低值≤1：5，EBNA3/EBNA2≤0.5。组织中荧光抗体、免疫生物学方法检出 EBV 阳性细胞，并用 PCR、原位杂交，Southern－blot 法检出 EBV 染色体。

(三) 免疫检查

高 γ-球蛋白血症或低 γ-球蛋白血症；CD4/CD8 比例降低；杀伤细胞活性、NK 活性、活化 NK 细胞、LAK 细胞活性低下；EBV 特异性细胞毒性 T 细胞活性下降，以上不能用既往任何免疫异常或现存的感染来解释病毒学检查。

【诊断标准】

半年以上反复发热或持续发热、贫血、淋巴结肿大、肝脾肿大。1/3 的小儿有对蚊虫叮咬高敏的历史。患者家族成员中没有任何免疫缺陷和遗传背景。除外其他原因导致的慢性肝炎、骨髓抑制引起的全血细胞减少、间质性肺炎、VAHS、心肌炎，唾液腺肿胀（炎）、脑膜脑炎和葡萄膜炎病例。多数 PLT 减少，1/4 患者在其临床经过中有 EBV 感染的自然杀伤细胞（NK 细胞）增加。异常的 EBV 抗体谱（抗 VCA 和抗 EA 的抗体滴度显著升高，缺乏抗 EBNA 抗体）。

【治疗】

尚无确定治疗方案，目前使用无环鸟苷、更昔洛韦等抗病毒制剂。也可并用干扰素、白介素 2、γ-球蛋白制剂等。疾病初期阿糖腺苷治疗有效。近年来新进展有用 CAS－A 及干细胞移植治疗。

【预后】

慢性活动性 EBV 感染是 EBV 感染的严重病例，属预后不良的全身感染。50％患者在发病 3～5 年后死于肝衰、心衰、恶性肿瘤、机会感染、噬血细胞相关病毒综合征（VAHS）。

(秦雨春)

[参考文献]

1. 诸福棠，胡亚美，江载芳. 实用儿科学. 第7版. 北京：人民卫生出版社，2002，821-825
2. Linde A. Diagnosis of Epstein-Barr virus-related diseases. Scand J Infect Dis, 1996, 28 Suppl 100, 83
3. Anderson J. Clinical and immunological consideration in Epstein-Barr virus-associated disease. Scand J Infect Dis, 1996, 28 Suppl 100, 72
4. Behrman RE, Kliegman RM, Jenson HB, Textbook of Nelson Pediatrics. 16th ed. Sauders, 2000, 977
5. Cohen JI. Epstein-Barr virus infection. New Engl J Med, 2000, 17: 481

第十二节 水 痘

水痘（varicella, chickenpox）是一种传染性极强的儿童期出疹性疾病。临床特点是全身症状轻微和分批出现的皮肤黏膜斑疹、丘疹，后迅速转化为疱疹并结痂。

【病因及流行病学】

病原体为水痘-带状疱疹病毒，属疱疹病毒科。儿童初次感染时引起水痘，恢复后病毒可长期潜伏在脊髓后根神经节或颅神经的感觉神经节内，少数人在青春期或成年后，受冷、热、药物、创伤、恶性病或放射线等因素作用，病毒被激活导致带状疱疹。一次感染水痘可获终身免疫，但在免疫功能受损者或已接受过水痘疫苗者，也可有第2次感染。

本病多发生在冬春季节，通过直接接触、飞沫、空气传播。90%患儿年龄<10岁，高峰为6~9岁，但亦可发生在任何年龄包括新生儿期。水痘和带状疱疹急性期病人是唯一的传染源。水痘结痂后病毒消失，故传染期自出疹前2~5天至出疹后5~6天（疱疹全部结痂）。

【发病机制和病理】

水痘病毒经口、鼻侵入人体，首先在上呼吸道内增殖，然后进入血液产生病毒血症，引起皮肤及黏膜损害而发病。如果病毒侵入血中为间歇性，临床表现为分批出现的皮疹。有免疫缺陷或免疫功能受抑制者可发生全身性播散性水痘。水痘疱疹病变仅限于皮肤的表皮层，疱疹基底有多核巨细胞，核内有嗜酸性包涵体，周围有清楚的晕圈与核膜分开。炎症亦可深入累及真皮。

【临床表现】

（一）典型水痘

皮疹出现前24小时可出现低热、不适、厌食等，亦可见猩红热样或麻疹样前驱疹，但很快消失。幼儿常无前驱期。皮疹特点：①分批出现红色斑疹或斑丘疹，迅速发展为清亮、卵圆形、泪滴状小水疱，周围有红晕，无脐眼，经24小时水疱内容变为浑浊，水疱易破溃，疱疹持续3～4天，然后从中心开始干缩，迅速结痂，在疾病高峰期可见到丘疹、新旧水疱和结痂同时存在；②皮疹分布呈向心性，集中在皮肤受压或易受刺激处，开始为躯干，以后至面部、头皮、四肢远端较少，瘙痒感重；③黏膜皮疹可出现在口腔、结膜、生殖器等处，易破溃形成浅溃疡。

（二）重症水痘

多发生在恶性病或免疫功能受损病儿，出疹1周后体温仍可高达40～41℃；皮损常呈离心性分布，四肢多，水疱疹有脐眼，偶为出血性，在第1周末可发生暴发性紫癜，伴有坏疽。

（三）先天性水痘综合症和新生儿水痘

孕妇患水痘时可累及胎儿，在妊娠早期感染，可致多发性先天性畸形，如：肢体萎缩、皮肤瘢痕、皮层萎缩、小头畸形；自主神经系统受累表现括约肌控制困难、肠梗阻或Horner综合征；眼异常包括白内障、小眼球、脉络膜视网膜炎。病儿常在1岁内死亡，存活者留有严重神经系统伤残。如母亲在产前4天以内患水痘，新生儿常于出生后4～5天发病，易形成播散性水痘，病死率25%～30%。新生儿水痘的皮疹有时酷似带状疱疹的皮疹。

【并发症】

（一）神经系统

脑炎常在出疹后数日出现，发病率＜1‰，病死率为5%～10%。呈现小脑症状者如共济失调、眼球震颤、颤抖等较出现惊厥及昏迷等脑症状者预后为好。存活者中15%有癫痫、智能低下和行为障碍等后遗症。其他神经系统合并症包括：格林-巴利综合征、横断性脊髓炎、面神经瘫痪、伴暂时性视力丧失的视神经炎和下丘脑综合征等。Reye综合征在水痘后发生者占10%。

（二）其他

如皮肤感染、血小板减少、肺炎、心肌炎、肝炎、肾炎等，较少见。

【诊断和鉴别诊断】

发病前10～20天有与水痘或带状疱疹急性期患者接触史，既往未曾患过水痘。皮疹呈向心性分布，且斑丘疹、疱疹及痂疹同时可见，疱疹位置表浅，壁很薄，疱液透明或微混，即可诊断。

须注意与丘疹样荨麻疹相鉴别，丘疹样荨麻疹为梭形水肿性红色丘疹，有如花生米大小，中心有针尖或粟粒大小的丘疹或水疱，壁较坚实；多见于四肢，离心性分布，不波及头皮和黏膜，不结痂，痒感显著；无发热等全身症状。其他与水痘近似的疾病有脓疱疹、手足口病、单纯疱疹病毒感染等，应注意鉴别。

【治疗】

（一）一般治疗

无合并症的水痘不需特殊处理，仅需对症治疗：如剪短病儿指甲，戴连指手套，以防抓伤；勤换内衣，消毒水洗浴，减少继发感染；局部或全身使用止痒镇静剂；因有报道使用水杨酸制剂后Reye综合征发生率增加，故可用其他退热剂替代。

（二）抗病毒治疗

1. 阿昔洛韦（acyclovir，ACV）及其衍生物　是目前治疗水痘-带状疱疹病毒（Varicella - zoster virus，VZV）感染的首选药物。治疗方案：一般患者口服给药，疗程5～7天。免疫功能缺陷者的VZV感染、VZV脑炎、肺炎等严重病症，则应静脉滴注阿昔洛韦或更昔洛韦，7～10天为1疗程。

2. α-干扰素 对 VZV 感染有肯定疗效，100 万 U/d 肌肉注射，连用 5～7 天，眼部疱疹则以生理盐水稀释 α-干扰素后滴眼，2～3 次/d，与 ACV 滴眼液联合使用效果更佳。

（三）其他治疗

肌肉注射维生素 B_{12}，100μg/d 有缩短病程的作用。麻疹减毒活疫苗 0.3～1ml 一次性注射可加速水痘疱疹干痂，防止新的皮疹出现。

【预防】

对使用大剂量激素、免疫功能受损和恶性病患者，在接触水痘 72 小时内可给予水痘带状疱疹免疫球蛋白（VZIG）125～625U/kg 肌注，可以起到预防作用。易感孕妇在妊娠早期接触水痘者亦应给予 VZIG 被动免疫；如患水痘，则终止妊娠是最佳选择。母亲在分娩前 5 天或后 2 天内患本病的新生儿，亦推荐使用 VZIG。

水痘减毒活疫苗已在国外开始使用，副作用少，接触水痘后立即给予即可预防发病，即使患病亦极轻微，故凡使用激素或恶性病患儿在接触水痘后均应予以注射。

控制传染源，隔离病儿至皮疹全部结痂为止；托幼机构中已经接触的易患者应检疫 3 周。

（邓　莉）

第十三节　手足口病

【概论】

（一）定义

手足口病（hang-foot-mouth disease）是由肠道病毒引起的一种急性传染病。临床表现为婴幼儿多发，以口腔黏膜、手足远端等部位出现斑丘疹或疱疹为特点。

（二）流行病学

手足口病是全球性传染病，世界大部分地区均有流行报道。

1957年新西兰首次报道，日本是手足口病大规模流行较多的国家，我国自1981年在上海发现该病，以后各地陆续有报道。

1. 传染源　患者和隐性感染者是传染源。
2. 传播途径　主要是接触患者的口鼻分泌物、粪便等通过胃肠道及呼吸道感染。患者在发病急性期可自咽部排出病毒；疱疹液中含大量病毒，破溃时病毒溢出；病后数周，患者仍可自粪便中排出病毒，一般在发病后1周内传染性最强。
3. 易感人群　人群对引起手足口病的肠道病毒普遍易感，感染后可获得免疫力，但不同病原型别感染后抗体缺乏交叉保护力。
4. 流行特征　四季均可发病，夏秋季为流行季节，7～8月最多。

（三）病因及发病机制

手足口病由柯萨奇病毒A组4型、5型、9型、10型、16型以及B组2型、5型，肠道病毒71型等引起的，以柯萨奇病毒A组16型和肠道病毒71型（EV71）为主。EV71可引起致死性的脑干脑炎、心源性休克。有报道来自不同国家的临床因心源性休克、肺水肿、脑炎患儿尸检显示神经细胞坏死和微小脓肿的脑干脑炎，没有一例显示心肌炎组织学的依据，尚不清楚由于神经组织的机制可以引起心血管的异常，推测中枢神经系统感染导致植物神经功能的紊乱，引起难以治疗的心源性休克、肺水肿是死亡的主要原因。

【临床表现】

（一）全身症状

潜伏期一般2～7天，没有明显的前驱症状，多数患者突然起病。轻重不一，轻者无症状。约半数发病前1～2天或发病的同时有发热，多在38℃左右，以婴幼儿居多，年龄越小越呈高热趋势，热程2～7天。体温越高、热程越长、病情越重。部分初期有轻度上呼吸道感染症状，如咳嗽、流涕、恶心、呕吐等。

（二）局部表现

发热1～2天后手、足、口腔出现粟米样斑丘疹，很快在疹的顶部形成小水疱呈圆形或椭圆形疱疹，周围有红晕，口腔黏膜主要在软腭、硬腭、舌尖、颊黏膜等部位,疱疹破溃后形成溃疡。口腔溃疡可引起局部疼痛影响进食,婴幼儿表现为哭闹、拒食、流口水。皮疹多在手心和/或手指屈侧、足底部位出现或平或凸的斑丘疹或疱疹,疱疹呈圆形或椭圆形扁平凸起,内有混浊液体,长径与皮纹走向一致,如黄豆大小不等,一般无疼痛及痒感,皮疹在5天左右由红变暗,然后消退,愈合后不留痕迹。手、足、口腔病损在同一患者不一定全部出现。水疱和皮疹通常在1周内消退。

臀部皮疹多发生在肛周、骶尾部皮肤,以红色丘疹多见;也可见肘、膝部周围。

(三)并发症

EV71病毒可引起无菌性脑膜炎、脑干脑炎、脊髓灰质炎样麻痹、格林-巴利综合征、心肌炎或急性肺水肿等,且多发生于5岁以下幼儿,1岁以下婴儿发病率最高。

【实验室检查】

实验诊断可采取患者口拭子、疱疹液、粪便接种乳鼠及敏感细胞分离病毒,同时可用血清学诊断,也可用RT-PCR诊断。

【诊断及鉴别诊断】

依据有手足口病接触史或当地有本病流行等流行病学资料及典型的口腔、手足疱疹的临床表现即可临床诊断。确诊需有病原学依据。

需与疱疹性咽峡炎、疱疹性口炎、水痘及梅毒等鉴别。

需提到的是偶蹄类动物间的传染病口蹄疫,是一种鼻病毒的口蹄疫病毒(Aphthaeepi-zooticaevirus)引起的。牲畜感染后发热,口腔发生水疱、溃疡,蹄冠、蹄翼、乳房也发生水疱、出血、糜烂。主要通过消化道及呼吸道,也可直接通过皮肤和黏膜传染。饲养人可因密切接触病畜,或食用未经加热的乳汁而感染,潜伏期3~8天。人感染后发热,口腔齿龈潮红、水疱。这种病症也可见于手掌及足趾。全身症状有发热、头痛、恶心呕吐、腹泻等。诊断主要依据是与病畜的接触史、传染源只能是病畜,人与人之间不传染。与手足口病是完全不同的疾病。

【治疗方法】

手足口病的治疗主要以对症治疗。目前缺乏特异、高效的抗病毒药物。合并中枢神经系统感染时，早期应用 IFN-α 和静脉应用丙种球蛋白对 EV71 引起的中枢神经系统感染有一定的疗效。合并中枢性肺水肿时应积极采取以下措施：（1）及时、迅速降低颅内压；（2）限制过量液体输入及输液速度；（3）及时气管插管，清除气管内分泌物；（4）呼吸末正压辅助呼吸；（5）选择性应用抑制交感神经过度兴奋的药物及血管扩张剂等。

【预后】

多数预后良好，为自限性疾病，不留后遗症。但早期仅表现为心率增快、血压升高、呼吸急促等非特异性临床表现，白细胞升高，呕吐，无口腔溃疡者应警惕发生严重性疾病的可能。EV71 可引起严重并发症，病情发展迅速、婴幼儿死亡率高。

【展望】

有效的抗病毒药和安全有效的疫苗防治 EV71 感染，仍是今后研制的课题。有 EV71 灭活疫苗主动免疫防止感染的流行以及基因工程亚单位疫苗成功地用于实验动物的报道，但目前尚没有被公认是十分有效的疫苗。

[参考文献]

1. 杨智宏，朱启溶，李秀珠，等. 2002 年上海儿童手足口病病例中肠道病毒 71 型和柯萨奇病毒 A 组 16 型的调查. 中华儿科杂志，2005，43（9）：648-652
2. Shekhar K, LveIS, Norlijah O, et al. Deaths in children during an outbreak of hand, foot and mouth disease in peninsular Malaysia-clinical and pathological characteristics. Med J Malaysia. 2005, 60 (3): 297-304
3. Chong CY, Chan KP, Shah VA, et al. Hand, foot and mouth disease in Singapore: a comparison of fatal and non-fatal cases. Acta paediatr. 2003, 92 (10): 1163-1169
4. McMinn P, Stratov I, Nagarajan L, et al. Neurological manifestations of enterovirus71 infection in children during an outbreak of hand, foot, and

mouth disease in Western Australia. Clin Infect Dis，2001，32（15）：236-242
5. Wang SM，Lei HY，Huang MC，et al. Therapeutic efficacy of milrinone in the management of enterovirus 71-induced pulmonary edema. Pediatr Pulmonol，2005，39（3）：219-223
6. Chen KT，Chang HL，Wang ST，et al. Epidemiologic features of hand-foot-mouth disease and herpangina caused by enterovirus 71 in Taiwan，1998-2005. Pediatrics. 2007，120（2）：e244-252

第十四节 肺炎支原体感染的实验室诊断

【肺炎支原体感染的特点】

肺炎支原体（Mycoplasma pneumoniae，Mp）感染广泛发生于世界各地。平时散在发病，3～7年出现一次地区性流行。流行时发病率增加3～5倍。Mp感染引起的支原体肺炎好发年龄为5～30岁。婴幼儿感染Mp，因症状轻，抗体反应弱、维持时间短，容易漏诊。

Mp潜伏期长达2～3周。流行特点为间歇性，长时期缓慢播散。单位内流行可持续数月，地区性流行可持续1～2年。

支原体肺炎的发病率各地报道很不一致，可因患者年龄、地区、门诊或住院、流行年或非流行年及诊断方法不同而有差异。国外曾报道，支原体肺炎的发病率占居民人口的1‰～3‰，占住院各类肺炎总数的10%～33%。一些轻型Mp感染患者在门诊未被确诊，故Mp感染的实际发病率比一般统计数字要高。

支原体肺炎是Mp感染的主要表现，但仅占Mp感染的3%～10%，占非细菌肺炎的1/3以上。支原体肺炎起病缓慢、病程一般为3～4周。

Mp引起的急性呼吸道感染除肺炎外，绝大部分表现为咽炎、扁桃体炎及急性支气管炎和毛细支气管炎等。不做病原学检查，很难与其他病原体引起的呼吸道感染相区别。

Mp可诱发哮喘、慢性阻塞性肺疾病等慢性呼吸系疾病的急性发作。Mp引起的肺外并发症可在呼吸道症状后10天左右发生，或不伴有呼吸道首发症状。可累及神经、血液、心血管等系统，以及皮肤、肌肉、关节等器官。

【肺炎支原体的实验室诊断】

由于Mp无细胞膜，作用于细胞膜的抗菌药物对其没有杀伤作用，故Mp引起感染的治疗与其他细菌和病毒感染的治疗方案不同。因此，及时、有效地进行Mp感染的实验室诊断是十分必要的，它可及时指导临床治疗，进而预防可能发生的流行和并发症。

（一）常用的肺炎支原体实验室诊断方法

目前国内外采用的Mp诊断方法主要包括经典的培养法、血清学抗体检测法、抗原检测法和核酸检测等方法。

检测Mp IgG抗体应采急性期及发病后2~3周的双份血清抗体进行比较。血清IgG抗体呈4倍以上升高或降低者，同时Mp分离阳性者，有绝对诊断意义。血清IgM抗体阳性伴Mp分离阳性者，也可明确Mp感染诊断。如仅有4倍以上IgG抗体改变，或IgM阳性，推测有近期感染，应结合临床表现进行诊断。

（二）肺炎支原体实验室诊断方法的探讨

Mp的分离培养和鉴定可以客观反映Mp感染的存在，至今仍是支原体鉴定的金标准，可用于验证各种其他方法的检测结果。其缺点是费时耗力，由于Mp对培养条件要求苛刻，生长缓慢，做出判定需3~4周。当标本中Mp数量极少、培养基营养标准不够或操作手法不当时，均会出现假阴性。

因此，多数实验室诊断都采用血清学方法，例如补体结合实验（complement fixation test，CF）、颗粒凝集实验（particle agglutination assay，PA）、间接血凝实验（indirect hemagglutination test，IHT）和各种酶联免疫吸附实验（enzyme-linked immunoabsorbent assays，ELISA），以及PCR实验等。

1. 血清学检测方法比较　　CF是最早应用于Mp实验室常规诊

断的实验方法,现已被改良的方法广泛替代,在不同的实验中,靶抗原不同,有的是蛋白、有的是糖脂类成分。但尚未证实这些抗体检测实验系统是否与生殖支原体(M. genitalium, Mg)存在交叉反应。

20世纪80年代以来,大量的出版物描述了许多检测Mp感染抗体反应的不同技术,但是多数检测方法没有进入市场。适合于商业销售的检测方法包括间接免疫荧光(indirect immunofluorescence assay, IFA),PA和酶联免疫实验(enzyme-linked immunoassay, EIA)。

由于IFA方法的结果判断受人的主观影响,并需要使用荧光显微镜,结果还可受到类风湿因子的影响,使其试剂盒的使用受到限制。

目前应用的PA实验主要是利用乳胶和凝胶作为携带颗粒与实验血清进行孵育。如果血清中含有特异抗体,颗粒附着,产生可见反应。但PA实验检测出的阳性标本,多不能区分IgG和IgM。根据现有资料显示,除了操作简便,PA实验与EIA或IFA等其他实验技术相比没有任何优势。

EIA是在美国应用最多的商业化支原体血清学诊断方法。EIA在检测急性感染时比培养法敏感,在有足够的抗体产生时间,而且患者免疫系统正常的情况下,其敏感性相当于PCR。

随着国家对医学诊断试剂销售的日益规范化,目前国内Mp的检测主要采用进口试剂,包括:日本的PA(东京富士瑞必欧株式会社)和美国的EIA(GenBio公司)等,这些试剂目前所用抗原以Mp全细胞或细胞膜成分为主,抗原中也存在少量非特异的糖脂成分。其中存在的抗原特异性问题,可能会成为滥用抗生素、Mp耐药菌不断增加的原因之一。

因此,在实验室诊断Mp感染过程中,确定特异性抗原十分重要。

2. 抗原检测　　Mp直接抗原快速检测方法包括:直接免疫荧光(direct immunofluorescence)、对流免疫电泳(counterimmun

oelectro-phoresis)、免疫印迹（immunoblotting）和抗原捕获 EIA（antigen capture enzyme immunoassay）。由于这些方法敏感性较低、与其他支原体存在交叉反应，使其应用受到限制。

3. 核酸检测　1980年以来，人们通过实验室和临床研究，确定了PCR方法检测Mp感染的可靠性，认为可以用PCR方法与血清学方法和/或培养法联合进行临床诊断。

PCR的优点在于，可以检测经过处理用于组织学检测的组织，或者已经污染不能进行分离培养的组织；只需要一份标本；一天内可以完成检测；与血清学方法比较，可以检测更早期的感染；检测标本中的支原体不必须是活体。基于RNA的扩增技术更具有高敏感性的优势，可以通过检测进一步确定标本中的存活支原体。

在PCR法与培养法联合使用时，PCR检测阳性而培养结果阴性很容易用PCR法的敏感性解释。但是，当PCR阴性而培养结果或血清学方法检测阳性时，必须考虑到PCR实验中出现了抑制因素或实验技术问题，稀释标本可能减少PCR抑制因素，但同时可能降低PCR的敏感性。

阳性的PCR结果和阴性的血清学结果同时出现，可能是由于标本采集过早，抗体尚未产生的原因；而PCR结果阴性，伴随IgG或IgM水平久高不降，也有血清学检测假阳性的可能；经抗生素治疗后24h采集的标本，PCR结果可能是阴性的，但血清学检测结果可以是阳性的。总之要结合临床表现和治疗情况综合判断实验结果。

比传统PCR方法更精确的方法还有套式PCR（nested-PCR/nPCR）、实时PCR（real-time PCR）方法等。但PCR的实验条件要求非常严格，且极微量的污染都会造成非特异性扩增。

总之，对Mp进行实验室诊断十分必要，它是指导临床及时治疗、合理用药，防止Mp感染流行、肺外严重并发症发生，以及滥用药物导致耐药菌产生的重要手段。

（孙红妹）

[参考文献]

1. Waites KB, Talkington DF. Mycoplasma pneumoniae and Its Role as a Human Pathogen. Clin Microbiol Rev, 2004, 17 (4): 697-728
2. 曹玉璞. 肺炎支原体与疾病. 见: 曹玉璞, 叶元康. 支原体与支原体病. 北京: 人民卫生出版社, 2000. 106-120
3. Waites KB, Talkington DF. Mycoplasma pneumoniae and Its Role as a Human Pathogen. Clin Microbiol Rev, 2004, 17 (4): 697-728
4. Matas L, Dominguez J, Ory FD, et al. Evaluation of Meridian Immuno Card Mycoplasma test for the detection of Mycoplasma pneumoniae-specific IgM in paediatric patients. Scand J Infect Dis, 1998, 30: 289-293
5. Aubert G, Pozzetto B, Hafid J, et al. Immunoblotting patterns with Mycoplasma pneumoniae of serum specimens from infected and non-infected subjects. J Med Microbiol, 1992, 36: 341-346
6. Dorigo-Zetsma JW, Verkooyen RP, Helden HP, et al. Molecular detection of Mycoplasma pneumoniae in adults with community-acquired pneumonia requiring hospitalization. J Clin Microbiol, 2001, 39: 1184-1186
7. Qasem JA, Khan ZU, Shiji G, et al. Polymerase chain reaction as a sensitive and rapid method for specific detection of Mycoplasma pneumoniae in clinical samples. Microbiol Res, 2002, 157: 77-82
8. Daxboeck F, Krause R, Wenisch C. Laboratory diagnosis of Mycoplasma pneumoniae infection. Clin Microbiol Infect, 2003, 9: 263-273
9. Hardegger D, Nadal D, Bossart W, et al. Rapid detection of Mycoplasma pneumoniae in clinical samples by real-time PCR. J Microbiol Methods, 2000, 41: 45-51
10. Miserez R, Piliond T, Cheng X, et al. Development of a sensitive nested PCR method for the specific detection of mycoplasma mycoids subsp. mycoides SC. Mol Cell probes, 1997, 11 (2): 103-111

第十一章 消化系统疾病

第一节 胃食管反流

胃食管反流（gastroesophageal reflux，GER）是指胃内容物反流至食管。临床上分为生理性 GER 和病理性 GER。生理性 GER 和病理性 GER 区别在于反流频率、量以及是否有并发症。

生理性 GER 几乎发生在每个健康儿童，常发生在白天餐时或餐后，主要是短暂的下食管括约肌（LES）反流，LES 受迷走神经控制，当食管扩张、胃扩张、腹内压增高、光线刺激和运动等均可发生。其确切机理不明，大多没有临床症状。病理性 GER 常表现溢乳、反胃，长期反流可导致反流性食管炎、支气管哮喘、吸入性肺炎、贫血、生长发育迟缓、食管狭窄、猝死综合征。也称胃食管反流病（GERD）。由于解剖生理特点，婴幼儿发病较多，引起并发症的机会也大。

【病因及发病机理】

目前认为 GER 的病因与多种因素有关。LES 是主要的抗反流屏障，食管正常蠕动、食管末端黏膜瓣、膈食管韧带、腹段食管长度、横膈脚肌钳夹作用及 His 角等结构也在抗反流中起一定的作用。上述因素的一种或多种发生障碍，可发生 GER。

（一）LES 功能不全

LES 在抗反流作用上最为重要，被认为是第一抗反流屏障。LES 抗胃食管反流的功能依靠 LES 压力、LES 位于腹腔内的长度和 LES 的总长度，三方面异常均可引起 LES 功能不全。

1. LES 压力下降　LES 压力有三个方面，即静息 LES 压力、LES 对胃内压增高的有力反应和短暂的 LES 松弛。LES 静息压力高于胃内压力是主要抗反流屏障,静息LES受神经、体液等因素的影响。胃内压力增高时,LES反应性收缩,压力超过增高的胃内压力。当LES压力低下和/或频发短暂的LES松弛时可发生胃内容物反流。正常人反流发生前10秒钟有短暂LES松弛现象,持续5~30秒,这种短暂的LES松弛与吞咽诱发的LES松弛不同,不伴有食管蠕动。短暂LES松弛为生理性GER的主要机制,只发生在清醒或刚从睡眠中唤醒,极少发生在睡眠中。在病理性GER,短暂LES松弛频发且持续时间长。LES压力下降是引起GER的主要原因,有些药物及食物也能引起LES压力下降。

2. LES腹腔内食管段长度变短与His角增大 腹腔内食管段的长度构成LES完整功能的一个组成部分,可有效地消除腹内压增加的攻击,胸内负压的吸引使处于正性腹内压下的腹腔内食管段易于关闭,可防止反流。年龄<3个月的婴儿腹腔内食管甚短,易发生GER。食道裂孔疝患儿缺少腹腔内食管的作用,易出现GER。食管与胃贲门形成夹角称胃食管角(His角),正常30°~50°。胃肌层表面韧带与食管外层结缔组织相连。当韧带紧张时可以使食管进入胃的角度变小,起瓣膜作用,防止胃内容物反流。婴儿的His角较大,胃食管裂孔疝患儿大多数His角呈钝角,易发生GER。

3. LES 变短则其压力也易下降引起反流。小儿生后2个月LES功能成熟,LES长度随年龄增长逐渐延长。

(二)食管清除能力降低

即食管对反流物清除作用减弱。食管酸清除定义为食管pH回升至4以上。食管的正常蠕动发挥有效的食管清除作用,在某些病理性GER患儿,时常可见到食管蠕动振幅低,继发性顺蠕动波减弱或消失,则胃内容物可由逆蠕动波继续向上而反流溢出。

(三)胃十二指肠因素协调功能失常

导致胃排空迟缓,使反流物质和量增加。由于①胃排空异常:胃内压增高超过LES压力,可诱发LES开放;胃排空减少导致胃扩张,缩短贲门食管段而易于反流。②胃内高分泌状态,胃酸分泌增加可诱发和加重 GER。③十二指肠病变造成幽门括约肌功能不全导致十二指肠胃反流，其结果是增加胃内容物及十二指肠液及胆汁、胰液的反流。

反流液在食管内停留时间长，损伤食管黏膜，引起食管黏膜鳞状上皮病变，炎症细胞浸润，溃疡形成，柱状上皮增生。炎症甚至可累及黏膜肌层，穿壁延至纵膈。食管壁的复层鳞状上皮脱落后，由长入食管的胃黏膜柱状上皮替代，此为 Barrett 食管。反流性食管炎和溃疡均可引起食管狭窄。

【临床表现】

一般情况下，除非反流的胃内容物到达口腔，否则反流是不会被注意的。生理性反流大多无临床症状。病理性 GER 有多种多样的临床表现，小婴儿与儿童的临床表现也有所不同，且并非总能表现出反流症状，有些病人发生食管炎时尚没有反流症状。

(一) 食管内症状

1. 溢乳 溢乳伴反流物吐出是最常见的临床表现。婴儿大多表现为溢乳，一部分呈轻度呕吐或喷射性呕吐，往往发生在进食后和夜间，有时空腹也发生，吐出物以胃内容物为主，有时含有少量胆汁，说明伴有十二指肠胃反流。若呕吐物为血性或伴咖啡样物，反映并发食管炎所致出血。部分婴儿表现反刍现象，吐泡沫。并非所有的 GER 患者均出现溢乳，无溢乳的 GER 被称为"寂静型"，可突然导致呼吸暂停、窒息，甚至猝死，往往比反复溢乳的患儿更具有潜在危险性，应予以高度重视。因此，溢乳是反流的一个重要症状，但不能作为诊断的主要依据。

2. 反胃 是年长儿 GER 的主要症状。反胃是指患者在无恶心、干呕，无腹部收缩，不用力的情况下，胃内容物上溢，涌入口咽部而言。空腹时反胃为酸性胃液反流，称为"反酸"。但也可有胆汁、胰液溢出。发生于睡眠时的反胃，常不被患者察觉，醒来可见枕上遗有胃液或胆汁痕迹。

3. 烧心 是年长儿的常见症状。多为上腹部或胸骨后的一种温热感或烧灼感，典型者多出现于饭后 1~2 小时。进餐量越大，症状越明显，常同时反流出带有酸苦味的消化液，间或有食物。烧心随体位改变而加重，仰卧、侧卧，向前屈身弯腰，作剧烈运动，腹腔压力升高（如举重、用力大便）皆能引起发作。立位、饮水或服抗酸剂均可使烧灼感减轻或短时缓解。睡眠时反流较多的患者，夜间常为烧心、反流所惊醒。烧心程度与病变程度不一定相关，如并发 Barrett 食管，即使反流严重，一般也无烧心症状。食管黏膜因慢性炎症而增厚或瘢痕形成，感觉减退，烧心症状反而减轻。食管炎症形成管腔狭窄后，亦可阻止反流，使烧心症状减轻。

4. 胸痛 也见于年长儿。近年来，胸痛作为 GER 的常见状，已被临床重视，疼痛位于胸骨后、剑突下或上腹部，常放射到胸、背、肩、颈、下颌、耳和上肢，向左臂放射较多，少数患者有手和上肢的麻木感。

5. 吞咽困难 亦是胃食管反流患者的常见症状。早期间歇性发作，因炎症刺激引起食管痉挛所致。情绪波动可致症状加重，严重者可出现完全性梗阻。无语言表达能力的婴儿则表现为喂食困难，患儿有较强的进食欲望及饥饿感，但进食后烦躁、哭闹。

（二）管外症状

1. 呼吸系统的症状 GER 可引起反复呼吸道感染、慢性咳嗽、吸入性肺炎、哮喘、窒息、早产儿呼吸暂停、喉喘鸣等呼吸系统疾病。也可导致早产儿呼吸暂停，婴儿猝死综合征。

2. 咽喉部症状 部分患者经常有反流物损伤咽喉部，产生咽部异物感、咽痛、咳嗽、发音困难、声音嘶哑、喉喘鸣、喉炎等症状。

3. 口腔症状 反复口腔溃疡、龋齿、多涎。系反流物刺激损伤口腔黏膜所致。

4. 全身症状 最多见为贫血、营养不良。少见症状有：①婴儿哭吵综合征：指婴儿病理性 GER 伴神经精神症状，表现为应激性增高，进食时哭吵，烦躁不安。可能因食管炎所致，特别在进食时刺激而激惹。②Sandifer 综合征：是指病理性 GER 患儿类似斜颈的一种特殊的"公鸡样"的姿态，同时伴有 GER、杵状指、蛋白丢失性肠病及贫血貌。国内尚未见报道。

【诊断】

凡临床有原因不明溢乳、反胃、呕吐,反复发作的慢性呼吸道感染,哮喘,胸腹痛、咽下困难、烧心感,早产儿呼吸暂停、窒息,声音嘶哑、中耳炎、鼻窦炎,不明原因生长发育迟缓、营养不良、贫血,婴儿原因不明易激惹、夜间哭闹、睡眠时呼吸紊乱,进食后哭闹、拒食、鬼脸等,考虑到 GER 可能。

【辅助检查】

GER 临床表现复杂且缺乏特异性。仅凭临床症状难以区分生理性或病理性 GER。常需进行辅助检查帮助诊断。目前常用的辅助检查有:

1. 24 小时食管动态 pH 值监测　为首选诊断方法。通过食管腔内放置的 pH 电极进行长时间的观察,监测:(1)食管下端 pH<4 反流次数;(2)反流持续超过 5 分钟的次数;(3)反流持续的最长时间;(4)食管下端 pH<4 的时间占总时间的百分比值(酸性反流指数);(5)Boix-Ochoa 综合评分即 1~4 项观察指标的综合计分系统。不仅可以发现反流,还可以了解反流程度以及反流与症状、体位、进食的关系等,并根据结果区分生理性还是病理性。有无病理性反流的界限文献报道不一。以四项反流指标的综合评分 Boix-Ochia 评分和总 pH<4 的时间百分率最主要。成人 Boix-Ochia 评分<11.9%。国内江氏报道 Boix-Ochia 评分>9.8% 总 pH<4 的时间百分率>2.3% 作为诊断小儿病理性 GER 的诊断标准。24 小时食管 pH 动态监测是诊断 GER 的金标准方法,敏感性 88%,特异性 95%。

2. 食管动力学检查　测压是测定动力紊乱的重要工具。目前低顺应性的灌注系统和腔内微型传感器导管系统是定型的测压技术设备。以动力检测系统通过定点牵拉法测定胃内压,上、下食管括约肌压力、长度及松弛情况,食管体部蠕动情况等。GER 患儿其下食管括约肌(LESP)有不同程度降低,LES 压力区长度短于正常同年龄组,LES 顺应性差。

3. 食管放射学检查 方法简便易行,并可发现食管裂孔疝、食管狭窄等病变,作为小儿 GER 常用的诊断方法。5 分钟内有 3 次反流即可确立有 GER 存在。

4. 食管内镜检查及黏膜活检 通过内镜及病理组织学检查可确定是否有食管炎并判断严重程度,但不能反映反流严重程度,而且即使正常也不能排除 GER。因为 GER 初期不一定引起食管炎。

5. 胃食管同位素闪烁扫描 插胃管注入含有 ^{99m}锝的液体,在安静状态下进行扫描,可测出食管反流量,观察食管功能,明确呼吸道症状与胃食道反流的关系,了解胃排空情况。

6. 超声学检查

以上各种方法均存在一定的假阳性、假阴性。目前推荐联合应用两种测定方法,保证诊断的准确性。以食道吞钡造影配合食管动力检查与 24 小时食管 pH 动态监测最为常用。

【治疗】

GER 治疗目的:缓解症状,治愈食管炎症、溃疡,预防复发,防治并发症。主要通过增加抗反流机制及消除反流物的作用进行治疗。

1. 一般治疗 包括体位治疗和饮食治疗。

(1) 体位:新生儿、婴幼儿何种体位最佳,各家意见不一。认为前倾俯卧 30°最佳,但此体位可能增加婴儿猝死的危险,应慎重。年长儿右侧卧位抬高 15~20cm,以利胃排空减少反流。

(2) 饮食和喂养方式:新生儿宜少量多餐,以减少胃容量。婴儿以稠奶喂养(配方奶加米糊增厚)。年长儿少量多餐,以高蛋白低脂饮食为主,晚餐后不宜再喝饮料以免发生反流,避免应用刺激性调味品影响 LES 张力的食物(巧克力、咖啡及酒类)和药物(异丙肾上腺素、前列腺素、酚妥拉明、阿托品等)。

2. 药物治疗 根据 GER 的发病机理,药物治疗目的为增加 LESP,抑制胃酸分泌,促进食管蠕动及胃排空。

(1) 促胃肠动力剂:(见表 11-1)

表 11-1 常用促胃肠动力药

药物	分类	剂量/用法	治疗机制
多潘立酮 (dopanlidone)	多巴胺 D_2 受体拮抗剂	0.3mg/kg/次 每天 3～4 次	使胃蠕动和张力恢复正常，促进胃排空，增加胃窦和十二指肠运动，协调幽门收缩增加食管蠕动和 LES 的张力
西沙必利 (cisapride)	5-羟色胺受体激动剂	新生儿 0.1mg/kg/次 婴幼儿 0.15～0.2m/kg/次 儿童 0.3mg/kg/次 每天 3～4 次，最大剂量每次 5mg	刺激肠肌间神经丛的乙酰胆碱释放，加强并协调全胃肠运动，增加 LESP，缩短食管酸暴露时间，减少 GER 参数

（2）抑酸药：抑制胃酸分泌的药物主要包括 H_2 受体拮抗剂、质子泵抑制剂。可选用西米替丁（cimetidine），每天 10～15mg/kg，分 4 次；雷尼替丁（ranitidine），每天 3～5m/kg，q12h；奥美拉唑（omeprazole，洛赛克），每天 0.7mg/kg，一天 1 次。

药物治疗的疗程建议：4～8 周，重症食管炎可减半量维持 6 个月。

3. 外科手术　绝大多数 GER 患儿经体位疗法、饮食和喂养调整以及药物治疗后痊愈，仅 5%～10% 患儿需行手术治疗。新生儿不做抗反流手术。手术指征：①内科治疗 6～8 周无效，有严重并发症如消化道出血、营养不良、生长发育迟缓；②严重食管炎，特别伴有溃疡出血和缩窄形成；③食管裂孔疝；④有呼吸道并发症如呼吸道梗阻、反复吸入性肺炎、窒息、支气管肺发育不良。手术目的为加强 LES 的功能，多采用 Nissen 胃底折叠术加胃固定术来完成抗反流作用。

第二节 消化性溃疡

消化性溃疡（peptic ulcer，PU）主要指胃、十二指肠黏膜及其深层组织被胃消化液所消化（自身消化）而造成的局限性组织丧失。主要指胃和十二指肠的溃疡。近年来，随着儿科医师对该病在小儿时期临床表现特点的认识以及诊断技术的进步，诊断率已大大提高。

小儿消化性溃疡发病率不确切。国外报道占住院病人的4‰～5‰，国内的一些资料显示消化性溃疡的检出率占因疑为上消化道疾病而行胃镜检查小儿的10.5%，以十二指肠溃疡多见。本病可发生于小儿任何年龄，以学龄儿童为主，占83.7%。6岁以前，胃溃疡（gastric ulcer，GU）与十二指肠溃疡（duodenal ulcer，DU）发病数基本相等；6岁以后，十二指肠溃疡明显增加，十二指肠溃疡与胃溃疡之比为23：1，男女比例2：1。

消化性溃疡分两大类：原发性（特发性）溃疡，大多为慢性，以十二指肠溃疡为主。继发性（应激性）溃疡，大多为急性溃疡，主要在胃，新生儿及婴幼儿中较容易发生，往往有已知的原发疾病，如缺氧、窒息、严重肺疾患、败血症、中枢神经系统疾病、烧伤、严重创伤、长期应用激素和非甾醇类消炎药（NSAID）、误服腐蚀剂等。

【病因、发病机理】

消化性溃疡的发病因素较多，确切的发病机理未明。目前认为消化性溃疡的胃和十二指肠内侵袭因子与黏膜防御失去平衡的结果。消化性溃疡的发生与黏膜损害因素（胃酸、胃蛋白酶）增强，保护因素（胃黏膜屏障、黏液重碳酸盐屏障、血沉、前列腺素、细胞生长因子等）的减弱以及幽门螺杆菌（helicobacter pylori，Hp）感染有关。十二指肠溃疡的发病以损害因素增强为主，而胃溃疡的发病则以保护因素减弱为主。

（一）胃酸和胃蛋白酶的侵袭力量

早在100年前Schwarz提出"无酸无溃疡"，迄今不失其正确性。胃酸和胃蛋白酶的分泌在十二指肠溃疡的发病机理中占首位。胃酸和胃蛋白酶分泌增多时胃液的消化作用增强，从而产生溃疡，其中胃酸分泌的增多更为重要。

引起胃酸增多的因素有：①壁细胞群，即壁细胞数增多；②分泌酸的"驱动性"增加；③壁细胞对泌酸刺激物敏感性增加；④对酸分泌的抑制减弱。

小儿胃酸分泌随着年龄变化而变化。出生时胃内呈碱性，出生后24~48小时胃游离酸分泌达高峰，其酸度与成人相等，此时胃酸分泌过多可能与母体胃泌素通过胎盘有直接关系，2日以后来自母体胃泌素减少，4~5日时胃酸下降，10日以后又开始逐渐上升，4岁以内维持低水平，4岁以后渐升高。所以，新生儿出生2日即可发生急性溃疡、胃穿孔。由于胃酸分泌随年龄而增加，年长儿消化性溃疡较婴幼儿为多。

胃蛋白酶为另一侵入因素。由主细胞和颈黏液细胞分泌的胃蛋白酶原经胃酸激活而来，除了消化食物蛋白质外，也能消化胃黏液粘蛋白、黏膜及结缔组织而引起消化性溃疡。小儿出生时胃液中含微量的胃蛋白酶原，婴儿期缓慢增加，至青春期达到成人水平。

然而，胃溃疡时基础胃酸和胃蛋白酶含量常常在正常范围，且餐后胃酸和胃蛋白酶的升高低于健康对照。因此，在胃溃疡，酸和胃蛋白酶似乎不是主要破坏因素，它们只能进一步损伤已经受损的黏膜。

（二）黏膜防御

胃、十二指肠黏膜具有防护侵袭因素损伤的固有能力。所谓黏膜防御是指允许胃和十二指肠黏膜长期暴露于腔内pH、渗透压和温度的变化而不受损伤的因素。广义的说，黏膜防御不仅是指黏膜及其相关的解剖结构（黏液－重碳酸盐屏障、黏膜表面活性磷脂层、表面上皮细胞膜、细胞紧密连接等）对损伤的天然抵抗机制，而且包括一旦损伤发生，黏膜迅速修复，从而维持黏膜完整性的机制。黏膜微循环、肠神经系统、平滑肌、黏膜免疫系统和各种生长因子等参与维护并调节黏膜防御能力。

(三) 幽门螺杆菌感染

Hp与小儿消化性溃疡有密切关系。60%~80%十二指肠溃疡患儿检出Hp。Hp致消化性溃疡机理可能为：①Hp破坏黏膜正常结构和防御机制，造成H^+逆扩散，导致黏膜的损伤和溃疡形成；②Hp的毒素和有毒性作用的酶以及Hp诱导的黏膜炎症反应均能造成胃黏膜屏障损害。③Hp感染后刺激胃窦G细胞分泌胃泌素，促进胃酸的分泌，胃蛋白酶的活性也相应增加，导致了溃疡的形成。

(四) 影响溃疡发生的其他因素

1. **遗传因素** 消化性溃疡的发生具有遗传素质性，属多基因遗传病，有很高的家族发病率。胃溃疡和十二指肠系单独遗传互不相关。20%~50%的患儿具有家族史，亲代、子代往往患同一类型。消化性溃疡的一致性在单卵双胎大于双卵双胎。O型血人较其他血型发生十二指肠溃疡为多。约有半数以上十二指肠溃疡病者血清胃蛋白酶原Ⅰ增高。

2. **精神因素** 精神紧张、焦虑、忧郁时可诱发溃疡、使症状加重以及促使溃疡复发。学龄儿童消化性溃疡发生率高与学习负担过重，精神压力大以及心理因素逐渐复杂有关。

【病理】

(一) 慢性消化性溃疡

十二指肠溃疡的绝大多数发生在球部，少数可在球部以下称球后溃疡。前壁和后壁的发生频率大致相等。偶见同时发生于前壁和后壁，即所谓对吻性溃疡。十二指肠溃疡可单发或多发，十二指肠霜斑样溃疡，指一片充血性黏膜上散在小白苔，形如霜斑，在小儿不少见。胃溃疡多呈单发，好发部位胃窦和胃角。同时发生在胃和十二指肠溃疡的溃疡称复合性溃疡。

溃疡呈圆形、椭圆形、线形、不规则形或霜斑样。溃疡表面覆盖白色或灰白色的白色纤维渗出物，周围黏膜充血、水肿、渗出。

显微镜下观察时，溃疡基底可分四层：①表层渗出物由白细胞、红细胞和纤维蛋白组成；②其下为一厚层无组织结构的嗜酸性类纤维蛋白坏死物质；③再下为富于血管的炎症肉芽组织；④最下为厚度不等的纤维组织和瘢痕组织。溃疡愈合需 4～8 周，少数可长达 12 周。愈合后瘢痕形成。小儿溃疡较表浅，较小，愈合快。

（二）急性消化性溃疡

溃疡多发，表浅，形状不规则、点状、片状出血，溃疡周围炎症反应不明显，溃疡愈合后不留瘢痕。

【临床表现】

小儿年龄不同，溃疡部位和类型不同，症状和体征有所不同（见表 11-2）。

表 11-2 各年龄时期消化性溃疡表现

新生儿期	胃溃疡多于十二指肠溃疡，以急性应激性溃疡多见； 通常见于早产儿，有窒息、缺氧史，低血糖，呼吸窘迫综合征，严重中枢神经系统疾病的患儿； 大多在出生 24～48 小时发生； 上消化道出血及穿孔为主要特征：起病急骤，呕血、便血、腹胀、休克，少数患儿表现为哭吵、拒奶、呕吐等非特异症状。
1 个月～3 岁	以急性应激性溃疡为多，胃溃疡和十二指肠溃疡发病率相等； 应激性溃疡临床表现危急，呕血、便血、穿孔可以是首发症状； 原发性溃疡则多表现为食欲差，呕吐，进食后阵发性哭闹、腹胀不适，因呕吐和吃奶差而引起生长发育迟缓，也可表现为呕血和黑便。
3～6 岁	原发性溃疡渐增多。 临床表现多有腹痛，呈不规则间隙性，常位于脐周，与进食无明显关系，有时也表现为"心窝部疼痛"，进食后加重，部分病人有夜间痛，清晨腹痛的症状。 进食后呕吐是另一常见的临床表现。 黑便、呕血可为主要症状。

续表

6岁以上儿童	原发性溃疡及十二指肠溃疡多见。
	腹痛为最常见的临床表现。大多呈间歇性,偶尔持续性或周期性间以数周或数月。部位多位于剑突下,也可在脐周。多为隐痛,也可为剧烈烧灼感。与进食无关。有时进食后缓解,但数小时后又再度发作。
	可出现嗳气、泛酸、便秘、消瘦。
	一些患儿无慢性腹痛,突然呕吐、黑便、昏厥甚至休克。
	也有表现为慢性贫血伴大便潜血阳性。

小儿消化性溃疡并发症较成人多见。以出血为多见。表现为呕血、黑便或二者兼而有之。穿孔多见于新生儿和婴幼儿急性应激性溃疡,胃溃疡穿孔多发生在胃小弯,十二指肠穿孔多发生在前壁。穿孔时临床症状为突然剧烈腹痛,腹胀,腹肌紧张,压痛及反跳痛,膈下游离气体。幽门梗阻多见于年长儿。

【辅助检查】

(一)胃镜检查

胃镜检查是诊断消化性溃疡最可靠的方法,具有确诊价值。不仅诊断率高,达95%,而且在确定溃疡的数目、形状、部位和分期情况下更为可靠。溃疡多呈圆形、椭圆形,少数呈线形、不规则形。十二指肠溃疡有时表现为一片充血黏膜上散在小白苔,形如霜斑,称"霜斑样溃疡"(salami ulcer),在小儿不少见。根据部位分:胃溃疡,十二指肠溃疡,复合性溃疡(胃和十二指肠溃疡并存)。根据胃镜所见分三期:①活动期:溃疡基地部有白色或灰白色厚苔,边缘整齐,周围黏膜充血、水肿,有时易出血,黏膜向溃疡集中。霜斑样溃疡属活动期。②愈合期:溃疡变浅,周围黏膜充血、水肿消退,基地出现薄苔。③瘢痕期:溃疡基地部白苔消失,遗下红色瘢痕,以后红色瘢痕转为白色瘢痕,其四周黏膜辐射状,表示溃疡完全愈合,可遗留轻微凹陷。

(二) X 线检查

应用硫酸钡进行胃肠造影。壁龛或龛影是唯一确诊溃疡的 X 线直接征象。有时,由于溃疡较表浅或接近愈合不能保留钡剂、壁龛内有黏液和血液、溃疡周围水肿堵塞溃疡口使钡剂难于充填、十二指肠激惹、变形等情况的影响,壁龛难以发现和辨认,从而造成诊断的困难。在缺乏肯定的壁龛的情况下,一些征象如局部压痛、胃大弯痉挛切迹、幽门梗阻、十二指肠球部激惹、痉挛、畸形,能提示溃疡的存在但不能作为确诊依据。X 线诊断小儿消化性溃疡的准确性大约为 60%。急性溃疡浅表,愈合快,更易误诊。

(三) Hp 的检测

常规检测 Hp。以下二项中任一项阳性可诊断:

①胃窦黏膜组织切片染色见到大量典型细菌;

②胃黏膜 Hp 培养阳性。

以下五项需二项或二项以上诊断:

①^{13}C 尿素呼吸试验阳性;

②胃窦黏膜组织切片染色见到少量典型细菌;

③快速尿素酶试验阳性;

④血清 Hp-IgG 阳性;

⑤粪便 Hp 抗原测定阳性。

【诊断】

由于小儿时期溃疡病临床表现多样化,各年龄阶段表现又不同,诊断主要有赖于临床医师对该病的认识并提高警惕。

患严重疾病的小儿尤其是新生儿和小婴儿,应用肾上腺皮质激素或 NSAID 时,突然上消化道出血或穿孔,临床上应怀疑应激性溃疡的可能。

对以下表现者应考虑消化性溃疡的可能而作进一步检查予以证实。(1) 剑突下烧灼痛,饥饿时发生,进食后缓解;(2) 反复发作性腹痛、腹胀不适,无寄生虫感染;(3) 反复进食后呕吐,长期食欲不振;(4) 不明原因贫血伴大便潜血阳性;(5) 原因不明呕血、便血、胃肠穿孔;(6) 反复腹部不适且有消化性溃疡尤其是十二指肠溃疡家族史。

确诊需要依靠 X 线检查和内镜检查。并常规检测有无 Hp 感染。

【治疗】

消化性溃疡治疗应达到四个目的：缓解症状，促进愈合，预防复发，防止并发症。所有无严重并发症的患儿均应首先进行内科治疗，只有在内科治疗无效的顽固性溃疡病儿或发生大出血、穿孔、器质性幽门梗阻时，才考虑外科手术治疗。内科治疗包括药物治疗，消除有害的因素如避免应用 NSAID 等，减少精神刺激，休息。

（一）一般治疗

饮食方面以容易消化、刺激性小的食物为主；饮食有节制，定时适当；少吃冷饮、糖果、油炸食品，避免含碳酸盐饮料、浓茶、咖啡、酸辣调味品等刺激性食物。培养良好生活习惯，有规律生活，保证充足睡眠，避免过分疲劳和精神紧张。继发性溃疡病者应积极治疗原发病。

（二）药物治疗

消化性溃疡的药物治疗包括抑制胃酸分泌，强化黏膜防御能力，根治 Hp 感染。

1. 抑制胃酸治疗　抑制胃酸治疗是消除侵袭因素的主要途径。胃酸降低可使胃蛋白酶的活性降低。胃蛋白酶的活性在 pH1.5～2.0 时最强，在 pH2.3 以上时开始减弱，pH3.5～4.0 时显著减弱，至 pH6.0 时则完全失去作用。胃蛋白酶活性降低导致胃液消化作用减弱，从而对溃疡愈合产生良好影响。H_2 受体拮抗剂或奥美拉唑作为首选（见表 11-3）。

表 11-3 常用抑制胃酸的药物

药物	剂量	用法	疗程
组胺 H_2 受体拮抗剂			
西米替丁（cimitidiane）	每天 10～15mg/kg	q12h 或睡前一次	4～8 周
雷尼替丁（ranitidine）	每天 3～5mg/kg	q12h 或睡前一次	4～8 周
法莫替丁（farmotidine）	每天 0.9mg/kg	睡前一次	2～4 周
质子泵抑制剂			
奥美拉唑（omeprazole）	每日 0.7mg/kg	清晨顿服	2～4 周

H_2 受体拮抗剂具有很好的抑制胃酸和抗溃疡作用。一般来说，H_2 受体拮抗剂为相当安全的药物，严重的副作用发生率很低。最常见的有腹泻，头晕，嗜睡，疲劳，肌痛，便秘；其他少见的有泌乳，男性乳房发育（雷尼替丁几乎无此副作用）；中性粒细胞减少，贫血，血小板减少；血清肌酐升高；大剂量静脉注射的患儿可引起血清转氨酶升高，心动过缓，低血压，精神错乱。质子泵抑制剂对酸分泌最后的步骤壁细胞膜内质子泵（H^+-K^+ATP 酶）活性具抑制作用，可明显减少任何刺激激发的酸分泌。临床上几乎无副作用。但近来研究表明，质子泵抑制剂可导致高胃泌素血症，可使胃酸分泌过多，停药后胃酸反跳致溃疡复发。中和胃酸的药物，即抗酸药，比较常用的有氢氧化铝凝胶、铝碳酸镁等，起缓解症状和促进溃疡愈合的作用。其他的如前列腺素拟似品、抗胆碱能制剂等因副作用大，很少应用。

2. 强化黏膜防御能力　硫糖铝疗效相当于 H_2 受体拮抗剂，常用剂量每日 10～25mg/kg，分 4 次，疗程 4～8 周。胶态次枸橼酸铋钾（CBS，商品名 De-Nol，得乐，迪乐），剂量每日 6～8 mg/kg，分 3 次，疗程 4～6 周。CBS 治疗消化性溃疡疗效与 H_2 受体拮抗剂相似，不仅有保护胃黏膜促进溃疡部位再上皮化和溃疡愈合，还具杀灭 Hp 的作用。CBS 可导致神经系统不可逆转损害、急性肾功能衰竭。尤其当长期、大剂量应用时，小儿应用时应谨慎，严格掌握剂量和用药时间。最好有血铋监测。其他，麦滋林-S（marzulene-S）、替普瑞酮（teprenone）、吉法酯（gefarnate）等。主要作为溃疡病的辅助用药。尤其与抗胃酸分泌类药物联合使用，有促进溃疡愈合作用，也用于溃疡疾病恢复期维持治疗，以促进溃疡愈合质量及胃黏膜功能恢复，防止复发。

3. **抗 Hp 治疗** 有 Hp 感染的消化性溃疡，不管是初发还是复发，除用抗胃酸分泌的药物外，需用抗菌药物治疗。临床上应用的药物有：CBS 每日 6～8mg/kg、羟氨苄青霉素每日 50mg/kg、甲硝唑 25～30mg/kg、替硝唑 60mg/kg、克拉红霉素每日 10～15mg/kg、奥美拉唑每日 0.7mg/kg。由于 Hp 栖居的部位环境特殊性，不易被根除。应联合用药，以达到根除目的（见表 11-4）。

表 11-4 Hp 治疗推荐方案

CBS 6 周＋羟氨苄青霉素 4 周＋甲硝唑 2 周
CBS 6 周＋羟氨苄青霉素 4 周＋呋喃唑酮 2 周
奥美拉唑＋羟氨苄青霉素＋克拉红霉素，1～2 周
奥美拉唑＋克拉红霉素＋替硝唑，1～2 周

（三）手术治疗

消化性溃疡手术是切除大部分胃液分泌的面积，切断迷走神经以防止胃酸产生。手术指证：(1) 溃疡病合并大出血、急性穿孔和器质性幽门梗阻；(2) 顽固性溃疡，经积极内科治疗不愈；(3) 术后复发性溃疡；(4) 怀疑为恶性溃疡。

第三节 迁延性迁慢性腹泻

腹泻病是一组多病因引起的以腹泻症状为主的临床综合征，尽管医学有了很大的发展，对于腹泻病的认识不断深入，腹泻防治水平有了很大提高，但全球每年死于腹泻的儿童仍有 200 万之多。我国的腹泻病防治方案和儿科教科书上将腹泻的按病程的长短分为急性腹泻、迁延性腹泻、慢性腹泻。急性腹泻指病程≤2周,迁延性腹泻病程在2周以上,但不超过2个月,慢性腹泻指病程迁延至2个月以上,甚至数年。国外的教科书和文献大多将腹泻持续超过2周以上者一起论述,称为慢性腹泻(chronic diarrhea)或持续性腹泻(persistent diarrhea, PD),相当于我们以前所称的迁慢性腹泻。

在我国,小儿腹泻病发病仅次于呼吸道感染,居第二位。随着国民经济的发展,人民生活水平的提高,人群体质普遍提高,急性腹泻病,尤其需要住院的急诊重症病例有所减少,病死率下降,但迁慢性腹泻比例增高。小儿迁慢性腹泻多数由急性腹泻迁延不愈造成,最后导致营养不良、生长发育障碍,进入"腹泻—营养不良—腹泻"恶性循环,对小儿,特别是婴幼儿危害很大,不但严重影响其体格及日后的智力发育,也是小儿腹泻病致死的重要原因。其有关发病机理尚不清楚,但肠黏膜持续损害是最主要的病理改变。近十余年来,国内外对迁慢性腹泻的病因、病理生理及诊治等研究较多,现将有关问题介绍如下。

【病因及发病机理】

小儿迁慢性腹泻的病因复杂,目前认为包括感染、过敏、先天性酶缺陷、免疫缺陷、药物因素、先天畸形等,其中以感染后腹泻最为常见。对迁慢性腹泻患儿肠黏膜活检结果表明,小肠黏膜结构和功能持续损害或正常修复机制受损是小儿腹泻迁延不愈的重要原因。

(一)感染后腹泻

急性感染性腹泻多为一过性的。但如宿主不能产生正常免疫反应,反复接触感染病原,或因感染严重损伤肠黏膜,则急性腹泻可转为迁慢性腹泻。

感染后迁慢性腹泻发病机制大多因黏膜损伤、病理及功能改变持续存在,十二指肠、空肠黏膜变薄,肠绒毛萎缩,肠细胞溢出、脱落增加,微绒毛变性,使得上皮细胞更新加速,这可能与肠黏膜表面微生物的粘附有关。由于黏膜再生时间不足,这些新生的上皮细胞类似于隐窝细胞,故功能低下。双糖酶尤其是乳糖酶活性以及刷状缘肽酶活性降低,加上有效吸收面积的减少,引起各种营养物质的消化吸收不良。部分病人因感染原持续作用,常见细菌有致病性大肠杆菌、痢疾杆菌、沙门菌、耶尔森菌、空肠弯曲菌等,常见病毒有轮状病毒、腺病毒等,常见寄生虫有梨形鞭毛虫、类圆线虫、溶组织阿米巴原虫等,常见真菌为白色念珠菌,病原持续感染后腹泻发病机理与急性腹泻相似。此外,与肠黏膜损伤增加了对病原因子和大分子物质的通透性,使黏膜对外来抗原致敏有关。

(二)营养不良性腹泻

急性感染性腹泻,当感染已控制而腹泻仍迁延不愈时,胃肠道功能紊乱转变为主要原因,这与营养不良有密切关系。

1. 胃肠道形态与功能改变　严重营养不良时胃黏膜萎缩,胃液酸度降低,使胃杀菌屏障作用明显减弱,有利于胃液和十二指肠中细菌和酵母菌大量繁殖。十二指肠、空肠黏膜变薄,肠绒毛萎缩,肠细胞溢出、脱落增加,微绒毛变性,使得上皮细胞更新加速,这可能与肠黏膜表面微生物的粘附有关。由于黏膜再生时间不足,这些新生的上皮细胞类似于隐窝细胞,故功能低下。双糖酶尤其是乳糖酶活性以及刷状缘肽酶活性降低,加上有效吸收面积的减少,引起各种营养物质的消化吸收不良。

2. 小肠内细菌异常繁殖对胆酸的影响　在严重营养不良的患儿,腹泻时小肠上段所有细菌都显著增多,十二指肠内厌氧菌和酵母菌过度繁殖。由于大量细菌对胆酸的脱结合作用,使游离胆酸浓度大为增高。高浓度游离胆酸有损害小肠细胞的作用,还阻碍脂肪微粒的形成。

3. 机体免疫功能降低　严重营养不良患儿细胞免疫功能缺陷,分泌型抗体、吞噬细胞功能和补体水平降低,因而增加了对病原及食物蛋白抗原的易感性。

总之,持续腹泻易发生营养不良,而营养不良又易使腹泻迁延不愈,两者互为因果,恶性循环。

（三）药物性腹泻

在急性腹泻期间滥用广谱抗生素和止泻药物，造成肠道菌群失调，产生毒素，并导致营养物质吸收障碍。一些抗生素如卡那霉素、新霉素、多粘菌素等能直接损伤肠黏膜，抑制隐窝细胞有丝分裂活性，影响肠黏膜修复过程，造成肠道吸收功能持续不良。一些抗生素可直接损害肠黏膜上皮细胞功能，使受损黏膜对食物蛋白质通透性增高，引起过敏原的吸收，发生过敏性胃肠炎。

（四）免疫缺陷性腹泻

免疫功能低下如先天性免疫缺陷病、继发性免疫缺陷病和获得性免疫缺陷病（AIDS）均可导致腹泻迁延不愈，免疫功能异常也可导致迁慢性腹泻，常见慢性炎症性肠病，包括非特异性溃疡性结肠炎和克罗恩病（Crohn病），以前者为多。

（五）先天性疾病所致腹泻

先天性双糖酶缺乏，先天性巨结肠，短袢综合征等。

【病理生理】

（一）肠的功能单位与营养物质的吸收

肠的功能单位是肠绒毛-隐窝轴。绒毛之间为隐窝，绒毛顶端的肠上皮细胞是完全分化成熟的吸收细胞，隐窝部细胞是未分化增殖细胞。绒毛顶端细胞不断更新脱落至肠腔，被来自隐窝部未分化细胞逐渐向上移行的成熟细胞所替代。每一更新周期约96～112小时，此机制可能与营养、激素、神经、药物及物理作用有关。

营养物质、水、盐等在肠腔内的吸收主要通过被动的扩散、主动性转运、易化扩散及细胞内摄作用等机制。肠的通透性在整个肠道是不同的，越往下越小，即空肠＞回肠＞结肠。在消化道内，营养物质先由唾液、胃液、胰液、胆汁等水解为较小分子物质，再经肠绒毛刷状缘上的各种酶水解，使成能经肠黏膜转运的小分子物质而吸收，如碳水化合物由双糖酶水解成葡萄糖、半乳糖及果糖，蛋白质水解成自由氨基酸，脂肪水解成脂肪酸及单酸甘油酯后被吸收。

（二）迁慢性腹泻的病理生理

1. 营养物质吸收不良　小肠黏膜持久损害，绒毛更新差异致绒毛短钝、上皮细胞刷状缘排列不整,酶活力降低,主动转运受损,引起营养物质如碳水化合物、蛋白质、脂肪等消化吸收不良,使腹泻迁延不愈,导致营养不良。黏膜损害程度与营养不良程度有相关性。

2. 肠激素分泌不足　肠内细菌过度生长、异体蛋白的吸收及肠黏膜病变使肠综合的激素减少,如肠促胰液肽、肠促胰酶肽等,加重了营养物质吸收不良。促胰泌素减少引起继发性胰功能不全,使碳水化合物、蛋白质、脂肪进一步丧失。

3. 未结合胆酸形成　由于末端回肠病变,胆酸吸收不良,过度生长的细菌不但分解肠绒毛双糖酶,损害肠绒毛,并分解胆酸使成未结合胆酸,如脱氧胆酸和鹅脱氧胆酸,它们对黏膜细胞有病损作用,同时抑制结肠对水、电解质的重吸收而引起渗透性腹泻。不消化的碳水化合物滞留肠内,分解发酵形成有机酸致小肠病变更延迟恢复。

【临床表现】

腹泻病程在 2 周～2 个月为迁延性腹泻,腹泻迁延不愈达 2 个月以上称迁慢性腹泻。常见症状为大便次数增多、性状改变(稀水便或黏液脓血便,可含有不消化的食物颗粒和泡沫)、食欲不振、呕吐,往往伴有营养不良、微量元素缺乏,严重者可伴有脱水、代谢性酸中毒及电解质紊乱。

【诊断】

(一)详细询问病史,进行体检及营养状态的分析。

(二)粪便检查　是最重要的,应检查酸度、还原糖、潜血、脂肪球、寄生虫、红白细胞。必要时检查血 Na^+、Cl^-、K^+、渗透压。

1. 还原糖检查　还原糖检查可用改良班氏试剂或 Clinitest 试纸比色。双糖消化吸收不良时,粪便还原糖呈阳性($\geqslant 0.005$mg/L),pH<5.5,提示糖吸收不良。继发性双糖酶缺乏远较原发性多见,原发性者以蔗糖-异麦芽糖酶缺乏最常见。可疑者应作乳糖、蔗糖或葡萄糖耐量试验。此外,呼气氢试验为一种定量非侵入

性测定碳水化合物吸收不良的方法,有条件可以应用。

2. 病原检测　粪便镜检和培养可查出病因和病原;粪便免疫学检测如乳胶凝集试验、酶联免疫吸附试验(ELISA)可作病原(轮状病毒、腺病毒、空肠弯曲菌)检测;逆转录聚合酶联反应(RT-PCR)可检测轮状病毒核糖核酸(RV-RNA)。

(三)十二指肠液检查

用十二指肠引流管(可用5号或6号小儿输尿管导管或小儿心导管改制)经鼻孔插入胃,通过幽门至十二指肠降部下端(X线透视下定位),用虹吸或抽吸方法收集引流液。分析十二指肠液pH、胰蛋白酶、糜蛋白酶、肠激酶及血清胰蛋白酶原可判断蛋白质的消化吸收情况。测定十二指肠液的脂酶、胆盐浓度,可了解脂肪的消化吸收情况。十二指肠液培养如有大肠杆菌或厌氧菌生长可认为是小肠细菌污染综合征。此外,十二指肠液还可作寄生虫卵的检测。

(四)小肠黏膜活检

经口作小肠黏膜活检并收集十二指肠液是了解迁慢性腹泻病理生理最好方法,并可诊断疾病。将 Crosby-Kugler 活检囊(单孔或双孔)经口插入胃,再经幽门至十二指肠,X线透视下定位在屈氏韧带附近,通过负压吸引,活检空肠上段黏膜。活检标本可在解剖显微镜下观察绒毛形态,并可作电镜检查,也可进一步作各种黏膜酶的分析,如双糖酶、肽酶等,制成病理切片后可作光镜检查,了解炎症浸润程度和绒毛、微绒毛及上皮细胞的形态变化。也可通过胃镜取十二指肠黏膜进行活检,同样可以了解黏膜形态变化。

(五)消化吸收功能试验

包括蛋白质、碳水化合物和脂肪的吸收功能检查等。

1. 脂肪吸收不良的检测

(1)粪便镜检,脂肪滴或脂肪酸增加可作为初筛试验;

(2)脂肪吸收试验:口服碘油 0.5ml/kg,12~18h 后测定用递增倍数法稀释的尿中碘排出量,尿碘<1:8,为脂肪吸收不良;

(3)脂肪吸收系数:测定3天内摄入脂肪量及粪便中排出的脂

肪量，计算其吸收系数。吸收系数降低示吸收不良。

2. 糖吸收不良的检测

（1）检测粪糖及粪 pH。Clinitest 试剂、改良班氏试剂或醋酸铅法可做还原糖测定，如 $\geqslant 0.005$ 提示糖吸收不良；粪便 pH$\leqslant 5.5$ 也提示为糖吸收不良。

（2）氢呼气试验，摄入某种试验糖前后，测定呼气中的氢气或 $^{14}CO_2$，摄入试验糖后，呼气氢升高或呼气 $^{14}CO_2$ 降低表示对该试验糖吸收不良。

（3）小肠黏膜双糖酶活力测定：糖吸收不良者，一种或数种双糖酶活力降低。糖耐量试验因需多次抽血，近年来已少用。

3. 蛋白质吸收不良的检测

（1）血清总蛋白、白蛋白降低而无尿蛋白增加。

（2）粪 ^{51}Ci-白蛋白测定　静脉注射 $25\sim 50\mu$ $^{51}Ci^{51}Cr$ 标记的白蛋白，然后测定 96h 内粪便中 $^{51}Ci^{51}Cr$ 的排出率。正常值为 $0.001\sim 0.007$，如排出增多，表示蛋白吸收不良。

（3）粪便 α_1-抗胰蛋白酶测定　α_1-抗胰蛋白酶在胰酶中不被分解，即使排泄到粪便中仍较稳定。因此测定血和粪便中 α_1-抗胰蛋白酶的浓度可获知蛋白质漏出的程度。干粪中正常值为 $0.8\sim 1$ mg，>2.6mg 为蛋白质吸收不良。

4. 吸收不良病变部位的检测

（1）右旋木糖吸收试验　主要测定空肠段吸收功能，口服 5g 右旋木糖后，5h 尿中木糖排出量 $<1\sim 1.2$g，或口服 1g 右旋木糖后，5h 尿中排出量 <0.25g 时为吸收不良。婴幼儿不易采集尿时，可测定 1h 后血中木糖含量，如 <200mg/L 可视为吸收不良。

（2）维生素 B_{12} 吸收试验　主要用以检测回肠的吸收功能：口服 ^{60}Co 标记的维生素 B_{12} 后，测定 24h 内尿中排出的放射性物质量。正常儿童尿中排出量超过摄入量 7%，低于此值为吸收不良。

（3）肠渗透性试验　是通过测定口服受试物质后尿液中回吸收量及相对比值来确定肠黏膜渗透性大小，从而估计肠黏膜完整性的一种试验，近年来国外已在推广试用。

（六）X线检查

包括腹部透视、腹部平片、胃肠造影、气钡对比双重造影等。

（七）其他检查

如腹部B型超声检查，纤维结肠镜检查，免疫学检查等。

【治疗】

迁延与迁慢性腹泻患儿宜到医院治疗。

（一）预防、治疗脱水，纠正水、电解质和酸碱平衡紊乱。

（二）营养治疗

此类病人多有营养障碍。小肠黏膜持续损害、营养不良继发免疫功能低下的恶性循环是主要的发病因素。营养治疗是重点，尽早供给适当的热量和蛋白质以纠正营养不良状态，维持营养平衡，可阻断这一恶性循环。一般热量需要在每日669.4 kJ/kg（160kcal/kg），蛋白质每日2.29g/kg，才能维持营养平衡。饮食的选择，应考虑到患儿的消化功能及经济状况，母乳为合适饮食，或选用价格低廉、可口的乳类食品。根据个体情况，分别对待，最好参考患儿食欲、腹泻等情况，结合平时饮食习惯，采取循序渐进的原则，并适当补充微量元素和维生素。母乳喂养者应继续母乳喂养，暂停辅食，缩短每次喂乳时间，少量多次喂哺。人工喂养者，可以稀释奶、发酵奶、奶谷类混合物喂养，去乳糖配方奶是较好的选择，每天喂6次，保证足够的热量，逐渐增至全奶。6个月以上者，可用已经习惯的平常饮食，选用稠粥、面条，并加些植物油、蔬菜、肉末或鱼末等，也可喂果汁或水果食品。

要素饮食是迁慢性腹泻患儿最理想食品，含已消化的简单的氨基酸、葡萄糖和脂肪，仅需少量肠腔内和肠黏膜消化，在严重小肠黏膜损害和伴胰消化酶缺乏的情况下仍可吸收和耐受。国外常用的要素饮食配方见表11-5。

表 11-5 常见的肠道要素饮食配方

	碳水化合物	脂肪	蛋白质	热卡 (kJ/ml)	渗透压 (mmol/L)
Vivonex	葡萄糖	红花油	氨基酸	4.184	550
Pregestimil	玉米糖浆，淀粉	玉米油，MCT	酪蛋白水解	2.803	300
Nutramigen	蔗糖，淀粉	玉米油	酪蛋白水解	2.803	400
Alfare	麦芽糊精，淀粉	玉米油，MCT	乳清蛋白	2.803	195
Pediasure *	玉米糖浆，蔗糖	大豆油，MCT 葵花子油	乳清蛋白 酪蛋白水解	4.184	310

* 适用于 1 岁以上。

应用时浓度用量视临床状况而定。少量开始，2~3 天达到所要求的热卡和蛋白质需要量。每天 6~7 次，方法为经口摄入或胃管重力间歇滴喂、管饲等。当腹泻停止，体重增加，则逐步恢复普通饮食。

对严重腹泻而且要素饮食营养治疗后腹泻仍持续、营养状况恶化，需静脉营养。静脉营养（TPN）的成分是葡萄糖、脂肪、蛋白质、水溶性和脂溶性维生素、电解质、微量元素。中国腹泻病方案推荐配方为每日脂肪乳剂 2~3g/kg，复方结晶氨基酸 2~2.5g/kg，葡萄糖 12~15mg/kg，液体 120~150ml/kg，热卡 209.2~376.6kJ/kg（70~90kal/kg）。

葡萄糖是主要供能物质，浓度 8%~12%，输注速度每分钟 4~6mg/kg，最大可达 12~15mg/kg。氨基酸是蛋白质基本单位，是静脉营养的氮的主要来源，小儿氨基酸代谢与成人不同，选用小儿专用氨基酸较合理，目前小儿专用氨基酸配方有国产（18-AA-650）和德国产（16-AA-600），使用时从小量开始，每日 0.5g/kg，每日递增 0.25~0.5g/kg，至 2.5~3.0g/kg。氨基酸可与葡萄糖共同输入。10%脂肪乳剂 10~20ml/kg，第 3 天起可增至 20~40ml/kg，静脉输注＞6 小时，最好 24 小时均匀输入。在应用上述营养液同时,还应补充电解质、维生素、微量元素(表11-6)。已有TPN专用的维生素和微量元素的剂型,水乐维他加入复方氨基酸中,维他利匹特加入脂肪乳剂中。>15kg儿童选用安达美(addamel N),<15kg者选用派达益儿(ped-el)。

表11-6 静脉营养时电解质、维生素、微量元素的每日需要量

钠	2~4mmol/kg	维生素 A	500~4000U
钾	2~3mmol/kg	D	400U
钙	1~2.5mmol/kg	E	3~5mg
磷	1~2mmol/kg	K	0.05~0.1mg
镁	3~6mg/kg	B_1	1~2mg
锌	100~300μg/kg	B_2	0.8~4mg
铜	20μg/kg	B_{12}	0.001mg
铬	140~200μg/kg	C	75~100mg
锰	2~10μg/kg	烟酸	10~30mg
碘	5μg/kg	叶酸	0.03~0.05mg
		泛酸	5~10mg
		生物素	20μg

长期 TPN 会导致肠黏膜萎缩,肠腺分泌减少及胆汁黏稠,而且长期输注葡萄糖,会影响食欲。因此,一旦病情好转,即改经口喂养。也可采用部分经口喂,部分静脉供给营养素和液体。

(三)抗生素

要十分慎重,用于分离出特异病原的感染,并根据药敏试验结果指导临床用药。

(四)肠黏膜保护剂

蒙脱石是一种天然的铝和镁的硅酸盐,能改善肠黏液的质和量,加强肠黏膜屏障,吸附和固定各种细菌、病毒及其毒素,有助于受损肠黏膜修复和再生。临床证明其治疗腹泻具有止泻、收敛、抑制病毒的作用,能缩短病程。剂量:1岁以下,每日3.0g(1

袋），1~2岁每日3.0~6.0g，2~3岁每日6.0~9.0g，3岁以上每日9.0g，每天分3次。溶于30~50ml液体（温水、牛奶或饮料）中口服。首次剂量加倍。

（五）微生态疗法

目的在于恢复肠道正常菌群的生态平衡，起到生物屏障作用，抵御病原菌的定殖和侵入，有利于腹泻的恢复。常用药：①乳酶生，也称表飞鸣，为干燥乳酸杆菌片剂，每次0.3g，每日3次；②乐托尔（lacterol fort），为嗜酸乳酸杆菌及其代谢产物，每包含菌100亿，每次50亿~100亿，每日2次；③回春生（丽珠肠乐），为双歧杆菌活菌制剂，每粒胶囊含双歧杆菌0.5亿，每次1粒，每日2~3次；④妈咪爱（medilac-vita），为活菌制剂，每袋含粪链球菌1.35亿和枯草杆菌0.15亿，每次1袋，每日2~3次；⑤培菲康，为双歧杆菌、乳酸杆菌和肠球菌三联活菌制剂，胶囊每次1~2粒，散剂每次1/2~1包，每日2~3次。

（六）中医治疗

对迁慢性腹泻治疗有一定的疗效。

【预防】

对于迁慢性腹泻的预防有待于进一步研究。一般认为在腹泻早期应明确病因诊断，进行正确的治疗，避免医源性饥饿性禁食使肠黏膜损伤难以恢复而形成恶性循环。除有明确指征外，应避免应用抗生素和止泻药。提倡母乳喂养，预防发生牛奶过敏，积极防治营养不良。

第四节 炎症性肠病

炎症性肠病（inflammatory bowel disease，IBD）是指原因不明的一组非特异性慢性胃肠道炎症性疾病。常见为非特异性溃疡性结肠炎（ulcerative colitis，UC）与克罗恩病（Crohn disease，CD），部分为未分型结肠炎（indeterminate colitis，IC）。UC也称非特异性溃疡性结肠炎，为局限于结肠黏膜的慢性弥漫性炎症，从直肠开始向近段蔓延呈连续性、对称性分布，病变为炎症和溃疡。CD则可累及胃肠道各部位，呈慢性肉芽肿性炎症，以回肠末段极其邻近结肠最常受累。病变多呈节段性、非对称分布，直肠极少累及。小儿UC最早在1920年报道，CD于1945年报道，欧美国家报道儿童IBD患病率在近年呈持续增高趋势，据欧洲儿科胃肠病学、肝脏病学和营养学会（ESPGHAN）报道，儿童CD的发病率从30年前0.1/10万上升到4.6/10万，UC从0.5/10万上升到3.2/10万。

既往认为，我国儿童中炎症性肠病非常少见，但是在过去的10年里，炎症性肠病的儿童患者明显地增加，无论是日常临床实际工作还是文献报道都显现无疑。推测我国可能会像其他国家观察到的一样，将看到越来越多的UC病例，随后则是CD病例，因此临床医师应予以关注。

迄今，炎症性肠病病因和发病机制未明。多认为由多种因素相互作用所致，包括遗传、感染、精神、环境、饮食、黏膜局部免疫紊乱等因素。目前认为IBD发病机制可能为：某些遗传决定因素使易感个体易于患病，在感染因子或肠腔内抗原的作用下刺激黏膜相关淋巴组织，引起上调的T细胞反应，由此激活各种细胞因子的网络，使局部组织发炎，并不断放大和持续，引起肠壁的损伤和相应的临床表现。

【临床表现】

儿童IBD的临床症状与体征除常见的胃肠道表现外，常有明显的肠外表现如：关节炎、生长迟缓、体重不增、营养不良、贫血、神经性厌食等，尤其生长迟缓是生长期儿童最独特的症状，常在婴儿期就已出现。

（一）溃疡性结肠炎

大都数UC起病隐匿，仅有轻度腹泻，便血，仅见大便潜血。约30%患儿症状明显，起病较急，多见婴幼儿，腹泻可达10～30次/日，呈血便、黏液血便或脓血便，侵犯直肠者有里急后重。痉挛性腹痛常于便前、便时发生，便后缓解。左下腹触痛明显，可有肌紧张或触及硬管状结肠。

全身症状有发热、乏力、贫血，病情严重则有脱水、电解质紊乱、酸碱平衡失调等。体重不增、生长发育迟缓亦是小儿UC最早期临床表现。可有肠外表现：关节炎、关节痛、虹膜睫状体炎、肝肿大等。

小儿全结肠炎约占62%，其中5%可发生中毒性巨结肠，可并发肠穿孔，脓毒败血症。

（二）克罗恩病

症状取决于病变的部位与炎症的程度。腹痛是CD最常见的主诉，通常位于脐周，常发生于餐时或餐后，导致患儿不愿进食乃致厌食，只有回肠末端病变的腹痛位于右下腹部。腹泻常见于90%患儿，可由多种因素所致，如大片肠黏膜功能紊乱、胆盐吸收障碍、细菌过度生长、炎症性蛋白丢失等，腹泻发生在餐后伴腹痛，结肠受累者有便血，小肠受累为水样便，需同时监测电解质与矿物质。CD血便比UC少见。上消化道的CD较少见但也有经内镜与组织学检查证实胃十二指肠病变，往往与其他的疾病如胃食管反流、幽门螺杆菌感染、消化性溃疡等难以鉴别。

一些患儿可有不同程度的肛周病变如：肛瘘、肛周脓肿、肛裂等，这些病变可以是CD早期的表现，常掩盖了胃肠道症状而引起误诊。

体重减轻和生长迟缓是CD最常见也是最突出的症状。不管小肠弥漫性病变或结肠单独性病变均可表现体重不增和生长迟缓，并可早于胃肠道症状数年。生长迟缓表现为身高与骨龄均低于正常标准，对持续生长迟缓儿童要高度怀疑IBD可能。IBD患儿中生长激素水平是正常的，生长迟缓的原因是由于吸收不良、蛋白质丢失、热卡摄入不足、蛋白质分解增加、多种维生素、微量元素缺乏等。生长迟缓者常伴有性发育迟缓。

肠外表现有关节痛、关节炎、结节性红斑、杵状指、硬化性胆管炎、慢性活动性肝炎等。

【实验室检查及辅助检查】

(一) 一般检查

1. 血　血红蛋白、白细胞分类计数、血小板计数、凝血时间、血沉。

2. 粪便　大便常规，细菌培养，涂片找滋养体、寄生虫、脂肪滴，难辨梭状芽胞杆菌毒素测定。

3. 血生化　血清总蛋白、白蛋白、转铁蛋白、免疫球蛋白、C-反应蛋白、肝功能、胆红素、血清叶酸、维生素 A、维生素 D、维生素 E、维生素 B 族。

4. 血电解质、结核菌素试验、X 线胸片等。

(二) X 线检查

钡剂灌肠与钡餐是诊断 IBD 的重要手段之一，尤其气钡双重造影更能显示黏膜细小病变，提高诊断率。

1. UC　早期表现可以正常或仅有黏膜皱裂粗大，肠管边缘模糊。严重病例黏膜呈毛刷状、锯齿状改变，可见溃疡、假息肉、结肠袋消失、肠管僵硬、缩短呈管状、肠腔狭窄。

2. CD　早期可正常或仅有黏膜不规则增粗、紊乱、增厚，晚期典型病例可见溃疡、裂隙、瘘管、铺路石样网状改变，间断性肠段狭窄伴邻近肠管扩张或病变肠段间有正常肠段，呈跳跃式分布。

(三) 内镜检查

小儿纤维结肠镜可以送达回盲部，可观察全结肠，确定病变部位、范围、程度，并可多部位取组织活检，提高诊断率。

1. UC　病变从直肠开始，呈弥漫性分布，黏膜充血水肿，粗糙呈颗粒状、脆性增高、易出血，溃疡大小不一、浅、有脓性或脓血性渗出物。慢性炎症表现为黏膜增生、假息肉、管腔狭窄，病变由结肠远端向近端连续性发展，或至全结肠。

2. CD　黏膜充血水肿，不易出血，溃疡圆形、椭圆形或线形裂隙纵行分布，称"阿弗他溃疡"，或铺路石样改变，炎性息肉、肠腔狭窄，病变跳跃式分布，病变邻近组织正常，肛周有裂隙、瘘管。

(四) 组织病理学改变

1. UC 所见随病变活动与缓解不同。活动期黏膜呈炎症性反应，隐窝变形，淋巴细胞、多核细胞、浆细胞浸润到固有膜，杯状细胞减少，隐窝脓肿形成，脓肿破溃形成溃疡。缓解期见肠上皮增生，腺上皮萎缩。

2. CD 节段性全壁炎症，主要组织学特征有二点：一是裂隙状溃疡可深达腹壁浆膜。二是非干酪样坏死性肉芽肿，内含多核巨细胞和上皮样细胞。数量少，散在分布，构成欠完整。

【分型】

(一) 溃疡性结肠炎

1. 按临床表现程度分为：轻度、中度、重度、极重度。轻度：患者腹泻每日 4 次以下，便血轻或无，无发热、脉搏加快、贫血，血沉正常。中度：介于中度与重度之间。重度：腹泻每日 6 次以上，明显黏液血便，体温在 37.5℃ 以上，脉搏加快，血红蛋白 <100g/L，血沉 >30mm/h。如在重度指标基础上血便在 10 次以上，血浆蛋白 <30g/L，伴严重中毒或消耗者为极重度。

2. 按临床经过：初发型、急性暴发型、慢性复发型、慢性持续型。初发型指无既往史的首次发作，暴发型症状严重伴全身中毒性症状，可伴中毒性结肠扩张、肠穿孔、败血症等并发症。除暴发型外，各型均有不同程度分级及相互转化。

3. 按病变范围：直肠炎、直乙结肠炎、左半结肠炎、右半结肠炎、区域性结肠炎、全结肠炎。

4. 按病变活动程度：活动期、缓解期。

(二) 克罗恩病

根据病变范围分：弥漫性小肠炎型、回肠末端型、回结肠型、结肠型、直肠肛门型。病变范围参考影像及内镜结果确定。根据临床严重程度分轻、中、重度，但分度不似 UC 那么明确。无全身症状、腹部压痛、包块、梗阻为轻度；明显的全身症状如高热、消瘦伴严重的腹痛、压痛、吐泻、痛性包块或肠梗阻为重度；介于二者之间为中度。

【诊断和鉴别诊断】

应结合临床表现、实验室检查、X线、内镜检查及组织学检查。由于UC缺乏特异性的诊断标准，CD又难以获得可确定诊断的病理组织学的结果——非干酪样肉芽肿，目前对于IBD的诊断还是比较困难的。

（一）溃疡性结肠炎的诊断和鉴别诊断

结肠镜检查和黏膜活检组织学检查是诊断的关键。病变从直肠开始，呈弥漫性分布，结肠镜下表现为：黏膜血管纹理模糊、紊乱，充血、水肿、易脆、出血及脓性分泌物附着；病变明显处尚可见到弥漫的多数性糜烂、溃疡；慢性病变者可见结肠袋变浅，假息肉形成及黏膜桥形成。组织学上所见随病变活动与缓解而有不同。UC病变主要累及黏膜和黏膜下，黏膜固有肌层仅在暴发性UC时受累。活动期上皮和隐窝急性炎症细胞浸润，尤其上皮细胞中性粒细胞浸润、隐窝炎，隐窝脓肿形成；慢性期有隐窝结构改变，早期隐窝上皮增生，后期隐窝大小形态不规则，极向不正常，腺体排列紊乱，扭曲分叉，黏液分泌减少，胞浆嗜碱性改变，固有膜慢性炎症细胞浸润。如发现炎症活动性与慢性化综合表现诊断价值更大。

溃疡性结肠炎与以下疾病相鉴别。

1. 感染性肠炎　很多感染性肠炎如沙门菌、志贺菌、大肠埃希菌、耶尔森菌、阿米巴原虫和难辨梭状芽胞杆菌所致肠炎表现为急性起病的黏液脓血便、血便，结肠镜下所见及组织学改变，如黏膜血管纹理模糊、紊乱，充血、水肿、易脆、出血、糜烂、溃疡，急性或慢性炎症细胞浸润，与早期或不典型UC相似。因此，UC应与上述疾病相鉴别。

UC与多数细菌性肠炎的主要区别在于症状持续时间。UC所致血便、黏液脓血便常常持续数周至数月不等，而细菌性肠炎的血性腹泻则较短。由沙门菌、志贺菌、空肠弯曲菌感染引起的肠炎虽然症状类似于UC，但血便一般在3～5天后即可得到缓解。耶尔森菌感染性肠炎症状持续14～17天。细菌性肠炎大便培养可阳性。

UC与感染性肠炎另外一个重要区别在于病理改变，UC常有隐窝结构的改变，呈不规则扭曲和分叉状，数量减少，黏液分泌缺失及隐窝扩张。

难辨梭状芽胞杆菌性肠炎，亦称伪膜性肠炎，腹泻可持续数周至数月，但该病患儿在发病前多有服用抗生素史，水样便多见，血便少见，大便中可有大小不等的伪膜，结肠镜下可见肠壁上附有典型的圆形或椭圆形黄色伪膜有助于与UC相鉴别。必要时做难辨梭状芽胞杆菌（Cd）毒素测定。

溶组织阿米巴肠炎，症状持续数周至数月，大便呈暗红色果酱样，重者可为全血便，结肠镜下表现为灶性、出血性溃疡，中央开口下陷，呈烧瓶样，病灶之间黏膜正常。而UC呈弥漫性改变。有条件者应作阿米巴血清学试验。

2. 缺血性结肠炎　发病年龄大，多为老年人，结肠镜下主要表现为水肿、红斑和溃疡形成，病变以结肠脾曲、降结肠和乙状结肠为主，直肠很少受累。

3. 放射性结肠炎　是盆腔或腹部放射治疗后发生的并发症，以累及直肠、乙状结肠多见。放射线对肠管的损伤作用，主要是抑制上皮细胞有丝分裂和引起黏膜下小动脉闭塞性炎症和静脉内膜炎导致肠壁缺血性改变。临床放疗后出现腹泻，多为黏液血便。结肠镜下可见受累肠段弥漫性充血水肿，并有红斑及颗粒样改变，易脆、糜烂、溃疡；晚期黏膜苍白，黏膜下血管异常扩张，肠管狭窄，肠壁增厚。结肠病理改变为炎症细胞浸润和黏膜下小血管炎或毛细血管扩张。

（二）CD的诊断和鉴别诊断

CD的诊断综合临床表现、影像学、内镜及组织学检查，采用排除诊断法。

影像学检查对诊断很重要。小肠钡剂造影和/或钡灌肠可见多发性、节段性炎症伴狭窄、鹅卵石样改变、裂隙状溃疡、瘘管或假息肉形成等。B超、CT、MRI显示肠壁增厚腹腔或盆腔脓肿。

内镜下所见最早、最明显的是细小而边界清楚的黏膜溃疡，称"阿弗他"溃疡，常呈多灶性分布，病灶之间被正常黏膜分隔。还可见节段性、非对称性的黏膜发炎、纵形溃疡、鹅卵石样改变、跳跃式分布的肠腔狭窄和肠壁僵硬等。

主要组织学特点有两点：一是炎症的穿壁性，在淋巴和小血管周围形成淋巴样集聚，这些淋巴积聚改变可分布与肠壁的任何部位；二是非干酪样肉芽肿形成，数量少，散在分布，构成欠完整。

要排除急性阑尾炎、肠结核、其他慢性感染性肠炎（如耶尔森菌肠炎）、肠道淋巴瘤、溃疡性结肠炎等疾病。

回盲部的CD常常容易与急性阑尾炎混淆。阑尾炎常常急性起病，严重腹痛伴肌紧张，CD在发病前常有一段时间的腹泻史。

肠结核与CD在临床表现和病理学方面极为相似。肠结核最常见的部位是回盲部。如果患儿同时有肺结核，那么肠结核的诊断不难。但肠结核可在无肺结核的情况下发生。如有生殖系结核或伴其他器官结核，血中腺苷酸脱氨酶（ADA）活性增高，多考虑肠结核，肠结核的肠壁病变活检可有干酪样坏死、黏膜下层闭锁。如有肠瘘、肠壁或器官脓肿、肛门直肠周围病变、活动性便血、肠穿孔等并发症或病变切除后复发等，应多考虑CD，病理活检可见结节病样肉芽肿、裂隙状溃疡、淋巴细胞聚集，但无干酪样坏死。重要的是勿将肠结核误诊为CD，因为激素的应用会使肠结核恶化。鉴别有困难者建议先行抗结核治疗。有手术适应证者行手术探查出做切除的病变肠段的病理检查外，还要取多个肠系膜淋巴结作病理检查。

小肠淋巴瘤的部分症状与CD也颇为相似，如发热、体重下降、腹泻、腹痛等。影像学检查有助于鉴别诊断。小肠淋巴瘤多为肠壁弥漫性受累伴肠壁块影，而CD的病变往往局限于回肠，表现为肠壁的溃疡形成和肠腔狭窄。

（三）溃疡性结肠炎与Crohn病的鉴别诊断

两者的临床表现、病变的分布以及内镜下表现和病理组织学检查均各有特点（见表11-7）。

表 11-7 溃疡性结肠炎和克罗恩病的鉴别要点

	UC	CD
临床表现		
发热	少见	多见
腹痛	轻,位于左下或下腹	重,位于右下腹或脐周
腹块	少见	常见
血便	常见	少见
肛周病	少见	常见
肠梗阻	罕见	常见
肠穿孔	仅见于中毒性巨结肠者	常见
病变部位	以左半结肠为主	回肠末段和右半结肠为主
	直肠几乎均受累	直肠很少累及
	严重者全结肠	可单独小肠或结肠
	大多限于结肠	可累及全胃肠道
内镜检查	连续性炎症病变	灶性或间断性病变
	黏膜充血、水肿、颗粒增生、易脆、溃疡形成	黏膜口疮样、线样溃疡、鹅卵石样改变
组织学检查	杯状细胞减少	上皮样细胞肉芽肿
	黏膜表面纤毛状增生	组织细胞浸润
	隐窝脓肿	隐窝周围炎
并发症	穿孔	梗阻
	中毒性巨结肠	瘘管、脓肿、肛周脓肿
	癌变	维生素 B_{12} 缺乏

【治疗】

儿童 IBD 的治疗目标是针对慢性非特异性炎症控制发作、维持缓解,维持正常生长发育,治疗的着眼点是针对发病机理的各个重要环节予以阻断。IBD的治疗首先要考虑疾病的部位和范围,此与治疗方法的选择、药物的反映及预后密切相关;其次,考虑疾病的活动度与严重度,不同期、不同程度的病变应采用不同的对策,估计预后;疾病初发者治疗反应好,而复发者差;对于病人的全身情况和有无并发症应进行评估,有助于不同治疗方法的选择、预后估计和生活质量的评价。治疗原则有三:(1)尽早控制症状;(2)维持缓解,预防复发;(3)评价内科治疗的效果,确定内外科治疗的界限,防治并发症。

(一)一般治疗

保持营养与水电解质平衡,重症者予以高热量、高蛋白、多种维生素与低脂少渣饮食、补充多种微量元素、输血、血浆、白蛋白纠正低蛋白血症、纠正酸碱平衡。频繁呕吐者应用适量解痉剂,并发感染者加用抗菌素如甲硝唑等。

(二)药物治疗

1. 氨基水杨酸盐　氨基水杨酸盐类药物是治疗轻、中度IBD的主要药物,水杨酸偶氮磺胺吡啶(SASP)是较为常用的药物,口服后其中75%经结肠细胞分解,偶氮链断裂成为5-氨基水杨酸(5-ASA)与SP,5-ASA是治疗的有效成份,起到抑制局部炎症、清除自由基对组织的损伤及抑制免疫反应等作用。常用于UC与结肠CD。副作用较大,有胃肠道不适、恶心、呕吐、头痛、皮疹、血小板数量减少及功能下降、叶酸吸收下降,少数患者有骨髓抑制,故不宜长期大剂量应用。

新的氨基水杨酸盐以无毒副作用的载体取代磺胺,如用苯丙氨酸或甘氨酸基团取代SP,缓释或控释剂型的研制可外裹丙烯酸类树脂Eudragit L、Eudragit S等组成双层包衣,口服后在一定pH条件释出5-ASA,保证其在小肠pH条件下释放发挥作用,由乙酰纤维素半透膜包裹而使5-ASA在肠道缓慢释出。目前常用的氨基水杨酸制剂见表11-8。

表 11-8 常用氨基水杨酸药物

制剂	作用部位	剂量	用法
局部或直肠用			
美沙拉嗪灌肠剂	左侧结肠	1~4g	临睡时
美沙拉嗪栓剂	直肠	0.5~1g	2~3次/天
口服			
SASP	结肠	45~60mg/kg	分2~3次
Asacol	结肠	30~50mg/kg	分2~3次
pentasa	胃?小肠、结肠	30~50mg/kg	分2~3次
Etisa	回肠、结肠	20~30mg/kg	分2~3次

2.皮质类固醇　适用于中、重度病例，皮质类固醇具有肯定的抗炎作用及免疫抑制效果。但 CD 合并有瘘管形成及脓肿者禁用。

泼尼松和泼尼松龙：1~2mg/（kg·d），Bid~Tid× 2~3 周，症状缓解逐渐减量，隔日或间隙疗法，1mg/（kg·d），持续 4~6 周，后再逐渐减量至停药，总疗程 2~3 个月。

氢化可的松和甲泼尼龙：适用于口服无效重症病例的静脉给药。氢化可的松 10mg/（kg·d），甲泼尼龙 1~1.5mg/（kg·d），分次静脉给予 10~14 天。注意脓毒血症、低钾、发热、肠穿孔。

局部治疗：适用于直肠至左半结肠局部轻、中型病例。氢化可的松 25~50mg/次，琥珀氢化可的松 25~50mg/次，加入生理盐水 50ml 内，保留灌肠至少一个小时。1~2 次/日，疗程 10~14 天。激素泡沫剂每次 5ml 直肠内注入可达乙状结肠。栓剂对直肠炎有效，携带使用方便。新的皮质激素制剂盐酸丁地松（布地奈德）、疏氢可的松起效快，副作用小。

用肾上腺皮质激素肠系膜动脉灌注在日本应用于 UC 病例中获得较好的效果。

3. 免疫抑制剂　常用于氨基水酸类药物和激素治疗无效、激素依赖者。

硫唑嘌呤或 6-巯基嘌呤（6-MP）用于顽固性 CD 患儿，对激素、SASP、甲硝唑治疗无效或长期依赖激素（如泼尼松使用半年以上）并出现严重副作用以及并发各种瘘管、肛周病变者，为维持缓解可与激素并用。国外报道对 CD 较好的缓解率，瘘管愈合好。环胞菌素用于顽固性难治性急性重症 IBD。

（三）营养支持疗法

IBD 患儿大多发生蛋白质-能量营养不良，往往存在包括维生素、矿物质及微量元素等在内的多种营养素的缺乏症。根据病情予以肠内营养，如要素饮食，或全静脉营养。要素饮食不仅改善病人营养状态，恢复和促进小儿生长发育，而且，在上腹空肠吸收，可减少食物、消化酶到达病变肠段，减少食物中蛋白质等外源性致敏源对病变的刺激，改变肠道菌群，可缓解症状，改善活动期指标（Hb、ESR、血浆蛋白等）。对于重症或病情恶化的 IBD 患儿、对药物无效而病情活动者、术前必须改善全身情况纠正营养代谢障碍以适应手术者、术后不能进食者，不全梗阻、瘘管形成或严重肛周病变者则采用全静脉营养（TPN）及完全肠道休息。

（四）生物治疗

生物治疗药物是近年才发展起来的。主要基于免疫活性细胞、巨噬细胞，特别是 T 淋巴细胞在免疫反应中的中心地位，针对其分化、转录、表达中的关键步骤，在细胞的分子水平进行干预，尤其针对各种促炎因子的阻断和抗炎因子的促进和补充，以达到消除炎症反应的目的。研究最多的是 TNF-a，使用 TNF-a 单抗治疗顽固性 CD 和 CD 瘘管，取得突出疗效，目前该药已在英美等国批准投放市场。有以重组 IL-10 治疗 CD 的临床试验的报告，但相继的临床报道不尽人意。新近有 IL-12、IL-8 拮抗剂、IFN-r 单抗、IL-1ra 及 ICAM 等试剂的使用，疗效和安全性尚待观察。

【外科治疗】

(一) UC

1. 手术指征

(1) 急性发作重症或暴发性病例，有穿孔、出血、中毒性巨结肠者。

(2) 慢性病变反复发作呈慢性消耗，蛋白丢失者，儿童生长发育受限者，长期需用大剂量激素者。

(3) 恶变：病情重，病变广泛持续，年幼发病者易于癌变。

(4) 严重的肠外并发症，肛周并发症久治不愈者。

2. 手术方法

(1) 全结肠、直肠切除及回肠造瘘术：病情严重全身衰竭者可先行回肠造瘘，病情好转后再行二期全结肠直肠切除，能根治病变，而永久性造瘘带来终身的麻烦与痛苦。

(2) 全结肠切除、回直肠吻合术：较适合小儿，可保留直肠但需防止复燃，可口服 SASP 或局部灌肠，需长期随访，直肠镜追踪。

(3) 全结肠切除及自制性回肠造瘘术：造瘘前回肠作侧侧缝合，人工造成囊袋或瓣膜使粪便可以储存。

(二) CD

绝大多数 (85%) CD 患者需手术，约 50% 复发后再手术，对手术指征、方式、时机及术前术后处理均需认真考虑。

1. 手术指征 穿孔、出血、梗阻、瘘管、脓肿形成和中毒性巨结肠等并发症。以及顽固性病例内科治疗无效者。

2. 手术方法

(1) 局部切除：多用于结肠 CD，小肠局限性病变如狭窄、瘘管、脓肿。切除肠段应尽量短，以免带来吸收不良，短肠综合征等。

(2) 短路术：如十二指肠 CD，用胃空肠吻合术；结肠 CD 用全结肠切除回肠造瘘术等。

(3) 肛周并发症：脓肿切排，瘘管切除。

【治疗参考方案】

目前无儿科的治疗方案，参照国内外经典方案的原则。理想的治疗必须遵循一定的常规，在确定病程、病型、病期、分度、部位以及有无并发症的基础上，采用规范的治疗方案。以下方案供参考（见表 11-9，图 11-1）。

表 11-9 活动期 UC 治疗方案

严重度	病变范围		
	远段	左半	广泛
轻度	局部 GCS 或 5-ASA（SASP）	局部 GCS 或 5-ASA（SASP）+口服 5-ASA	口服 5-ASA（+局部治疗同左）
中度	局部 GCS 或 5-ASA（SASP）+口服 5-ASA	口服 5-ASA（SASP）（+局部治疗同左）	口服 GCS（+局部治疗同左）
重度	局部 GCS+口服 5-ASA（SASP）或 GCS	口服或静脉 GCS（+局部 GSC）	静脉 GSC（+局部 GCS）
顽固性 UC	增加上述药物疗程与剂量 口服 GCS	静脉 GCS 或环孢菌素 外科手术	静脉 GCS 或环孢菌素 外科手术

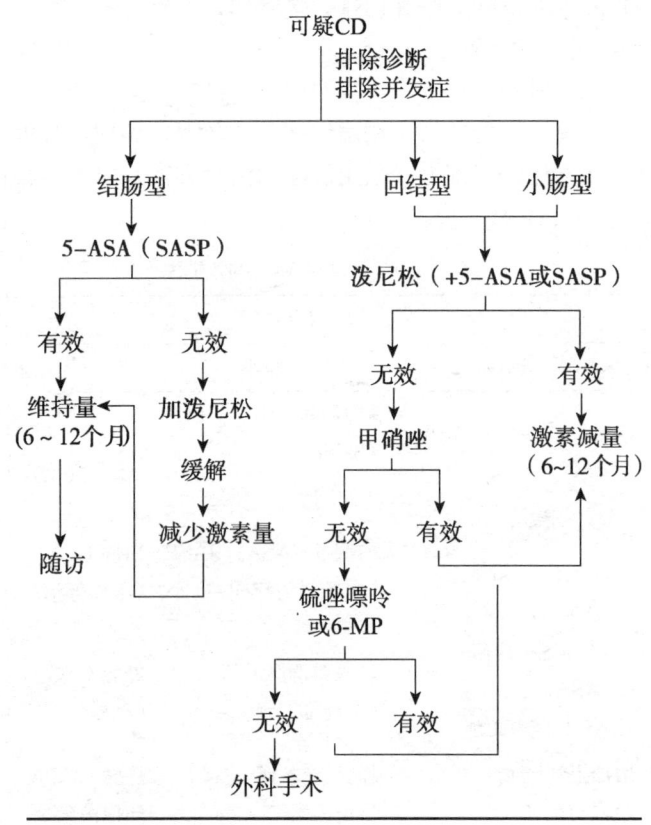

图 11-1　不同部位 CD 的分级治疗方案

第五节　肠套叠

肠套叠（intussusception）系指部分肠管和肠系膜套入邻近肠腔所致的一种绞窄性肠梗阻，是婴幼儿肠梗阻最常见的原因，也是婴幼儿时期最常见的急腹症之一。本病患儿大多在 2 岁以内，2 岁以后减少，新生儿罕见。男孩发病率较高，男：女为 1.5：1。

【病因和发病机制】

肠套叠分为原发性和继发性。婴幼儿肠套叠几乎均为原发性,其病因未明了。有人认为可能因婴幼儿回盲部肠系膜尚未完全固定,活动度较大之故。继发性肠套叠约占 2%～5%,多因肠壁或肠腔内器质性病变,如肠息肉、肠肿瘤、腹型过敏性紫癜致肠壁血肿、Meckel 憩室、肠重复畸形,或翻入肠腔内,或牵引肠壁,成为起点引起肠套叠。

一些促发因素可导致肠蠕动的节律紊乱,从而诱发肠套叠。①饮食改变和辅食刺激;②环境、气温骤变;③腹泻及病毒感染等。有研究表明轮状病毒、肠腺病毒感染后引起末端回肠结合淋巴结增生,局部肠壁增厚,甚至向肠腔突起构成套叠起点,加之肠道受病毒感染,蠕动增强而导致发病。

【病理】

肠套叠一般是近端肠管套入远端肠管,绝大多数呈单发。根据其套入部位分为:①回盲型:回盲瓣是肠套叠头部带领回肠末端进入升结肠,盲肠、阑尾也随着翻入结肠内,此型最常见;②回结肠型:回肠从距回盲部几厘米处,套入回肠最末端,穿过回盲瓣进入结肠;③回结肠型:回肠套入远端回肠,然后整个套入结肠;④小肠型:小肠套入结肠,少见;⑤结肠型:结肠套入结肠,少见;⑥多发型:回结肠型和小肠套叠合并存在。

肠套叠外管部分称鞘部,进到里面部分称套入部,共 3 层肠壁。有时整个肠套叠部分再套入远端肠管内,则成为复套,共 5 层肠壁。

大多数肠套叠在最初 24 小时内可不引起肠绞窄,但时间长可发展为肠坏死以至休克。肠套叠时,由于鞘部尤其是颈部痉挛收缩,挤压套入肠管,牵拉和压迫肠系膜,使静脉和淋巴回流受阻。初时套入部肠管淤血、水肿、肠壁增厚、颜色变紫,并有渗液及腺体黏液分泌增加,产生血便。随后动脉受压,套入部肠管缺血坏死,严重者并发穿孔。此种动脉性坏死多在梗阻远端,穿孔后对腹腔污染不严重,也不发生气腹,因而不易被发现。

年长儿回结肠型肠套叠时，由于结肠肠壁相对较厚和肠腔较大，套入部管腔尚可保持通畅，且无血循环障碍，水肿充血程度轻，除因肠痉挛而发生腹痛外，很少有完全性肠梗阻的表现，患儿常可进食，临床上称为慢性肠套叠。

【临床表现】

(一) 急性肠套叠

1. 腹痛 呈突然发作、剧烈、阵发性肠绞痛。由于小儿不会述说腹痛，表现为突然发作的阵发性哭闹、屈膝缩腹、面色苍白、拒食、出汗、持续数分钟后全身松弛，安静或入睡，间歇10～20分钟以后再发作，如此反复。

2. 呕吐 腹痛发作后不久即可发生呕吐，初为乳汁、乳块或食物残渣，以后可含胆汁，晚期吐粪便样液体（表明有肠管梗阻）。

3. 血便 发病开始时，可有1～2次正常大便，随之少或无便。发病8～12小时后可出现暗红色果酱样黏液血便。偶尔有以大量鲜血便及休克为主要表现而就诊的，属于无痛型表现。一部分患儿直肠指检是才发现血便。

4. 腹部肿块 在疾病早期，腹柔软不胀，于右上腹肋缘下或脐上多可触及肿物，呈腊肠样有弹性略可活动。晚期病例，发生肠坏死或腹膜炎时，出现腹胀、腹水、腹肌紧张和压痛，不易扪及肿块。有时腹部扪诊和直肠指检双合检查可触及肿块。

5. 全身情况 患儿在早期一般情况尚好，体温正常，无全身中毒症状；随着病程延长，精神渐差，继而面色苍白、嗜睡，此时腹痛反而减轻；并发肠坏死或腹膜炎时，常有严重脱水、高热、昏睡、昏迷及休克等中毒症状。

(二) 慢性肠套叠

多发生于年长儿童，病程较长，多为10～15天。主要表现为阵发性腹痛，腹痛时上腹或脐周可触及肿块，不痛时腹部平坦柔软无包块。呕吐偶见，很少有血便。慢性肠套叠多呈回结肠型，多为继发性。

【诊断】

健康婴幼儿突然发生阵发性腹痛或哭闹、血便和腹部肿块,即可确诊。早期未排血便前应做直肠指检,可疑病人用以下检查确诊。

(一)腹部 B 超检查　套叠部显示同心圆或靶环状肿块图象,彩色多普勒超声对小儿肠套叠血流动力学检测,可以正确选择复位方式。也可同时复位治疗。

(二)空气灌肠　由肛门注入气体,在 X 线透视下可见杯口阴影,能清楚看见套叠头的块影,是目前最常用的诊断方法,具有决定性价值,并可同时进行复位治疗。

(三)X 线腹部平片　可显示套叠的高密度区。

(四)钡剂灌肠　较少常规应用。只用于慢性肠套叠疑难病例。可见套叠部位充盈缺损和钡剂前端的杯口影,以及钡剂进入鞘部与套入部之间呈现的螺旋性和线条状或弹簧状阴影。

【鉴别诊断】

(一)细菌性痢疾　夏秋季发病多。大便次数多,含黏液、脓血,里急后重,粪便检查可见成堆脓细胞;细菌培养阳性。但菌痢偶尔亦可引起肠套叠,两种疾病可同时存在或肠套叠继发于菌痢后,必须注意。

(二)过敏性紫癜　有阵发性腹痛、呕吐、便血。但绝大多数患儿有出血性皮疹,膝关节肿痛,部分有血尿。注意该病由于肠壁水肿,肠功能紊乱,可并发肠套叠。

(三)Meckel 憩室　常表现为无痛性便血。也可并发肠套叠。

(四)蛔虫性肠梗阻　症状与肠套叠相似,婴儿少见,无便血。腹部肿块多在脐周、脐下。

【治疗】

(一)非手术治疗

1. 空气灌肠(air nenma)　通过肛门注入气体,以空气压力将肠管复位。

空气灌肠的适应证:①肠套叠在 48 小时内;②全身情况良好;

③腹部不胀。

注意点：①肠套叠已超过 48 小时，全身情况差，有腹胀、腹膜刺激征者不宜进行空气灌肠；②对 3~4 个月婴幼儿应特别谨慎，因年龄小、肠壁薄，易穿孔；③诊断性空气灌肠时，压力限制在 6.6~8.0kPa（50~60mmHg）以下，复位治疗时，压力 12~13.3kPa（90~100mmHg），最多不超过 16kPa；④最好在 X 线透视下进行空气灌肠，逐步加压。加压而肠套叠阴影不移动，形态不改变，应放弃空气灌肠复位而改为手术治疗；⑤空气灌肠前肌注解痉剂山莨菪碱等，灌肠复位后需口服 0.5~1.0g 活性炭末，6~8 小时后排出粪便内含炭末，证实肠套叠已整复；⑥若灌肠后仍有哭闹、呕吐，则有再发可能。

2. B 超监视下水压灌肠疗法。

3. 钡灌肠水压复位　目前临床很少应用。

（二）手术治疗

手术指征：①肠套叠超过 48~72 小时，或虽然时间不长，但病情严重，全身情况不良，有高热、精神委靡不振、休克等中毒症状；②腹胀明显，腹部压痛，腹肌紧张，X 线透视下见肠腔内多个液平面，疑有肠坏死；③复发三次以上，有原发器质性病变，如肠息肉等；④疑为小肠套叠；⑤空气灌肠失败；⑥彩色多普勒超声血流动力学检测显示肠壁严重水肿，阻力指数显著增高，无血流，且有复套。

根据患儿全身情况及套叠肠管的病理变化选择进行肠套叠复位术、肠切除吻合术或肠造瘘术。

第六节　婴儿肝炎综合征

婴儿肝炎综合征（infantile hepatitis syndrome）简称婴肝征，为儿科常见病。是指一组于婴儿期（包括新生儿）起病、伴有黄疸、病理性肝脏体征和血清丙氨酸转氨酶增高的临床征候群。以肝内病变为主，病因复杂，预后悬殊。如能查出病因，明确诊断，就不再称婴肝征。

【病因】

病因众多（见表 11-10）。在我国，以巨细胞病毒（cytomegolovirus，CMV）感染引起者较多见，约占本综合征的 40%~80%。至今仍有不少病人的病因不明，有待进一步寻找。

表 11-10 婴儿肝炎综合征的病因

感染	病毒：巨细胞病毒、甲型肝炎病毒、乙型肝炎病毒、丙型肝炎病毒、风疹病毒、埃可病毒、腺病毒、水痘病毒、EB病毒、微小病毒 B19； 细菌：败血症或泌尿道感染； 梅毒螺旋体、弓形虫等。
遗传性代谢缺陷	半乳糖血症、遗传性果糖不耐症、糖原累积病Ⅳ型、酪氨酸血症、尼曼-匹克病、戈谢病、二羟酸尿症、胆酸代谢异常、特发性肝血色素沉着病和 α_1 抗胰蛋白酶缺乏症等。
肝内胆管及间质发育障碍	肝内胆管缺如、胆管发育不良、胆管囊性扩张、肝纤维化。
其他	郎罕细胞性组织细胞增多症； 化学物和药物中毒。

【发病机理和病理】

发病机理随各种病因各异（见表 11-11）。

表 11-11 婴儿肝炎综合征发病机理

病毒感染	肝细胞受病毒直接损伤或免疫损伤→大量肝细胞病变、坏死和凋亡
细菌感染	毒素等使肝细胞受损
各种代谢障碍	异常的毒性代谢中间产物损害肝细胞
肝内胆管发育障碍	先引起肝内胆汁淤积，进而影响肝细胞的营养代谢而产生病变

虽然病因和发病机理复杂，但病理改变却基本相似，不同程度地存在下列3种主要征象：（1）肝细胞坏死，巨多核细胞形成。（2）汇管区和边缘胆小管增生。不仅见于胆道闭锁者，也可见于某些代谢障碍病和肝细胞损害时。（3）在增生的胆小管周围见到纤维母细胞性活动，表现为形成胶原的酶活力增高，血清中结缔组织形成的标记物值增多，肝内纤维组织增生。此外，有的还有肝小叶和汇管区内炎性细胞浸润。重者尚有肝硬化形成。

【临床表现】

（一）临床类型

婴肝征多见于6个月以内，尤其3个月内最为多见。临床表现有两种类型：

1. 肝炎型　胃肠道症状一般较为明显，可有纳差、恶心、呕吐、腹胀、腹泻，大便色泽正常或较黄。黄疸轻～中度，肝脏轻度到中度肿大，质地一般偏硬或中等硬度。随病情好转黄疸逐渐消退，肝脏回缩。重者常伴蛋白质-热量不足。少数患儿表现为急性重症或亚急性重症肝炎，黄疸进行性加重，有明显的神经精神症状和出血倾向，以及多系统功能衰竭，预后恶劣。

2. 淤胆型　黄疸较深，持续较久，大便浅黄或呈白陶土色。肝脏进行性肿大，质地中度到重度坚硬。由于胆汁淤积，十二指肠胆汁量减少或缺乏，常伴发脂肪泻，脂溶性维生素吸收障碍，生长停滞及出血。若病情进一步恶化，导致胆汁性肝硬化。

（二）其他伴同征象

巨细胞病毒、风疹病毒、弓形虫感染，肝内胆管发育障碍发生肝硬化门脉高压时脾脏肿大。神经系统损害见于先天性巨细胞病毒、风疹病毒、弓形虫感染和半乳糖血症等。先天性心脏病见于风疹、巨细胞病毒和弓形虫感染。白内障见于风疹、半乳糖血症。郎罕细胞性组织细胞增多症等时则有发热、皮疹等。

【实验室和其他特殊检查】

（一）肝功能检查

1. 血清胆红素　血中结合胆红素和非结合胆红素值均升高，

常以结合胆红素升高为主。

2. 血清丙氨酸转氨酶（ALT）升高程度不一，与肝细胞损害程度有关，当病情恢复时逐渐降至正常。

3. 血清 γ-谷氨酰转肽酶（γ-GT）、5'核苷酸酶（5'-NT）、碱性磷酸酶（AKP）和血清胆汁酸等检查在伴有胆汁淤积时明显升高。

4. 凝血酶原时间能早期反映肝脏功能，当肝细胞损害时凝血酶原时间显著延长。

（二）病原学检测

1. 病毒感染标志物检查如血抗 HAV-IgM 检查有无甲型肝炎病毒感染；血清 HBsAg、HBV-DNA 检查有无乙型肝炎病毒感染；血清抗 CMV-IgM 和血清抗 EBV-IgM 检查有无巨细胞病毒和 EB 病毒感染。在新生儿因为产生 IgM 抗体的能力较弱，因而会有假阴性存在。此外进行尿液 CMV 培养，能提高诊断率。

2. 细菌培养　血培养和中段尿培养以发现有无败血症和泌尿系感染。

3. 血抗弓形虫抗体检查以发现弓形虫感染。

（三）代谢病筛查

如测尿液中的还原物质和空腹血糖、半乳糖值以发现半乳糖血症、果糖不耐症或糖原累积病。测血清 α_1-AT 值以发现 α_1-AT 缺乏症等。

（四）十二指肠液引流

动态观察颜色和胆红素含量。

（五）影像学检查

作肝脏超声、CT 或 MRI 检查或经皮胰胆管逆行造影可发现肝内胆管发育障碍。

（六）肝穿刺活组织检查

婴肝征患者肝小叶结构紊乱，肝细胞呈点状或片状坏死，巨多核细胞多见，胆小管增生少，胆汁淤积较轻。胆道闭锁者肝小叶结构基本正常，肝细胞坏死不明显，胆小管大量增生，胆汁淤积重，有胆栓形成，门管区和小叶周围水肿和纤维化。

【诊断和鉴别诊断】

凡具备婴儿期发病、黄疸、病理性肝脏体征和丙氨酸转氨酶增高四大特点时就可确立婴肝征的诊断。并根据患婴表现，做出临床类型诊断。鉴于本综合征为多因性疾病，治疗和预后与病因密切相关，因此应进一步根据流行病学资料、临床特点和各种检查尽可能做出病因诊断。

鉴别诊断：应与先天性肝外胆道闭锁症进行鉴别。早期鉴别诊断有助于胆道闭锁手术治疗，同时又可避免对婴肝征病人错误手术而加重病情。胆道闭锁症的主要症状与体征为进行性黄疸加深，出生后一贯排灰白色大便；肝脏进行性肿大，早期肝功能多属正常，以后逐渐异常；常于3～4个月时发现胆汁性肝硬化。婴肝征和胆道闭锁症除有不同的临床表现外，动态观察血清胆红素值变化、十二指肠液颜色和胆红素含量、胆囊大小以及进行肝穿刺活组织检查可资鉴别。

【治疗】

（一）一般治疗

1. 护肝、退黄　S-腺苷蛋氨酸、茵栀黄注射液、大黄等。也可用白蛋白。

2. 出血倾向防治　可先用维生素K、新鲜血静注，或凝酶原复合物（凝血因子Ⅱ、Ⅶ、Ⅸ、Ⅹ）。

3. 营养　适当的营养供给对肝脏的修复极其重要，若营养供给过多与不足都对肝脏不利。

4. 补充适量脂溶性维生素　对淤胆型者尤为必要。

（二）病因治疗

1. 若为CHV感染，可试用更昔洛韦每次5mg/kg静滴（1h以上），一日2次，每次间隔12小时，一般疗程2～4周，注意骨髓抑制等副作用。

2. 某些遗传性代谢缺陷病如半乳糖血症应停用一切奶类和奶类制品，改用豆浆及蔗糖喂养。酪氨酸血症给予低苯丙氨酸、低酪氨酸饮食。

(三) 肝移植

对遗传代谢性、肝纤维化等引起者有条件时可予以肝移植治疗。

【预后】

本综合征的预后与其病因密切相关，CMV 感染引起者多数预后良好，病情可以完全恢复；遗传代谢病和肝内胆管及间发育障碍引起者，则病因不除，难以恢复。

(陈　洁)

第七节　急性腹泻病

【概论】

急性腹泻病是一组多病原多因素引起的消化道疾病，病程在 2 周内，表现以大便次数增多，大便性状改变为特点，是我国婴幼儿最常见的疾病之一。病因分为感染性和非感染性两大类。由于粪便异常丢失水分，除有胃肠道的临床表现外，可有不同程度的脱水症状，引起水、电解质、酸碱平衡紊乱，严重者导致死亡。

【病因及流行病学】

腹泻病 2 岁以内为高发病年龄组，农村高于城市，男女比例为 1.2∶1，以感染性腹泻为主。每年发病有两个高峰，一为 6、7、8 月称夏季腹泻，主要病原是致病性大肠杆菌与痢疾杆菌；另一高峰是 10、11、12 月称秋季腹泻，主要病原是轮状病毒。腹泻一般夏秋季多发，一年四季均可发病，细菌、病毒、寄生虫均可引起。非感染性腹泻无发病季节，可见于先天性肠病、药物性、内分泌性及肿瘤性腹泻等。

有不洁饮食（水）和/或与腹泻病人、腹泻动物、带菌动物接触史，或有去不发达地区旅游史。如为食物源性则常为集体发病及有共进可疑食物史。某些沙门菌（如鼠伤寒沙门菌等）、肠致病性大肠杆菌（EPEC）、轮状病毒和柯萨奇病毒等感染可在医院产房婴儿室、儿科病房、托幼机构发生暴发或流行。

【发病机制】

婴幼儿消化系统发育不成熟：胃液酸度低；消化酶分泌量少、活性低；消化道的负担相对较重；神经系统对胃肠道的调节功能亦较差。机体防御功能较差：胃肠道分泌型 IgA 较低；肠道正常菌群易受影响。人工喂养者添加辅食不当或喂养食品被污染。均是造成腹泻的因素。其产生渗透性腹泻（炎症性腹泻）、分泌性腹泻、渗出性腹泻、胃肠运动功能异常性腹泻。

【临床表现】

（一）腹泻症状

大便次数增多，可达每日十次至数十次。粪便的性状异常，呈黄色、黄绿色、暗红色、鲜红色等；可为稀便、稀糊状或蛋花汤样、水样便，可混有少量黏液及未消化的奶瓣，亦可为黏液便、脓血便、果酱样便、血性便，可伴有酸臭味。

（二）胃肠道症状

食欲不振、恶心、呕吐，严重者可吐出咖啡渣样物。伴或不伴有大便紧迫感及腹痛、腹部不适，肛周不适等症状。

（三）脱水及电解质和酸碱平衡紊乱的相应症状

病情严重者，因大量丢失水分引起口渴，精神弱，甚至烦躁、精神萎靡、昏迷，哭时无泪，黏膜干燥，皮肤弹性差，尿少等。电解质紊乱甚至休克。可有不同程度的酸中毒。

（四）胃肠道外症状

发热及全身不适，呼吸道感染的表现：流涕、轻度咳嗽，惊厥。细菌感染引起败血症，脓毒性休克，组织器官化脓性感染；出血性大肠杆菌肠炎（$O_{157}H_7$）可引起溶血尿毒综合征、血栓性血小板减少性紫癜。病毒感染引起心肌受累、心肌炎等。

【实验室检查】

（一）粪便检查

1. 粪便常规　镜检可有多量红、白细胞，也可仅有少量或无细胞，可有脂肪颗粒。必要时测定 pH 值。

2. 粪便涂片 观察是否有霉菌孢子及菌丝、寄生虫卵,暗视野观察霍乱弧菌,革兰染色观察细菌的性质。

3. 粪便培养 是病原学诊断的确诊依据。

4. 粪便病毒检测 电镜技术观察病毒颗粒,病毒分离,粪便病毒抗原检测,病毒基因检测。

(二)血液检查

血常规,血电解质,血液气体分析,血清抗体检查等。

(三)腹部B超

观察腹腔淋巴结、肠管、阑尾的情况。对于阵发性哭闹或排除脱水所致精神差、面色灰白的婴幼儿注意合并肠套叠。

(四)腹部X线

不明原因腹胀需腹部立位X线片,注意腹部是否有游离气体、肠梗阻,观察肠壁情况,肠腔内气体分布特点等变化。

【诊断及鉴别诊断】

(一)诊断

参考流行病学资料,具有腹泻的临床症状和粪便常规的异常,排除急腹症等外科疾病者临床诊断。具有腹泻的临床表现,结合流行病学资料,依据不同病因腹泻的临床特点和粪便涂片、粪便培养、粪便病毒检测、血清抗体检测可确定病原学诊断。无流行病学特点,非感染性腹泻临床特征,无病原学依据可查的非感染性腹泻应积极寻找病因,进行病因学诊断。完整的诊断应该包括病情分类(轻、中、重)、病因分类、病原学分类和水、电解质及酸碱平衡紊乱的诊断。

(二)鉴别诊断

急性肠套叠、急性阑尾炎

【治疗】

按照《中国腹泻病诊断治疗方案》的治疗原则:预防脱水、纠正脱水、继续饮食、合理用药。

(一)液体疗法

腹泻病致死的主要原因是脱水,正确判断脱水、及时纠正脱水是治疗腹泻的关键。轻、中度脱水无呕吐或仅有轻微呕吐者，服用口服补液盐（ORS）。如呕吐症状较重、不能经口服补充液体者采用静脉补液。

口服补液：纠正脱水最初 4 小时口服 ORS 液量 75ml×体重（kg），其后再评估脱水症状，如脱水已纠正，可在家庭根据继续丢失的量匀速补充，预防脱水；如脱水未完全纠正可再予 2～4 小时的液量继续补充。

ORS 是世界卫生组织（WHO）和联合国儿童基金会推荐的治疗急性腹泻导致的轻、中度脱水的口服补液盐，为 2/3 张的液体，是依据霍乱的腹泻特点而制定的。对预防脱水和非霍乱腹泻脱水张力过高，考虑到营养良好的患儿服用钠含量较高的溶液有发生高钠血症的危险，对此 2002 年 5 月 10 日 WHO 和联合国儿童基金会推荐生产和使用低渗处方，以代替原推荐的 ORS。低渗 ORS 溶液的电解质渗透压为 170mOsm/L，约 1/2 张的液体。两者的区别见表 11-12、表 11-13。

表 11-12 ORS 组成成分含量区别

成分	含量 g/L	
	低渗 ORS	标准 ORS
葡萄糖	13.5	20
氯化钠	2.6	3.5
氯化钾	1.5	1.5
枸橼酸钠	2.9	2.9
总重量	20.5	27.9

表 11-13 渗透压变化

成分	渗透压（mEq/L）	
	低渗 ORS	标准 ORS
葡萄糖	75	110
钠	75	90
氯化物	65	80
钾	20	20
枸橼酸	10	10
总渗透压	245	310

对两种渗透压的 ORS 已进行了多项对比研究均表明治疗轻、中度脱水两种 ORS 同样有效。一项多中心双盲随机对照试验在5个发展中国家（孟加拉国、印度、秘鲁、巴西和越南）进行的研究表明，24 小时腹泻的量、呕吐和腹泻持续的时间均没有显著的差别；需静脉补液的患儿低渗组 10％显著低于标准组 15％；在 24 小时时两组低钠的发生率无明显差异。低渗 ORS 对预防脱水同样安全有效。另有对霍乱患者的研究显示低渗 ORS 较标准 ORS 呕吐量减少、尿量增加，显示低渗 ORS 对霍乱患儿有同样的治疗效果。在国内应用低渗口服补液盐治疗儿童急性腹泻轻中度脱水的一项随机双盲对照研究显示与国外的研究结果相似。低渗 ORS 治疗我国儿童急性腹泻轻中度脱水是安全有效的。

（二）抗生素治疗

70％～90％的腹泻不需要抗菌药物治疗，抗菌药物应用依据临床特点及病原学有细菌感染者选用敏感药物。旅行腹泻患儿有发热和血便的或旅行者前往腹泻高发地区后出现腹泻的，建议及时应用抗菌药物。临床常用的药物：多粘菌素 E 5 万～10 万 U/（kg·d），每日 3～4 次口服；磷霉素钙 50～100mg/（kg·d），每日 3 次口服；3 代头孢菌素等。

（三）胃肠黏膜保护剂、锌制剂及微生态制剂的治疗

天然蒙托石制剂具有广泛的黏膜覆盖能力，加强黏膜屏障的功能；吸附并清除导致腹泻的病毒病菌及毒素；在体内不进入血液循环，高度安全。

锌的补充，在发展中国家的多项研究表明5岁以下急性腹泻患儿补充锌10~20mg/d，可缩短病程，减少可能出现持续7天以上的腹泻，减少排便的次数和粪便排出的量，补充锌治疗后2~3个月内腹泻再发病率下降。WHO和联合国儿童基金会所以推荐，急性腹泻儿童每天补充20mg锌，6个月以下每天补充10mg锌，服用10~14天，预防随后2~3个月再发生腹泻。锌盐制剂可应用硫酸锌、葡萄糖酸锌等。但随后对6个月以下急性腹泻婴儿的补锌治疗研究显示与年长患儿的效果不一致。总之，急性腹泻，特别是营养不良患儿补锌是必要的。

益生菌治疗儿童急性水样腹泻和病毒性胃肠炎时，能降低腹泻的严重程度和腹泻持续时间。目前对益生菌双歧杆菌和乳酸杆菌的研究较深入，治疗抗生素相关性腹泻、急性水样腹泻的疗效已较肯定。

（四）抗分泌治疗

脑啡肽酶抑制剂具有抑制脑啡肽酶活性保护内源性脑啡肽免受破坏，减少毒素和炎症反应造成的肠道水和电解质的高分泌。其不影响肠道运动和营养物质的吸收，是治疗分泌性腹泻的一个新制剂。消旋卡多曲口服1.5mg/（kg·d），每日3次，每日总量不超过6mg/kg，连续服用不超过7天。

（五）护理

保持臀部的清洁，以预防逆行尿路感染和红臀。做好卫生防护，防止再感染。

（张艳玲）

[参考文献]

1. 方鹤松. 急性腹泻病/胡亚美，江载芳. 诸福棠实用儿科学. 第7版. 北京：人民卫生出版社，2002：1290-1300
2. Choice Study Group. Multicenter, randomized, double-blind clinical trial to evaluate the efficacy and safety of a reduced osmolarity oral rehydration salts solution in children with acute watery diarrhea. J. Pediatrics, 2001, 107: 613-618
3. Khan AM, Sarker SA, Alam NH, et al. Low osmolar oral rehydration salts solution in the treatment of acute watery diarrhoea in neonates and young infants: a randomized, controlled clinical trial. J. Health Popul Nutr, 2005, 23: 52-57
4. 杨道锋、郭威、田德英，等. 低渗口服补液盐治疗儿童急性腹泻轻中度脱水的疗效和安全性评价. 中华儿科杂志，2007，45：252-255
5. Pulungsih SP, Punjabi NH, Rafli K, et al. Standard WHO-ORS versus reduced-osmolarity ORS in the management of cholera patients. J. Health Popul Nutr, 2006, 24: 107-112
6. WHO-UNICEF. Joint statement: clinical management of acute diarrhea. (WHO/FCH/CAH/04. 07) Geneva: WHO, 2004